Hinweis. Die Angaben zu den aufgeführten Medikamenten wurden mit größter Sorgfalt zusammengestellt. Dennoch bitten wir, die den Präparaten beigegebenen Beipackzettel zu beachten und die vom Hersteller gemachten Empfehlungen, Dosierungsangaben und die Kontraindikationen zur Kontrolle heranzuziehen. Bei Unklarheiten raten wir dringend, ärztliche Auskunft einzuholen.
Aus der Bezeichnung einer Ware mit dem dafür eingetragenen Warenzeichen kann nicht geschlossen werden, daß diese Bezeichnung ein freier Warenname ist. Handelsnamen (eingetragene Warenzeichen) sind nur in den Medikamentenlisten dieses Buches mit ® gekennzeichnet. Im übrigen Text wurde auf diese Markierung verzichtet.

Josef Zehentbauer

Chemie für die Seele

Psyche, Psychopharmaka und alternative Heilmethoden

Erweiterte und aktualisierte Auflage

Zweitausendeins

3., erweiterte und aktualisierte Auflage, November 1991.
4. Auflage, März 1992.
5. Auflage, Juni 1992.
6. Auflage, Dezember 1993.

Lektorat Martin Weinmann, Wiesbaden.
Umschlaggestaltung Fuhr & Wolf, Frankfurt am Main.
Umschlag-Zeichnung Studio Lochmann, Frankfurt am Main.
Herstellung: Dieter Kohler & Bernd Leberfinger, Nördlingen.
Satz und Druck Wagner GmbH, Nördlingen.
Gedruckt auf chlor- und säurefreies Werkdruckpapier,
geliefert von E. A. Geese GmbH, Hamburg.
Einband G. Lachenmaier, Reutlingen.
Printed in Germany.

Dieses Buch gibt es nur bei Zweitausendeins
im Versand (Postfach, D-60381 Frankfurt am Main) oder
in den Zweitausendeins-Läden in Berlin, Essen, Frankfurt, Freiburg, Hamburg,
Köln, München, Nürnberg, Saarbrücken, Stuttgart.

In der Schweiz über buch 2000, Postfach 89, CH-8910 Affoltern a. A.

ISBN 3-86150-036-1

Inhalt

Verzeichnis der Tabellen und Schaubilder:

Danksagung. Viele Erfahrungen und Ideen, die in diesem Buch vorgestellt werden, sind letztendlich das Ergebnis von unzähligen Gesprächen und Diskussionen mit Menschen, die sich mit ihren eigenen Psycho-Problemen auseinandergesetzt haben, und mit solchen, die als aufgeklärte, kritische »Psychoarbeiter« tätig sind. Für überaus wertvolle Anregung und Unterstützung gilt ein besonderer Dank Fritzi D. G.

Die Erstauflage erschien 1986; damals hatte ich eine enorme (inhaltliche und praktische) Unterstützung durch Wolfgang Steck, der sich nun leider – aus beruflichen Gründen – nicht an den umfangreichen Vorarbeiten zur jetzigen Auflage beteiligen konnte. Ohne die Mithilfe von Wolfgang Steck wäre die Erstauflage in der Gründlichkeit kaum zustande gekommen.

Die meisten Kapitel wurden für die vorliegende 3. Auflage grundlegend überarbeitet, aktualisiert und teilweise erheblich erweitert (vor allem die Kapitel über »Abhängigkeit und Sucht«, »Psychotherapie«, »Alternative Möglichkeiten«).

Wie in der 1. Auflage sind auch jetzt alle Leser/innen aufgefordert, ihre Meinung zu äußern, ihre Kritik, ihre Zustimmung oder auch Fragen. Damals hatten erstaunlich viele – mehrere hundert Leser – geschrieben. Mein damaliger Mitautor W. Steck und ich haben – natürlich – alle Zuschriften beantwortet. Es würde mich freuen, wenn die 3. Auflage ein ähnliches Echo auslösen würde.

J. Z.

Einleitung

Nahezu alle Menschen in den Industrieländern sammeln im Laufe des Lebens eigene Erfahrungen mit psychisch wirksamen Mitteln, nehmen chemische Psychopharmaka (z. B. Beruhigungsmittel) oder natürliche Drogen (z. B. Alkohol, Haschisch oder Nikotin).
Die Geschichte der Drogen, mit denen die Menschen ihr Seelenleben zu beeinflussen suchen, geht weit ins Altertum zurück, Drogen wurden sogar schon in prähistorischen Epochen genommen. Eine der frühesten Schilderungen über die tiefgreifende Wirksamkeit einer Psycho-Droge finden wir im 8. Jahrhundert v. Chr. bei Homer:

> »Es ersann die zeus-entsprossene Helena anderes;
> und sie warf in den Wein, von welchem sie alle tranken,
> ein Mittel
> gegen Kummer und Groll und aller Übel Gedächtnis.
> Wer das hinunterschluckt, nachdem es im Kessel gemischt ist,
> dem rinnt keine Träne am nämlichen Tag von den Wangen,
> auch nicht, wenn ihm gestorben wären Mutter und Vater,
> selbst nicht, würde vor ihm sein lieber Sohn oder Bruder
> umgebracht mit dem Erz und er säh es mit eigenen Augen.
> Von so wohlerwogener Wirkung waren die Mittel,
> welche der Tochter des Zeus einst in Ägypten geschenkt wurden . . .«

Bei dem genannten Mittel handelt es sich wahrscheinlich um Opium, dessen antidepressive, stimmungshebende Wirksamkeit damals schon bekannt war.
Nie zuvor standen dem Menschen so viele Psycho-Drogen zur Verfügung wie heute: Mittel, die seelische Beschwerden dämpfen (Tranquilizer vom Typ Valium u. a.) oder psychisches Wohlbefinden erhöhen sollen (Psychostimulantien, Alkohol, Opium u. a.), die die Persönlichkeit einengen oder zerstören (bei Langzeitanwendung von starken Neuroleptika) oder Mittel, mit denen Menschen ins Innerste, in die Welt der Träume vorzudringen suchen (LSD oder andere psychedelische Drogen).
Der Verbrauch von seelisch wirksamen Mitteln steigt seit mehreren Jahren ständig an. Vier bis acht Millionen Menschen gehen allein in der

Bundesrepublik Deutschland wegen vorwiegend psychischer Störungen zum Arzt, und die meisten von ihnen erhalten ein Rezept über eine Psycho-Arznei. Pro Jahr werden bei uns mehr als 50 Millionen mal Psychopharmaka verschrieben – vor allem von praktischen Ärzten, Nervenärzten, Internisten, Kinderärzten, Gynäkologen. Die Krankenkassen, und damit indirekt die Patienten selbst, zahlen allein in der BRD für diese Art von Medikamenten pro Jahr etwa zwei Milliarden DM. Für die rezeptfreie Droge Alkohol geben die Bundesbürger ein Vielfaches aus: jährlich über 40 Milliarden DM. Und die 50 000 bis 70 000 regelmäßigen Kokain-Konsumenten im deutschsprachigen Raum investieren ebenfalls viele Millionen, um an ihre illegale Droge zu kommen.

Der vermehrte Konsum von rezeptpflichtigen, legalen oder illegalen Psycho-Drogen läßt sich auf verschiedene Weise erklären und hat ähnliche Wurzeln wie der sogenannte Psycho-Boom, also die verstärkte Hinwendung zu allerlei psychologisch-psychotherapeutischen Methoden. Psycho-Boom und die Flut von Psycho-Drogen haben vielfältige Ursachen.

Unerträgliche Lebensbedingungen führen bei vielen Menschen zu psychischen Krisen, schweren Angstzuständen, Depressionen, vielfältigen psychosomatischen Störungen oder zu einem allgemeinen Gefühl der Unzufriedenheit und der inneren Leere. Solch unerträgliche Lebenssituationen entstehen beispielsweise durch Konkurrenzdruck am Arbeitsplatz, mangelnde Entfaltungsmöglichkeit innerhalb der Familie oder durch die Isolierung in Wohngettos usw. Darüber hinaus sind wir alle im wachsenden Maße direkt bedroht durch Umweltzerstörung und militärische Aufrüstung und indirekt betroffen von Armut und Hunger in Ländern der Dritten Welt. Die langsame oder plötzliche Vernichtung der gesamten Menschheit ist möglich geworden – dies wird oft »Wahnsinn« genannt und dokumentiert eine derzeit objektiv feststellbare Ausweglosigkeit, die zweifellos das psychische Elend vieler Menschen verstärkt.

Es gibt aber auch Menschen, die die äußeren Lebensbedingungen scheinbar weniger belasten und die dennoch (z. B. aufgrund ihrer Lebensgeschichte) sehr unzufrieden oder traurig sind, keinen Ausweg mehr sehen und unter verschiedenartigen psychischen Konflikten leiden. Viele betrachten ihr Leben und das gesamte Weltgeschehen als sinnlos und absurd, vermissen Geborgenheit und menschliche Nähe. Wenn diese Menschen nach einem Ausweg aus ihrer individuellen Misere suchen oder wenn sie nach mehr Selbstverwirklichung und Selbstbestimmung streben, dann greifen sie häufig zu Psycho-Drogen oder suchen Zuflucht in Selbsterfahrungsgruppen, in Psycho-Workshops oder Wochenend-Encounters. Die Notlage des einzelnen wird nicht nur von der Pharma- und Drogenindustrie ausgenutzt, sondern zunehmend auch von einem quasi-industriellen Psycho-Markt, der die Sehnsucht nach gegenseitiger Zuwendung, nach Wir-Gefühl und Liebe geschickt zu befriedigen weiß. Hinzu kommen die staatlich oder durch Krankenkassen finanzierten Institutionen, z. B. die psychotherapeutischen Praxen, die psychosomatischen und psychiatrischen Krankenhäuser und die Universitätskliniken mit ihren psycho-wissenschaftlichen Einrichtungen. Vor allem die letztgenannten Institutionen haben innerhalb unseres industriellen Gesellschaftssystems die Aufgabe, das Normalverhalten und Normal-Sein nicht nur zu definieren, sondern darüber hinaus die Staatsbürger auch auf ihre Normalität zu überprüfen. Normal ist, wer nicht auffällt, wer sich in die bestehende staatliche und familiäre Ordnung einfügt, wer in den immer komplexeren Lebens- und Arbeitszusammenhängen optimal und pflegeleicht funktioniert, seine Krisen still und lautlos überwindet, ohne Sand ins Getriebe des gesellschaftlichen Lebens zu streuen. Wer aber auffällig wird, wer den vorgeschriebenen Alltagstrott erheblich stört, der läuft Gefahr, psychiatrisiert zu werden, d. h. als »psychisch krank« eingestuft zu werden und in die »Psychiatrie-Mühlen« zu geraten. Die Hauptaufgabe der Psychiatrie ist es, psychisch auffällige Menschen durch Therapie und Rehabilitation wieder an die herrschende Normalität anzupassen, ihnen ihre ursprüngliche Funktion in Familie und Beruf zurückzugeben. Das Wollen und das Wohlergehen eines psychisch abweichenden Menschen ist dabei sekundär – notfalls wird der Normalisierungsprozeß mit Hilfe indirekter oder direkter Zwangsmaßnahmen durchgeführt, eine Zwangsbehandlung verordnet oder die Unterbringung auf geschlossenen Stationen.

Psychisch auffällig werden kann jeder, zum unangepaßten Außenseiter wird man schnell: Manche versagen an den übergroßen Anforderungen ihrer Umgebung und flippen aus; andere verweigern ihre »Pflichterfüllung« z. B. als Schüler, Arbeiter oder Hausfrau oder protestieren auf ungewöhnliche Weise gegen das absurde Ordnungsdenken und zeigen dadurch »anormales« Verhalten; wieder andere haben lediglich ein nicht-durchschnittliches Sexualverhalten, gehören einer rassischen Minderheit an oder sind aggressiv-wilde Künstler, Hochstapler oder arbeitslose Lebenskünstler, Pessimisten, Melancholiker, Hysteriker, Abweichler oder Phantasten.

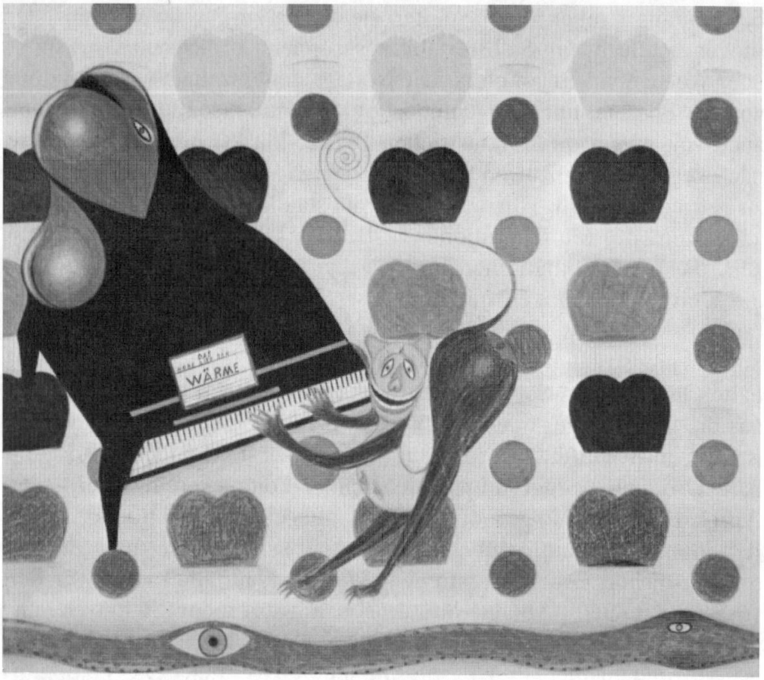

Der Dichter und Weltverbesserer Friedrich Schröder-Sonnenstern verbrachte einen Großteil seines Lebens in psychiatrischen Anstalten: »Wir haben Chemikalien, wir haben alles. Aber es gibt nur ein Heilmittel, und das ist Wärme!« (Auszug)

Wer ist psychisch gesund und wer ist psychisch krank? Es gibt keine klare Grenze zwischen dem sogenannten Normalverhalten und der psychischen Störung, zwischen Normal-Sein und Verrückt-Sein – außer jener Grenze, die man gewaltsam zieht. Melancholie, zwanghaftes Handeln, unklare Angstzustände gehören genauso zum Menschen und seinen Ausdrucksmöglichkeiten wie etwa eine extravagant-versponnene Beurteilung der eigenen Person bzw. der Umgebung (»Wahnvorstellungen«) oder außerordentliche, irreale Sinneseindrücke (»Wahrnehmungsstörungen« oder »Halluzinationen«) oder spirituelle Erfahrungen, Ekstasen oder eidetische Fähigkeiten . . .
Leider ist es so, daß die herrschende Psychologie und Psychiatrie alle Lebensformen, die vom grauen Alltag deutlich abweichen, als krankhaft diskriminiert. Übersinnliche Wahrnehmungen und magische Verhaltensweisen, die bei den Medizinmännern im Dschungel oder bei den

Schamanen in Sibirien zur alltäglichen Erfahrung gehören, würden von einem herkömmlichen Psychiater als paranoid, psychotisch, schizophren eingestuft. Unsere Psycho-Wissenschaften erkennen und definieren nur einen sehr schmalen Bereich psychischer Befindlichkeit als »normal«, dagegen gelten leichte Abweichungen als »Psychopathien«, »Neurosen« oder »Verhaltensstörungen«, während erhebliche Abweichungen als »Psychosen« bezeichnet werden.

Das vorgeschriebene normale Leben eines Durchschnittsbürgers gilt in unserer Gesellschaftsordnung erklärtermaßen als ein »gesundes Leben« – doch immer mehr Durchschnittsbürger merken, daß es ihnen in Wirklichkeit an Gesundheit fehlt – an Gesundheit im Sinne von körperlichem, seelischem und sozialem Wohlbefinden. Der ständige Druck, die ständige Bemühung »normal« zu erscheinen, kann so aufreibend sein, daß sie körperliche und seelische Störungen hervorruft. Hier muß man sich fragen, ob es nicht »gesünder« ist, aus dem Normalitätszwang auszubrechen, auch wenn dabei Verhaltensweisen auftreten, die als anormal, krankhaft oder psychotisch bezeichnet werden.

Wir haben bereits erwähnt, daß das öffentlich finanzierte Psycho-Versorgungssystem und letztlich auch der »freie« Psycho-Markt die Aufgabe haben, die innerliche Auflehnung des einzelnen zu dämpfen oder sie kontrolliert abreagieren zu lassen. Der einzelne soll in die Gesellschaft wieder eingepaßt oder notfalls von ihr abgesondert werden (z. B. in psychiatrische Anstalten). Dadurch wird das Psycho-Versorgungssystem auch zu einer ordnungschaffenden Instanz. Dem entspricht auch das psychiatrische Krankheitsverständnis, das schwere psychische Störungen nicht als psychische Reaktion auf unerträgliche Lebensverhältnisse begreift, sondern sie als »schicksalshafte« organische Hirnerkrankungen oder als Stoffwechselstörungen des Zentralnervensystems einstuft, obwohl hierfür schlüssige Beweise fehlen. Andererseits weiß man, daß biochemisch definierte Stoffwechselstörungen durch psychische Krisen ausgelöst werden können. Insgesamt läßt sich sagen: Psychische Störungen, auch die sogenannte Schizophrenie oder die Depression, sind im Grunde als unbewußte Auflehnung gegen ausweglose Lebenssituationen oder als Verzweiflungsreaktion zu verstehen.

Das einseitig organ-orientierte Krankheitsverständnis dient den Psycho-Wissenschaften als Grundlage für ein Therapiekonzept, das sich an Chemie und Technik ausrichtet und das vor allem mit Hilfe von Psychopharmaka die »seelischen Defekte« reparieren will. In diesem Zusammenhang werden die Psychopharmaka oft als Heilmittel bezeichnet: Ähnlich wie Penicillin die eitrige Mandelentzündung beseitigt, soll an-

geblich Haloperidol oder ein anderes Neuroleptikum die Paranoia zum Verschwinden bringen.
Aber: Psychopharmaka sind keine Heilmittel! Psychopharmaka können manchmal psychisches Leiden lindern, Angst oder innere Unruhe dämpfen, aber sie können einen Menschen nicht oder nicht endgültig von einer tiefen depressiven Stimmung oder von Halluzinationen befreien.
Und: Einige chemische Psychopharmaka haben äußerst gefährliche »Nebenwirkungen«: Bei längerer oder hochdosierter Anwendung treten manchmal schwere bleibende Krankheiten und Persönlichkeitsveränderungen auf. Manche chemischen Psychopharmaka sollten wegen der hohen Risiken möglichst überhaupt nicht eingesetzt werden (z. B. hochpotente Neuroleptika).

Wer Antidepressiva, Neuroleptika, Tranquilizer oder andere Psychopharmaka rezeptiert oder ohne ärztliche Kontrolle einnimmt, muß sich im klaren darüber sein, daß Psychopharmaka bestenfalls die Beschwerden mildern, erträglicher machen, daß aber bestimmte Psychopharmaka, beispielsweise Antidepressiva und Neuroleptika, das Bewußtseinsniveau und die Meinungsbildung einengen und die Möglichkeit der Selbstregulierung behindern oder unmöglich machen.
Manche weniger gefährliche Psycho-Drogen können unter bestimmten Voraussetzungen dennoch sinnvoll sein: So kann z. B. die Linderung von quälender Unruhe und Angst durch geeignete Psychopharmaka (z. B. Tranquilizer) für den einzelnen sehr erleichternd sein und ihm helfen, eine psychische Krise zu überwinden (auch wenn die eigentliche Ursache der Angst natürlich nicht durch Tranquilizer beseitigt werden kann).
Andere Psycho-Drogen können nützlich sein, um vorübergehend die Stimmung zu heben und kurzfristig extreme Anforderungen zu erfüllen (z. B. Psychostimulantien) oder um die Suche nach bewußtseinserweiternden Erfahrungen zu unterstützen (z. B. LSD und Rauschdrogen).

Welche Psychopharmaka unter welchen Umständen anwendbar sind – darüber gehen die Meinungen erheblich auseinander: Unter Ärzten, Psychiatern und Psychologen gibt es entschiedene Befürworter der harten chemischen Psychopharmaka und solche, die beispielsweise den nebenwirkungsreichen Neuroleptika und Antidepressiva sehr skeptisch gegenüberstehen oder sie grundsätzlich ablehnen. Die Empfehlungen und Ratschläge, die im vorliegenden Buch im Hinblick auf die Brauchbarkeit der verschiedenen Psychopharmaka gegeben werden, beziehen sich nur teilweise (und dann auf sehr kritische Art) auf die Therapieschemata der klassischen Psychiatrie. Sehr viel stärker orientiert sich das Buch an den Vorstellungen der humanistischen Psychologie und anderer kritisch-humanistischer Richtungen in Psychologie und Medizin und an den Erkenntnissen der Antipsychiatrie (z. B. in England) und der neuen, kritischen Psychiatrie (in einigen engagiert arbeitenden italienischen Städten). Außerdem fließen natürlich meine eigenen langjährigen und intensiven Erfahrungen in Psychiatrie, Neurologie, Psychotherapie und Psychosomatik mit ein, Erfahrungen in unterschiedlichen Institutionen und in eigener Praxis. Sehr dienlich sind mir in diesem Zusammenhang auch die Einsichten, die ich während ärztlicher Tätigkeiten im europäischen Ausland, in Afrika und Indien gewonnen habe.

Vorbildliche Strömungen in Psychiatrie und Psychologie (Antipsychiatrie, humanistische Psychologie usw.) sind sozial engagiert, gesellschaftskritisch und humanistisch eingestellt: aus ihren Konzepten lassen sich *menschenwürdige* Behandlungsmöglichkeiten entwickeln, die zuallererst auf die *Bedürfnisse des einzelnen* eingehen und sich von den Ordnungsprinzipien der klassischen Psychiatrie kraß unterscheiden.
Eine spontan entstehende, auffällige psychische Stimmung wie die Depression oder eine überschwengliche Euphorie kann durch entsprechende Dosen von chemischen oder natürlichen Drogen »normalisiert« werden. Sie könnte aber auch ausgelebt, aus-agiert werden und so zu neuen, wichtigen individuellen Erkenntnissen und Erfahrungen beitragen. Psychische Krisen können durchaus eine Chance sein, die eigenen Lebensumstände kritisch wahrzunehmen, in Frage zu stellen und nach möglichen Änderungen, nach neuen Wegen zu suchen. Das Streben nach mehr Selbstverwirklichung wird in psychischen Ausnahmesituationen oft sehr verschlüsselt offenbart, versteckt hinter symbolhaften Äußerungen.
Diese Suche nach größerer Autonomie, nach einer anderen Form der Existenz, soll nicht psychiatrisch unterdrückt, sondern von der Umwelt unterstützt, soll durch Einfühlen, Verstehen und Anerkennen gefördert werden. Wenn die Einnahme von Psychopharmaka unvermeidlich scheint, dann dürfen wir – sinnvollerweise – nur solche Mittel in Erwägung ziehen, die den meist vorhandenen Prozeß der Selbstregulierung nicht stören: Das sind vor allem pflanzliche und homöopathische Arzneien, chemische Mittel kommen dabei wenig oder gar nicht in Frage. Wichtiger sind nicht-medikamentöse Maßnahmen. Auf diese Über-

legungen werden wir in den entsprechenden Abschnitten ausführlich eingehen.
»Psyche, Psychopharmaka und alternative Heilmethoden«, heißt der Untertitel dieses Buches. Dazu ließen sich sehr umfangreiche Werke schreiben. Das vorliegende Buch beschränkt sich auf die wesentlichen Punkte und bringt eine kritische Darstellung der wichtigsten chemischen und natürlichen Psycho-Drogen. Bei einigen Psychopharmaka-Gruppen werden bewußt die Nachteile und Gefahren besonders betont, beispielsweise das Risiko unheilbarer (!) Schäden bei Langzeitbehandlung mit Neuroleptika. Auf solch ärztlich verordnete, schädigende Psychopharmaka ließe sich verzichten, wenn sich die Beteiligten auf die zahlreich vorhandenen Alternativen besinnen würden. Wesentliche Teile des Buches widmen sich der detaillierten Schilderung solcher (medikamentöser und nicht-medikamentöser) Alternativen.

Legale und illegale Psycho-Drogen, Drogen auf dem Schwarzmarkt und Drogen auf Rezept: In beiden Gruppen gibt es gefährliche Substanzen, aber – für bestimmte individuelle Situationen – sind durchaus auch nützliche und hilfreiche Mittel darunter.
Der scheinbar unüberschaubare Dschungel an Psycho-Drogen läßt sich durchaus ordnen. Das vorliegende Buch beschreibt – in leicht verständlicher Sprache – wissenschaftliche, kulturelle und praktische Aspekte der einzelnen Psychopharmaka-Gruppen, so daß sich die Leserinnen und Leser ein eigenes Urteil bilden können.

A Das »Normal-Sein« und das »Verrückt-Sein«

In ihrem Buch »Depressionen« beschreibt Caroline Muhr, wie sie die Normalität erlebte, nachdem sie vielerlei psychologisch-psychiatrische Behandlungen durchgemacht hatte:

> »Es ist alles wie sonst: Es ist Krieg, diesmal in Vietnam. Menschen sterben an Krebs, Bergleute werden lebendigen Leibes verschüttet, Städte von Erdbeben verwüstet.
> Ich bin wieder normal, unempfindlich geworden ... Ich esse wieder mein Filetsteak, auch wenn ich drei Stunden vorher gelesen habe, wie Menschen sterben und gefoltert werden. Es scheint, ich gehöre wieder zu den Normalen, zu denen, die sich abfinden, die sich arrangieren, zu denen, die aus ihren Erfahrungen das Fazit ziehen: ›So ist nun mal das Leben‹ ...«[1]

In diesem Text werden die »Normalen« als unempfindliche Wesen dargestellt, die sich mit alltäglichen Gegebenheiten abfinden, sich anpassen, ohne jemals auffällig zu werden.
Die herkömmliche Medizin, Psychiatrie und Psychologie vertreten eine ähnliche Auffassung von Normalität und gehen im wesentlichen von einem statistischen Gesundheits- und Krankheitsbegriff aus. Das Hauptinteresse der Psychiatrie ist auf die sogenannten Geisteskrankheiten gerichtet, wobei unklar bleibt, was eigentlich »geistige Gesundheit« bedeuten soll. Im folgenden werden wir verschiedene Definitionsversuche zu den Begriffen »Gesundheit« und »Krankheit« vorstellen. Wir beginnen mit dem medizinisch-psychiatrischen Konzept, das in den meisten Industrieländern vorherrscht.

(Geistige) Gesundheit und (geistige) Krankheit aus medizinisch-psychiatrischer Sicht

Verrücktheit, Irre-Sein, Wahnsinn, Geisteskrankheit, psychische Krankheit, Psychose, abnormes Verhalten, psychische Störung, psychische Abweichung und noch viele andere vergleichbare Umschreibungen sollen einen Zustand bezeichnen, der in unserer Gesellschaftsordnung angeblich »nicht normal« ist, »nicht gesund«, »nicht richtig«, »regelwidrig«, »krank«. Um jemand als »psychisch krank« einzustufen, müßte zuallererst klar sein, was »geistig gesund« heißt. Aber: Wer über mögliche Definitionen von »geistiger Gesundheit« nachgedacht hat und dabei nicht einfach allgemeine gesellschaftliche oder moralische Auffassungen übernimmt, wird bemerken, daß sich nicht annähernd festlegen läßt, was »geistige Gesundheit« bedeutet. In den meisten psychiatrischen Lehrbüchern sucht man vergebens nach einer überzeugenden Definition von »geistiger Gesundheit« oder »psychischer Normalität«, jedoch wird ausführlich all das beschrieben, was aus der engen Sicht der Psychiatrie krank und abnorm sein soll.

In den Industriegesellschaften, aber auch in den meisten anderen Ländern wird sehr viel Wert darauf gelegt, die Zustände von »Gesundheit« und »Krankheit« nach angeblich objektiven Kriterien auseinanderzuhalten. Eine der Aufgaben von Medizin und Psychiatrie ist es, genau festzulegen, welche menschlichen Eigenschaften als krank gelten und unter welchen Bedingungen ein Mensch als gesund zu bezeichnen ist. Dabei stellen sich die »Humanwissenschaften« einen Durchschnittsmenschen vor, auf den gewissermaßen die häufigsten Merkmale seiner Mitmenschen zutreffen: Ein solch idealer Durchschnittsmensch, den es in Wirklichkeit natürlich nicht gibt, gilt als Maßstab für Gesundheit – jeder Mensch, der sich von diesem idealen Durchschnittsmenschen in seinen körperlich-seelischen Eigenschaften *erheblich* unterscheidet, kann als krank angesehen und entsprechend seiner Abweichung diagnostisch kategorisiert werden.

Der ideale Durchschnittsmensch, der ideale Normalbürger in irgendeinem Industrieland hat etwa folgende »Eigenschaften«:

- Er akzeptiert kritiklos die herrschende gesellschaftliche Ordnung, die kulturellen und religiösen Normen.
- Er hat ein festes Arbeitsverhältnis oder befindet sich in Ausbildung, er ist produktiv tätig, er hat einen festen Wohnsitz und baut eine eigene Familie auf.
- Er ist körperlich gesund, hat keine auffälligen Eigenschaften, keine auffällige Hautfarbe oder Körpergröße; er zeigt keine ungewöhnlichen Geistes- und Gefühlsäußerungen, und er hat gelernt, entstehende Konflikte zu ertragen oder in unauffälliger Weise zu verarbeiten.

Wer ein ungestörtes Leben führen will, müßte möglichst viele der genannten Normen erfüllen.

Die Durchschnittsmenschen – also die Mehrzahl der Menschen einer bestimmten Gesellschaft – gelten als normal, als geistig gesund. Der Züricher Psychiater Prof. Scharfetter formuliert das so:

> »Normal ist – global – Verhalten, das der Mehrzahl der Menschen eines bestimmten sozio-kulturellen Bereiches eignet und – speziell – was sie hinsichtlich *eines* bestimmten Verhaltensaspektes jeweils gemeinsam haben ... Gesund ist meistens gleichsam ein Spezialfall von normal, geht aber z. T. über den Normalbereich hinaus.«[2]

Bei dieser statistischen Bestimmung von »Normalität« und »geistiger Gesundheit« wird das Verhalten der Mehrheitsmenschen (= Durchschnittsmenschen) als »richtig« angesehen, als Maßstab und Vorbild für alle Menschen dieser Gesellschaft. Wer sichtbar von diesen »normalen Vorbildern« abweicht, läuft Gefahr, als »anormal« oder »geistig krank« eingestuft zu werden.

Die Gesellschaft in den Industrieländern stützt sich – sozioökonomisch gesehen – auf allgemeinverbindliche Werte wie Produktions- und Leistungsfähigkeit, Privateigentum, Profit und gesellschaftlichen Einfluß. Der ideale Durchschnittsmensch – definitionsgemäß gesund – ist belastbar und leistungsfähig. Deshalb wundert es nicht, wenn »Gesundheit« oft *gleichgesetzt* wird mit Arbeits- und Leistungsfähigkeit.

Wer gesund ist, soll arbeiten, als Fabrikarbeiter, Ingenieur, Leistungssportler, Sozialarbeiter, Soldat, Priester, Gefängniswärter – arbeiten und arbeiten, arbeiten im Haushalt, in der Schule, an der Universität oder in der »Arbeitstherapie« der psychiatrischen Anstalten. Jeder Staatsbürger hat seine Funktion zu erfüllen; verliert er durch eine Krankheit seine Funktionsfähigkeit, dann *muß* er sich gesund machen lassen. Wird ein Arbeiter wegen seiner Gallensteine immer wieder krank, will sich aber nicht einer Operation unterziehen, dann kann ihm eventuell das Krankengeld oder eine vergleichbare Rentenzahlung verweigert werden. Dies ist ein *indirekter* Zwang zur Behandlung. Ein Beispiel für die *direkte* Zwangsbehandlung innerhalb der medizinischen Versorgung sind jene gefängnisähnlichen Tuberkulose-Anstalten, in denen Tbc-Kranke festgehalten und gegen ihren Willen therapiert werden. Das mag für die »Volksgesundheit« sinnvoll erscheinen, dennoch bleibt es für die betroffenen Patienten Zwang und Gewalt (wobei anzumerken wäre, daß vor allem Menschen aus sozial schwachen Schichten mit ungenügender Ernährung und Wohnsituation an Tuberkulose erkranken).

Unvergleichlich häufiger und viel brutaler ist die Zwangsbehandlung in

vielen psychiatrischen Kliniken. Wird jemand von der Psychiatrie als krank und behandlungsbedürftig bezeichnet, dann nützt es ihm nichts, wenn er protestiert und erklärt, daß er keine Tabletten oder Spritzen will, weil er sich gesund fühlt oder weil er keine psychischen Probleme spürt, sondern mit äußeren Schwierigkeiten zu kämpfen hat. Sein Protest wird überhört oder als Teil einer angeblichen Geisteskrankheit interpretiert. Ist ein Mensch überschäumend vor Energie, auffälligeuphorisch, hemmungslos-überaktiv und verschwenderisch, fühlt sich dabei aber wohl und äußerst gesund, dann sprechen die Psychiater von der Krankheit »Manie« oder »Zyklothymie« oder von »manischdepressivem Irre-Sein« und therapieren diesen Menschen auch gegen seinen Willen. Sie normalisieren ihn mit Gewalt. Dies ist keine Ausnahme: In den psychiatrischen Kliniken der Industrienationen sind Hunderttausende von Menschen zwangsweise untergebracht und werden gegen ihren Willen behandelt.
Das aggressive Gesundheitskonzept ist eine Erscheinungsform der Gewalt, die die industrielle Gesellschaftsordnung täglich auf das Leben der Menschen ausübt. Große Teile der Medizin, Psychiatrie und Psychologie haben sich ihr mehr oder weniger blindlings unterworfen. Dennoch gibt es natürlich im Psycho-Bereich oder in medizinischen Einrichtungen Mitarbeiter, die psychisches Leid nicht nur als »Funktions-Ausfall« betrachten und die nicht nur die individuelle Problematik sehen, sondern auch die gesellschaftspolitischen und die vielfältigen anderen Ursachen psychischer Störungen im Auge behalten. Kritische »Psycho-Arbeiter« stellen solche vorgegebenen Behandlungsschemata gegen psychische Störungen in Frage und nehmen die Auseinandersetzung mit den sozialen und politisch-kulturellen Widersprüchen ebenso wichtig wie das Eingehen auf individuelle Schwierigkeiten.

»...Psychiater und Psychologen sind außerstande, geistig Gesunde von Geisteskranken zu unterscheiden...«

Die Psychiatrie und Psychologie beschäftigen sich mit jenen Personen, die sich deutlich vom Durchschnittsmenschen, dem Prototyp für Normalität, unterscheiden. Diese andersartigen, abweichenden Personen werden aufgrund ihrer auffälligen Verhaltensweisen unterschiedlichen psychiatrischen Krankheitsbildern zugeordnet. Doch die psychiatrische Diagnostik ist meist unsicher und willkürlich, denn es fehlen objektive Kriterien, »geistige Gesundheit« von »geistiger Krankheit« zu unterscheiden. Hinzu kommt, daß die Diagnostik psychischer Störungen manchmal sogar den Regeln widerspricht, die sich die Psychiatrie selbst gegeben hat. Es sind mehrere Untersuchungen bekannt, in denen verschiedene Psychiater im Hinblick auf ein und denselben Patienten abweichende bis gegensätzliche Meinungen über die Art der Krankheit geäußert haben. *Eine Diagnose ist also manchmal weniger von der Symptomatik der Patientin oder des Patienten abhängig als vielmehr von der Person des Psychiaters.*

Um zu einer Diagnose zu kommen, beurteilen die Psychiater vor allem das Verhalten »ihres« Patienten. Sie sind aber auch auf die Mitteilungen der untersuchten Person und auf die Information von Angehörigen angewiesen. Bei unklaren oder falschen Auskünften können also sehr leicht Fehldiagnosen entstehen. Davor schützen auch umfangreiche psychologische Tests nicht.

> Die Neigung zu Fehldiagnosen dokumentiert eindrucksvoll das folgende Beispiel aus den USA: Zwölf gesunde Versuchspersonen, alle ohne erwähnenswerte psychische Beschwerden, ließen sich in verschiedene psychiatrische Kliniken einweisen. Bei der Aufnahmeuntersuchung logen alle gleichermaßen, sie hätten eigenartige Stimmen gehört. Alle anderen Äußerungen der Versuchspersonen aber waren »normal« und wahrheitsgemäß, sie verhielten sich unauffällig und fingierten keine anderen Symptome. (Ergänzend muß gesagt werden, daß jeder Mensch beispielsweise in ungewöhnlichen Streß-Situationen, bei längerer Schlaflosigkeit oder bei Drogenmißbrauch Halluzinationen haben kann.)
>
> Alle zwölf Pseudo-Patienten wurden stationär aufgenommen und unter der Diagnose »Schizophrenie« zwischen 7 und 52 Tagen in den Kliniken behalten.[3]

Ein erfundenes halluzinatorisches Ereignis – und schon ist man mit der folgenschweren Diagnose »Schizophrenie« etikettiert.

Andere Versuche ergaben, daß Angehörige der oberen sozialen Schichten wesentlich seltener als »schizophren« oder »schwer psychotisch« eingestuft werden, auch wenn sie dieselbe Symptomatik angeben wie »Unterschichtpatienten«.

Der ehemalige Psychologieprofessor Dr. L. Rosenhan äußerte sich sehr geringschätzig über die diagnostischen Fähigkeiten seiner Fachkolleginnen und -kollegen: »Psychiater und Psychologen sind außerstande, geistig Gesunde von Geisteskranken zu unterscheiden.«[4]

Selbst ein Vertreter der traditionellen Psychiatrie, Prof. G. Huber, gesteht ein, daß eine psychiatrische Diagnostik eigentlich nicht sinnvoll ist:

> »Im Grunde ist weder eine Typen- noch eine Individualdiagnose möglich, jedenfalls nicht in dem Sinne, daß das Ganze oder auch nur das absolut Wesentliche der seelischen Seite des Menschen erfaßt werden kann. Man kann nie gleichsam den Bilanzstrich unter einen Menschen setzen und die Summe ziehen. Kein Mensch ist ganz überschaubar, über keinen ist ein definitives Gesamturteil möglich.«[5]

Ausgehend von ihren zweifelhaften Diagnosen, verordnet die Schulpsychiatrie einschneidend wirkende Psychopharmaka. Mit Antidepressiva wird die Traurigkeit bekämpft, Neuroleptika sollen übersinnliche Wahrnehmungen und Visionen vertreiben. Prof. Szasz bezeichnet die psychiatrische Diagnostik als »Rufmord und Diffamierungstechnik« und schildert ihre Gefahren sehr drastisch:

> »Aus dem Gebrauch und dem Mißbrauch psychiatrischer Diagnosen könnte man folgern, sie hätten überhaupt keine Bedeutung. Das stimmt aber nicht. Menschliche Wesen weisen nun mal gewisse Unterschiede in ihrer ›Zusammensetzung‹ auf. Wenn Psychiater Menschen als ›paranoisch‹ oder ›zwanghaft handelnd‹ bezeichnen, heben sie damit oft auf etwas ab, was genauso real ist wie die schwarze Haut eines Negers oder die rosige eines Weißen.
> Entscheidend ist hier nicht, daß psychiatrische Diagnosen bedeutungslos sind, sondern daß sie als semantische Keulen geschwungen werden können und oft geschwungen werden. Indem man einen Menschen seines Ansehens, seiner Würde beraubt, zerstört man ihn nicht minder gründlich, wenn nicht gar noch gründlicher, als dadurch, daß man ihm den Schädel einschlägt. Nur wird eben – und darin liegt der große Unterschied – der Totschläger mit der Keule von jedermann als gemeingefährlich begriffen, nicht aber derjenige, der mit der psychiatrischen Diagnose zudrischt.«[6]

Menschen, die sich innerlich zerstört und verzweifelt fühlen, die traurig sind, Ängste haben, keinen Ausweg sehen, sich fremdbestimmt, bedroht und verfolgt oder völlig unverstanden fühlen, Menschen, die vergeblich nach Liebe suchen, die sexuelle Probleme haben, Menschen, die einsam sind, die sich umbringen möchten, die hoffnungslos sind – kurz: Menschen, die sich elend fühlen und leiden, diesen Menschen ist nicht geholfen, wenn sie entsprechend ihren psychischen Beschwerden in Kategorien eingeteilt werden, als »endogene Psychose«, als »neurotische Depression« oder »Borderline-Syndrom« markiert werden.
Dem einzelnen Menschen muß die Möglichkeit gegeben werden, *selbst* seinen Zustand zu beurteilen, sich selbst als gesund oder krank einzuschätzen. Nun behaupten die meisten Psychiater, daß sie Patienten ken-

nen, die aufgrund ihrer seelisch-geistigen Störungen gar nicht in der Lage wären, ihren Gesamtzustand »richtig« einzuschätzen. Diesen Psychiatern wollen wir folgendes entgegenhalten: Wer häufig mit psychiatrischen Patienten zusammenkommt *und* über genügend Zeit und Einfühlungsvermögen verfügt, der wird bestätigen, daß es keinen einzigen Patienten gibt, der nicht auf irgendeine Weise mitteilen könnte, ob er sich wohl fühlt oder schlecht fühlt, ob er eine Behandlung als angenehm empfindet oder als unangenehm. Und: Wenn es einerseits Patienten gibt, die Schwierigkeiten haben, ihre eigene Situation »richtig« einzuschätzen, haben ja andererseits auch die Psychiater und Psychologen erhebliche Probleme in der Einschätzung eines Patienten, denn es fehlen ihnen ja – wie wir bereits gesehen haben – zuverlässige *objektive* Kriterien, um »Normalität« und »Gesundheit« oder »Wahnsinn« oder die unterschiedlichen »psychiatrischen Krankheiten« voneinander abgrenzen zu können.

Wenn Ärzte, Psychiater und Psychologen »ihren Patienten« in Diagnose-Schemata einordnen, dann machen sie diesen Menschen zu einem »Krankheitsbild«, zu einem kranken Objekt. Der Psychiater schafft eine Distanz zwischen sich und dem Patienten, er *begutachtet* das Leid des anderen. Auf diese Weise muß sich der Psychiater nicht in die psychischen Probleme des anderen hineinfühlen: Die Probleme des Patienten sind für den Psychiater nur ein Teil des »wissenschaftlich« definierten Krankheitsbildes. Ein Mensch sieht keinen Ausweg, fühlt sich traurig und weint verzweifelt: »Klar«, denkt der diagnostisch orientierte Psychiater, »klar, daß dieser Mensch weint, er hat ja eine endogene Depression.«

Die Kategorisierung menschlicher Konflikte ist den Psycho-Experten sehr nützlich – die menschliche Beziehung wird zu einer therapeutischen Technik, der leidende Mensch zu einem Objekt, das behandelt werden muß. Zwischenmenschliche Gefühle gehen dabei verloren.

> »Wenn sich Menschen ohne psychologische Vorbildung ... mit den psychischen Problemen eines Patienten auseinandersetzen, dann tun sie das, als wäre es ihr eigenes Problem. Sie haben das, was man Einfühlungsvermögen nennen könnte. Im Bildungsgut der Psychiater finden wir das alles nicht!« (Franco Basaglia)[7]

Wenn wir versuchen, einen Menschen in seiner Krise oder Verrücktheit zu verstehen, und wenn wir darüber hinaus versuchen, dem Betroffenen zu helfen, dann werden wir erkennen, daß vor allem diejenigen Aspekte wichtig sind, die die zwischenmenschlichen Beziehungen und die allgemeine soziale Situation (Arbeitsplatz, Wohnung etc.) betreffen. Ein medizinisch-psychiatrisches Denken ist hier nicht nützlich, sondern eher störend. Dazu meint der römische Psychologieprofessor G. Jervis:

> »Anstatt von psychischer Störung zu sprechen, wäre es nützlicher und genauer zu sagen, eine Person befindet sich in einer bestimmten sozialen Situation, in der Probleme entstehen, die diese Person nicht lösen kann.«[8]

Für die Aufrechterhaltung der staatlichen Ordnung und für das Funktionieren des gesellschaftlichen Alltags ist es einfacher, soziale Probleme zu individualisieren und denjenigen, der das soziale Getriebe stört, als »psychisch krank« oder »geisteskrank« zu bezeichnen. Menschliche Bedürfnisse werden zu psychiatrischen Diagnosen: Soziopathie, Hysterie, Homosexualität, Neurose, Manie . . . Indem man soziale Konflikte als seelische Krankheit bezeichnet, kann man die Behandlung dieser Konflikte den Gesundheitsexperten überlassen – das gesellschaftliche Leben und der als normal angesehene Lebensalltag bleiben dabei unberührt.

Nach dem Zweiten Weltkrieg hat sich in den Großstädten der Industriestaaten eine gewisse Toleranz gegenüber solchen Menschen entwickelt, die vom Durchschnitt abweichen: Man kann in Wohngemeinschaften zusammenleben oder in Kommunen, man darf nackt baden, darf sich manchmal sogar zu seiner Homosexualität bekennen oder einen Club für Päderasten oder Transvestiten gründen. In Städten wie Berlin oder San Francisco entstanden unzählige Einrichtungen, in denen vorwiegend Homosexuelle verkehren, Schwulen-Kneipen, Diskotheken, Kinos, Festivals – an der Psychiatrie ist diese Entwicklung anscheinend spurlos vorübergegangen: In immer noch kursierenden Diagnosenkatalogen sind Homosexualität, Fetischismus, Transvestitismus usw. als psychiatrische Krankheiten aufgeführt, als »sexuelle Perversionen«.

Es hat lange gedauert, bis die Inquisitionsgerichte abgeschafft wurden, und es wird leider noch lange dauern, bis die Psychiatrie und ihre Diagnostik in der bestehenden Form ein Ende nimmt.

Wer sich wohl fühlt, ist geistig gesund

Die psychiatrischen Wissenschaften beziehen sich – wie wir gesehen haben – auf einen wenig überzeugenden statistischen Begriff von »Normalität« und prägen Krankheitskategorien, die nicht einmal den Kontrolluntersuchungen durch die eigenen Fachkollegen standhalten.

Verständlich, daß in den letzten 20–30 Jahren die theoretischen Grundlagen der Psychiatrie immer mehr in Frage gestellt worden sind, nicht nur von Außenstehenden, sondern auch von namhaften Psychologen und Psychiatern. Vertreter der »Antipsychiatrie« (z. B. in England), der »neuen«, »kritischen Psychiatrie« (z. B. in Italien) oder der »humanistischen Psychologie« (z. B. in den USA) lehnen den gängigen Normalitätsbegriff ab und betonen vor allem die *negativen Aspekte* der durchschnittlichen Normalität. Der Normalbürger ist für sie nicht mehr länger der Inbegriff für geistige Gesundheit, sondern die Inkarnation der Mittelmäßigkeit, eine jämmerliche Existenz und alles andere als ein nachahmenswertes Vorbild.

> »Was wir normal nennen, ist ein Produkt von Verdrängung, Verleugnung, Isolierung, Projektion, Introjektion und anderen Formen destruktiver Aktion gegen die Erfahrung.« (R. D. Laing)[9]

Anstelle des amorphen, idealisierten Durchschnittsmenschen rückt das Individuum in den Mittelpunkt: Es werden *mehrere* Möglichkeiten der individuellen Entwicklung anerkannt, mehrere Möglichkeiten »geistig gesund« zu sein. *Jede* individuelle Lebensphilosophie hat ihre Berechtigung und soll akzeptiert werden.

> »Um die einzelnen Patienten – oder irgendeinen Menschen – zu verstehen, muß man wissen, wie *seine* Antwort auf die Frage des Seins lautet, oder anders ausgedrückt: was seine geheime, individuelle Religion ist, der er all seine Bemühungen und Leidenschaften widmet. Die meisten der sog. ›psychologischen Probleme‹ sind nur sekundäre Folgen seiner fundamentalen ›Antwort‹, und es ist daher ziemlich nutzlos zu versuchen, sie zu ›heilen‹, bevor man nicht diese fundamentale Antwort – d. h. seine geheime, private Religion – verstanden hat.« (E. Fromm)[10]

Kritische, menschenfreundliche Psychiater lehnen es ab, bestimmte menschliche Verhaltensweisen im Sinne der psychiatrischen Diagnostik als krank einzustufen. *Die Unterteilung in geistig gesunde und geistig kranke Personen ist menschenunwürdig und hat nichts mit Wissenschaft zu tun.* Gleichwohl werden Definitionen von »geistiger Gesundheit« versucht. Zitieren wir nochmals Erich Fromm, einen Vertreter der humanistischen Psychologie:

> »Die Gesundheit ist der Zustand, in dem die Vernunft ihr volles Entwicklungsstadium erreicht hat, und zwar die Vernunft nicht im Sinne einer rein intellektuellen Urteilsfähigkeit, sondern in dem Sinne, daß man die Wahrheit erfaßt, indem man ›die Dinge sein läßt‹, wie sie sind (um Heideggers Ausdruck zu verwenden) . . . Gesundheit bedeutet, ganz

> geboren zu sein und das zu werden, was man seinen Anlagen nach sein kann; sie bedeutet, Freude und Traurigkeit unbeeinträchtigt empfinden zu können oder, noch anders ausgedrückt, aus dem Halbschlaf zu erwachen, in dem der Durchschnittsmensch sein Leben führt, und hellwach zu sein ... Gesundheit bedeutet endlich, daß man sein Ich fallen läßt, seine Habgier abstreift, nicht mehr der Erhaltung und Mehrung des Ich nachjagt, daß man *ist* und sich selbst im Sein und nicht im Haben, Bewahren, Begehren, Benutzen erlebt.«[11]

Dies alles klingt überzeugend und mag auch zutreffen, doch wenn jemand tatsächlich »Freude und Traurigkeit unbeeinträchtigt empfindet«, seine Stimmungen voll auslebt, »sein Ich fallen läßt«, dann läuft er Gefahr, vor der Schulpsychiatrie als abnorm zu gelten, als psychisch abweichender Patient, dem die Selbstkontrolle fehlt, die notwendige Ich-Stärke und der Egoismus, der zum Überleben erforderlich sein soll. Sich-fallenlassen oder Sich-zusammenreißen – was ist gesund, normal? Vielleicht beides? Oder keines von beiden?
Die Orientierungslosigkeit der *gesamten* Psycho-Wissenschaften umschreibt sehr treffend David Cooper, der bekannte englische Reformpsychiater:

> »Die von den Experten vorgebrachten Definitionen geistiger Gesundheit laufen gewöhnlich auf die Vorstellung hinaus, daß man sich einer Reihe mehr oder weniger willkürlich gesetzter gesellschaftlicher Normen anzupassen habe ... Betrübt überlegt man sich, ob die Gesunden etwa jene sind, denen es gelingt, nicht auf eine psychiatrische Beobachtungsstation zu kommen. D. h., sie sind durch einen gewissen Mangel an Erfahrung definiert ... In der Tat herrscht auf dem ganzen Gebiet der Definition von geistiger Gesundheit und Wahnsinn eine solche Verwirrung, und diejenigen, die sich daran wagen, sind allesamt so verängstigt ..., daß man ernstlich in Betracht ziehen muß, ob man den Plan nicht aufgeben soll. Meines Erachtens kann man nicht weiterkommen, ohne die grundlegende Klassifizierung der klinischen Psychiatrie von Menschen als ›psychotisch‹, ›neurotisch‹ und ›normal‹ in Frage zu stellen.«[12]

Die psychologisch-psychiatrische Schematisierung sollte nicht nur in Frage gestellt werden, sondern man sollte ganz auf sie verzichten. Denn die Begriffe Gesundheit und Krankheit können nicht für *alle* Menschen *gleichermaßen* verbindlich sein. Nicht die Einordnung in eine diagnostische Kategorie ist wichtig, sondern *allein entscheidend ist die Befindlichkeit des Individuums:* Gesund ist es dann, wenn es sich gesund fühlt. Und als krank kann man eine Person erst dann bezeichnen, wenn sie sich selbst krank fühlt, wenn *sie* sich selbst als krank bezeichnet. Das mag wie eine Binsenweisheit klingen, doch in der Realität ist es so, daß die herrschende Medizin, Psychiatrie und Psychologie einerseits und die Betroffenen andererseits oft sehr verschiedene Vorstellungen über Gesundheit, Wohlbefinden und Krankheit haben. So gibt es in der Psychiatrie viele Klientinnen und Klienten, die sich keineswegs krank fühlen, die man aber dennoch als krank etikettiert, die man gegen ihren Willen behandelt und in eine Psychiatrische Anstalt einweist.

In der Gesundheitsdefinition der Weltgesundheitsorganisation (WHO) wird in gewissem Maße berücksichtigt, daß für die Entscheidung, ob jemand als gesund oder krank anzusehen ist, einzig und allein das individuelle Befinden maßgebend ist, und *nicht* allgemeingültige gesellschaftliche, medizinische oder psychiatrische Normen. Die WHO definiert Gesundheit als »Zustand vollkommenen körperlichen, geistigen und sozialen Wohlbefindens und nicht allein als Fehlen von Krankheiten und Gebrechen«.
Wenn wir unbedingt »Gesundheit« oder »geistige Gesundheit« definieren wollen, dann müßten wir sagen: Jeder Mensch hat *seine eigene* Art und Weise, »gesund« und »geistig gesund« zu sein. Der Mensch gestaltet seine Existenz, so gut er kann. Und wenn er sich dabei wohl und gesund fühlt, dann *ist* er gesund, auch wenn die Psychiater das Gegenteil behaupten. Nicht die Meinung der Psycho-Wissenschaften ist entscheidend, sondern die Gefühle, Gedanken und Intuitionen des betroffenen Menschen.

Es gibt unterschiedliche Menschen, aber es gibt keine Geisteskranken

Angst, Ausweglosigkeit, psychische Ausnahmezustände, Selbstmordideen und Verzweiflung kann jeder von uns erfahren; die meisten von uns haben dies irgendwann in irgendeiner Weise bereits erlebt – solche seelischen Situationen gehören zum menschlichen Leben wie Nahrungsaufnahme, Sexualität, Schlaf, Streit und Liebe. Jede seelische Äußerung ist Teil des *ganzen* Menschen.
Ohne Zweifel gibt es einzelne Menschen, die sich in ihrem Verhalten und durch ihre Äußerungen erheblich von den anderen unterscheiden, die durch ihr andersartiges Fühlen und Denken gleichsam in einer »anderen Welt« leben. Aber »Anders-Sein«, »Ver-rückt-Sein«, »Wahnsinn« sind keine Krankheit, sondern lediglich eine andere Art und

Weise, sein Leben zu leben. Hierzu Roberto P., Mitbegründer einer Organisation ehemaliger Psychiatrie-Patienten:

> »Es gibt keine psychische Krankheit, die sogenannten psychisch Kranken sind eine Kategorie von Menschen, die sich nicht an die Gesellschaft angepaßt haben. Wie die körperlich Behinderten, Schwulen und die Andersartigen überhaupt.«[13]

Über 30 Jahre war Paris M. in verschiedenen Erziehungsheimen und psychiatrischen Krankenhäusern – Diagnose: Schizophrenie. Nachdem er vor nunmehr acht Jahren die psychiatrische Anstalt mit Hilfe von Freunden verlassen hat und in einer eigenen Wohnung lebt, macht er sich viele Gedanken über seine Erfahrungen in der Psychiatrie. Seine Kunstwerke sind geprägt von den vielfältigen psychischen Leiden, die er an sich selbst erfahren mußte und bei anderen Patienten miterlebt hat. Auf die Frage, was er über den Begriff der Geisteskrankheit denkt, antwortete er: »Die Geisteskrankheit, der Wahnsinn, das ist alles einfach erfunden. Ich sehe das so, es gibt viele verschiedene Typen von Menschen, die eine bestimmte Art und Weise haben, sich auszudrücken, zu reden, zu gehen, zu denken; die Menschen unterscheiden sich in vielen Dingen, in der Haarfarbe, in der Körpergröße, und jeder hat andere Gefühle, andere Gedanken. Manch einer unterscheidet sich schon sehr deutlich von den anderen, und da heißt es dann, er sei geisteskrank, nur weil er sich anders verhält. So einer wird tatsächlich als geisteskrank abgestempelt. Die Geisteskrankheit ist eine erfundene Sache, meine ich. Es gibt unterschiedliche Menschen, aber es gibt keine Geisteskranken. Verstehst du mich?«[14]

B Die Seele des Menschen

Die menschliche Existenz, das Da-Sein, die Lebensenergie, das Lebensprinzip, die Seele – inhaltsvolle Begriffe, über die wahrscheinlich alle Menschen im Laufe ihres Lebens irgendwelche Gedanken und Gefühle entwickeln. Philosophen, religiöse Lehrer und allerlei Psychologen haben äußerst unterschiedliche theoretische Systeme entworfen über das menschliche Sein und die Psyche. In den meisten philosophischen Richtungen bis zur Jahrhundertwende und in fast allen Religionen ist die Psyche eng verbunden mit dem jeweiligen Gott oder den Göttern; dabei werden besonders die immateriellen Eigenschaften der Seele betont. Der Materialismus erkennt zwar das Vorhandensein psychischer Vorgänge und Erlebnisse an, lehnt aber theoretische Spekulationen über vermeintlich metaphysische Aspekte der Seele ab.
Und die Psychologie? Sie erklärt sich als die zuständige Wissenschaft für das seelische Leben. Die moderne Psychologie macht die Seele zu einem psychischen Apparat, der logisch funktioniert und rational erklärt werden kann. Die Beobachtung des menschlichen *Verhaltens* (also des sichtbaren Teils menschlicher Lebensäußerungen) rückt in den Mittelpunkt der psychologischen Wissenschaften, wobei Erkenntnisse dann als besonders wertvoll gelten, wenn sie eine *Allgemeingültigkeit* zeigen. Der Mensch als einzigartiges *Individuum* ist für die psychologischen Wissenschaften kaum interessant, vielmehr sind es jene Aspekte, die angeblich objektive Gesetzmäßigkeiten erkennen lassen. Soll beispielsweise geklärt werden, welche Verhaltensweisen angesichts einer Lebensgefahr bei allen (oder zumindest bei einem Großteil der) Menschen zu beobachten sind, dann hat die Todesangst des Individuums Hans Müller dabei nur statistische Bedeutung. Die moderne Psychologie entfernt sich von der Philosophie und Ethik und orientiert sich an naturwissenschaftlichen Methoden. Sie wird in ihren Aussagen zur »wertfreien« Wissenschaft, die überall eingesetzt werden kann: als Verkehrspsychologie, Gefängnispsychologie, Schulpsychologie, Werbepsychologie, Kriegs- (oder Wehr-)Psychologie, klinische Psychologie und so weiter. Die wissenschaftliche Psychologie hat sich mit statistischen Experimenten, biochemischen Forschungen und Psychotests auf die Suche nach der menschlichen Seele gemacht.

Das Dasein einer Psyche – als der Inbegriff des Lebensprinzips – läßt sich mit biochemischen oder anderen naturwissenschaftlichen Methoden nicht beweisen. Man kann nur folgern, daß das Verhalten, Handeln, Denken, Fühlen und die Intuition von einer individuellen Grundlage ausgeht, von einem Bezugssystem, das jedem Menschen eigen ist und das man Seele oder Psyche nennen kann oder auch menschlichen Geist, Gemüt, das Herz eines Menschen, seine innere Verfassung, sein Innenleben oder auch seine Innenwelt.
Auf der einen Seite sehen wir die naturwissenschaftliche Erforschung der Seele, auf der anderen Seite die religiöse, gottergebene Überzeugung von einer unsterblichen Seele; dazwischen liegen diverse Philosophien. Entscheidend jedoch ist in unserem Zusammenhang die Philosophie des Individuums: Jeder Mensch kann in sich selbst hineinhorchen und sich fragen, *ob* da ein Innenleben ist, und wenn ja, wie die innere Welt oder Seele beschaffen ist, die er spürt. Hierfür braucht er eigentlich weder Wissenschaft noch Religion.
Dennoch wollen wir im folgenden zwei Modelle der menschlichen Psyche vorstellen, weil damit einige psychologisch-psychiatrische Grundbegriffe klarer werden, auf die wir uns in diesem Buch beziehen.

Die Seele aus psychoanalytischer Sicht

Seit Ende des vorigen Jahrhunderts entstand in den westlichen Industriegesellschaften eine Vielzahl von Theorien über die psychischen Phänomene. Dabei hat sich die psychoanalytische Theorie von Sigmund Freud und C. G. Jung in Europa und Amerika am meisten durchgesetzt. Sie wurde später von den analytischen und neoanalytischen Schulen weiterverbreitet, zum Teil etwas modifiziert.
Die meisten von Freud verwendeten Begriffe wurden bereits vor ihm geschaffen: der Begriff des »Es« stammt von dem Arzt G. Groddeck, das »Unbewußte« geht auf C. G. Carus und andere zurück. Und Schopenhauer beschrieb sehr präzise die »Verdrängung« und die Bedeutung des Traums. Aus diesen und vielen anderen Gegebenheiten haben S. Freud und seine Anhänger eine umfassende Lehre vom »psychischen Apparat« entwickelt. Die Bedeutung dieser Psychoanalytiker liegt unseres Erachtens weniger darin, daß sie eine neue Theorie über die Psyche verbreiteten, sondern daß sie sich mit psychisch gestörten Menschen intensiv auseinandersetzten, wenn nötig sogar jahrelang, daß sie eine »Geisteskrankheit« nicht als gegeben hinnahmen, sondern nach

den *psychischen* Ursachen der Störung suchten und dem betroffenen Patienten Achtung und Wertschätzung entgegenbrachten; sie glaubten an Heilung oder zumindest an eine Besserung der psychischen Störungen. (Was den Umgang mit den Patienten betrifft, könnten viele Psychiater auch heute noch sehr viel von den alten Analytikern lernen.)
Die psychoanalytische Theorie unterteilt den »seelischen Apparat« (wie Freud die Psyche nannte) in zwei (bzw. drei) Ebenen: das Unbewußte und das Bewußte (als dritte Ebene wurde von Freud das »Vorbewußte« eingeführt). Das Bewußte ist – vereinfacht gesagt – all das, worüber man im Moment etwas aussagen kann. Das Unbewußte ist der Sammelort der Triebe und der verdrängten emotionalen Erfahrungen und Phantasien; bei C. G. Jung ist das Unbewußte auch der Ausgangsort für kreative Tätigkeiten. Außer dem individuellen Unbewußten gibt es bei Jung noch ein kollektives Unbewußtes, nämlich den Sitz der Ur-Instinkte, der Archetypen (der archaischen seelischen Grundlage, über die jeder Mensch verfügt). Das Unbewußte beeinflußt auf symbolische oder andere Weise das Verhalten des Menschen (und kann es dadurch auch stören). Für die Funktion dieses seelischen Apparates sind – nach Ansicht der Freudianer – mindestens drei Bereiche erforderlich:

> Das *Es* ist ein Teil des Unbewußten und stellt das eigentliche Reservoir der Energien und Triebimpulse dar (Groddeck: »Es treibt mich«). Die triebhaften Regungen sind vom Lustprinzip bestimmt und können nicht bewußt kontrolliert werden. *Es* will eine sofortige Triebbefriedigung ohne Rücksicht auf die realen Verhältnisse, *Es* ist unabhängig von Zeit, Moral oder Logik.
> Das *Ich* ist der Realität verbunden und paßt die triebhaften Bedürfnisse des *Es* an die (einschränkenden) Bedingungen der Außenwelt an; dabei werden Gebote und Verbote des *Über-Ich* berücksichtigt. Das *Ich* ist also ein Mittler zwischen *Es* und *Über-Ich*. Die sogenannten Ich-Funktionen sind Wahrnehmen, Denken, Erinnern usw.
> Das *Über-Ich* zügelt die Triebregungen des *Es*. Im *Über-Ich* liegt das Gewissen, das wiederum geprägt ist von den moralischen Vorstellungen der Eltern und den allgemein-gesellschaftlichen Regeln. Das *Über-Ich* enthält bewußte und unbewußte (teilweise »ererbte«) Moralvorstellungen. Wer sich den moralisch-hemmenden Kräften des *Über-Ich* widersetzt, kann in Angst- oder Schuldgefühle verfallen.
> Zur Veranschaulichung wird manchmal auch folgendes Bild gebraucht: Eine Reiterin oder ein Reiter (= das sich-kontrollierende »Ich«) sitzt auf einem ungezähmten Pferd (= die triebhaften Impulse des »Es«); vom Reitlehrer (= »Über-Ich«) stammen, auch wenn er nicht immer anwesend ist, die Verhaltensregeln.

Wenn Freud vom »psychischen Apparat« spricht, erinnert dies an eine naturwissenschaftlich-technische Betrachtungsweise der Seele. In einer Zeit der aufstrebenden Naturwissenschaften wollte Freud auch die menschliche Seele in Einzelteile zergliedern, ähnlich dem Botaniker, der eine Pflanze in Stücke zerlegt und unter dem Mikroskop analysiert.

Die klassischen Freudianer definieren, was sie unter »normaler« Funktion des Seelenapparates verstehen. Sie bezeichnen Abweichungen oder Störungen als Krankheiten, die beispielsweise als Neurosen oder Psychosen klassifiziert werden. Es taucht also auch hier wieder ein Normalitätsbegriff auf, der ebenso vage bleibt wie der (oben beschriebene) statistische Begriff von Normalität.

Die analytisch-wissenschaftliche Methode und die »antiwissenschaftliche« Betrachtungsweise

Manche Psychoanalytiker vermitteln den Eindruck, daß die von Freud und seinen Anhängern geschaffene Psycho-Theorie die einzig gültige Wahrheit über das menschliche Seelenleben sei. Aber: Das Modell der Freudianer ist *eines* unter vielen möglichen Konzepten und enthält (wie alle spekulativen Theorien) zahlreiche Widersprüche und Fehler. Die von Vernunft bestimmte psychoanalytische Theorie hat vor allem in Nordeuropa und Nordamerika großen Anklang gefunden, sehr viel weniger in den südlichen Ländern (in Griechenland, Italien, in Südamerika etc.) und noch weniger in den asiatischen Ländern, wo meist ganz andere Vorstellungen von »Psyche« vorherrschen.

Die »exakten« Wissenschaften – unter ihnen auch die Psychologie und Psychiatrie – *beschreiben* einen Gegenstand (eine Blume oder den Apparat »Seele«) und unterziehen ihn einer physikalisch-chemischen oder einer anderen Analyse; sie erklären ausschließlich mit dem *Verstand,* rein objektiv. Indem ich die Blume analysiere und dadurch herausfinde, daß etwa mit Hilfe des Chlorophylls Licht assimiliert wird, kenne ich dennoch das *Wesen* der Blume nicht. Aber: Ich habe die Blume durch die Analyse zerstört. Ähnliches gilt für den Menschen: Durch analytischen Verstand ist vielleicht der Einfluß des elterlich-geprägten Über-Ichs auf das Ich zu erkennen, man zerlegt den Menschen in seelische Teile, dabei wird aber seine Ganzheit zerlegt, ohne sein Wesen zu erfahren.

Anstelle von »analytisch-zerlegenden« Methoden, wie sie von den vernunft-orientierten Wissenschaften angewandt werden, gibt es noch andere Möglichkeiten, Erkenntnisse zu gewinnen, *ohne* den Gegenstand der Betrachtung in einzelne Stücke zu zerteilen. Hierbei spielen die Gefühle des Betrachters (nicht sein Verstand) eine besondere Rolle, sein Einfühlungsvermögen, sein Instinkt, seine Intuition, seine Phantasie und Kreativität. Der Japaner D. T. Suzuki, eine international anerkannte Autorität auf dem Gebiet des Zen-Buddhismus und der Psychologie, nennt ein solches Vorgehen antiwissenschaftlich und bezeichnet es als »die Methode des Zen«. Der folgende Text von ihm veranschaulicht dies:

> »Die Methode des Zen besteht darin, in den Gegenstand selbst einzudringen und ihn sozusagen von innen zu sehen. *Die Blume kennen heißt, zur Blume werden, die Blume sein, als Blume blühen und sich an Sonne und Regen erfreuen.* Wenn ich das tue, so spricht die Blume zu mir, und ich kenne all ihre Geheimnisse, all ihre Freuden, all ihre Leiden, d. h. das ganze Leben, das in ihr pulst. Nicht nur das: Gleichzeitig mit meiner ›Kenntnis‹ der Blume kenne ich alle Geheimnisse des Universums einschließlich aller Geheimnisse meines eigenen Ichs ...
> Das heißt, indem ich mich in der Blume verliere, kenne ich mein Ich ebenso wie die Blume. Diese Art, der Wirklichkeit gegenüberzutreten, nenne ich die Methode des Zen, die vor- oder über- oder sogar antiwissenschaftliche Methode.
> Diese Art, die Wirklichkeit zu erkennen oder zu sehen, kann man auch triebhaft oder schöpferisch nennen. Während die wissenschaftliche Methode darin besteht, den Gegenstand zu töten, den Leichnam zu sezieren, die Teile wieder zusammenzusetzen und so zu versuchen, den ursprünglichen, lebendigen Leib wiederherzustellen, was in Wirklichkeit unmöglich ist, nimmt das Zen das Leben so, wie es gelebt wird, anstatt es in Stücke zu zerhacken und zu versuchen, es mit Hilfe des Verstandes wieder zum Leben zu erwecken oder in Gedanken die zerbrochenen Stücke zusammenzuleimen. Die Methode des Zen erhält das Leben als solches; es wird von keinem chirurgischen Messer berührt.«[1]

Ein Plädoyer für die Gefühle und Intuitionen und gegen die Vorherrschaft der Vernunft und Über-Logik.

Zwei Seelen im Menschen

Dem psychoanalytisch-wissenschaftlichen Konzept wollen wir eine andere, ganzheitliche Betrachtung des menschlichen Seins gegenüberstellen, die der Natur des Menschen gerechter wird. Die folgende Betrach-

tung geht von der Universalität des Individuums aus und erklärt die sehr unterschiedlichen Zustände des Menschen als verschiedene Existenzmöglichkeiten, ohne sie als Krankheit oder Gesundheit zu definieren. Dabei wird davon ausgegangen, daß der Mensch fähig ist, mindestens *zwei* verschiedene Formen der Existenz anzunehmen: die »Existenz in der Realität« und die »Existenz im Traum«.
Das Leben in der Realität wird von jedermann als Existenzform anerkannt. Wer sich jedoch in die Welt des Traumes begibt, verläßt die jedem bekannte »Existenz in der Realität« und nimmt eine *andere* Form der Existenz an. Diese Anschauung finden wir durchaus in verschiedenen Kulturen, bei mehreren östlichen und westlichen Philosophen, auch in der westlichen Psychologie. Sogar einige Freudianer deuten verschiedene Formen des Seins an. Deutlicher noch wird C. G. Jung, der von der »Existenz zweier ›Subjekte‹ in sich oder, allgemeiner ausgedrückt, zweier Persönlichkeiten innerhalb desselben Individuums«[2] spricht. Der Schweizer Psychoanalytiker M. Boss bezeichnet das Träumen als eine »andere Art des Seins«. In der Realität leben, im Traum leben: Das sind zwei verschiedene Arten, in der Welt zu sein. Wir werden später sehen, daß die »schizophrene Psychose« oder der Wahnsinn keine Krankheit ist, sondern eher einer dauernden oder vorübergehenden »Existenz im Traum« entspricht. Aber: Im-Traum-Sein (träumen) ist selbstverständlich nicht gleichbedeutend mit Wahnsinn. Jeder Mensch kann träumen, aber nur die wenigsten werden von der Umgebung als wahnsinnig oder psychotisch ausgegrenzt.
Wir wollen die Entstehung des menschlichen Seins und die beiden Existenzmöglichkeiten des Menschen etwas genauer schildern. Das Sein des Menschen entwickelt sich aus folgenden zwei Quellen:

1. Während seiner Embryonalzeit (von den ersten Zellteilungen bis zur Geburt) durchlebt jedes einzelne menschliche Lebewesen einige wichtige Stufen der menschlichen Vorfahren, vom Lurch und Fisch bis zum Affen und Urmenschen. Bekanntlich besitzt der menschliche Keimling anfangs einen Schwanz und Kiementaschen, die den Fischen ähnlich sind; später wird der gesamte Körper behaart, das Gesicht des Fötus ähnelt zeitweilig den unmittelbaren Vorstufen des heutigen Menschen.
   Der Embryo durchlebt natürlich *nicht* die *gesamte* Gattungsgeschichte des Menschen, aber einige Bereiche.
   Ähnlich der körperlichen Entwicklung des Embryos verläuft die seelische Entwicklung: Der Fötus mit Kiementaschen lebt auch psychisch sein Dasein als fischähnliches Wesen, und während der Phase, in der der Fötus dem Urmenschen ähnelt, fühlt er auch entsprechend seinem Äußeren und erlebt einen Teil des Seelenlebens unserer prähistorischen Vor-

fahren. So lassen sich die Archetypen von C. G. Jung erklären, jene Grundschicht im Seelenleben, die allen Menschen (einer Kultur) gemeinsam ist, archaische mythologische Urbilder in unserer Seele, die aus der Frühzeit unserer menschlichen Vorfahren stammen und jetzt als mystische Symbole und als geheimnisvolle Erlebnisse im Traum auftauchen.

2. Nach der Geburt: Die individuellen Erfahrungen mit der sozialen Umwelt, die vielfältigen Beziehungen zu den Mitmenschen, denen wir begegnen, prägen ebenfalls das Sein des Menschen.

Diese beiden Quellen formen die menschliche Persönlichkeit, das Sein des Menschen mit seinen beiden Formen der Existenz. Man kann sich bildhaft das *Sein des Menschen als »Weltenkugel«* vorstellen: Der »Himmel« (also die obere Hälfte der Kugel) entspräche der »Existenz im Traum«, das »Meer« (also die untere Hälfte der Kugel) entspräche der »Existenz in der natürlichen Realität«.

Die Graphik auf den Seiten 28 u. 29 soll die Entwicklung des menschlichen Seins veranschaulichen:

I Der Mensch während seiner Kleinkindzeit.
II Der Mensch als Erwachsener (als »normaler« Erwachsener, als Durchschnittsmensch).
III Der Mensch als »Erleuchteter«, der die (ihm aufgezwungene) Durchschnittlichkeit überwunden hat, seinen inneren Regungen und Gefühlen entsprechend (spontan) lebt (gewissermaßen »seinen individuellen Weg geht«) und den täglichen Konkurrenzkampf und Egoismus ablegt.

Wenn der einzelne Mensch imstande ist, zwei verschiedene Formen der Existenz anzunehmen (Traum und Realität), und sich darüber hinaus innerhalb der realen Existenz einer Selbstkontrolle unterwerfen kann (»Ich-Insel«), dann bieten sich mehrere Möglichkeiten, sein Leben zu gestalten:

- ausschließlich in der »natürlichen Realität« leben, sich, ohne egoistisch zu sein, von Instinkten und Intuitionen leiten lassen, das Ich und damit die Selbstkontrolle aufgeben (dies kommt dem Ziel der buddhistischen Religion ziemlich nahe);
- vorwiegend auf der Ich-Insel leben, eine »künstliche Realität« aufbauen, in Selbstbeobachtung und Selbstkontrolle (mit gelegentlichen ›kleinen Ausflügen‹ in das Reich der Instinkte und Intuitionen oder

Die Entstehung des menschlichen Seins und die beiden Existenzmöglichkeiten des Menschen

Embryo

Während der Embryonalzeit (von den ersten Zellteilungen bis zur Geburt): Die Entwicklung des Menschen von der Prähistorie bis zur Gegenwart wird nachvollzogen.
Hinzu kommen individuelle Erfahrungen mit der sozialen Umwelt, pränatal als Teilnahme am Erleben der Mutter (nach der Geburt im direkten Erleben).

(Klein-)Kind

(I) Im (Klein-)Kindesalter vermischen sich Traum und Realität

- *Die Existenz im Traum (»Himmel«) ist eine Existenz in der Irrealität.*

Traum bedeutet hier nicht nur den Traum während des Schlafs, sondern auch den »Tagtraum« (gewissermaßen das Träumen mit offenen Augen, später, im Erwachsenenalter, das »Träumen« während eines Meditations- oder Trancezustands).
Die Existenz im Traum heißt absolute Freiheit, ohne Raum und Zeit, *unabhängig von den Naturgesetzen* (»ich fliege gegen die Schwerkraft«, »ich bin unsterblich« etc.), ohne Kontrolle durch die Umwelt. *Alles* ist möglich.
Im Zustand des Träumens ist aus der Sicht des Träumers eine Existenz in der Realität nicht erforderlich; deshalb können wir von einer eigenen Form der Existenz sprechen.

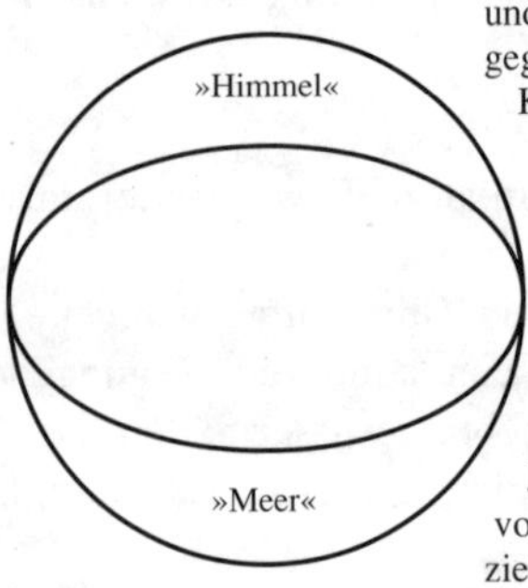

- *Existenz in der natürlichen (= subjektiven) Realität (»Meer«)*

Jeder Mensch hat seine eigene Realität, die abhängig ist von Naturgesetzen, von Raum und Zeit und von sozialen Beziehungen. Der Augenblick, in dem ich lebe, ist *meine* Realität, und ich kann nur über *diesen* Augenblick verfügen (das Vergangene ist vorbei, und die Zukunft steht erst bevor). Ich lebe bewußt im Augenblick, spontan und relativ frei (d. h. ich achte nicht auf äußere Zwänge).
Instinkte bestimmen mein Handeln und Nicht-Handeln, Intuitionen mein Fühlen und Denken. Kurz: Ich lebe spontan – ohne Kontrolle durch die Logik – aus meinen Instinkten und Intuitionen heraus.

Traum und *Realität sind ineinander verwoben – dieser Art des menschlichen Seins entspricht etwa das Leben des Kleinkindes (unter günstigen Bedingungen): Hier vermischen sich Traum und Realität; es überwiegt das gefühlsmäßige Erleben, das Handeln aus Instinkt und Intuition; zwischen Subjekt und Objekt besteht keine scharfe Trennung. Ein Kind sieht die Realität* so, *wie es die Realität sehen* will.

Jugend, Erwachsen-sein

(II) Durch die Erziehung lernt das Kind allmählich, sich selbst zu beobachten und sich selbst zu kontrollieren: Eine Eigenschaft, die Tiere nicht oder weit weniger haben. So wird das Kind zum »normalen«, durchschnittlichen Erwachsenen.

- Eine solche Erwachsenenexistenz ist eine *Existenz in der künstlichen (= objektiven) Realität (»Insel«)*

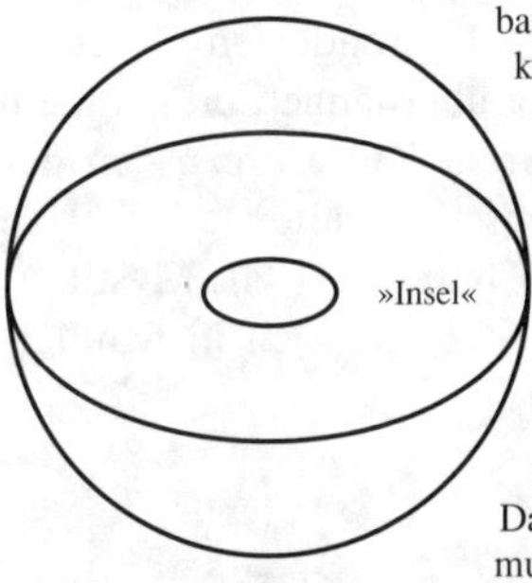

Inmitten des Meeres (Existenz in der natürlichen Realität) baue ich eine Insel (= Ich-Bewußtsein) und beobachte und kontrolliere meine Instinkte und Intuitionen. *Ich* erkenne *meine* Existenz in der Realität und bin mir *meines* Daseins bewußt (Ich-Bewußtsein). Ich lebe nicht mehr spontan aus Instinkten und Intuitionen, sondern ich schalte die Logik dazwischen, die Vernunft. Die Intellektualität verdrängt das Gefühl. Ich *weiß* um mich selbst (aber ich *fühle* mich nicht).

Durch Selbstkontrolle passe ich mich der Umgebung an (werde »objektiv«), hemme also meine natürlichen Instinkte und Intuitionen.

Das Ich-Bewußtsein kann sich steigern: Ich-Sucht, Egoismus, Extrovertiertheit, Selbstverwirklichung um jeden Preis, Anpassung an die Umgebung (gesellschaftliche Zwänge, Tradition etc.), ständig Wünsche haben, Haben-Wollen.

Viele Menschen in den westlichen Industriestaaten leben nur auf ihrer Insel (Ich-Bewußtsein und Selbstkontrolle), tauchen nur manchmal ins Meer (lassen sich von Instinkten und Intuitionen leiten) und begeben sich noch seltener in die phantastische »Existenz im Traum« (in die grenzenlose, unbekannte Freiheit ohne Halt und ohne Sicherheit).

Grenz-situationen

(III) In Grenzsituationen unseres Da-Seins (seelische Krisen, Angst, Trauer, Trance etc.) oder durch Innenschau und Erleuchtung werde ich mir klarer über mein Sein. Ich überwinde die Hemmungen, die ich mir (in meinem bisherigen Leben) durch Selbstkontrolle auferlegt habe.

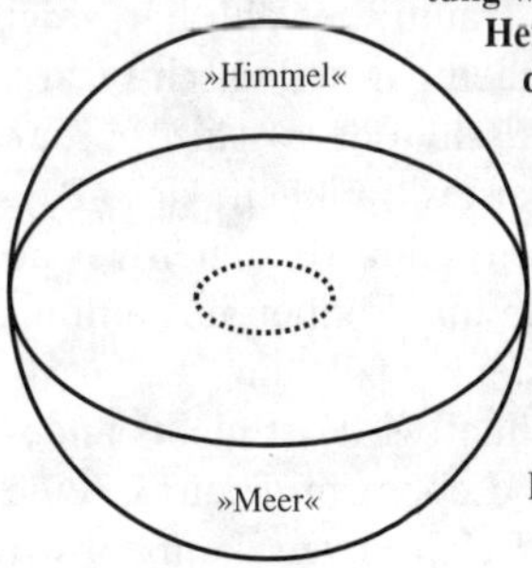

Wenn ich meine Selbstbeobachtung und Selbstkontrolle aufgebe, dann kann ich wieder in einen Zustand zurückkehren, der dem des Kleinkindes ähnlich ist: Ein von Instinkten und Intuitionen geleitetes Leben in der Realität, wobei der Übergang in die Phantasie der Traumexistenz fließend ist. Die neu gewonnene »Natur meines Seins« ist ähnlich, aber nicht gleich der des Kleinkindes (da das Ich-Bewußtsein erlebt wurde) .

in das Reich des Traums); so ist das Leben der meisten Menschen in hochindustrialisierten Gesellschaften;
- das Ich und die Selbstkontrolle aufgeben und als Lebenskünstler sowohl in der »natürlichen Realität« als gleichermaßen im Traum leben (ähnlich dem Kleinkind, s. o.);
- ausschließlich die Existenz im Traum annehmen: Manche Menschen leben zeitweise oder auch völlig im Reich des Traums, existieren im Traum, in einer absoluten Freiheit, inmitten von mystischen Ereignissen, geheimnisvollen Symbolen und irreal veränderten Geschehnissen aus früheren Lebensabschnitten. Wer über lange Zeit in einem solchen Zustand verweilt, wird – in unserem Kulturkreis – in der Regel für verrückt, geisteskrank, psychotisch gehalten oder – bei wohlwollender Umgebung – als »Visionär« betrachtet, als Mystiker, Erleuchteter, als »Träumer« oder als jemand, der sich in wunderlichen Luftschlössern häuslich eingerichtet hat ...

»Wahnsinn« = Existenz im Traum

»Man könnte den Traum als einen kurzen Wahnsinn definieren und den Wahnsinn als einen langen Traum.«
Schopenhauer

Was wir Wahnsinn nennen oder psychiatrische Krankheit, die visionäre Verzückung eines Heiligen oder den Mystizismus eines Eremiten, dies alles ist lediglich eine andere Form des menschlichen Seins, *eine* Möglichkeit der Existenz: die Existenz im Traum. Und der Weg in diese »Existenz im Traum« (= »Wahnsinn«) steht jedem Menschen offen: manche bleiben nur kurz im Reich des Traums, andere für immer.
Ein Mensch, der für immer die »Existenz im Traum« gewählt hat, zeigt ein Handeln, Fühlen und Denken, das scheinbar unlogisch-bizarr, nicht-einfühlbar ist (was Psychiater »psychotisch« oder »schizophren« nennen). Doch wenn wir die angebliche Geisteskrankheit, die »Psychose«, den »Wahnsinn« als *Traum* betrachten, dann verstehen wir all die verschlüsselten Mitteilungen und Symbole und können uns einfühlen in das Erleben des anderen, in die »Existenz im Traum«.
Also: Was gemeinhin als »Wahnsinn« bezeichnet wird, ist nichts anderes als ein überwiegendes oder dauerndes »Leben im Traum« (eine »Existenz im Traum«). Aus kurzzeitigen Erfahrungen kennen wir (fast?) alle die »Existenz im Traum«: z. B. durch besonders intensives, eindrucksvolles Träumen im Schlaf, durch besonders intensives

Tagträumen (hervorgerufen durch besondere ›Meditationstechniken‹ oder durch außergewöhnliche Situationen), oder durch eine – mit Hilfe von halluzinogenen Drogen erzeugte – »Reise in die Welt der Träume«...

Die Frage stellt sich: Warum begibt sich ein Mensch in ein »Leben im Traum« (in den »Wahnsinn«), ohne in die Realität zurückkehren zu wollen?

Die Antwort ist eigentlich einfach: Meistens, nicht immer, empfindet solch ein Mensch die Realität als unerträglich und aussichtslos (oder als grenzenlos langweilig), möchte aber nicht an dieser Realität stillschweigend und jämmerlich zugrunde gehen. Deshalb bleiben ihm nur zwei Wege: Er kann sich umbringen, oder er wählt die Existenz im Traum, lebt künftig vorwiegend oder ausschließlich in der Welt der Träume (und gilt dann in seiner Umgebung als »wahnsinnig«, als »verrückt«).

Auf unerträgliche Lebenssituationen reagiert ein potentiell »Ver-rückter« *anders* als die übrigen, durchschnittlichen Menschen, er überschreitet die bestehenden Gepflogenheiten und die gewohnten Grenzen. Die Durchschnittsmenschen dagegen versuchen, die Spannungen einer unerträglichen Lebenssituation zu ertragen und *unauffällig* zu kompensieren.

»Ver-rücktheit« ist eine unter mehreren Möglichkeiten, um zu zeigen, daß die individuellen (oder allgemein herrschenden) Lebensbedingungen nicht länger erträglich sind.

Jeder Mensch reagiert auf bestimmte Lebenssituationen entsprechend seiner Geschichte. Auch ein »Ver-rückter« reagiert entsprechend seiner ihm eigenen Geschichte. Die Geschichte eines Menschen wird – zum einen – durch das praenatale Erleben gebildet, zum anderen durch die Summe aller erlebten Beziehungen zu verschiedenen Mitmenschen: Auf der Grundlage der Erfahrungen und Eigenschaften zum Zeitpunkt der Geburt (und natürlich auch auf der Grundlage klimatischer und ernährungsbedingter Faktoren) sind die während der Kindheit erlebten Beziehungen eines Menschen zu seinen Mitmenschen von erheblicher Bedeutung. In der Familie, der kleinsten, aber vielleicht wichtigsten Institution der Gesellschaft, erlebt der heranwachsende Mensch einmal Einengung und Unterdrückung, dann wieder gewährte Freiheit; er muß den undurchschaubaren, angstbringenden Wechsel von Strafe und Belohnung ertragen. Allmählich lernt das Kind, Macht anzuerkennen, und das ist vor allem die Macht der Erwachsenen. Und schließlich lernt

das Kind, Macht auszuüben. Schule, Arbeitsplatz und Militär sind weitere Stationen auf dem Weg zur Anpassung eines Menschen an die herrschende Norm.
Wenn man auf unerträgliche Lebenssituationen auffällig, »ver-rückt« *oder* unauffällig, lautlos (wie die Durchschnitts-Menschen) reagieren kann, dann stellt sich die Frage, was eigentlich »normaler«, »gesünder«, »richtiger« ist: Die täglich auftretenden vielfachen Widersprüche zu erdulden, alles Unangenehme zu schlucken und irgendwie zu verdauen oder aber durch Krankheit oder Ver-rücktheit auszudrücken, daß bestimmte Lebenssituationen tatsächlich unerträglich sind und nicht einfach hingenommen werden können.

Unerträgliche Lebenssituationen, von denen wir oben gesprochen haben, sind beispielsweise die Vereinsamung eines Menschen, das Fehlen tiefer zwischenmenschlicher Beziehungen, die zunehmende Entfremdung von der Arbeit, die Arbeitslosigkeit, die Angst vor sozialem Abstieg, die Unterdrückung als Frau, die Isolierung im Alter, die Angst vor Krankheit, die fehlende Lebensperspektive junger Menschen, die Unmöglichkeit einer Selbstbestimmung und Selbstentfaltung, existentielle Angst, Angst vor dem Tod, Angst vor dem Nichts . . .

Ist ein »Leben im Traum« (im »Wahnsinn«) ein Ausweg?
Auch die »Existenz im Traum« kann zum Alptraum werden, kann leidvoll sein und angstbeladen. Doch dies ist keine Besonderheit des »Wahnsinns«, auch die Realität kann qualvoll, angstbesessen erlebt werden.
Aber viele »Ver-rückte« (wohl die große Mehrheit) scheinen sich überwiegend wohl zu fühlen in ihrer Traum-Existenz. Soll man dennoch versuchen, sie aus ihrer Traumwelt wegzuführen, zurück in die Realität?

Eine 25jährige Studentin war zum zweiten Mal durchs Staatsexamen gefallen, war verzweifelt, ohne Geld, ohne Wohnung. Eines Tages spürte sie eine Berufung, fühlte sich auserwählt, als weiblicher Jesus Christus die Welt zu verbessern – sie erlebte einzigartige Visionen, die sie in ihren Predigten ihren Mitmenschen erzählte, sie gewann Freunde und Anhänger, wirkte Wunder, wurde eine anmutige und weise Frau, war reich oder arm, je nach Bedarf; endlich war sie glücklich und zufrieden mit sich . . .

Soll diese Frau in die Realität zurückgeholt werden? Wenn wir dieser Frau eine angenehme und glücklichmachende Realität bereiten könnten, dann würde sie vielleicht ihre Traumwelt von selbst verlassen. Leider ist es meist sehr schwierig für solche Menschen, eine glücklichmachende Realität zu schaffen.

C Psychopharmaka

Wie wirken Psychopharmaka (Psycho-Drogen) beim Menschen?

Psychopharmaka sind Mittel, die die geistig-seelische Verfassung eines Menschen (z. B. Stimmung, Emotionen, Wahrnehmung) beeinflussen oder verändern; es können synthetische Substanzen sein oder natürliche Mittel (pflanzlicher oder – selten – tierischer Herkunft).
Die Begriffe »Drogen« und *»Psycho-Drogen«* können verschiedene Bedeutungen haben. Im pharmazeutischen Sinne sind Drogen solche Arzneien, die (durch Trocknung) aus Pflanzen gewonnen werden. In der Umgangssprache denkt man bei »Drogen« allerdings eher an illegale Drogen und Rauschdrogen (z. B. Heroin).
»Psychopharmaka« und *»Psycho-Drogen«* werden aber auch als gleichwertige Begriffe verwendet (so auch in diesem Buch), ähnliches gilt für die Ausdrücke »psychotrope« oder »psychoaktive Substanzen«.
In den folgenden Kapiteln werden – einerseits – die synthetisch hergestellten und medizinisch verwendeten Psychopharmaka besprochen, also *Beruhigungsmittel* (Tranquilizer), *Schlafmittel* (Barbiturate), *Antidepressiva* und *Neuroleptika.* Andererseits wird auch ausführlich auf die von der Medizin nicht oder kaum verwendeten Psychopharmaka eingegangen, die, teils synthetischen, teils natürlichen Ursprungs, teils legal, teils illegal sind: *Euphorika* (Alkohol, Cannabis etc.), *Psychostimulantien* (Kokain, ›Weckamine‹ etc.), *Psychedelika* (= Halluzinogene wie LSD, Meskalin). Darüber hinaus ist ein eigenes zusammenfassendes Kapitel den *psycho-aktiven pflanzlichen und homöopathischen Mitteln* gewidmet.
Eigentlich haben auch noch andere Medikamente gewisse psychopharmakologische Eigenschaften: Schmerzmittel, Hormone (z. B. Cortison oder die ›Pille‹), Antiepileptika, Parkinsonmittel, Medikamente zum Drogenentzug, hirndurchblutungsfördernde Mittel, Narkosemittel. Auch einige dieser Substanzen werden besprochen.
Sämtliche Psycho-Drogen – ob Valium oder Haloperidol, ob Alkohol, Nikotin oder Kokain – wirken an den Zellen des Gehirns, vor allem an

den Nervenzellen, den sogenannten Neuronen. Milliarden dieser Nervenzellen sind durch »Umschaltstellen« (»Synapsen«) netzartig dicht miteinander verbunden und bilden die Grundlage für die Informationsübertragung im Gehirn. Die Nervenzellen spielen also eine zentrale Rolle, sie sind zuständig für die Aufnahme, Speicherung und Weiterleitung von Informationen.

Dieser ständige Fluß von Informationen und Signalen ist wahrscheinlich das biochemische Äquivalent unseres Denkens, Fühlens und Verhaltens; hier werden unsere Wahrnehmungen »verarbeitet«, und hier entstehen (aus neurophysiologischer Sicht) auch unsere Stimmungen, unsere Intuitionen und Träume.

Eine Nervenzelle steht mit einigen zehntausend anderen Nervenzellen – über die Synapsen – in Verbindung. Angesichts von 10 bis 20 Milliarden Nervenzellen im menschlichen Gehirn entsteht so eine unvorstellbare Kapazität für den Informationsaustausch und für die Speicherung von nahezu beliebig vielen, unterschiedlichsten Botschaften. An den Synapsen geschieht die Informationsweiterleitung – von Nervenzelle zu Nervenzelle – entweder durch Erregung oder Hemmung (nach dem Alles-oder-Nichts-Prinzip), dabei sind Botenstoffe (die »Neurotransmitter« oder Überträgerstoffe) von entscheidender Bedeutung.

Es gibt mindestens fünfzig, wahrscheinlich sogar hundert oder gar viele hundert solcher Botenstoffe. Die bekanntesten heißen: Noradrenalin, Dopamin, Serotonin, GABA, Glutaminsäure, Histamin. Zu den Botenstoffen gehören auch die Neuro-Hormone; besonders erwähnenswert sind hier die Endorphine: Sie sind das körpereigene Morphium, das Morphium des menschlichen Gehirns. Die hirneigenen Endorphine und das von außen zugeführte Morphium wirken offenbar an denselben Zellrezeptoren und erreichen den gleichen (oder sehr ähnlichen) Effekt: sie sind schmerzlindernd und stimmungshebend bis euphorisierend.

Milliarden von Hirn-Nervenzellen, unzählige Synapsen und Transmitter-Moleküle sind – neurophysiologisch betrachtet – gewissermaßen der organisch-biochemische, »sichtbare« Teil unserer Seele (aber es gibt zweifellos noch andere, weit rätselhaftere »Teile« unserer Psyche ...).

In das fein abgestimmte Geschehen der Informationsweiterleitung greifen offenbar die Psychopharmaka ein: die Wirksamkeit bestimmter Überträgerstoffe scheint entweder blockiert zu werden (z. B. durch Neuroleptika) oder verstärkt. Psychopharmaka verändern jedoch nicht nicht nur die Konzentration von Überträgerstoffen im Gehirn, sondern

sie wirken auf das Nervensystem des gesamten Körpers ein; so lassen sich die unterschiedlichen und weitreichenden »Nebenwirkungen« erklären.
Interessant ist noch folgender Aspekt: Bei der sogenannten Alzheimer Krankheit – einer Hirnkrankheit, die mit erheblichen Gedächtnisstörungen einhergeht – glauben Hirnforscher entdeckt zu haben, daß ein Transmitter, nämlich das Acetylcholin, erheblich verringert sei. Auch Psychopharmaka verändern – wie erwähnt – die Konzentration und Wirksamkeit von Transmittern im Gehirn: So scheinen einige Antidepressiva (vor allem Amitriptylin) gerade diesen Transmitter – also Acetylcholin – zu blockieren. Und Neuroleptika blockieren den Überträgerstoff Dopamin (und vielleicht noch andere Transmitter) und bewirken eine (psychiatrisch erwünschte) geistig-seelische Einschränkung und Dämpfung.
Die Schädigung der Fähigkeiten des Gehirns nach einer jahrelangen Neuroleptikamedikation zeigen zwar ein anderes Erscheinungbild als bei der Alzheimer Krankheit, aber vielleicht bestehen – hinsichtlich der Intelligenzstörungen – mehr Ähnlichkeiten als man derzeitig weiß.
Vor diesem Hintergrund wird vielleicht auch die Warnung des amerikanischen Psychiaters Peter R. Breggin (bekannt durch zahlreiche Fachveröffentlichungen) verständlich, wenn er schreibt, daß »... Geistesstörung und Demenz (= Verlust intellektueller Fähigkeiten) bei Millionen von Patienten als Ergebnis der Behandlung mit Neuroleptika hergestellt werden«.[1a]

Werden Psychopharmaka nur kurzzeitig (einige Tage oder wenige Wochen) genommen, so scheint das Gehirn – nach Absetzen der Medikamente – bei den meisten Betroffenen in der Lage zu sein, die pharmakologisch verursachten Störungen im Hirnstoffwechsel wieder – weitgehend – rückgängig zu machen. Dies ist wohl auch der Grund dafür, daß bei einmaliger oder gelegentlicher Einnahme starker Psychopharmaka (etwa von LSD) offenbar keine dauerhaften Hirnschäden beobachtet wurden.
In keiner Weise haben die Naturwissenschaften aber bisher überzeugend zu erklären vermocht, woher spezifisch menschliche Charakteristika der Psyche rühren – etwa die Fähigkeit, Trauer, Liebe und Glück zu empfinden, oder die Fähigkeit, kritisch, vernünftig zu denken und Phantasie und Kreativität zu entwickeln. Und es ist auch stark zu bezweifeln, ob eine bio-chemisch oder neuro-physiologisch, also materia-

Nervenzellen und Synapsen

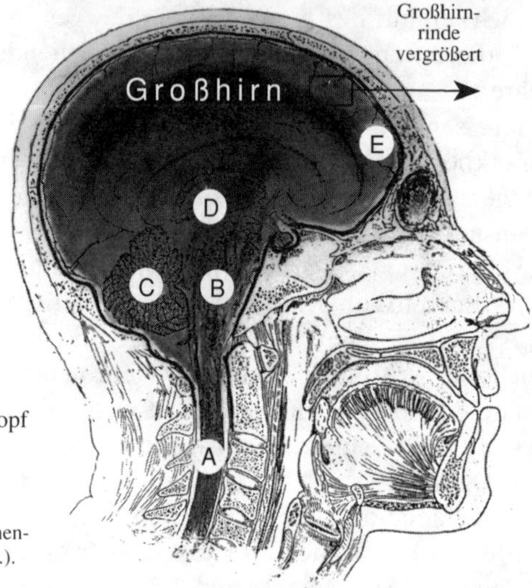

Abb. I: Querschnitt durch den Kopf (und das Gehirn) des Menschen

A = Rückenmark. B = Stammhirn (= verlängertes Rückenmark, Mittelhirn usw.). C = Kleinhirn. D = Zwischenhirn (= Thalamus, Hypothalamus usw.). E = Stirnhirn (= Teil des Großhirns)

Zu Abb. I: In der Region des Zwischenhirns (D) ist auch das »limbische System«, ein wichtiges Zentrum unseres Gefühlslebens (Neuroleptika können hier (u.a.) oft bleibende Defekte verursachen). Das Stirnhirn (E) ist wesentlich verantwortlich für Antrieb, Sozialverhalten und für weitere Eigenschaften, die die ›Persönlichkeit‹ eines Menschen ausmachen (Elektroschock und Psychochirurgie greifen u.a. hier an). Die meisten Psychopharmaka scheinen nicht nur *eine* Hirnregion zu beeinflussen, sondern mehrere.

Zu Abb. II: Das Gehirn baut sich aus einem dichten Geflecht verschiedener Nervenzellen auf, die über kabelähnliche Fortsätze miteinander in Kontakt stehen. Die kurzen (kabelähnlichen) Fortsätze heißen »Dendrite«, der lange Fortsatz wird »Axon« genannt (und kann mehr als einen Meter lang sein).

Zu Abb. III: Die Kontaktstelle zwischen einer Nervenzelle und dem (kabelähnlichen) Zellfortsatz einer anderen Nervenzelle wird »Synapse« bezeichnet. Hier erfolgt – mittels »Botenstoffen« (= Transmitter) – der Informationsaustausch. Auch die Informationsspeicherung (Lernen und Gedächtnis) geschieht – aus neurophysiologischer Sicht – überwiegend in den Nervenzellen und durch spezifische synaptische Aktivitäten.

Zu Abb. IV: Eine ankommende Nervenerregung setzt im Axon des Nervs (A) ›Botenstoffe‹ frei, die den synaptischen Spalt durchwandern und an den Rezeptoren einer anderen Nervenzelle (B) ankoppeln. Dadurch wird Information übertragen.
Die meisten Psychopharmaka wirken offenbar – unter anderem – auf die Synapsen, können die Wirksamkeit der Transmitter verstärken oder blockieren (indem sie z.B. Rezeptoren ›besetzen‹ und so Transmitter verdrängen).

Für die derzeitige Neuro- und Psychowissenschaft gilt: Durch das Zusammenspiel von Nervenzellen, Synapsen und Transmitter läßt sich nicht nur ›Lernen‹ und ›Denken‹ erklären, sondern auch das, was wir ›Seele‹ nennen.
Aber: *Die ›wissenschaftlichen Tatsachen‹, an die man heute glaubt, können (aufgrund anderer Erkenntnisse) in 50 Jahren zum Fehler erklärt werden.*
Und: *Die materialistisch orientierten Neurowissenschaften beschreiben nur den Aspekt unserer Seele, den sie mikroskopisch sehen und biochemisch-physikalisch messen können. Andere Aspekte unserer Seele lassen sich zwar erkennen, aber mit wissenschaftlichen Techniken nicht messen und bestimmen. Und wieder andere Aspekte unserer Seele lassen sich nicht einmal erkennen – bestenfalls erahnen: Hier würden wir die materialistisch orientierte Wissenschaft verlassen, weit über sie hinausgehen.*

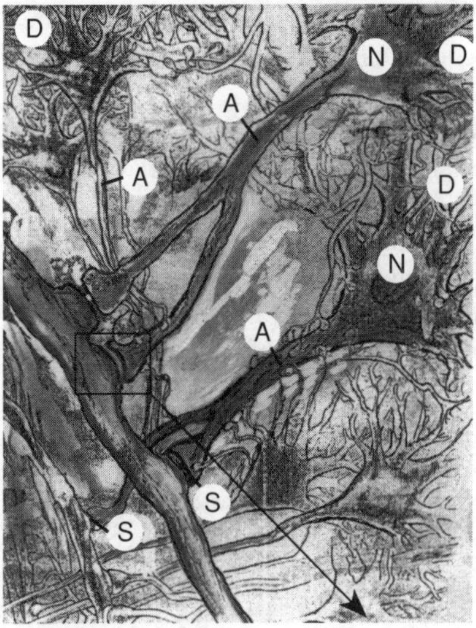

Abb. II: Die Nervenzellen (= Neurone) des Gehirns

N = Nervenzellkörper und Zellkern.
D = Dendrite (= kurze Zellfortsätze).
A = Axon (= langer Zellfortsatz). S = Synapse

Abb. III: Die synaptischen Verbindungen zwischen den Nervenzellen

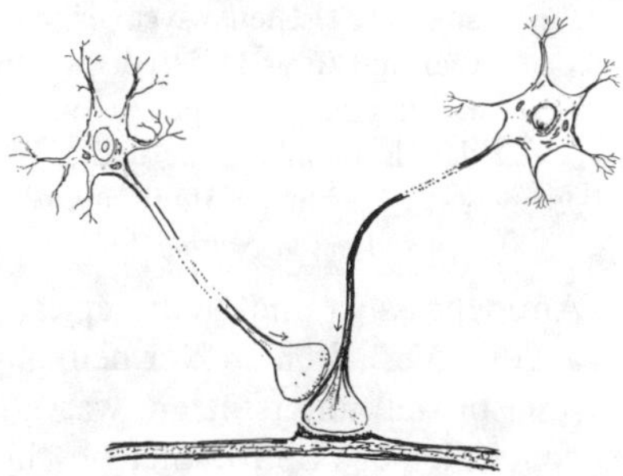

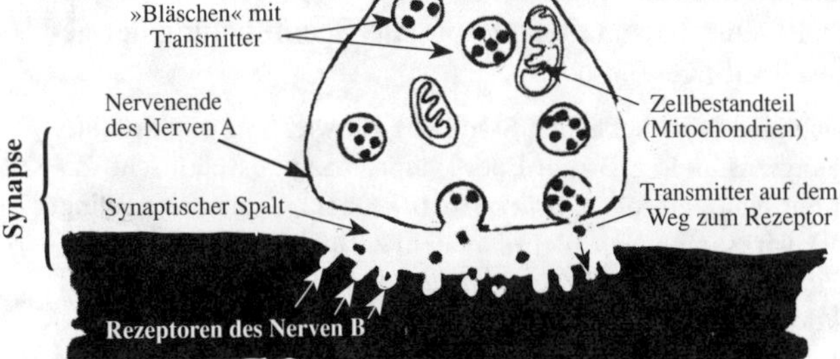

Abb. IV: Die Synapse im Detail

listisch ausgerichtete *Wissen*schaft jemals zu der Erkenntnis verhelfen wird, was das eigentlich Menschliche der Psyche ausmacht.

Nicht alle Psychopharmaka werden in Medizin und Psychiatrie angewandt: In erster Linie sind es *Antidepressiva und Neuroleptika,* die zur Behandlung schwerer psychischer Störungen oder Abweichungen eingesetzt werden. Antidepressiva z. B. sollen imstande sein, den Lebensantrieb zu steigern, eine tiefe Melancholie wegzunehmen. Neuroleptika sollen Erregungszustände, Halluzinationen und Wahnvorstellungen beseitigen. Bei der skizzierten Komplexität der menschlichen Psyche kann man sich schwerlich vorstellen, wie einzelne chemische Substanzen solch spezifische Effekte bewirken sollen.
Der Direktor der Freiburger Universitätsklinik R. Degkwitz faßt die Neuroleptika und die meisten chemischen Antidepressiva unter dem Begriff der »Psycholeptika« zusammen und stellt sie auf eine Stufe mit den sogenannten klassischen psychiatrischen Behandlungsverfahren, wozu er Kardiazol-, Insulin- und Elektroschocks rechnet:

> »Das Wirkungsprinzip der Psycholeptika ist letztlich ähnlich wie das der sog. klassischen psychiatrischen Behandlungsverfahren, nämlich, daß man mit ihrer Hilfe bei psychisch Kranken eine zusätzliche somatische Erkrankung erzeugt . . . Aus dem Gesagten ergibt sich, daß sich die beiden Behandlungsmethoden nicht nur formal, sondern auch inhaltlich stark ähneln . . . *Man kann also alle psychiatrischen Behandlungsmethoden auf einen Nenner bringen.*«[1]

Antidepressiva und Neuroleptika haben eines gemeinsam: Sie passen äußeres Verhalten an Normen an oder sollen zumindest diesen Anpassungsprozeß unterstützen, was ja nicht selten unter Zwang und gegen den Willen des Betroffenen geschieht. Das seelische Wohlbefinden vor, während oder nach einer Behandlung interessiert die Psychiatrie erst in zweiter Linie. Und fast schon aggressiv klingt die Sprache, in der ein Standardwerk der Psychopharmaka-Therapie die Beeinflussung der gestörten Psyche beschreibt:

> »So lassen sich im augenblicklichen Stand der Entwicklung psychomotorische Erregungszustände z. B. mit Laevomepromazin, psychotische Zustandsbilder mit Haloperidol . . . *beherrschen.*« Oder: ». . . denn es gelingt auch mit stark wirksamen Neuroleptika allein z. B. einen Katatonen Stupor zu *durchbrechen.*« Oder: »Zur *schnellen Dämpfung* sind intra-muskuläre Injektionen empfehlenswert.«[2]

Hiermit assoziiert man eher eine rigorose Unterdrückung und Amputation von Symptomen der »ge-kränkten« Psyche denn eine behutsame

Zurechtrückung eines aus dem Lot geratenen Gleichgewichts. Wie schon angedeutet: Die Anwendung überhaupt und die Dosierung innerhalb der herkömmlichen Psychiatrie hängen weniger vom subjektiven Leidensdruck des einzelnen ab als vom Grad der äußerlichen Verhaltensabweichung: Je »selbstmordgefährdeter« der Depressive ist, desto höher muß angeblich das Antidepressivum dosiert werden; je »verrückter« ein Mensch sich verhält, desto intensiver wird er mit potenten Neuroleptika gedämpft. Zeichen, Signale oder gar offener Protest eines Menschen in einer psychischen Verstimmung oder einer schweren psychischen Krise – häufig nur indirekt und verschlüsselt der Umwelt signalisiert – können so durch den »normalisierenden« Einfluß von Psychopharmaka bis zur Unkenntlichkeit verschleiert, ja sogar beseitigt werden.

Ebenfalls medizinisch verordnet, meist jedoch freiwillig und oft sogar ohne ärztliche Beratung eingenommen, werden die Psychopharmaka der Gruppe der *Schlafmittel* und *Tranquilizer.* Die Gründe, warum man Hilfe in der Chemie sucht, sind vielfältig. Meist sind es Lebenssituationen, die als bedrückend, beängstigend oder beunruhigend empfunden werden. Selbst wenn einem diese Gründe bewußt geworden sind und man sie ändern wollte, sind sie doch oft aktuell nur schwer zu ändern. So machen diese Psychopharmaka schlimme, aber momentan unabänderliche Lebensumstände erträglich, indem sie Niedergeschlagenheit, Angst und Unruhe abschwächen oder Schlaflosigkeit durch Betäubung aufheben. Nur selten kann eine dosierte Anwendung von Tranquilizern eine bewußte Steigerung der Lebensqualität bewirken. Auf Dauer führen Tranquilizer ebenfalls zu einer Anpassung an belastende Umweltbedingungen (Arbeit, Familie, Schule, Wohnsituation . . .). So wird ein Weiter-Funktionieren ermöglicht, obwohl Körper und Seele des Menschen eigentlich mit vielfältigen Symptomen gegen belastende Lebensumstände rebellieren.

Psychostimulantien und Euphorika werden – als sogenannte Drogen – meist freiwillig genommen. Je nach Art und Weise des Gebrauchs ist ihre Wirkung zweischneidig: Sie können Anpassung erleichtern oder einen befreienden Effekt haben. Tatsächlich werden Aufputschmittel in der Regel dazu verwendet, um übermenschliche Arbeitsanforderungen erfüllen zu können, die einem abverlangt werden. Andererseits können Psychostimulantien auch zu einem selbstbestimmten Zeitpunkt und Zweck außergewöhnliche Kräfte freisetzen und damit extreme, aber freiwillig erbrachte Leistungen ermöglichen.

Ähnlich verhält es sich mit Euphorika wie Alkohol, Cannabis etc. Meist

Übersicht: **Die wichtigsten Psychopharmaka-Gruppen**

	beruhigend, angstlösend	antidepressiv, stimmungs-aufhellend	bewußtseins-einengend, intellektuell hemmend, Emotionen dämpfend	euphorisierend, rauschartig	bewußtseinser-weiternd, über-phantasierend, Visionen, ver-änderte Wahr-nehmung (sog. Halluzinationen)	antriebsteigernd, allgemein stimulierend	tief betäubend, einschläfernd	Sonstiges
Tranquilizer (z.B. Valium)	**H**	+	evtl.	—	—	—	+ (bei h.D.)	Suchtrisiko ist bei Beachtung bestimmter Regeln (!) relativ gering, häufiger ist psychische Gewöhnung. Dauermedikation: Risiko der Persönlichkeitsabflachung.
Chem. Antidepressiva (z.B. Saroten, Ana-franil)	evtl.	**[H]**	evtl.	—	—	evtl. bei einigen Präp.	evtl.	Viele unterschiedliche, z.T. gefährliche NW! Die stimmungsaufhellende Wirkung ist oft nicht überzeugend oder fehlt gänzlich.
Neuroleptika (z.B. Neurocil, Haldol)	—	—	**H**	—	—	—	evtl.	Viele gefährliche NW! Gefahr von Dauer-schäden. Bei Absetzen Verstärkung der NW möglich.
Rauschdrogen a) Opium, Morphin, synthet. Opiate etc. b) Alkohol, Haschisch etc.	+ (bei n.D.)	+ (bei n.D.)	—	**H** (bei h.D.)	evtl. (bei h.D.)	evtl. (bei h.D.)	+ (bei h.D.)	Wirkung und NW sind u.a. davon abhänging, ob diese Substanzen als Rauschmittel, Arz-nei- oder Schmerzmittel genommen werden: Rauschmittel (h.D.): großes Suchtrisiko v.a. bei Alkohol, relativ gering bei Cannabis. Als Arznei (n.D.): z.B. Opiumtinktur mit relativ geringem Suchtrisiko. Opiate sind auch starke, angenehm wirkende Schmerzmittel mit relativ wenig NW.
Psychedelische Drogen (z.B. LSD, Peyote)	—	evtl.	—	evtl.	**H**	evtl.	—	Wirkung und NW sind u.a. abhängig von der Motivation des Konsumenten; Suchtrisiko gering.
Psychostimulantien (z.B. Kokain, Nikotin, Amphetamine)	—	+	—	+ (bei h.D.)	evtl. (bei h.D.)	**H**	—	Unterschiedlich hohes Suchtrisiko. Bei Langzeit-Konsum viele NW.
Barbiturate (z.B. Bel-lergal [= Mischpräp.])	(+)	—	(+)	—	—	—	**H**	Viele NW! Hohes Suchtrisiko.

+ = Wirkung (+) = geringe oder nicht sichere Wirkung — = keine Wirkung **H** = Hauptwirkung **[H]** = Hauptwirkung nicht überzeugend
h.D. = bei hoher Dosierung n.D. = bei niedriger Dosierung NW = Nebenwirkungen

dienen sie zum »Abschalten« vom belastenden Alltag, der »Lösung« von Problemen, der Betäubung von Trauer, Unlust- oder Sinnlosigkeitsgefühlen. Und im Nebel des Rausches verschwimmt, was einen traurig, wütend, frustriert oder schlichtweg »fertig« macht.
Und doch ist es vorstellbar und möglich, daß Euphorika – ausgehend von einem ausgeglichenen Befinden – etwas erzeugen können, das man sucht, nicht aus Verzweiflung, sondern aus Lust: angenehme Gefühle, gehobene Stimmung, rauschhafte Träume, Schwerelosigkeit.
Aus der Reihe fallen die *Halluzinogene.* Zur Anpassung taugen sie gewiß nicht. Gefühle, Empfindungen, geistige Zustände, Bewußtsein können intensiviert, ja sogar »erweitert« werden. Sie können Verborgenes der menschlichen Psyche sichtbar machen, ihre Gefangenheit im Alltag vorübergehend aufsprengen. Und es scheint, daß sie die materiell gebundene Existenz des Menschen im Hinblick auf sein Bewußtsein befreien können – allerdings nur kurzfristig, künstlich und nicht ganz risikolos.
Und *pflanzliche Psychopharmaka?* Obwohl sie nachweisbar eine beachtliche Wirkung entfalten, werden sie von der Schulpsychiatrie mißachtet. Einige wenige pflanzliche Psychopharmaka (beispielsweise Kokain, Reserpin) unterscheiden sich hinsichtlich tiefgreifender und nebenwirkungsreicher Eigenschaften gar nicht so sehr von vergleichbar wirkenden synthetisch-chemischen Mitteln. Die Mehrzahl der psychisch wirksamen Pflanzendrogen wirkt jedoch grundsätzlich eher in sanfter Weise regulierend und weitgehend frei von Nebenwirkungen auf das, was man gesundes seelisches Gleichgewicht nennen könnte. Ähnliches gilt für die *homöopathischen Mittel,* deren Anwendung jedoch individueller ausgerichtet ist.

Zehntausend Jahre Drogenerfahrung – über die Geschichte der Psycho-Drogen

Wahrscheinlich haben bereits die Menschen vor 10000 oder 20000 Jahren irgendwelche psychisch wirksamen Drogen genommen, vielleicht um mit der rauhen Wirklichkeit eher zurecht zu kommen oder um ihr zu entfliehen, um religiöse Rituale zu vollbringen oder um sich allmächtig wie die Götter zu fühlen.
Es gibt viele Hinweise, daß auch Tiere – ab und zu – betäubende, halluzinogene oder (sexuell) anregende Drogen nehmen. Elefanten werden – so heißt es – nach dem Genuß von Alraune-Blättern übersti-

muliert und wild-rasend, mexikanische Bienen scheinen nach dem Nektartrunk der Mirabilis-Blume »angeheitert«, leicht betrunken zu werden.

Das Experimentieren mit psychoaktiven Pflanzen, die Erfahrungen während eines Rauschzustandes, sind Teil der Suche des Menschen nach einem Sinn seines Daseins, die Suche nach den innersten Räumen seiner Seele. Sie sind ein Suchen nach einem imaginären oder realerlebten Gott, ein Suchen nach dem »Alles« oder dem »Nichts«. Oder: manchen dienen Drogen einfach zum Erreichen von Wohlgefühl und Glück oder zur Beruhigung und Betäubung.

In früheren Jahrhunderten, Jahrtausenden, standen dem Menschen »nur« pflanzliche Drogen zur Verfügung. Heute gibt es darüber hinaus eine wachsende Vielfalt an synthetisch hergestellten Psycho-Drogen:

- Psychopharmaka, die mehr oder weniger freiwillig genommen werden, gegen Angst, zur Beruhigung, zur besseren Stimmung, zur Bewußtseinserweiterung, zur Stimulierung oder schlichtweg gegen die Langeweile;
- Psychopharmaka, die gegen den Willen des Betroffenen gegeben werden – als Zwangsmedikation in der Psychiatrie oder als Folterbehandlung gegen aufmüpfige Gefangene;
- Psychopharmaka, z. B. Anxiolytika (»Angstlöser«, »Antipanikpillen«), die tonnenweise von militärischen Einrichtungen gehortet werden, um sie im Kriegs- oder (atomaren) Katastrophenfall millionenweise an die unwissende Bevölkerung zu verteilen, zur chemischen Beruhigung, zur Verschleierung einer real vorhandenen Gefahr.

Von der huldvollen Verehrung einer kretischen Mohngöttin vor 3000 Jahren bis zum Krieg der Rauschgiftmafia im »Kokainstaat« Bolivien, von individuellen mystischen Erfahrungen, ausgelöst durch Psychedelika, bis zur millionenschweren Forschung über Antipanikpillen in der »Katastrophenmedizin«...: ein weiter Bogen.

Historischer Überblick

Vorgeschichte	Einige Psychodrogen sind wahrscheinlich schon seit den Anfängen der ersten menschlichen Kulturen – weltweit – verbreitet: Alkohol, Opium, Cannabis (»Haschisch« oder »Marihuana«), unterschiedliche Zauberpilze usw.

Einerseits werden Psycho-Drogen wegen ihrer euphorisierenden und rauschartigen Wirkung gerne genommen. Andererseits dienen sie auch als Arzneien: als »Antidepressiva« zur Stimmungsaufhellung und als Beruhigungs-, Schlaf- und Schmerzmittel.

In Mittel- und Südamerika sind Peyote-Kaktus, Psilocybe-Pilz und andere »Rauschdrogen« bekannt, außerdem Koka (Kokain).

Belladonnahaltige Drogen bei den Assyrern.

Einige dieser ältesten, von Menschen benutzten Psycho-Drogen werden seit Jahrtausenden bis in die Gegenwart als hilfreiche Arzneimittel geschätzt (Opium- oder Cannabis-Tinktur als Antidepressivum bzw. Sedativum, Morphin als starkes Schmerzmittel etc.).

Altertum, Griechische Antike

Zubereitungen von Helleboros-Pflanzen und anderen Pflanzenextrakten beispielsweise Opium und Haschisch.

Mittelalter

Alkaloidhaltige Pflanzenextrakte dienen zur Beruhigung, zum Schlafen, gegen Schmerzen, werden aber auch – als geheimgehaltene magische Mixturen – von »Hexen« zubereitet, als Hexensalbe oder Hexentrunk;

In den magisch-kultischen Ritualen der Hexen überlebt das uralte Wissen um die »richtige« Zubereitung von Rauschdrogen (die halluzinogene Wirkungen hervorrufen).

Manche Pflanzen werden sowohl als Volksarzneien und auch als »magische« Elixiere verwendet: Solananum (Nachtschattengewächs), Akonitum (Eisenhut), Stechapfel, Belladonna usw. Bedeutung haben auch Rauwolfia (ein pflanzliches Neuroleptikum) und Opiummixturen.

19. und 20. Jahrhundert

- Bis Anfang des 20. Jahrhunderts spielt die Opiumtinktur als Psychopharmakon weiterhin eine bedeutende Rolle;
- 1803: Morphin wird aus Opium isoliert;

- 1826: Entdeckung von Kaliumbromid als Beruhigungsmittel. Mitte des 19. Jahrhunderts sind die Bromide die am häufigsten verwendeten Beruhigungs- und Schlafmittel. Erst zwischen 1980 und 1990 werden die meisten Bromide wegen der erheblichen Nebenwirkungen in vielen Staaten vom Markt genommen;
- 1870–1880: Verbreitung von Chloralhydrat und Paraldehyd als Schlafmittel;
- In der zweiten Hälfte des 19. Jahrhunderts zunehmende Verbreitung von Kokain in Europa. 1884 erscheint die Kokain-befürwortende Schrift von Sigmund Freud: »Über Coca«;
- 1898: Heroin wird als Hustenmittel auf den Markt gebracht (Firma Bayer);
- Seit 1910/20: Verbreitung von barbiturathaltigen Schlafmitteln. »Schlafkuren« mit Barbituraten;
- In den zwanziger Jahren: Anwachsende Verbreitung von Heroin als Rauschdroge;
- Ständige Zunahme (bis in die Gegenwart) von Nikotin und Alkohol als (legale) »Volksdrogen«;
- 1938/43: Entdeckung von LSD, unter dem Namen Delysid von der Firma Sandoz auf den Markt gebracht;
- Seit den 40er und 50er Jahren: steigender Konsum von Amphetaminen (Psychostimulantien);
- 1952: Das erste chemische Neuroleptikum: Chlorpromazin (Megaphen);
- 1957: Das erste chemische Antidepressivum (Tofranil);
- 1961–1965: Das Ausmaß der Contergan-Katastrophe wird erkennbar (Fehlbildungen bei Neugeborenen). Contergan (= Thalidomid) war als Beruhigungs- und Schlafmittel auf dem Markt.
- 1963: Das erste Jahr von Valium – dem bekanntesten Tranquilizer;

- Seit 1980 vermehrte Kritik an den (hochpotenten) Neuroleptika wegen extremer »Neben«-Wirkungen (Risiko von bleibenden Hirnschäden etc.);
- 1990: Die verbreitesten Psycho-Drogen unserer Gegenwart sind: Alkohol (Volksdroge Nummer eins), Nikotin, Tranquilizer (also Beruhigungsmittel vom Typ Valium), Analgetika (Schmerzmittel). Eine geringere Rolle hinsichtlich des Verbrauchs spielen andere chemische Psychopharmaka (Antidepressiva und Neuroleptika), Kokain und andere Stimulantien, Cannabis, Opiate (Morphin, Heroin etc.); relativ selten: psychedelische Drogen (LSD).

Wenn wir den kurzen historischen Überblick betrachten, scheint klar: Jede Epoche, jede Gesellschaftskultur hatte und hat »ihre« bevorzugten Psycho-Drogen.

Psyche, Psychopharmaka und Gehirn

Wir wissen, daß Psychopharmaka unser Seelenleben verändern. Und wir wissen darüber hinaus – wenn wir den Wissenschaften glauben –, daß Psychopharmaka vor allem auf Hirnzellen und Transmitter einwirken. Aus diesem »zweifachen Wissen« könnten wir schließen: Der Sitz der Seele ist im Gehirn. Oder anders formuliert: Hirnzellen, Synapsen und Transmitter (bzw. spezifische biochemische Vorgänge im Gehirn) sind das materielle Äquivalent der Seele.
Diesem eben skizzierten, objektiven *materialistischen Glauben* an die »Neuronenmaschinerie des Gehirns« (John C. Eccles[3]), stehen andere, eher subjektive und/oder *philosophisch-universale Glaubensrichtungen* gegenüber, bei denen eher Gefühle, Intuitionen, Instinkte, Sinneserfahrungen, Visionen, Hoffnung, Phantasie im Mittelpunkt stehen, also Erscheinungen, die auf übliche wissenschaftliche Weise nicht beweisbar sind.
Die uralte Frage: Wie wirkt Materie (beispielsweise unser Körper oder exogene Drogen) auf Geist und Psyche, und wie wirken Geist und Psyche auf die Materie?
Der Körper des Menschen (als Beispiel für Materie) kann Geist und

Seele verändern. »Wandelt sich der Körper, ändert sich der Geist« – eine bekannte Weisheit. Die Aussage ist aber auch umkehrbar: Ändert sich der Geist, wandelt sich der Körper.

Die Neuro- und Psycho-Wissenschaften oder: der materialistische Glaube

Vor mehr als 300 Jahren erklärte der französische Philosoph René Descartes die Wechselwirkungen zwischen Seele und Körper auf folgende (damals gültige) naturwissenschaftliche Weise: Der Sitz der Seele wäre – so sagte er – in der Zirbeldrüse, einer Region im Zwischenhirn; von hier aus gingen – mit Hilfe einer bestimmten Substanz – Impulse an die verschiedenen Organe, Muskeln usw. Der menschliche Körper wurde als eine Art ›Bio-Maschine‹ beschrieben, die von einem übergeordneten Zentrum – der Seele – allerlei Befehle empfängt und so funktioniert. Die gegenwärtigen Neuro- und Psycho-Wissenschaften vertreten ein ähnliches, letztendlich nur gering modifiziertes Konzept.

Wie alle ›modernen‹, materialistisch orientierten Hypothesen gehen die Neuro- und Psycho-Wissenschaften davon aus, daß Psyche/Geist im Gehirn lokalisiert seien, begrenzt auf das Gehirn des jeweiligen Individuums. Der *materialistische Glaube* wird üblicherweise als »Wissenschaft« bezeichnet, er zielt auf die Materie (z. B. die Materie ›Gehirn‹ = Hirnforschung). Die großen Erkenntnisse erwartet man sich von der neurophysiologischen und biochemischen Forschung, die gewissermaßen den altbekannten Geist/Materie-, bzw. Leib/Seele-Konflikt aufklären soll. Der materialistische Glaube stützt sich vor allem auf »objektive« Grundaussagen, sogenannte Naturgesetze, die ihrerseits gewonnen werden durch chemische Analysen, physikalische Messungen, vergleichende Experimente und so weiter.

Grundaussagen und Naturgesetze werden von den Wissenschaften festgelegt und als »objektiv richtig«, als »wissenschaftliche Wahrheit« erklärt. Jedoch ändern sich die ›objektiven wissenschaftlichen Wahrheiten‹ entsprechend den geschichtlichen Epochen, ähnlich wie sich Staats- und Wirtschaftsideologien, Religionen oder Philosophien ändern. Was vor 50 oder 500 Jahren als unumstößliche wissenschaftliche Wahrheit galt, gilt heute nicht mehr. Zum Beispiel: Bis zum 16. Jahrhundert erklärte man – entsprechend der Lehre des Astronomen Ptolemäus – die Erde zum physikalischen Mittelpunkt unseres Sternensystems; seit Copernicus müssen wir an eine andere »wissenschaftliche« Erkenntnis, an das heliozentrische System, glauben. Vor 50 Jahren glaubte man an das Atom als kleinstes, unteilbares physikalisches Teilchen; heute »weiß« oder glaubt die moderne Physik, daß das Atom weitgehend »leer« ist, und daß – entsprechend der Theorie der Quantenphysik – selbst die ›Elementarpünktchen‹ (aus denen sich der Atomkern zusammensetzt) keine Materieteilchen sind (sondern – unter anderem – Wellencharakter haben). (Dies wäre – nebenbei bemerkt – aus physikalischer Sicht gewissermaßen die Auflösung der Materie.)

Die äußeren Daten der Hirnforschung – auf die sich die materialistisch orientierten Psycho-Wissenschaften gründen – werden von allen Forschern und Wissenschaftlern ohne grundsätzliche Differenzen akzeptiert. Da sind Neurophysiologen, Neuroanatomen, Neurologen, Psychiater, Psychochirurgen, Embryologen, Anthropologen, Verhaltenspsychologen, Psychopharmakologen, Biochemiker, die allesamt das Gehirn als biologisch-biochemischen Apparat begreifen und die dinglich wahrnehmbaren (z. B. elektronenmikroskopisch sichtbaren oder testpsychologisch nachweisbaren) Funktionen unseres Gehirns erforschen. Trotz aller Skepsis und Kritik läßt sich feststellen, daß diese Forschungen durchaus auch Erstaunliches und Faszinierendes zu Tage gefördert haben.
Dennoch bleibt es eine Aufgabe, über den *Sinn* dieser materialistisch orientierten Forschungen nachzudenken. Der angesehene Neuro-Wissenschaftler Steven Rose: »Wozu das alles? Was wollen wir denn eigentlich erklären mit unseren Elektronenmikroskopen, Ultrazentrifugen, Mikroelektroden und Computertomografen? Auf welche Frage sollen uns diese Instrumente eine Antwort geben?«[4]

Der philosophisch-universale Glaube

Viel älter als der materialistische Glaube ist ein anderer Glaube, der als *philosophisch-universaler Glaube* oder kosmischer Glaube bezeichnet werden kann (und der auch in einigen Religionen zu finden ist): Danach sind Psyche und Geist eines Menschen letztendlich nicht dinglich erklärbar, sind nicht auf das individuelle Gehirn beschränkt, sondern sind auch Teil eines allumfassenden (universalen, kosmischen) Ganzen.

Oder – was unterschiedlich klingt, aber Ähnliches meint –: Psychisch und geistig überschreitet der Mensch die Grenzen des eigenen Gehirns, indem er sich mit dem allumfassenden »Sein« auseinandersetzt, sich mit dem universalen »Nichts« konfrontiert, dem Nichts, das schon immer »ist«, und schon lange, unendlich lange »war«, als irgendwann einmal Materie, Kosmos, Leben entstanden.

> Meine Psyche (mein Geist) ist im Austausch und in Konfrontation mit dem »Sein« (dem »Alles«, dem »Universum«) oder mit dem »Nichts«, und gleichzeitig ist meine Psyche ein Teil der allumfassenden Einheit (»Sein« oder »Nichts«).
> Aus diesen Wechselwirkungen kann ein Individuum durchaus Energie und ›geistige Kraft‹ schöpfen, die sich sogar in physikalische (objektiv-meßbare) Energie umsetzen läßt.
> Albert Einstein: »Wenn ein Lebewesen, wie etwa eine Maus, das Universum beobachtet, so verändert das den Zustand des Universums.«[5]

Der philosophisch-universale Glaube läßt sich nicht so leicht wie der materialistische Glaube bestimmten Themenbereichen zuordnen, er hat zu vielen – sehr unterschiedlichen – Strömungen und Begriffen eine Beziehung: transpersonale Psychologie, Parapsychologie, Paläopsychologie, Metaphysik, Transzendenz-Philosophie, Antiwissenschaft, Grenzwissenschaften, Esoterik, Hexenmagie, Okkultismus, Spiritualismus, Telepathie, Mystik, Selbsthypnose, Meditation, Yoga, buddhistische Philosophie undsoweiter.

> »Unser normales Wachbewußtsein, das rationale Bewußtsein, wie wir es nennen«, so der amerikanische Philosoph und Psychologe William James, »ist nur ein besonderer Bewußtseinstypus, während darum herum, getrennt nur durch den allerfeinsten Schleier, völlig verschiedene potentielle Formen des Bewußtseins liegen.«[6]

Die Seele als individuelle »psychische Matrix«

Das menschliche Gehirn verfügt – wie wir bereits gesehen haben – über unvorstellbare Kapazitäten: 10 bis 20 Milliarden Nervenzellen und Billionen von synaptischen Querverbindungen (›Schaltstellen‹). Diese (fast?) grenzenlose Kapazität kann als Grundlage für die Entwicklung unserer Seele (= individuelle »psychische Matrix«) gesehen werden. Die Prägungen und Formungen dieser psychischen Matrix geschehen nicht erst während der Kindheit und Erwachsenenzeit; viel entscheidender für die Entstehung und Entwicklung unserer Seele ist die praenatale Periode (also die intrauterine, neunmonatige Zeit vor unserer Geburt):

> Jede Phase der menschlichen Embryonal- und Foetalentwicklung prägt nicht nur die körperliche Entfaltung (z. B. die allmähliche Bildung der Verdauungsorgane). Auch die Empfindungen, Wahrnehmungen, Wohlgefühle, Sehnsüchte, Aggressionen und Ängste, die während der körperlichen Umgestaltung erfahren werden, prägen sich ein – als Information/

Erfahrung – in das immer größer und differenzierter werdende System von Hirnzellen. So entsteht allmählich das, was wir später »Seele« nennen.
Jeder von uns lebt während der praenatalen Epoche zeitweilig als winzige, einschichtige Zellkugel (wie ein Hohltierchen), hat später Kiementaschen (wie ein Fisch), und lange Zeit einen lurch-typischen Schwanz. In der weiteren Entwicklung wird der gesamte Körper behaart und das Gesicht gleicht dem der frühen Hominiden (der menschenähnlichen Affen). Und: während all dieser Entwicklungsepochen – als Hohltierchen, Lurch oder Hominide – sehen wir nicht nur diesen Lebewesen ähnlich, sondern wir *fühlen* auch als Hohltierchen, Lurch oder Hominide.

Während wir also in der neunmonatigen praenatalen Epoche die viele Millionen Jahre lange Entwicklungsgeschichte des Menschen nacherleben, bauen sich die tiefen und weniger tiefen (»bewußten« und »unbewußten«) Schichten unserer Seele auf – es formt sich die psychische Matrix, die später (nach der Geburt) das wesentliche Reservoir unseres seelisch-geistigen Lebens bildet. Natürlich kommen während der Kindheit und Erwachsenenzeit Eindrücke hinzu, die zusätzlich die individuelle psychische Matrix formen und modifizieren, aber von den gängigen Psycho-Wissenschaften werden diese beobachtbaren Eindrücke (vor allem die Kindheitserfahrungen) überbewertet.

Für die seelische Verfassung irgendeines jüngeren Menschen aus X-burg werden üblicherweise von seiner Umgebung – und auch vom Betroffenen selbst – folgende Entwicklungsschritte als entscheidend angesehen: Kindheit, Erziehung, Gefordertes-Verhalten-lernen, Schulbildung, Lehrjahre in X-burg, soziale Kontakte, Sexualität, Wünsche, Ich-Kontrolle usw. Doch die Psyche dieses jungen Menschen aus X-burg ist *mehr*. Das Mehr seiner Psyche liegt darin, daß er – während seiner intrauterinen Epoche – gewissermaßen im Zeitraffer die jahrmillionenlangen seelischen Erfahrungen unserer (tierischen und hominoiden) Vorfahren und damit einen Teil (oder die Gesamtheit?) des lebenden Universums miterlebt hat: Dies ist sein paläo-psychisches (»kosmisches«) Erfahrungsgut, das ihn mit einer uralten Vergangenheit eng verwebt, und das ihn vor allem mit anderen Menschen verbindet, da alle Menschen von solchen oder sehr ähnlichen paläo-psychischen Erfahrungen geprägt sind.[7]

Dieses, vielen nicht bewußte, paläo-psychische Erfahrungsgut ist also nicht auf das (wissenschaftlich definierte) Individuum beschränkt, sondern existiert auch *außerhalb* seines Gehirns, und ist Teil einer *alle Menschen erfassenden Erfahrungsebene* (die vielleicht vergleichbar ist mit dem Begriff des »kollektiven Unbewußten« von C. G. Jung), und

die eine materiell orientierte Wissenschaft nicht oder schwer nachweisen wird.
Demnach kann ein Bereich meiner Seele auch dort sein, wo ich nicht bin (»Ich« im Sinne einer körperlich wahrnehmbaren Person).
Warum erinnern sich Menschen kaum (oder gar nicht) an ihre praenatale Vorgeschichte, an die Zeit, in der sie den Mollusken ähnlich waren oder als Hominoid erste archaisch-mystische Eindrücke erfahren haben? Das tiefe Reservoir ihrer Seele, die reich geprägte psychische Matrix, ist vielen nicht bewußt. Jedoch: Während sogenannter Grenzerfahrungen, bei exzessiver psychischer Aufwühlung – also in existentiellen Krisen, Todesangst, in Ekstase usw., aber auch durch starke exogene Drogen – werden Teile aus dem tiefen Reservoir unserer psychischen Matrix aktiviert und tauchen an der Oberfläche unseres bewußten Erlebens wieder auf.
Man kann davon ausgehen, daß – z. B. durch stimulierende Drogen – nur solche Gedanken, Gefühle, Intuitionen, Visionen an die Oberfläche gelangen, die irgendwann früher gespeichert worden sind (als paläo-psychisches Erfahrungsgut, als Kindheitseindrücke usw.). Trotzdem führen oft exogene (Psychostimulantien, Euphorika, Psychedelika) oder endogene Stimuli (Trance, Ekstase, Meditation) zu neuen, real wahrnehmbaren oder metaphysischen Erfahrungen, da die durch die Stimuli mobilisierten, an die Oberfläche kommenden ›Erfahrungs-Teilchen‹ sich beliebig – scheinbar chaotisch – neu kombinieren können.
Hemmende Drogen (z. B. Neuroleptika) blockieren die spontane oder provozierte Freisetzung von ›Erfahrungs-Teilchen‹ aus der psychischen Matrix, weshalb diese Drogen als einengend (seelische Zwangsjacke) empfunden werden.
Nicht nur dämpfende Drogen, auch stimulationsarme Verhaltensweisen können hemmend wirken: gleichförmiger Alltagstrott, überangepaßtes (fremdbestimmtes) Verhalten, fehlendes Tagträumen, Scheu vor Risiko, Phantasielosigkeit u. ä.
Und: Je mehr wir uns mit dem großen Themenbereich »Psychopharmaka – Gehirn – Psyche« auseinandersetzen, desto klarer wird: All die psychisch-geistigen Zustände, die wir durch Psycho-Drogen/Psychopharmaka hervorrufen, lassen sich auch *ohne* Psycho-Drogen mit Hilfe der uns innewohnenden Energien erreichen, mit Hilfe unserer natürlichen, hirneigenen ›Drogen‹, beispielsweise den Endorphinen, oder mit Hilfe anderer Geschehen und Kräfte, die sich schwerer beschreiben lassen und oft nur zu erahnen sind.

Beruhigung oder Ekstase durch körpereigene Drogen

Wenn wir psychisch stark beeinflußt werden (etwa in einer angstmachenden Situation) oder einer körperlichen Veränderung ausgesetzt sind (beispielsweise eine akute Verletzung), dann ändern sich auch – neurophysiologisch betrachtet – die biochemischen Vorgänge im Gehirn, ändern sich die Konzentrationen und Wechselwirkungen der informationsübertragenden Botenstoffe (Transmitter).
Um nach einer schweren Verletzung die extremen Schmerzen erträglicher zu machen, könnten eventuell starke Schmerzmittel – wie Opium oder Morphin – eingenommen werden. Doch das Gehirn mobilisiert selbst transmitterähnliche, *körpereigene (hirneigene) »Morphine«* (die bereits erwähnten Endorphine),[8] um damit die Schmerzen zu lindern. Manche Menschen haben – sogar bei schlimmen Verwundungen – kaum Schmerzen: bei ihnen hat das Gehirn sehr rasch und großzügig hirneigene »Morphine« zur Schmerzbetäubung und seelischen Beruhigung freigesetzt.
Die im menschlichen Körper produzierten »Morphine« und das Morphin der Mohnpflanze entfalten ihre Wirkung im menschlichen Gehirn an *denselben* Rezeptoren (= Informationsempfänger).[9] Es ist schon erstaunlich, daß in zwei so unterschiedlichen Lebewesen – im Menschen und in der Mohnpflanze – solch wichtige Substanzen gleichartig sind.
Wenn der Mensch geboren wird, hat er bereits »Morphine« (exakter: Endorphine) in seinem Körper. Und es gibt Hinweise, daß das menschliche Gehirn nicht nur über Endorphine verfügt, sondern auch über körpereigene (Cocain-ähnliche) Stimulantien und über angstlösende (Valium-ähnliche) und schlaffördernde Substanzen. Die angstlösenden chemischen Tranquilizer (Valium usw.) wirken – so scheint es – hauptsächlich auf Rezeptoren im sogenannten Limbischen System (einer Hirnregion, die Teile des Thalamus und Hypothalamus umfaßt, und wo Antrieb, Aggressionen, Lust und emotionales Verhalten gesteuert werden).[10] Diese Rezeptoren, die Valium anspricht, dienen wohl normalerweise den *hirneigenen* Tranquilizer-ähnlichen Substanzen, um übermäßige Angstzustände und panisches Verhalten unter Kontrolle zu bringen.
Einige der im Körper produzierten hirneigenen Drogen erhalten gleichsam Verstärkung, wenn morphinhaltige Tinktur oder Valiumpillen geschluckt werden. Eine solche Fremdunterstützung durch exogene

(= von außen zugeführte) Drogen lähmt auf Dauer jedoch die hirneigene ›Drogenproduktion‹. Schließlich wird das Gehirn immer mehr auf die Zufuhr von exogenen Drogen angewiesen. Dies ist sicherlich ein erklärender Aspekt, warum bei Dauerkonsum von Opiaten und chemischen Tranquilizern (oder vergleichbaren Substanzen) Gewöhnung und Sucht entstehen können.

Außer den bisher genannten hirneigenen ›Drogen-Arten‹ gibt es zweifellos auch stimmungshebende und euphorisierende (Cannabis- oder alkoholähnliche) Stoffe im Körper, sowie rauscherzeugende und psychedelische (LSD-ähnliche) hirneigene Drogen.

Über die hirneigenen Drogen kann der Mensch eigentlich jederzeit gebieten, indem er sie durch bestimmte – spontane oder gezielte – Signale aktiviert und wirksam werden läßt. Solch gezielte Signale lassen sich durch bestimmte ›Techniken‹ auslösen oder durch außerordentliche, selbst-herbeigeführte Zustände: durch Hyperventilation, Schlafentzug, längeres Fasten,[11] durch exzessive Reizüberflutung beziehungsweise Reizentzug,[12] oder durch konsequentes, mehrtägiges Vermeiden jeglicher zwischenmenschlicher Kommunikation, durch extreme oder lebensgefährliche Dauerbelastungen (Steilwandklettern, Ein-Mann-Segeln auf dem Ozean), durch strenge Monotonie, Marathon-Laufen oder durch stundenlanges, absolut unbewegtes Sitzen (z. B. Zazen-Übungen im Zen-Buddhismus), durch gelenktes Träumen, Imaginieren, Selbsthypnose, Meditation, Yoga, durch eindringlich-rhythmische oder ›psychedelische‹ Musik, durch ekstatisches Tanzen ...

Unser Gehirn ist universal: hirneigene Psycho-Drogen können uns beruhigen oder uns zu weiten Flügen durch ungeahnte Sphären verhelfen.

Wer Psycho-Pillen nimmt ...

... und damit – immerhin! – sein Seelenleben verändert, braucht Informationen, die tiefer gehen als die oft knappen Bemerkungen des verschreibenden Arztes oder die kleingedruckten Mitteilungen im Beipackzettel. Die unterschiedlichen Wirkungen der einzelnen Psychopharmaka-Gruppen werden in den folgenden Kapiteln kritisch (und leicht verständlich) beschrieben. Ein paar, für *alle* Psychopharmaka wichtigen Hinweise vorweg:

- Oft gibt es verschiedene **Handelsnamen** (z. B. Valium, Neurolytryl) für dieselbe chemische Substanz. Wer Psycho-Pillen nimmt und die Zusammensetzung kennen will, kann im Medikamentenregister Aufklärung finden.

• **Indikationen (= Anwendungsgebiete):** Welche Psychopharmaka können bei welchen Beschwerden sinnvoll sein? Die Anwendungsempfehlungen, die in diesem Buch gegeben werden, sind unvergleichlich behutsamer und kritischer als die Verordnungspraxis der gängigen Schulmedizin und Psychiatrie. Der Autor orientiert sich an den Vorstellungen der humanistischen Psychologie und anderer kritisch-humanistischer Richtungen in Medizin, Antipsychiatrie und Psychologie.
• **Dosierung:** Es mag banal klingen, kann aber nicht oft genug wiederholt werden: mehr Pillen helfen nicht unbedingt mehr (sondern können – im Gegenteil – mehr schaden als nützen).
Die Dosierungsempfehlungen in diesem Buch sind mit großer Sorgfalt zusammengestellt, dennoch sollte der Leser die Angaben im Beipackzettel und die Anleitung des rezeptierenden Arztes vergleichend mitbeachten.
• **Kontraindikationen (= Gegenanzeigen):** Wann ein Medikament *nicht* genommen werden soll (z. B. bei spezifischer Allergie), wird in den einzelnen Kapiteln erklärt (und ist – aus haftungsrechtlichen Gründen – relativ ausführlich auf den Beipackzetteln, die in jeder Medikamentenschachtel sind, beschrieben.
• Als **Nebenwirkungen** werden die unerwünschten Wirkungen bezeichnet. Bei einigen Psychopharmaka (z. B. bei Neuroleptika) lassen sich Wirkungen und Nebenwirkungen nicht klar voneinander trennen. Manche Patienten merken kaum Nebenwirkungen, andere erleiden – als ›Nebenwirkungen‹ – arzneimittelbedingte Krankheiten, die sogar lebensbedrohlich sein können.
Welche Medikamente mehr schaden als nützen (z. B. barbiturat-haltige Schlafmittel, hochpotente Neuroleptika) – dies wird in den jeweiligen Kapiteln begründet und erklärt.
Wenn wir die Nebenwirkungen einiger Psychopharmaka betrachten, dann fällt auf: Psychopharmaka (hauptsächlich Neuroleptika und Antidepressiva) können nicht nur psychische Störungen dämpfen, sondern selbst psychische Krankheiten auslösen (Verwirrtheitszustände, Psychosen, Depressionen, Paranoia, Delirien, psychosomatische Krisen usw.). Solche pharmakogene Krankheiten werden von den Ärzten oft nicht als Nebenwirkung erkannt, sondern fälschlich als Teil der ursprünglichen psychischen Störung fehlinterpretiert.
• **Wechselwirkungen mit anderen Mitteln:** Die Wirkung von Psychopharmaka kann durch die gleichzeitige Anwendung anderer Mittel verstärkt (selten auch abgeschwächt) werden. Beispielsweise wird der müde machende Effekt von Tranquilizern (Valium, Adumbran o. ä.) durch niederpotente Neuroleptika (Neurocil o. ä.) oder durch Alkohol verstärkt; die Kombination von Neuroleptika und Lithium bewirkt vermehrt Hirnschäden usw.
Wer mehrere Mittel gleichzeitig nimmt und unerwünschte Wirkungen spürt, sollte an Wechselwirkungen denken und den verordnenden Arzt auf die Unverträglichkeit hinweisen, um das eine oder andere Mittel dann absetzen zu können.
Alle Möglichkeiten psychopharmakologischer Wechselwirkungen aufzuführen, würde – angesichts von über 100 000 in der BRD auf dem Markt befindlichen

Medikamenten – den Rahmen des Buches sprengen. Nur einige der besonders wichtig erscheinenden Wechselwirkungen werden in den jeweiligen Kapiteln erwähnt.

• **Art der Anwendung, Resorption und Ausscheidung.** Psycho-Drogen – legale und illegale – gibt es als Tabletten, Dragees, Kapseln, Tropfen, Suppositorien (= Zäpfchen), oft auch in Ampullen (zur Injektion); seltener als Pulver, Spray, Granulat, Tinktur, getrocknete Pflanzenteile, wirkstoffgetränkte (Papier-)Blättchen, Harzplättchen, spezifisch zubereitete Säfte, Tees und in vielen anderen Formen (sogar als Salben, z. B. die psychedelisch-wirkenden »Hexensalben«).
Wird eine Psycho-Droge oral (z. B. als Tablette) aufgenommen, so ist für die Entfaltung der Wirksamkeit die »Resorption« sehr entscheidend (also die Aufnahme des Wirkstoffes durch die Darm- oder durch die Mund- oder Nasen-Schleimhaut). Während die Psycho-Droge noch im Körper wirkt, wird sie bereits – u. a. durch die Leber – abgebaut (dabei entstehen Zwischenprodukte, sogenannte Metaboliten, die ebenfalls psychisch wirksam sein können).
Die Ausscheidung der Psycho-Substanzen geschieht vorwiegend über die Nieren (in geringem Umfang auch über die Darmentleerung, durch die Atmung oder Schweißabsonderung) und kann – abhängig vom Substanztyp – in wenigen Stunden oder sehr langsam, über Tage und Wochen, vor sich gehen.
Bei älteren Menschen sind die Resorption, aber auch Abbau und Ausscheidung, oft vermindert, so daß eine richtige Dosierung schwierig ist. Im Zweifelsfall sollten ältere Menschen eine deutlich niedrigere als die Durchschnittsdosis wählen.

• Eng zusammenhängend mit Resorption und Ausscheidung ist die **Verweildauer** und die **Halbwertszeit.**
Die Verweildauer ist die Zeit, in der ein zugeführter Stoff im Körper noch nachweisbar ist. Halbwertszeit gibt die Zeit an, in welcher die Hälfte eines eingenommenen Stoffes aus dem Körper ausgeschieden ist (Medikamente mit kurzer Halbwertszeit sind meist nur einige Stunden wirksam, solche mit langer Halbwertszeit bis zu einigen Tagen).
Wichtig: Viele Psychomittel haben eine sehr lange Halbwertszeit. Diazepam (Valium) hat eine Halbwertszeit von mindestens 24, maximal 48 bis 80 Stunden. Das heißt: Nimmt man 1 Tablette Valium, dann lassen sich (abhängig von der körperlichen Konstitution usw.) nach 2 bis 3 Tagen (!) noch die Hälfte des zugeführten Stoffes (oder wirksame Metaboliten) im Körper nachweisen. Wer an einem Montagabend Valium nimmt, sollte sich also nicht wundern, wenn er am darauffolgenden Donnerstag einen Tranquilizer-bedingten »black-out« hat und einen Verkehrsunfall verursacht oder eine Prüfung vermasselt.
Phenobarbital, ein Stoff, der in einigen Schlafmitteln enthalten ist, hat eine Halbwertszeit von 2 bis 6 Tagen, und Depot-Neuroleptika bringen es auf 1 bis 4 Wochen!
Wird regelmäßig, Tag für Tag, eine Psycho-Pille genommen, deren Halbwertszeit 2 oder mehr Tage beträgt, dann kommt es logischerweise zu einer **Kumula-**

tion (= Anhäufung des Wirkstoffes im Körper) und schließlich zur **Intoxikation** (= Vergiftung).
Von den rezeptierenden Ärzten wird die Bedeutung der Halbwertszeit leider viel zu wenig beachtet.
Wer Psychopharmaka erhält, sollte sich beim Arzt oder Apotheker entsprechend informieren: die Halbwertszeit der wichtigsten Medikamente finden sich (was erstaunlich wenigen bekannt ist) in einer eigenen Rubrik der »Roten Liste« (= Verzeichnis von Fertigarzneimitteln, das jede Praxis und Apotheke besitzt).
• **Absetzen einer Langzeitmedikation:** Wer wochen-, monate- oder gar jahrelang regelmäßig Psychopharmaka nimmt (Neuroleptika, Lithium usw.), sollte diese *nicht* plötzlich absetzen. Bei einem plötzlichen Entzug können erhebliche psychisch-körperliche Störungen auftreten.
Diejenigen Leser, die aufgrund der Informationen in diesem Buch eventuell ihre Dauermedikation beenden wollen, sollen nicht von sich aus eine Änderung beginnen, sondern hierfür einen Arzt ihres Vertrauens konsultieren. Dabei kann das Buch als Argumentationshilfe dienen und sicherlich die Suche nach Alternativen erleichtern.
• **Absichtliche Selbstvergiftung** mit Psychopharmaka: Selbstmord oder Freitod? Weltweit scheiden täglich mehr als 1000 Menschen durch Selbsttötung aus dem Leben. In den Industriegesellschaften ist die Einnahme einer Überdosis von *barbiturathaltigen Mitteln* immer noch eine der meistangewandten Methoden der Selbsttötung.
Auch eine Überdosis von *Antidepressiva* kann tödlich wirken, meist infolge von Herzstillstand. Vor dem Tod kann es zu Herzrhythmusstörungen kommen und zu Benommenheit (im Gegensatz zur Barbituratvergiftung, wo nicht nur Benommenheit, sondern tiefer Schlaf vor dem Tod eintritt).
Eine zu hohe Dosis von *Neuroleptika* kann auf ähnliche Weise wie Antidepressiva zum Tode führen (niederpotente Neuroleptika können vor Eintritt des Todes schläfrig machen, hochpotente Neuroleptika nicht). Die Vergiftung mit (hochpotenten) Neuroleptika kann sehr quälend sein.
Eine Überdosis von *Tranquilizern* wird – wenn sonst keine gesundheitlichen Störungen bestehen – erstaunlich oft überlebt.
Selbstmord oder Freitod? An sich ist jeder erwachsene Mensch selbst verantwortlich und soll zwischen Existenz (Leben) und Nicht-Existenz (Selbsttötung) selbst wählen können. Doch kann die Entscheidungsfreiheit während psychischer Krisen sehr eingeengt sein; läßt sich die Umnachtung der Seele mildern, wird oft auch der Todeswunsch geringer. Doch das Thema »Selbstmord oder Freitod« ist zu komplex, um es in wenigen Sätzen abhandeln zu können.
Wichtig: Durch die Einnahme bestimmter Psychopharmaka (in üblicher Dosierung) kann eine bereits bestehende Neigung zum Selbstmord sogar verstärkt werden (siehe S. 154, 228).
• **Sexualität und Psychopharmaka:** Die meisten Psychopharmaka dämpfen sexuelle Gefühle. Die Folge sind Frigidität und Impotenz. Eine gewisse Aus-

nahme bilden die Psychostimulantien, die bei manchen auch anregend auf die Sexualorgane wirken.
Meist scheuen sich die Psychiater, über die lusttötenden Eigenschaften ihrer Psycho-Pillen aufzuklären. Erhält dann ein melancholischer Patient ein Antidepressivum, so wird der fragliche antidepressive Pilleneffekt vielleicht völlig wertlos, wenn medikamentenbedingte Impotenz und Frigidität das ohnehin schwache Selbstwertgefühl aushöhlen und neue Partnerprobleme schaffen.

• **Kinder** reagieren besonders empfindlich auf Psychopharmaka. Wenn in den Wachstums- und Differenzierungsprozeß des Gehirns starke Psychopharmaka – Neuroleptika und Antidepressiva – hineingeschossen werden, kann dies logischerweise nur fatale Folgen haben.
Ähnlich ist es bei **alten Menschen.** Auch ihr Gehirn reagiert übersensibel und manchmal paradoxerweise gegensätzlich (d. h. ein Beruhigungsmittel kann Erregung oder Verwirrtheit auslösen).
Um so unverständlicher ist der oft routinemäßige Einsatz von Neuroleptika, Antidepressiva und Tranquilizern in den Kinder- und Jugendpsychiatrischen Einrichtungen oder in Altersheimen.

1. Rosarote Brille für die Seele – Tranquilizer*

Tranquilizer[1] sind die am meisten verbreiteten Beruhigungsmittel; am bekanntesten sind Valium, Adumbran, Lexotanil, Librium. Seit Mitte der sechziger Jahre spielen Tranquilizer als Beruhigungsmittel und in der Behandlung von allerlei psychischen Beschwerden eine zunehmende Rolle. Unter den derzeit gebräuchlichen Tranquilizern ist das Librium das älteste, es wurde 1960 in den Handel gebracht.
Auf dem allgemeinen Arzneimittelmarkt zählen einige Tranquilizer zu den Spitzenreitern – so wird beispielsweise Adumbran häufiger konsumiert als die bekannten Schmerzmittel Aspirin oder Spalt.
Es gibt Statistiken, nach denen 10–20 Prozent der Bevölkerung in Europa oder Nordamerika immer wieder Tranquilizer nehmen.[2] Und – was besonders bedenklich ist – sogar mehr und mehr Kinder und Jugendliche versuchen sich »chemisch« gegen den anwachsenden Schulstreß zu wappnen. Allein in der Bundesrepublik Deutschland beläuft sich der Jahresumsatz dieser Medikamentengruppe auf etwa 300 Millionen DM.[3]

Übersicht: **Tranquilizer** (»Benzodiazepin-Gruppe«)

Chemischer Name	Handelsname*	Wirkungs-dauer**
Alprazolam	Tafil® (D). Xanax® (CH).	M–L
Bromazepam	Bromazepam-Diabetylin® (D). Durazanil® (D). Gityl® (D). Lexotanil® (D). neo-OPT® (D). Normoc® (D).	M–L
Brotizolam	Lendormin®	–
Camazepam	Albego® (CH).	M–L

* *Synonyme:* Beruhigungsmittel, Anxiolytika (= Angstlöser), Psychosedativa, Ataraktika, Tranquilantien, Sedativa. Amerikanisch: minor tranquilizer.

Chemischer Name	Handelsname*	Wirkungs-dauer**
Chlordiazepoxid	Librium® (A, CH, D). Multum® (D). Radepur (Ex-DDR).	L
Clobazam	Frisium® (A, D). Urbanyl® (CH).	L
Clonazepam	Rivotril® (D).	L
Clotiazepam	Trecalmo® (D).	K–M
Diazepam	Valium® (A, CH, D). Diazemuls. Dura-diazepam® (D). Lamra® (D). Mandro-Zep® (D). Neurolytril® (D). Tranquase® (D). Tranquo-Tablinen® (D). Valaxona® (D). Valiquid® (D). Diazepam® (Stada, Woelm, Hameln, ratiopharm, Desitin, Lipuro) (D). Faustan (Ex-DDR).	L
Dikaliumclorazepat	Tranxilium® (A, CH, D).	L
Flunitrazepam (Schl.)	Rohypnol® (A, CH, D).	M
Flurazepam (Schl.)	Dalmadorm® (A, CH, D). Staurodorm Neu® (D). Flurazepam Riker® (D).	L
Ketazolam	Contamex® (D). Solatran® (CH).	L
Loprozolam (Schl.)	Sonin®	–
Lorazepam	Tavor® (D). Temesta® (A,CH). Somage-rol® (D). Tolid® (D). duralozam® (D). Laubeel® (D). Pro Dorm®(D). Punktyl® (D).	L
Lormetazepam (Schl.)	Noctamid® (A, CH, D). Ergocalm® (D).	M
Medazepam	Nobrium®(A, CH, D). Rudotel (Ex-DDR).	L
Metaclazepam	Talis® (D).	–
Midazolam (Schl.)	Dormicum® (D).	K
Nitrazepam (Schl.)	Dormo-Puren® (D). Eatan N® (D). Novanox® (D). Novanox forte® (D). Somnibel N.® Mogadan® (D). Mogadon® (A, CH). Imeson® (D).	L
Nordazepam	Vegesan® (CH). Tranxilium N® (D).	–
Oxazepam (Schl.)	Adumbran® (A,CH). Adumbran forte® (D). Anxiolit® (A, CH). Azutranquil® (D). Constantonin® (D). Durazepam® (D). Durazepam forte®. Noctazepam®	M

Chemischer Name	Handelsname*	Wirkungs-dauer**
	(D). Oxa-Puren® (D). Sigacalm® (D). Uskan® (D). Praxiten® (D). Praxiten 30 Expidet (D). Praxiten forte® (D). Oxazepam® (D). (Stada, ratiopharm, Riker)	
Oxazolam	Tranquit® (D).	L
Prazepam	Demetrin® (A, CH, D). Mono Demetrin®.	L
Temazepam (Schl.)	Levanxol® (A). Planum®. Planum mite® (D, CH). Remestan® (D). Remestan mite® (D).	M
Triazolam (Schl.)	Halcion® (CH, D).	K

Schl. = Benzodiazepine, die auch als »Schlafmittel« verwendet werden.

* D = Bundesrepublik Deutschland
CH = Schweiz
A = Österreich
Ex-DDR = Länder der ehemaligen DDR

** K = kurz wirksam (Halbwertszeit bis 6 Stunden)
M = mittellang wirksam (Halbwertszeit 6 bis 24 Stunden)
L = lang wirksam (Halbwertszeit über 24 Stunden)

Alle aufgeführten Präparate gehören zur Gruppe der Benzodiazepine. Jedoch unterscheiden sich die einzelnen Präparate (z. B. durch ihre Wirkungsdauer) zum Teil erheblich. Welche am ehesten brauchbar sind, geht aus dem Text hervor. Von einigen sind unterschiedlich starke Tabletten auf dem Markt: So gibt es Valium mit 2 mg, 5 mg und 10 mg Wirkstoff.

Mischpräparate, die Tranquilizer enthalten (und nicht nur bei psychischen Beschwerden rezeptiert werden, sondern als »Herzmittel«, »Migränemittel« u. ä. deklariert sind):

Anxiolit plus® (A)	Oxazepam und Finalin
Clindorm® (D)	Meprobamat u. Acepromethazin
Daritran® (A)	Meprobamat u. Oxyphenciclimin
Diazemuls® (D)	Diazepam u. a.
Dormilfo® (D)	Meprobamat, Secbutabarbital u. Secobarbital
Exphobin® (D)	Meprobamat u. Vit. B
Harmomed® (A)	Diazepam u. Dosulepin
Levothym plus® (D)	Oxazepam u. 5-Hydroxy-Tryptophan
Librax® (A, CH)	Chlordiazepoxid u. Clidinium

Limbatril/forte® (D)	Chlordiazepoxid u. Amitryptilin
Limbitrol® (A, CH)	Chlordiazepoxid u. Amitryptilin
Medium/ret.® (A)	Meprobamat u. a.
Meprocalm® (CH)	Meprobamat u. Reserpin
Meprocytal® (CH)	Meprobamat u. Cyclobarbital
Meprolette® (CH)	Meprobamat u. Phenobarbital
Mepronervamin® (D)	Meprobamat u. Phenobarbital
Mepronox® (A)	Meprobamat, Amo- u. Secobarbital
Mepropon® (CH)	Meprobamat, Phenobarbital
Neurocalm® (D)	Meprobamat, Methaqualon u. a.
Neurovegetalin-f.® (D)	Meprobamat, Amo- u. Phenobarbital u. a.
NH® (D)	Meprobamat, Methylphenobarbital u. a.
Normi-Nox comp.® (A, D)	Meprobamat u. Methaqualon
Nyktogen® (D)	Meprobamat, Bromisoval u. Methaqualon
Omnisedan® (A, D)	Meprobamat, Bromisoval u. a.
Omnisedan duplex® (D)	Meprobamat, Bromisoval u. Methaqualon
Pantrop ret.® (D)	Chlordiazepoxid u. Amitryptilin
Pathibamat® (CH)	Meprobamat u. a.
Persumbran® (A)	Oxazepam u. Dipyridamol
Proponal® (D)	Meprobamat u. Cyclobarbital
Psyton/mite/tabs® (D)	Clobazam u. Nomifensin (vom Markt genommen)
Regium/ret.® (D)	Meprobamat u. a.
Sedapon® (A, D)	Meprobamat u. a.
Selodorm® (D)	Meprobamat, Methaqualon u. Diphenhydramin
Silentan® (D)	Diazepam u. Acetylsalicylsäure
Somnoral® (A)	Diazepam u. Methaqualon
Somnupan® (A, D)	Meprobamat, Carbromal, Cyclo- u. Hexobarbital
Tonamyl® (D)	Meprobamat, Reserpin u. a.
Tranquo-Adamon® (D)	Meprobamat u. a.
Visano/mini® (D)	Meprobamat, Diphenhydramin u. a.

Außer den bisher genannten Tranquilizern der Benzodiazepin-Gruppe gibt es noch Tranquilizer mit anderer chemischer Zusammensetzung:

Meprobamat (Meprobamat-Saar®, Urbilat®)
Hydroxyin (Atarax®, Masmoran®)
Buspiron (Bespar®)

Diese drei Gruppen sollten nicht eingesetzt werden (wegen – z. B. bei Meprobamat – erhöhter Suchtgefahr).
Wenn wir im folgenden von Tranquilizern sprechen, meinen wir Tranquilizer der Benzodiazepin-Gruppe (also Valium, Adumbran, Lexotanil usw., siehe obige Tabelle).

Wirkungsweise

Die Tranquilizer der Benzodiazepin-Gruppe unterscheiden sich hinsichtlich ihres Wirkungsspektrums nicht grundsätzlich voneinander. Allerdings haben einige Benzodiazepinabkömmlinge eine stark müdemachende Wirkung, so daß sie fast nur als Schlafmittel eingesetzt werden, z. B.Nitrazepam (Mogadan) oder Flurazepam (Dalmadorm). Eine Kombination von verschiedenen Tranquilizern (etwa abends Valium und tagsüber Frisium) ist wenig sinnvoll und erschwert die Zuordnung von möglicherweise auftretenden Nebenwirkungen.
Immer wieder werden neue Tranquilizer von den Pharmafirmen angeboten. Diese neueren Tranquilizer haben aber keine grundlegenden Vorteile gegenüber den bisherigen, die zum Teil schon seit vielen Jahren in Gebrauch sind (z. B. Adumbran, Lexotanil). Vielmehr sind die länger bekannteren Tranquilizer zu bevorzugen, da ihre Risiken weitgehend bekannt sind. Neue Präparate zeigen oft erst nach Jahren völlig unerwartete Nebenwirkungen.
Der genaue Wirkungsmechanismus der Tranquilizer ist – wie bei den meisten Psychopharmaka – nicht sicher bekannt. Sie scheinen aber vor allem im Zentralnervensystem anzugreifen, also im Gehirn und im Rückenmark, und verstärken dort die Hemmfunktion bestimmter Nervenzellen, bzw. die hemmende Wirkung einiger Überträgerstoffe (»Transmitter«); Ähnliches bewirken Alkohol und barbiturathaltige Schlafmittel. Hemmend wirken die Tranquilizer offenbar auch auf den Thalamus, eine Hirnregion, die die wichtigste Schaltstelle ist für die Weiterleitung von Umweltreizen an die höheren Hirnzentren. Tranquilizer dämpfen das limbische System, das Gefühls- und Triebverhalten regelt.
Die Tranquilizer haben vor allem eine beruhigende, antiaggressive, dämpfende, angstlösende und eine gewisse stimmungsaufhellend-antidepressive Wirkung. Die meisten Tranquilizer führen darüber hinaus zu einer Entspannung der willkürlichen Muskulatur. Diazepam (z. B. Valium) kann außerdem noch zur Akutbehandlung von epileptischen Anfällen eingesetzt werden.

Chemische Harmonie für die Seele?

Tranquilizer sind – nach dem Alkohol – zur Volksdroge Nummer zwei geworden, – wahrscheinlich deshalb, weil sie unangenehme Streß-Situationen am Arbeitsplatz oder in der Familie »überwinden helfen«, weil sie die verschiedenartigsten Angstempfindungen lindern, innere Unruhe und Frustration besänftigen und Körper und Seele entspannen. Die Umgebung wird wie durch eine »rosarote Brille« gesehen, Gegensätze und Widersprüche verschwimmen, vormals quälende Konflikte werden belanglos, alles wird angenehmer und freundlicher, das Leben wird leichter – nicht umsonst werden die Tranquilizer auch »Glückspillen« genannt.

Diese Wirkungsweise der Tranquilizer bringt folgenschwere Probleme mit sich: Real vorhandene psychische Schwierigkeiten, z. B. familiäre Konflikte, erscheinen unbedeutend und nichtig. Tranquilizer erleichtern so das rasche Verdrängen und Vergessen, ohne daß die Betroffenen sich mit den drückenden Problemen auseinandersetzen müssen. Lebensumstände, die an sich unerträglich sind, die tatsächlich Aufregung, Angst, Unruhe erzeugen, werden durch Tranquilizer erträglich gemacht und damit indirekt festgeschrieben.

Angst kann ein wichtiges Warnsignal sein und bedeuten, daß man nach der Ursache der Angst suchen soll. Wenn ich dagegen einen angstlösenden Tranquilizer[4] nehme, verschwindet die Angst, das Warnsignal vergeht, aber die Ursache bleibt.

> »Die Lösung von Angst kann als Konsequenz Wurstigkeit, Gleichgültigkeit und Einschränkung der Kritikfähigkeit beinhalten. Die gesamte Persönlichkeit kann eingeengt und die geistige Leistungsfähigkeit beeinträchtigt werden. Die Reaktionsfähigkeit wird verlangsamt.«
>
> (A. Finzen)[5]

Weil es so bequem ist, werden Tranquilizer zunehmend gewohnheitsmäßig benutzt – bei Befindlichkeitsstörungen, bei »Nervosität«, Unlustgefühlen, Verstimmungen, Anspannungen, leichten Schlafstörungen . . . Man schluckt schnell eine Pille gegen die alltäglichen Frustrationen, obwohl solche Enttäuschungen in der Regel »ihren Sinn haben« und eigentlich anderer Abhilfe bedürften.

Tranquilizer bei Depressionen?

Es wurde oben bereits erwähnt, daß Tranquilizer auch antidepressive Eigenschaften haben, beispielsweise können sie folgende depressiven Symptome in positiver Weise beeinflussen: Verzagtheit, Freudlosigkeit, Verzweiflung, Angst, Schuldgefühle, Hoffnungslosigkeit, Grübelzwang, Minderwertigkeitsgefühle, Selbstmordgedanken, Neigung zu

übermäßigem Weinen, Hypochondrie und psychosomatische Beschwerden, Schlaflosigkeit, innere Unruhe usw. Wie gesagt: Tranquilizer beeinflussen in angenehmer Weise die meisten depressiven Symptome, sind aber keine »Heilmittel« gegen schwere Depressionen, für die es ohnehin keine heilenden Psychopharmaka gibt.
Klagen depressive Menschen vor allem über ständige Müdigkeit, Schlappheit und Kraftlosigkeit (bei offenbar ausreichendem Schlaf), dann können die Beschwerden durch Tranquilizer (durch ihren müdemachenden Effekt) sogar verstärkt werden.
Eine psychotherapeutische Behandlung wird durch Tranquilizer (in niedriger Dosierung und nicht als Dauermedikation) meist wenig beeinträchtigt, in bestimmten Situationen sogar erleichtert. (Dagegen können andere chemische Psychopharmaka, z. B. die – meist als Dauermedikation verordneten – Antidepressiva und Neuroleptika den Fortgang einer Psychotherapie deutlich behindern). Natürlich ist es sinnvoller, Psychotherapie ohne jegliche chemische Beeinflussung der Seele zu versuchen.

Nebenwirkungen

Die Nebenwirkungen sind eng verbunden mit einigen beabsichtigten Wirkungen: Müdigkeit, Schläfrigkeit, Gleichgültigkeit; zusätzlich kann sich (dosisabhängig!) Konzentrationsschwäche und allgemeine Einschränkung der Aufmerksamkeit einstellen. Die Wirkungen von Tranquilizern werden durch gleichzeitigen Genuß von Alkohol, durch Einnahme von Opiaten oder Schlafmitteln vervielfacht. Auf diese Weise wird die allgemeine Handlungsfähigkeit beeinträchtigt. Das gilt besonders für jene Tranquilizer, die lange Zeit im Körper bleiben, z. B.: Diazepam (20–40 Stunden), Lorazepam (10–24 Stunden), Nitrazepam (20–48 Stunden), Bromazepam und Camazepam (15–20 Stunden) – solche Medikamente sind also bei abendlicher Einnahme auch am nächsten Tag noch wirksam. Das heißt, wenn jemand allabendlich »nur zum Schlafen« 10 mg Valium nimmt, steht er am folgenden Tag durchaus noch unter dem Einfluß dieses Mittels. Dies ist besonders wichtig für Maschinenarbeiter, und v. a. für Autofahrer: Bei jedem fünften Verkehrsunfall scheinen beruhigende Arzneimittel eine ursächliche Rolle zu spielen, vor allem Tranquilizer und barbiturathaltige Mittel – dies ergaben entsprechende Studien mit Blutproben bei Unfallbeteiligten.[5a] (Tranquilizer mit kurzer Verweildauer, z. B. Oxazepam, sind deshalb meist zu bevorzugen.)

Nimmt man von einem Tranquilizer eine zu hohe Dosis auf einmal, kann es zu hochgradiger Teilnahmslosigkeit kommen, zu einer Verlangsamung der Bewegungen, zu Muskelschwäche, Doppeltsehen, Sprechstörungen, Schwindelgefühlen, zu Taumelgang, Übelkeit und zu Kopfschmerzen. Diese Symptome werden auch bei langfristiger Überdosierung beobachtet. Schlimmstenfalls können aber weitere unerwünschte Wirkungen auftreten: gereizte Verstimmung, übermäßige Vergeßlichkeit, Abflachung der Persönlichkeit, extreme Muskelschwäche, Blutdruckabfall, allergische Reaktionen, Appetitsteigerung, sehr selten auch Krampfanfälle oder Delirien.
Überdies können Tranquilizer den Rhythmus des Nachtschlafs (z. B. die natürlich wechselnde Schlaftiefe) und das Träumen beeinträchtigen.
Bei alten Menschen, vor allem mit schweren Hirndurchblutungsstörungen, können Tranquilizer sogar völlig anders wirken als normalerweise: Es kann nämlich zu einer sogenannten Paradoxwirkung kommen mit Erregung, Verwirrtheit, Schlaflosigkeit. Dies tritt allerdings bei vorsichtiger Dosierung eher selten auf.
Nach längerer regelmäßiger Einnahme können – dosisabhängig – Entzugserscheinungen auftreten, von leichter Unruhe bis Angstgefühl, Erregtheit und delirähnliche Zustände.
Kontraindikationen: Bei Myasthenia gravis (eine seltene Nerven-Muskel-Erkrankung), akutem Engwinkelglaukom und in der Schwangerschaft (zumindest in der ersten Hälfte) dürfen Tranquilizer nicht eingesetzt werden.
Extreme Zurückhaltung muß bei suchtgefährdeten Menschen geübt werden.

Wird man von Tranquilizern abhängig?

Das Problem der Tranquilizerabhängigkeit wird sehr kontrovers diskutiert. Einige schätzen das Risiko einer Abhängigkeit sehr gering ein, andere warnen vor einer Verharmlosung dieser Suchtgefahren und sprechen von einer stetigen Zunahme.
Das Abhängigkeitsrisiko ist nicht bei jedem Menschen gleich; gefährdet ist vor allem, wer eine *»innere Bereitschaft«* dazu hat, Probleme vorwiegend mit Hilfe von Pillen »lösen« zu wollen. Zu dieser Gruppe gehören letztendlich auch die allabendlichen Schlaftablettenkonsumenten. Ein Schlaf ohne Pille ist ihnen kaum mehr vorstellbar, sie haben sich daran *gewöhnt,* einen Tranquilizer einzunehmen. Diese Gewöhnung könnte

nun als »leichte psychische« Abhängigkeit bezeichnet werden, ist aber noch keine »völlige« Abhängigkeit, noch keine »Abhängigkeit« im medizinischen Sinn (entsprechend der Definition der Weltgesundheitsorganisation (WHO), s. Seite 83 f.).
Wenn wir von dem viel-millionenfachen Tranquilizerkonsum ausgehen, dann scheint – entsprechend den Statistiken – die Zahl derjenigen, die eine Abhängigkeit entwickeln, erstaunlich gering. Prozentual gesehen und im Vergleich zu anderen Drogen werden »nur« relativ wenig Menschen zu regelmäßigen, »zwanghaften« (also »völlig abhängigen«) Tranquilizerkonsumenten.
Mit dieser Feststellung wollen wir keineswegs etwa den massenhaften Tranquilizerverbrauch verharmlosen, sondern folgendes klarstellen: Die sehr starken chemischen Psychopharmaka, die zur Behandlung von psychischen Störungen eingesetzt werden (also z. B. Neuroleptika, Antidepressiva, Barbiturate), haben allesamt gravierende und manchmal sogar gefährliche Nebenwirkungen; Tranquilizer haben (trotz des Suchtrisikos) aber deutlich weniger Nebenwirkungen als Neuroleptika, Antidepressiva und Barbiturate. Wenn man also bei der Behandlung psychischer Beschwerden mit nicht-medikamentösen Maßnahmen alleine nicht zurecht kommt und chemische Psychopharmaka in Erwägung zieht, dann sollte man zuerst an Tranquilizer denken. Und auch das Risiko süchtig zu werden, läßt sich *relativ* gering halten, wenn bestimmte Richtlinien (siehe unten) beachtet werden. Es ist also unsinnig, wenn manche Ärzte und Psychiater bei schweren seelischen Krisen einen Behandlungsversuch mit Tranquilizern wegen des Suchtrisikos ablehnen und statt dessen die viel gefährlicheren Antidepressiva oder gar Neuroleptika verordnen.

»Das Risiko einer pharmakologischen Abhängigkeit von Benzodiazepinen (= Tranquilizer) wurde weit übertrieben.« Dies stellte der Forscher Prof. Marks fest, nachdem er die gesamte verfügbare Literatur über die Abhängigkeit von Tranquilizern durchforstet hatte.[6] Vereinfacht läßt sich sagen: Von 5 Millionen Menschen, die 30 Tage lang einen Tranquilizer (in üblicher Dosierung) nehmen, wird nur ein einziger abhängig.
Unter den Drogen, die zu einem regelmäßigen, »zwanghaften« Konsum verleiten können, spielen die Tranquilizer keineswegs eine Hauptrolle. Das Risiko, abhängig zu werden, ist sicherlich größer bei den herkömmlichen (barbiturathaltigen) Schlafmitteln, den Psychostimulantien und unvergleichlich größer bei der am weitesten verbreiteten Droge, nämlich dem Alkohol.[7] Und selbst die gängigen Schmerzmittel – so hat Prof. Kielholz, der wohl bekannteste deutsche Psychopharmakaexperte, er-

rechnet – führen anscheinend 5mal häufiger zur Abhängigkeit als Tranquilizer.
Wie erwähnt gibt es hierzu unterschiedliche Auffassungen. Die abweichenden Meinungen einzelner Forscher erklären sich daraus, daß der Begriff der »Abhängigkeit« verschieden angewandt wird, und jeder seine individuellen Erfahrungen als Maßstab nimmt (wobei die Statistiken eines Allgemeinkrankenhauses natürlich anders aussehen als die einer Drogenklinik).

Das Risiko einer Abhängigkeit ist bei den einzelnen Tranquilizertypen (der Benzodiazepin-Gruppe) durchaus unterschiedlich: Besonders häufig scheint eine Abhängigkeit bei Lorazepam (z. B. Tavor) zu entstehen (oft mit körperlichen Entzugserscheinungen, siehe unten); dann folgen Diazepam (z. B. Valium) und Bromazepam (z. B. Lexotanil). Wegen des offenbar überdurchschnittlichen Abhängigkeitsrisikos würden wir von Lorazepam grundsätzlich abraten. (Das ebenfalls zu den Tranquilizern zählende Meprobamat hat offenbar ein besonders hohes Suchtrisiko, weshalb auf dieses Mittel gänzlich verzichtet werden soll.)
Eine psychische oder psychisch-körperliche Abhängigkeit von Tranquilizern entwickelt sich keineswegs »automatisch«, wie etwa bei jemandem, der sich mehrere Male Heroin injiziert hat, und dann immer wieder und immer mehr Heroin »braucht«. Wer – kritisch und zurückhaltend – nur vorübergehend, ein paar Tage oder wenige Wochen lang oder nur bei gelegentlichen Anlässen Tranquilizer in niedriger Dosierung nimmt und dabei die unten genannten Richtlinien berücksichtigt, wird *nicht* abhängig.
Auch dann, wenn keine Tablettenabhängigkeit vorliegt, bleibt der gelegentliche oder häufige Griff zur Tranquilizerpackung durchaus problematisch: Auftauchende Konflikte, berechtigte Angst, Wut oder Trauer lassen sich mit wenigen Pillen verschleiern, man fühlt sich auf trügerische Weise erleichtert, so, als wären Konflikte bewältigt. Spürt man eine innerliche Unruhe oder eine unangenehme Stimmung, »hilft« man sich schnell mit der Pille, anstatt nach möglichen Ursachen und Änderungen zu suchen. Bei einem solchen Verhalten kann der Übergang zu einer »psychischen Abhängigkeit« fließend sein.

Die bekannte amerikanische Fernsehjournalistin Barbara Gordon, die selber jahrelang von Valium abhängig war, sagt über Tranquilizer: »... diese sind eben nicht nur Medikamente, sondern Drogen, die ein Ertauben der Gefühle bewirken können.« Und eine Szene aus ihrem autobiographischen Roman, die sehr typisch die Tranquilizerabhängigkeit schildert: ». . . je mehr er sagte, desto größer wurden meine Angstgefühle. Er redete über das Geschäft (. . .) Ich hörte nichts mehr. Ich ging zur Toilette und fischte in meiner Tasche nach dem Röhrchen Valium. Ich schluckte die Tabletten und schaute in den Spiegel, während meine Gedanken im Kreis liefen. (. . .) Mein Spiegelbild zuckte traurig die Achseln, als wolle es mir antworten, ich weiß nicht, was ich dir sagen soll, Barbara. Es war zuviel. Kälte und Erschöpfung überfielen mich. Oh Gott, bitte mach ein Ende. Eine schöne Atheistin, die auf der Toilette wieder zu beten beginnt. Warum hilft der Arzt nicht? Warum bin ich ein Sklave dieser Tabletten? (. . .) Tiefe Angst. Seit Monaten wird sie immer schlimmer, aber heute ist sie schrecklich. (. . .) Das Valium begann zu wirken, und ich fühlte mich etwas besser. Der Scotch, das gedämpfte Licht und Eric warteten auf mich. Alles begann wieder gut zu werden.«[7a]

Eine Abhängigkeit von Tranquilizern läßt sich vermeiden, wenn folgende Richtlinien beachtet werden:

- Anwendung möglichst nur dann, wenn *pflanzliche Mittel* und nicht-medikamentöse Maßnahmen keine ausreichende Besserung gebracht haben.
- Bei länger dauernden psychischen Störungen ist eine begleitende *Psychotherapie* sinnvoll, auch eine Kurzpsychotherapie oder ein vergleichbarer, regelmäßiger Kontakt zu einem geeigneten, neutralen Freund.
- *Möglichst niedrig dosieren.* Die von den Herstellerfirmen genannten Höchstdosen sollten nur für Ausnahmesituationen und nur für wenige Tage in Frage kommen. Je niedriger die (ausreichende) Dosierung, desto besser.
- *Möglichst nur wenige Tage lang Tranquilizer nehmen. Spätestens nach 1–4 Wochen sollte versucht werden, ohne Tranquilizier auszukommen.* Tranquilizer mit kurzer Halbwertszeit sind meist zu bevorzugen (z. B. Oxazepam).
- Wer wegen schwerwiegender Beschwerden über Wochen und Monate regelmäßig Tranquilizer nimmt, soll über die möglichen Nebenwirkungen einer Langzeitbehandlung informiert sein (auch wenn sie nur selten auftreten). Unbedingt sollte die *Einnahme von Tabletten immer wieder unterbrochen werden* (z. B. für ein oder mehrere Tage). *Die Tagesdosis sollte nicht gesteigert werden.* Ist ein mehrmonatiger Gebrauch unumgänglich, könnte das Präparat eventuell nach einigen Monaten gewechselt werden. Bei höherer Dosierung ist langsames Absetzen sinnvoll.
- Jedem Tranquilizerbenützer sollte klar sein, daß diese Pillen nur eine »Krücke« sind, aber *keine Heilung* bringen, keine wirkliche »Lösung« der Konflikte.
- Diejenigen Menschen, die suchtgefährdet scheinen und z. B. schon eine Entziehungskur wegen chronischen Mißbrauchs von Alkohol, Schlaftabletten oder anderen Drogen hinter sich haben, sollten mit der regelmäßigen Einnahme eines Tranquilizers äußerst zurückhaltend sein.

Wer diese Regeln beachtet, kann eigentlich sicher sein, *nicht* abhängig zu werden. In einem der umfangreichsten Lehrbücher über Psychopharmaka heißt es: »Die Gefahr der Abhängigkeit von Benzodiazepinen kann weitgehend gebannt werden, wenn beim Verschreiben gewisse Richtlinien befolgt werden (...).«[8] Solche »Richtlinien« sind in dem oben gesagten enthalten. Eine ähnliche Meinung wie das eben zitierte Lehrbuch vertreten die beiden Psychiater Matussek und Hippius: »Die Entwicklung einer primären Benzodiazepin-Abhängigkeit ist bei ordnungsgemäß durchgeführter Therapie extrem selten.«[9]
Bei »nicht ordnungsgemäß durchgeführter Therapie« kann sich – meist erst nach mehreren Wochen und Monaten – neben einer seelischen auch eine körperliche Abhängigkeit einstellen. Bei einer körperlichen Abhängigkeit von Tranquilizern können durch ein plötzliches Absetzen Entzugserscheinungen ausgelöst werden: Erregungszustände, Übelkeit und Erbrechen, Zittrigkeit, extrem selten auch Muskelzittern, Krampfanfälle, delir-ähnliche Zustände. Um dies zu vermeiden, ist es sinnvoll, eine *schrittweise* Entziehung (z. B. über mehrere Tage) unter ärztlicher Überwachung (ambulant oder in einer Klinik) durchzuführen (falls Ersatz nötig ist, können pflanzliche Mittel dienen).

Eine Stunde vor dem Schlafengehen eine kleine Tablette Valium ...

Manche greifen Abend für Abend zu einer Tablette Valium, Adumbran oder Lexotanil oder verwenden andere Tranquilizer, um einschlafen zu können. Dies oft viele Jahre lang. Dennoch scheinen Nebenwirkungen selten zu sein. Es muß allerdings mit gewissen psychischen und intellektuellen Veränderungen gerechnet werden: allgemeines Wurstigkeitsgefühl, Einengung von Gefühlsempfindungen, Nachlassen der Konzentrationsfähigkeit etc.
Einige Ärzte verordnen Tranquilizer gegen alltägliche Unpäßlichkeiten, ohne auf die dahinterstehenden Probleme einzugehen. Klagt ein Patient über Schlafstörungen, ist der Griff zum Rezeptblock bequemer als eine zeitraubende Aufklärung, das Besprechen von alternativen Möglichkeiten oder gar die Durchführung von Entspannungsübungen.
Zweifellos verteilen viele Arztpraxen und Krankenhäuser zu kritiklos und großzügig die beruhigenden »Glückspillen«. Auf der anderen Seite *wollen* aber viele Menschen Beruhigungstabletten, weil sie keinen an-

deren Ausweg aus ihrer unglücklichen Situation wissen. Wenn jemand *aus eigener Entscheidung,* ohne ärztliches Drängen, Tranquilizer nimmt, um innere Unruhe, Angstgefühl, Traurigkeit oder Schlaflosigkeit zu lindern, wenn er sich dabei wohler fühlt, und wenn er auch die negativen Wirkungen und die Risiken kennt, dann ist – unter solchen Umständen – *die regelmäßige (freiwillige) Einnahme von Tranquilizern vielleicht vergleichbar mit dem entsprechenden Konsum von Alkohol oder Haschisch.*

Wann kann die Anwendung von Tranquilizern sinnvoll sein?

Trotz aller Kritik am übermäßigen Konsum von »Glückspillen« gibt es sehr wohl Situationen, in denen die Einnahmen von Tranquilizern sinnvoll sein kann. Dabei sind vier Anwendungsbereiche zu unterscheiden:

- depressive Verstimmungen,
- Schlafstörungen,
- psychovegetative Störungen und
- Angstzustände, quälende Wahnvorstellungen oder starke innere Unruhe.

Anmerkung: Bei Kindern sollten Tranquilizer möglichst nicht angewendet werden, und erst recht nicht Antidepressiva und Neuroleptika.

• Wenn **bei schwereren depressiven Verstimmungen** »sanftere Mittel« (z. B. pflanzliche Beruhigungsmittel oder pflanzliche Antidepressiva) und nicht-medikamentöse Maßnahmen (z. B. psychotherapeutische Gespräche) bereits ohne wesentliches Ergebnis angewandt worden sind, kann der – zeitlich begrenzte – Einsatz von Tranquilizern durchaus angebracht sein. Viele depressive Symptome werden dadurch meist deutlich gemildert.
Tranquilizer haben trotz des Risikos einer Gewöhnung sehr viel weniger Nebenwirkungen als Antidepressiva oder Neuroleptika. Wer also seine depressiven Beschwerden chemisch beeinflussen will, und eine beruhigende, angstlösende oder leicht antidepressive Medikation möchte, der sollte – falls sonst nichts dagegen spricht – eher Tranquilizer nehmen als die risikoreichen Antidepressiva oder Neuroleptika. Nimmt jemand – aus welchen Gründen auch immer – Antidepressiva

oder Neuroleptika, so läßt sich die Höhe der Dosis und somit das Risiko der Nebenwirkungen vermindern, wenn zusätzlich Tranquilizer benutzt werden, was in den meisten Fällen möglich ist. Auch hier gilt, was wir mehrfach betont haben: *Wer Tranquilizer verwendet, sollte sich bewußt sein, daß er bei aller Linderung seiner Beschwerden auf eine tatsächliche Problemlösung hinarbeiten muß, da er ansonsten auf die Tabletten angewiesen bleibt.*

Tranquilizer mit einer relativ kurzen Verweildauer im Körper sind unserer Einschätzung nach immer zu bevorzugen, auch wenn dann – gerade zu Anfang einer Behandlung – eventuell mehrere Tabletten, über den Tag verteilt, genommen werden müssen. Eine kurze Verweildauer hat den Vorteil, daß der Körper bei einer Dosisreduktion – z. B. auf eine Tablette pro Tag – zwischendurch frei oder fast frei von Medikamenten wird.[10]

Oxazepam (Adumbran, Oxapuren usw.) hat eine relativ kurze Verweildauer im Körper (Halbwertszeit etwa 8 Stunden). Bei mittlerer Dosierung können zwei- bis dreimal täglich 10 mg (das entspricht 1 Tablette) genommen werden, evtl. auch etwas mehr. Meist aber kommt man mit einer wesentlich kleineren Dosierung aus.

Man sollte versuchen, die Medikation nach 1–3 Wochen zu reduzieren oder durch ein pflanzliches Mittel zu ersetzen. Länger als 1½ bis 2 Monate soll die Medikation möglichst nicht fortgeführt werden. Ansonsten wäre es günstig, die Dosis deutlich zu vermindern oder eine Pause einzulegen, die notfalls mit pflanzlichen Arzneien überbrückt werden kann.

Liegen keine Schlafstörungen vor und wird nur eine Beruhigung oder Angstdämpfung während des Tages gesucht, dann kommt beispielsweise auch Clobazepam (Frisium, 10 mg) in Frage, da es kaum müde macht (z. B. morgens ½–1 Tablette). Allerdings hat Clobazepam eine relativ lange Verweildauer im Körper (etwa wie Valium oder Librium). Wer das Medikament nur mehrere Tage oder wenige Wochen oder nur gelegentlich nimmt, hat relativ wenig Risiken zu erwarten.

Wird mit Tranquilizern allein keine wesentliche Linderung der depressiven Beschwerden erreicht, und sind pflanzliche Antidepressiva und alternative Maßnahmen wirkungslos geblieben, dann kann – trotz großer Vorbehalte – zusätzlich ein chemisches Antidepressivum versucht werden (s. Seite 156).

Für die Anwendungsdauer von Tranquilizer-Antidepressiva-Kombinationen und die allmähliche Dosisreduktion gilt dasselbe, was bereits bei den Tranquilizern gesagt wurde: die Tabletteneinnahme möglichst nach ein bis drei Wochen reduzieren und nach etwa 1½ bis 3 Monaten ganz

absetzen; eine nochmalige Einnahme sollte dann nur ausnahmsweise geschehen.
Manche Menschen nehmen Tranquilizer oder eine Tranquilizer-Antidepressivum-Kombination (z. B. Limbatril) aber nicht nur monate-, sondern sogar jahrelang, um verschiedene depressive Beschwerden leichter ertragen zu können. Immer wieder sollten solche Patienten zum einen auf die obengenannten Nebenwirkungen und Risiken hingewiesen werden, zum anderen auf mögliche Alternativen: pflanzliche Mittel, Psychotherapie, Möglichkeiten zur Selbsthilfe usw. Wer dennoch solche Tabletten weiter einnimmt, tut dies letztendlich aus eigener Verantwortung.
Schließlich noch eine Bemerkung zur Höhe der Dosierung: Oft ist es so, daß selbst schwerste psychische Krisen mit wenig oder ganz ohne Tabletten überwunden werden, wenn der Betroffene statt der Medikamente ein hohes Maß an menschlicher Zuwendung erhält – von einfühlsamen Freunden oder/und Psychotherapeuten. *Je mehr sich ein Therapeut oder ein geeigneter Freund um einen Menschen kümmert, der unter Depressionen oder Wahnvorstellungen oder ähnlichem leidet, desto weniger Medikamente sind erforderlich.*

• Zur Behandlung von **quälenden Schlafstörungen**, die auf andere Weise nicht bewältigt werden können, sind unter den chemischen Mitteln die Tranquilizer noch die verträglichsten. Schlafen wollen, aber nicht können – das kann sehr zermürbend und leidvoll sein und ist manchmal für die Gesundheit abträglicher und schädlicher, als vorübergehend Beruhigungstabletten zu nehmen.

Auch hier ist unserer Meinung nach Oxazepam (10 mg pro Tablette) am ehesten zu empfehlen, eine halbe Stunde vor dem Schlafengehen ½–1 (max. 2) Tabletten; oder Nitrazepam (z. B. Mogadan). Nach einer halben bis max. 2 Wochen soll ein Versuch gemacht werden, das Medikament abzusetzen. Hat sich ein gewisser Schlafrhythmus wieder eingespielt, bleibt er manchmal – aber keineswegs immer – ohne Tabletten erhalten.

Der Tranquilizer Flunitrazepam (Rohypnol) ist demgegenüber ein ziemlich starkes Schlafmittel und sollte nur Ausnahmesituationen vorbehalten bleiben, da dieses Mittel zu überlangem Schlaf und zu anschließender Benommenheit führen kann.
Rohypnol ist 1990 in die Schlagzeilen der Boulevardpresse geraten: In einem Wiener Hospital wurden mindestens 300 alte, hilflose Patienten mit einer Überdosis eines Beruhigungsmittels getötet – die angeschuldig-

ten Mitarbeiter (»die Todesbringer von Lainz«) verwendeten offenbar höchstdosiert ›Rohypnol‹.

Allabendlich nehmen Tausende von Menschen eine oder mehrere Tabletten zum Einschlafen – Valium oder Adumbran oder Mogadan oder... – *Sichtbare* Nebenwirkungen scheinen, wie bereits erwähnt, selbst nach vielen Monaten oder Jahren nicht besonders häufig aufzutreten.
Aber: Tranquilizer-bedingte Persönlichkeitsveränderungen (psychische Abstumpfung, Kritiklosigkeit etc.) können sehr langsam, diskret vor sich gehen und – zumindest anfangs – weder dem Betroffenen, noch den Angehörigen auffallen.
Wer dennoch auf regelmäßige Tranquilizerzufuhr nicht verzichten will, soll *wenigstens* immer wieder Pausen einlegen (z. B. im Urlaub oder an Wochenenden), auch dann, wenn die Nacht nur wenig oder gar keinen Schlaf bringt.
Über das Schlafen-können ohne Tabletten, siehe Seite 97.

• Tranquilizer können **bei sogenannten psychovegetativen Störungen** eine Linderung bringen. Von psychovegetativen Störungen spricht man dann, wenn durch seelische Konflikte das vegetative (unwillkürliche) Nervensystem aus dem Gleichgewicht geraten ist. Wenn keine organischen Krankheiten vorliegen, können die folgenden Beschwerden als psychovegetative Störungen bezeichnet werden: »nervöses« Herzrasen, asthmaähnliche Beschwerden, Engegefühl im Hals, Verkrampfungen im Magen-Darm-Bereich, Übelkeit und Brechreiz, grundlose Schweißausbrüche, Blutdruckschwankungen bis zum Kollaps, Schwindelgefühl, Kopfschmerzen, ständiger Harndrang, unklarer Juckreiz, einige Sexualstörungen usw.
Bei manchen Menschen helfen die Tranquilizer nur dann, wenn sie regelmäßig genommen werden. Eine mehrwöchige oder gar mehrmonatige Medikation sollte man allerdings möglichst vermeiden. Bei anderen Menschen stellt sich nach einigen Tagen Tranquilizer-Einnahme wieder ein gebessertes psychovegetatives Gleichgewicht ein, das dann auch ohne Medikamente anhält.
Selbstentspannungsübungen oder andere nicht-medikamentöse Maßnahmen sind natürlich zu bevorzugen.

• Auf die Behandlung von *hochgradigen Angstzuständen, quälenden Wahnvorstellungen oder starker innerer Unruhe* gehen wir im letzten Abschnitt von Kapitel 7 ein. Dort besprechen wir auch die Bedeutung, die Tranquilizer in der Therapie von schweren psychischen Störungen (psychiatrisch: Psychosen) haben; beispielsweise lassen sich Halluzinationen mit Hilfe von Diazepam großteils oder völlig zurückbilden.[10a]

Tranquilizer – ein Volksbetäubungsmittel oder eine Krücke in psychischen Notsituationen?
Wahrscheinlich trifft beides zu. Zum Thema »Betäubungsmittel für das Volk« scheint uns erwähnenswert, daß die Bundeswehr für Notstandssituationen Millionen Packungen von Tranquilizern hortet, um sie zu gegebener Zeit an die Bevölkerung zu verteilen. Berechtigte Angst und Verzweiflung, z. B. vor kriegerischen Auseinandersetzungen, sollen dann wohl mit ein paar Tabletten eines potenten Tranquilizers gedämpft und »Panikpersonen« damit ruhiggestellt werden.
Ein Psychopharmaka-Kritiker machte die ironische Empfehlung, man solle Tranquilizer in das Trinkwasser mischen, um ideale Untertanen zu bekommen. – Soweit darf es nicht kommen.
Als Alternative zu den Tranquilizern gibt es eine Reihe von pflanzlichen Beruhigungsmitteln sowie nicht-medikamentöse Maßnahmen, auf die wir in den Kapiteln über Schlafmittel und Antidepressiva ausführlich eingehen.

»Chemische Alternativen« zu Tranquilizern?

Wenn Tranquilizer wie Valium, Adumbran usw. leichtfertig und uninformiert genommen werden, entsteht – wenn auch relativ selten – das Risiko von psychischer Abhängigkeit oder Sucht. Obwohl sich dieses Risiko vor allem durch entsprechende Aufklärung noch weiter vermindern oder ganz vermeiden läßt (siehe Seite 69), verschreiben manche Ärzte und Psychiater zur Beruhigung und Angstdämpfung nicht Tranquilizer, sondern andere chemische Beruhigungsmittel, die weit gravierendere Nebenwirkungen haben, beispielsweise: *a) niedrigdosierte Neuroleptika, b) Antidepressiva, c) Beta-Blocker.*

Zu a): **Neuroleptika** bringen – auch in niedriger Dosierung – so viel Gefahren mit sich, daß sie als »Ersatz« für Tranquilizer (also Benzodiazepine) nicht empfohlen werden können. Von der Schulmedizin, bzw. der Pharmaindustrie werden beispielsweise folgende Präparate als »Tranquilizerersatz« angepriesen: Truxal, Fluanxol, Taxilan, Atosil, Dominal, Dogmatil, Melleril, Dapotum D minor, Imap. Neuroleptika sind keine Medikamente zur Behandlung von vegetativen Störungen oder innerer Unruhe (zumal sie selbst vegetative Krisen und Unruhe – als »Nebenwirkung« – erzeugen können). Auch zur Angstlösung sind sie ungeeignet (weil sie selbst unbestimmte Angstgefühle bewirken können).

Zu b): Auch **Antidepressiva** haben mehr Nebenwirkungen als Tranquilizer, und sind als »chemischer Tranquilizerersatz« nicht geeignet.

Zu c): Ein bißchen anders ist es mit den Beta-(Rezeptoren-)Blockern. Ursprünglich wurden **Beta-Blocker** hauptsächlich von Internisten zur Behandlung von Hypertonie (Bluthochdruck) und von (z. B. »nervösen«) Herzrhythmusstörungen und anderen Herzbeschwerden verwendet. Solche Krankheiten werden häufig mitausgelöst durch »Streß« und durch neurovegetative Fehlregulationen.

Die Medikamentengruppe der Beta-Blocker »blockieren« (deshalb der Name) bestimmte Rezeptoren des »sympathischen« (anregenden) Nervensystems, wirken hemmend auf Adrenalin und Noradrenalin und dadurch neurovegetativ beruhigend. Beta-Blocker werden zur Dämpfung von »Streß-Angst« (beispielsweise Prüfungsangst, Lampenfieber, Sprechangst z. B. am Arbeitsplatz, Flugangst) und anderen situationsbedingten Angstzuständen eingesetzt, besonders dann, wenn diese Angstsyndrome mit körperlichen Beschwerden einhergehen (Herzrasen, Schweißausbrüche, Zittrigkeit, Migräne etc.).

Zunehmend verordnen nun auch Psychiater diese Beta-Blocker für Patienten, die unter unterschiedlichster Angstsymptomatik leiden. Jedoch: »Bei Überwiegen der psychischen Symptome sollte zuerst ein Benzodiazepin-Derivat erprobt werden.« – so der Psychopharmakologe H. Hippius.

Wenn also jemand »Chemie« gegen seine Angstzustände nehmen will (oder »muß«), dann sind die risikoärmeren Tranquilizer (Benzodiazepine) geeigneter.

Da Beta-Blocker – wie andere psychisch wirksame Mittel – in das System von Hirn- und Nerven-Botenstoffen (Transmitter) eingreifen, ist mit einer Reihe – z. T. ernster – Nebenwirkungen zu rechnen: Hautallergie, Muskelkrämpfe, Kopfschmerzen, Magen-Darmbeschwerden, Atmungsstörungen, Rhythmusveränderungen des Herzschlages (Pulsverlangsamung), Blutdruckabfall, Müdigkeit, Alpträume, Schlafstörungen, depressive Verstimmungen, Halluzinationen usw.

Als Kontraindikationen sind vor allem einige Herz-Lungen-Erkrankungen zu beachten (weshalb vor einer Medikation mit Beta-Blockern eine internistische Untersuchung anzuraten ist).

Folgende Beta-(Rezeptoren-)Blocker sind im Handel:

Chemischer Name	Handelsname
Acebutolol	Neptal® (D). Prent® (D, CH, A). Sectral® (CH, A)
Alprenolol	Aptin® (D, A). Gubernal® (CH)
Atenolol	Tenormin® (D, CH, A). Blocotenol (D)
Betaxolol	Kerlone® (D). Kerlon® (CH)
Bisoprolol	Concor® (D)
Bopindolol®	Sandonorm® (CH)
Bunitrolol	Stresson® (D, A)
Bupranolol	Betadrenol® (D, A, CH). Adomed® (A)
Carazolol	Conducton® (D, A)
Carteolol	Endak® (D)
Celiprolol	Selectol® (D, A)
Labetalol	Trandate® (D)
Mepindolol	Corindolan® (D, A)
Metripranolol	Disorat® (D, A, CH)
Metoprolol	Beloc® (D, A). Lopresor® (D, A, CH). Prelis® (D)
Nadolol	Solgol® (D, A). Corgard® (CH)
Oxprenolol	Trasicor® (D, A, CH). Cordexol® (CH), Slow-Trasicor® (CH)
Penbutolol	Betapressin® (D, CH)
Pindolol	Visken® (D, A, CH). Decreten® (CH). Durapindol® (D). Pectobloc® (D). Pinbetol® (D)
Propranolol	Dociton® (D). Arcablock® (A). Bedranol® (CH). Beta-Tablinen® (D). Beta-Timelets® (D). Corotrend® (CH). Efektolol® (D). Elbrol® (D). Inderal® (A, CH). Indobloc® (D). Prano-Puren® (D). Propranur® (D). Sagittol® (D).
Sotalol	Sotalex® (D, CH). Sotacor® (A)
Timolol	Temserin® (D). Blocodren®

Gespräch mit Robert B. (24 Jahre) – »Ich meine, wenn du fünf Jahre lang ein Mittel nimmst, und das dreimal täglich, da denkst du nicht mehr an Nebenwirkungen.«

Robert B. nimmt seit Jahren wegen Zittern der Hände Valium ein, zuletzt auch ein Antidepressivum.

Interviewer: *Wie kamst du dazu, Psychopharmaka zu nehmen?*

Robert: *In der Pubertät fing es an, daß ich – in verschiedenen Situationen – zitterte. Richtig schlimm wurde das, als ich in Würzburg zu studieren begann. Dort konnte ich beispielsweise in der Mensa den Löffel überhaupt nicht mehr ruhig halten.*
Daraufhin ging ich zum Nervenarzt, der bei mir aber keine organische Störung feststellen konnte und mir also Valium (Diazepam) verschrieb. (Zum Abitur hatte mir übrigens mein Hausarzt deswegen schon Limbatril tabs verschrieben.) Während des Studiums dann hatte sich die Dosis so weit gesteigert, daß die Frau meines Hausarztes sagte, ich sollte dieses Medikament doch nicht zum Frühstück, zum Mittagessen und zum Abendessen nehmen – ich ging danach eben zu einem anderen Arzt.

I.: *Bis zu welcher Dosis hast du es gesteigert?*

R.: *Ich kam im Lauf von 2 Jahren schließlich auf 30 mg pro Tag. Irgendwann ging ich auch zu einem Psychiater, der sich mit mir stundenlang über mich und meine Familie usw. unterhielt – der sagte mir am Schluß aber, wenn ich nicht bereit wäre, das Diazepam abzusetzen, könnte er mir nicht helfen.*

I.: *Und warum bist du darauf nicht eingegangen?*

R.: *Ich wollte das Mittel einfach nicht »eintauschen«. »Ohne« konnte ich nicht in die Mensa gehen, mußte mich dauernd von Konserven ernähren, und wenn ich mit meiner Freundin in ein Café ging, mußte ich warten, bis sie mal auf die Toilette ging, damit ich – von ihr unbemerkt – einen Schluck aus meiner Tasse nehmen konnte, die eben dabei überschwappte. Bei allen anderen Handgriffen, bei denen das Zittern da war, konnte ich es irgendwie verbergen ... Nachdem ich nicht bereit war, ambulant das Valium abzusetzen, vermittelte mir der Psychiater eine stationäre psychotherapeutische Behandlung in einer Klinik.*

I.: *Und was passierte da?*

R.: *Da waren viele psychologische Gespräche, von denen ich nichts hielt; man versuchte mit Placebos – ohne Valium – mir das Zittern zu nehmen, aber im Grunde wurde mir nicht geholfen.*

I.: *Hast du nicht auch irgendwelche äußeren Ursachen oder psychische Gründe für dein Leiden als verantwortlich angesehen?*

R.: *Vielleicht, aber wie ich da ansetzen sollte, hat man mir da nicht gesagt. Es gab natürlich unheimlich viele Möglichkeiten, sich zu zerstreuen, von Kegeln über Spazierengehen bis hin zu Gruppentherapie. Auch autogenes Training gab es, aber ich wurde einfach nicht »ruhig und entspannt«, meine Hände wurden nicht »schwer«. Und ich meine: wenn man das eine mal genommen hat, wirkt so etwas anderes sicher nicht mehr... Ich bin nach 4 Wochen dann gegangen.*

I.: *Wie ging deine Geschichte dann weiter?*

R.: *Nun, ich zog dann nach München. Hier ging ich zuerst zu einem Allgemeinarzt, der mir wegen »Bedenken« das Valium nicht weiter verschreiben wollte. Er meinte: »Jetzt reißen Sie sich halt zusammen!« Ich nahm mir also einen neuen Krankenschein – damals ging das ja noch – und suchte mir einen älteren Nervenarzt. Bei denen weiß man ja, daß sie nicht mehr so sehr auf Karriere achten, und die wissen ja genau: »Dem kann ich es ja verschreiben, ich arbeite noch 5 oder 10 Jahre, und da ist das Risiko, daß mir etwas passiert, nicht groß.«*
So fand ich eben einen Arzt, der von Psychologie und Psychotherapie so wenig hält wie ich und mir das Valium weiter verschrieb. Dazu noch ein anderes Medikament.

I.: *Welches?*

R.: *Psyton... Ich merke jetzt übrigens genau, wenn er mich immer fragt, wie lang ich noch in München bleiben wolle, daß mein jetziger Arzt mich schnell loswerden will...*

I.: *Kannst du mal alle Wirkungen der Medikamente, die du im Laufe der Zeit eingenommen hast, beschreiben? Wirkungen sowohl in negativer wie in positiver Hinsicht?*

R.: *Ja, das Limbatril hatte höchstens die psychische Wirkung, daß*

ich dachte, es müßte mir eigentlich besser gehen, aber subjektiv hat es an meinen Beschwerden nichts verändert.
Zum Valium: ich war zuerst von der Wirkung des »Diazepam«, das mir unter diesem Namen unbekannt war, begeistert; meine Symptome, das Zittern, waren völlig weg, es war wirklich phänomenal. Als ich dann erfuhr, daß es »Valium« ist, war das schon ein kleiner Schock. Aber es war wirklich toll. Das mußt du dir mal vorstellen, wenn du dich ein oder zwei Jahre kaum mehr fortzugehen traust. Und plötzlich ist alles wieder in Ordnung, du bist wieder völlig normal. Du bist völlig wiederhergestellt. Kein Mensch kriegt mit, ob du da etwas nimmst oder nicht. Es war für mich wirklich ein Wundermittel, und ich bin dem Arzt dankbar, daß er mir das verschrieben hat – obwohl es jetzt immer schlimmer wird.
Ich habe damals übrigens dem Arzt gegenüber angedeutet, daß Suizidgefahr bestehen würde, denn das war kein Zustand mehr für mich. Im Laufe der Zeit mußte ich allerdings die Dosis erheblich steigern, damit das Zittern auch wegblieb.

I.: Aber hatte das Valium nicht auch andere Wirkungen?

R.: *Ich fühlte mich einfach viel besser, vielleicht auch, weil ich wieder »gesund« war... Valium und Psyton haben mir einfach geholfen.*

I.: *Gibt es für dich Alternativen zu diesen Psychopharmaka?*

R.: *Nein.*

I.: *Nachdem du diese Mittel aber ständig nehmen mußt, sie also nicht heilen – wie sieht für dich die Zukunft aus?*

R.: *Ich denke, irgendeine Art von Hypnose könnte mir helfen, ich habe mich näher damit befaßt. Oder es gibt plötzlich ein neues Wundermittel...*
Ich meine, wenn du 5 Jahre lang ein Mittel nimmst, und das dreimal täglich, da denkst du nicht mehr an Nebenwirkungen. Du kriegst es gar nicht mehr mit, wenn du die Tabletten schluckst. Du hast auch keine Furcht mehr davor...

I.: *Was bringt dich aber jetzt dazu, Alternativen wie Hypnose usw. in Erwägung zu ziehen?*

R.: *Nun, ich weiß, daß auf Dauer – wenn ich das Valium 20 Jahre genommen habe – meine Leber und meine Nieren geschädigt wer-*

den. Ich steigere jetzt schon immer mehr die Dosis und weiß aber, daß ich es ohne akute Nebenwirkungen noch erheblich weiter steigern könnte.

I.: *Du hast am Telefon bei der Verabredung dieses Gesprächs bleibende Nebenwirkungen erwähnt?*

R.: *Ja. Das ist wirklich erschreckend. Seit etwa einem halben Jahr hat mein sexuelles Interesse stark nachgelassen... Außerdem stellen sich langsam Potenzstörungen ein. Und die Angst, daß es nicht klappen könnte, wächst natürlich von Mal zu Mal; das ist ein richtiger Teufelskreislauf. Fast jeder onaniert ja mehr oder weniger oft. Aber selbst das macht in letzter Zeit kaum mehr Spaß, ich tue es eher aus Gewohnheit und lustlos... Für mich ist das alles auch ein Alarmzeichen, mich endlich um Alternativen zum Valium zu kümmern.*

I.: *Teilst du das deinem Arzt mit?*

R.: *Um Gottes Willen, nein. Er fragt mich zwar immer danach, aber wenn ich ihm von Störungen des sexuellen Interesses oder von Konzentrationsstörungen erzählen würde, würde er sofort die Dosis herabsetzen oder das Medikament ganz absetzen – und das wäre das Schlimmste, was mir passieren könnte.*

I.: *Kannst du diese Konzentrationsstörungen näher beschreiben?*

R.: *Dazu gehören ja auch Motivationsstörungen: daß ich jetzt beispielsweise das Studium, weil ich einfach keine Lust habe, für ein halbes Jahr unterbreche. Ich war sehr müde während der letzten Zeit und habe hauptsächlich geschlafen. Ja. Und bei Diskussionen merke ich zum Beispiel, daß mir Fremdwörter nicht mehr einfallen. Artikulationsstörungen in dem Sinne habe ich nicht.*

I.: *Du sagtest mal – vor Beginn des Interviews –, dein Leiden sei, objektiv betrachtet, zu 90% körperlich und zu 10% psychisch bedingt, weil du merkst, du hast das Zittern besonders stark, wenn du mit Menschen zusammen bist. Aber hast du nun von Anfang an auch eine »körperliche« Behandlung mit Medikamenten gewünscht?*

R.: *Ja, ich habe von Anfang an ausgeschlossen, mich ohne Medikamente behandeln zu lassen. Vor allem: Es ist immer noch leichter, Tabletten zu schlucken, als irgendwelche umständlichen*

Sitzungen oder Gespräche mitzumachen. Aber ich muß sagen, wenn ich '79 dieses »Wundermittel« nicht bekommen hätte, hätte ich mich wahrscheinlich umgebracht. So belastend war für mich dieses Zittern.

Anmerkungen
Valium: Tranquilizer
Limbatril tabs: Kombination aus Tranquilizer und Antidepressivum
Psyton: Kombination aus Tranquilizer und Antidepressivum

Exkurs: Abhängigkeit und Sucht

Die Weltgesundheitsorganisation (WHO) hat 1964 *psychische Abhängigkeit* folgendermaßen umschrieben: »Unbezwingbares seelisches Verlangen, die Einnahme einer Droge fortzusetzen mit dem Bedürfnis, sie sich um jeden Preis zu beschaffen«;[9a] oder mit anderen Worten: Wer eine Droge aus einem inneren Zwang heraus immer wieder – regelmäßig oder periodisch – einnimmt, um ein angenehmeres Lebensgefühl zu bewirken und dabei seinen Drang zur Droge schwer oder überhaupt nicht kontrollieren kann, der kann als »psychisch abhängig« bezeichnet werden.

Eine zusätzliche *körperliche Abhängigkeit* besteht, wenn der Betroffene die starke Neigung hat, die Drogendosis ständig zu steigern, und wenn er beim Absetzen der Droge unter erheblichen seelisch-körperlichen Beschwerden leidet (Entzugserscheinungen).

Man unterscheidet also zwischen einer psychischen und einer körperlichen Abhängigkeit. Ist jemand »drogenabhängig«, so besteht *immer* eine psychische Abhängigkeit; eine körperliche Abhängigkeit kann, muß aber nicht vorliegen.

Statt des Begriffs »Drogenabhängigkeit« wird auch noch die ältere, etwa gleichbedeutende Bezeichnung *»Drogensucht«* benutzt. Mit *»Gewöhnung«* meint man heutzutage vor allem die abnehmende Empfindlichkeit des Körpers gegenüber regelmäßig zugeführten chemischen Stoffen, was dann zu einer Dosissteigerung führen kann. Der Begriff »Drogengewöhnung« wurde früher auch zur Bezeichnung einer »leichten« psychischen Abhängigkeit gebraucht; hierfür ist charakteristisch der Wunsch (nicht aber das unwiderstehliche Bedürfnis), eine Droge immer wieder zu konsumieren, um ein Gefühl des Wohlbefindens herbeizuführen (ohne körperliche Abhängigkeit).

Mit dem Ausdruck »Drogen« sind in diesem Zusammenhang hauptsächlich psychisch wirksame Stoffe gemeint; die Weltgesundheitsorganisation (WHO) unterscheidet unter anderem folgende Hauptgruppen: 1. Morphine 2. Alkohol und Barbiturate 3. Kokain 4. Amphetamine 5. Cannabis 6. Halluzinogene usw.

Die Drogen der Gruppen drei bis sechs führen relativ selten zu körperlicher Abhängigkeit, also eher selten zu körperlich sichtbaren Entzugserscheinungen.[9b] Interessanterweise sind Tranquilizer in dieser Aufstellung gar nicht erwähnt; am ehesten könnten sie der Gruppe zwei zugeordnet werden (auch die süchtigmachenden, nicht-opiathaltigen Schmerzmittel fehlen in dieser Liste).

Eine Abhängigkeit kann sich bei manchen Drogen schon nach Wochen entwickeln (z. B. bei intravenös gegebenem Heroin) oder erst nach Monaten oder Jahren (z. B. bei Alkohol). Eine »Sucht« entsteht aber nicht »automatisch«, bei jedem »Drogenbenutzer«: Wer z. B. Heroin als (niedrigdosierte) Lösung schluckt, wird deshalb keineswegs gleich heroinsüchtig. Entscheidend für die Entwicklung einer Abhängigkeit ist vielmehr ein heftiges »inneres Verlangen« – beispielsweise – nach einem beglückenden Rauschzustand.

Heroin war 25 Jahre lang (!) als Hustenmittel auf dem Markt, ohne daß seine stark süchtigmachende Wirkung aufgefallen wäre. Als 1898 die Firma Bayer Heroin als Medikament herausbrachte, lobte sie v. a. die nicht-suchterzeugenden Eigenschaften. Unzählige Patienten nahmen Heroin zur Behandlung ihres Hustens, strebten aber nicht nach irgendeinem euphorischen Rauschzustand – hierfür hätten sie auch große Mengen von Hustensaft einnehmen müssen. Erst durch die intravenöse Verabreichung entfaltete sich das Suchtrisiko von Heroin.

Manche nehmen mehrere Drogen gleichzeitig (»Polytoxikomanie«), andere »wandern« von einer Droge zur nächsten (»Drogenkarriere«), sie beginnen vielleicht mit den legalen Drogen, die an jeder Straßenecke zu kaufen sind (Alkohol, Nikotin etc.), und landen schließlich bei illegalen, starken Drogen (Heroin, Cocain etc.). Die meisten Alkohol- oder Tablettensüchtigen erkennen – mehr oder weniger – ihre Abhängigkeit, wollen/können sich aber davon nur schwer, ungern oder gar nicht befreien; viele bleiben gesellschaftlich unauffällig und erfüllen ihre beruflichen und familiären Pflichten.

Darüber hinaus gibt es Menschen, die absichtlich, in freier Entscheidung, Rauschdrogen oder andere Psychodrogen nehmen, um ihre Wahrnehmung, ihr Fühlen, ihr Denken, ihr Bewußtsein zu verändern und zu erweitern. Zur Bewußtseinserweiterung können Rauschdrogen zweifellos ein Hilfsmittel sein. Rauschdrogen (oder »meditative Techniken« ohne Drogen) erleichtern die für eine Bewußtseinserweiterung sinnvollen Voraussetzungen (z. B. Aufhebung der herrschenden Vorstellung von Raum und Zeit, Außer-Kraft-Setzen der Über-Vernunft, Überwinden unangenehmer Stimmungen (Angst, Trauer etc.), Hinwendung zum eigenen Innenleben.

Gibt es ein Recht des Individuums auf Drogen?
Legale *und* illegale Drogen? Drogen auf Rezept *und* Drogen auf dem Schwarzmarkt? Eine »leichte« oder »völlige« Abhängigkeit von illegalen Drogen muß keineswegs immer mit Selbst-Untergang einhergehen – solange die sozialen Bedingungen für den Betroffenen günstig sind:

> »Auch wenn es die herrschende Meinung noch immer nicht glauben will, es ist wahr und vielfach bewiesen, schon durch die süchtigen Ärzte der zwanziger Jahre: Der Mensch kann mit allen morphinhaltigen Produkten des Schlafmohns, selbst mit Heroin alt werden. Der tagtägliche Junkie-Tod ist ein Tod durch Asozialität, und nur insofern ein Drogentod, da der verdreckte, gestreckte Stoff von der Straße nie richtig zu dosieren ist.« (Ariane Barth).[9c]

Wenn in Medien über drogenbedingte Krankheiten oder gar über Drogentote berichtet wird, denkt man meist sofort an illegale Drogen. Wer macht sich schon klar, daß die ärztlich rezeptierten Drogen sehr viel mehr Schäden anrichten: Millionen leiden unter Persönlichkeitszerstörungen infolge von Langzeitbehandlung durch Neuroleptika oder sind abhängig gemacht worden von Barbituraten oder Tranquilizern. Keine Staatsanwaltschaft geht gegen die Drogendealer im weißen Kittel oder gegen die legalen Drogenkonzerne vor. Millionen Verbraucher werden von Schlaf- und Beruhigungspillen abhängig gemacht – das bringt Millionen und aber Millionen Gewinne.
Sogar von Neuroleptika kann man – entgegen der Behauptungen der Psychiater – abhängig werden: Nach monate- oder jahrelanger Behandlung entwickeln sich Neuroleptika-bedingte neurologische Störungen, die sich verschlimmern, wenn die Neuroleptika abgesetzt werden; so entsteht die absurde Situation, daß man das schädigende Medikament weiternehmen muß, um die durch dieses Medikament entstandenen, schweren Nervenkrankheiten eher ertragen zu können. Eine entwürdigendere Abhängigkeit als diese medizinisch induzierte, ist kaum vorstellbar.
Abhängig von Drogen, abhängig von Gewohnheiten, abhängig von Menschen. Sogar Psychotherapie kann süchtig machen: Jahrelang gehen Menschen regelmäßig zu »ihrem« Analytiker oder Therapeuten oder »Guru«, können sich ein Leben ohne ihren »Meister« nicht mehr vorstellen; sie drehen durch, entgleisen, wenn ihnen »ihr« Analytiker oder »ihr« Guru die Zuwendung versagt und leiden dann tatsächlich unter psychisch(-körperlichen) Entzugserscheinungen.
Damit man – »um jeden Preis« – ein angenehmes Lebensgefühl erreicht, muß man sich keineswegs auf Drogen stürzen oder in eine Psy-

chotherapie – einige *Gewohnheiten* können denselben Zweck erfüllen und sind bei manchen längst zur Sucht geworden: Fernsehsucht, Freßsucht, Profilierungssucht, Sexsucht, Spielsucht, Machtsucht, Fortschrittssucht, Arbeitssucht... der eine oder andere zeigt gar Entziehungserscheinungen, wenn man ihm die Droge »Fernsehen« oder die Droge »Arbeit« entzieht: unberechenbare Stimmungsschwankungen können auftreten, innere Unruhe oder Depressionen, Apathie. Und betrachten wir – dies ist nicht ironisch gemeint – die fortschrittssüchtige Atomlobby, dann zeigt diese, trotz Tschernobyl, ein »unbezwingbares Verlangen«, die begonnene Atomarisierung »um jeden Preis« fortzusetzen. Und ähnliches gilt für die wahnsinnige, waffensüchtige Aufrüstung: bis zur drohenden Selbstvernichtung verschaffen sich einige Staaten chemische und atomare Waffen-Arsenale, um jeden Preis, unbelehrbar, und mit einer Gier, die die jedes Heroinsüchtigen weit übertrifft.

Die Sucht des einzelnen Bürgers ist – gesellschaftlich gesehen – längst unbedeutend geworden gegenüber expansions-süchtigen, macht-süchtigen Konzernen und ihren Politikern, gegenüber den rüstungs-süchtigen Regierungen.

Und noch ein Gesichtspunkt: In einer Welt voll von individueller Überforderung, voll von drohender Zerstörung, (fernen) Hungerkatastrophen und tagtäglichen Kriegen – in einer solchen Welt *bewußt* zu widerstehen, kostet extrem viel Kraft, vielleicht auch Selbstaufgabe. Da ist die Flucht eines einzelnen Menschen in benebelnde Ruhe, in Betäubung und Rausch durchaus verständlich, manchmal sogar – vielleicht – eine Form von passivem Widerstand.

Das Gesagte schließt nicht aus, daß viele Drogenabhängige eine individuelle Unterstützung brauchen. Man sollte sich aber hüten, den moralischen Zeigefinger gegen Tablettenabhängige und Drogensüchtige zu erheben, denn damit verkürzt man die uns bedrohenden gesellschaftlichen Krisen zu ausschließlich individuellen Problemen.

Die Selbstzerstörung einer auf der Straße lebenden heroinsüchtigen Berliner Schülerin ist die individuelle Variante der atomaren Aufrüstungs- und Vernichtungssucht unseres Staates.

2. Schlafen kann gefährlich sein – Barbiturate und andere Schlafmittel*

Schlafstörungen und Schlaflosigkeit sind ein außerordentlich verbreitetes Problem – ungefähr ein Drittel der westdeutschen Bevölkerung leidet darunter.[1] Selten sind diese Schlafstörungen körperlich-organisch bedingt, etwa durch Herzschwäche, Schilddrüsenüberfunktion, Angina pectoris, Bluthochdruck, Fieber, Husten, Verdauungsstörungen, Gelenk- und Wirbelsäulenschmerzen oder anderen Schmerzen. Dagegen sind Schlafstörungen überwiegend durch akute oder chronische Konflikte und psychische Belastungen verursacht (seelische Erregtheit, Depressionen usw.). Dazu gehören auch soziokulturelle Entwicklungstendenzen der modernen Industriegesellschaft: Reizüberflutung, äußerst eng gesetzte zeitliche Grenzen für berufliche Tätigkeiten (Akkord-, Fließbandarbeit), künstlich hergestellte Tag- und Nachtrhythmen (Schichtarbeit), übermäßige Belastungen und mangelndes Ausleben der Emotionen. Darüberhinaus können zahlreiche Medikamente Schlafstörungen bewirken (einige Schilddrüsen- und Kreislaufpräparate, anregende Antidepressiva und viele (!) andere Medikamente). Auch eine »getarnte Nahrungsmittelallergie« kommt als Ursache für Schlafstörungen infrage. Und natürlich können scheinbar banale, äußere Faktoren sehr schlafraubend sein: Straßenlärm, kalte und feuchte Schlafräume, zu weiche Matratzen, eine störende ›Zimmerathmosphäre‹, klimatische Faktoren (Föhn, Hitze usw.), Vollmond u.v.a.
Entsprechend der weitläufigen Hoffnung, Unstimmigkeiten von Körper oder Psyche chemisch beheben zu können, nehmen sehr viele Menschen Mittel ein, die tatsächlich Schlaf bringen, genauer gesagt: Schlaf erzwingen. Es wird nicht etwa der Grund einer subjektiv empfundenen Schlafstörung gesucht und behandelt, sondern über eine Dämpfung des Wachzentrums im Gehirn lediglich eine Art Narkose erzielt.
Die Schlafmittel vom Barbiturat- und Bromidtyp wirken in höherer Dosierung lähmend auf die Übertragung von Impulsen zur Großhirnrinde bzw. führen zu Lähmungen der Großhirnrinde und des Zentral-

* *Synonyme:* Narkotika, Hypnotika, »down pills«.

nervensystems selbst. Die Schlafmittel im engeren Sinne lassen sich in Barbiturate, Bromide, Paraldehyd und Chloralhydrat und andere Substanzen gliedern.
Die barbiturathaltigen Schlafmittel sind schlaf-erzwingend, bei entsprechender Dosierung schläft jeder ein, ob er will oder nicht. Von diesen *»Schlafmitteln«* zu unterscheiden sind die *»Beruhigungsmittel«* (= Tranquilizer; chemisch: Benzodiazepine). Tranquilizer wirken primär »nur« allgemein-beruhigend, sie erleichtern das Hineinsinken in den Schlaf, sind »schlaf-bahnend«, nicht »schlaf-erzwingend«.
Wer mit Hilfe von Barbituraten tief schläft, ist kaum oder – in höherer Dosierung – gar nicht wach zu kriegen, solange das Mittel voll wirkt. Dagegen ist ein »Tranquilizer-Schläfer« sehr viel leichter aufzuwecken (niedrig dosiert werden Tranquilizer auch tagsüber genommen, zur Beruhigung, ohne die Wachheit allzu sehr einzuschränken).
Verwirrenderweise machen manche Pharmazeuten keinen Unterschied zwischen »Schlafmittel« und »Beruhigungsmittel«, und zählen dann auch Tranquilizer zur Gruppe der Schlafmittel. Die folgende Übersicht orientiert sich an Schlafmitteln im engeren Sinne (»Hypnotika«), das sind vor allem Barbiturate, Chloralhydrat/Paraldehyd und Präparate, die Brom, Diphenylhydramin, Methaqualon o. ä. enthalten:

Übersicht: **Schlafmittelpräparate**

a) Barbiturate

Chemischer Name	Handelsname*
Allobarbital	nur in Mischpräparaten
Allylbutylbarbital	nur in Mischpräparaten
Amobarbital	–
Amobarbitone s. Amobarbital	–
Aprobarbital	nur in Mischpräparaten
Barbit(ur)al	Hypnoral® (A). Veronal® (CH).
Barbitone s. Barbit(ur)al	
Brallobarbital	nur in Mischpräparaten
Bromallylbarbital s. Brallobarbital	–

Butobarbit(ur)al	Butynoct® (A). Soneryl® (CH).
Butobarbitone s. Butobarbit(ur)al	
Cyclobarbital	Cyclobarbital® (A, CH, D, Ex-DDR). Phanodorm® (D). Somnupan C® (D).
Cyclopentobarbital	–
Difebarbamat	nur in Mischpräparaten
Febarmamat	nur in Mischpräparaten
Heptabarb(ital)	Medomin® (A, CH).
Heptabarbitone s. Heptabarb(ital)	–
Hexobarbit(ur)al	Cyclopan® (A). Evipan® (CH, D). Hexobarbital® (Ex-DDR).
Hexobarbitone s. Hexobarbit(ur)al	–
Methylphenobarbital	Prominal® (A).
Pentobarbital	Nembutal® (A, CH). Neodorm® (D). Repocal® (D). Medinox-Mono® (D).
Pentobarbitone s. Pentobarbital	–
Phenobarbit(ur)al	Agrypnal® (A). Luminal® (CH). Phenaemaletten® (D).
Phenobarbitone s. Phenobarbit(ur)al	–
Propalylonal	Noctal® (D).
Secbutabarbital	nur in Mischpräparaten
Secobarbital	Dormatylan® (A). Seconal® (CH).
Vinyl(bar)bital	Optanox® (A). Speda® (CH, D).

b) Bromide/Bromharnstoffe

Chemischer Name	Handelsname*
Ammoniumbromid	–
Bromisoval (Harnstoff-derivat)	–

Carbromal (Harnstoffderivat)	Mirfudorm® (D). Somben® (A).
Clidiniumbromid	nur in Mischpräparaten
Kaliumbromid	–
Magnesiumaspartathydrobromid	Vernelan® (D).
Magnesiumglutamathydrobromid	Psychoverlan® (D). Psicosama® (D).
Magnesiumbromgluconat	Mabron® (A).
Natriumbromid	–

c) Chloralhydrat/Paraldehyd

Chemischer Name	Handelsname
Chloralhydrat (Alkohol)	Chloraldurat® (A, CH, D).
Chloralodolol (Alkohol)	Mechloral® (A).
Paraldehyd	Paraldehyd® (D).

d) Andere Substanzklassen

Chemischer Name	Handelsname*
Benzoctamin (Tetrazyklikum)	Tacitin® (A, CH, D).
Chlorhexadol s. Chloralodolol	–
Chlormethiazol s. Clomethiazol	–
Clomethiazol (Thiazolderivat)	Distraneurin® (A, CH, D).
Dihydromethoxistyrylpyron	Neuronika® (D).
Diphenhydramin	Benocten® (CH). Dibondrin® (A). Dolestan® (D). Halbmond® (D). S8 Schlaftabletten® (D). Sekundal® (D). Dibadorm N® (D). Nervo Opt N® (D). Sediat/mite (D).

Diphenylpyralin (Piperidinderivat)	nur in Mischpräparaten
Doxylaminsuccinat	Mereprine® (A, CH, D). Alsadorm (D). Gittalun (D). Hoggar N® (D). Sedaplus® (D).
Ethinamat (Urethanderivat)	Valamin® (CH).
Etodroxizin	nur in Mischpräparaten
Glutethimid (Piperidinderivat)	Doriden® (A, CH).
Guaifenesin (Carbaminsäurederivat)	Resyl® (A, CH).
Hexapropymat (Carbaminsäurederivat)	Merinax® (CH).
Hydroxyzin (Diphenylmethanderivat)	Atarax® (A, CH, D).
Meclizin s. Meclozin	–
Meclozin (Piperazinderivat)	Calmonal® (D).
Methaqualon (Chinazolinonderivat)	Mozambin® (A). Normi-nox® (CH, D).
Methylpentynol (Alkinol)	Oblivon® (CH). Pentadorm® (A).
Methyprylon (Piperidinderivat)	Noludar® (CH).
Phenoprobamat (Carbaminsäurederivat)	Gamaquil® (CH).
Pyrithyldion (Piperidinderivat)	Persedon® (A, CH).
Trimetozin (Morpholinderivat)	Trioxazin® (A, CH).
Valnoctamid	Nirvanil® (CH).

A = Österreich
CH = Schweiz
D = Bundesrepublik Deutschland
Ex-DDR = Länder der ehemaligen DDR

Folgende Mischpräparate (überwiegend Schlafmittel) enthalten entweder Barbiturate, Bromide oder Methaqualon oder andere sedierende Chemika mit bedenklichen Nebenwirkungen (z. B. sedierende Antihistaminika); von ihnen ist grundsätzlich abzuraten.

Antisacer comp.®
Baldronit®
Baldronit forte®
Belladenal®
Bellaravil®
bella sanol®
Bellergal®
Betadorm®
Biokanol N®
Cesradyston®
Cesradyston retard®
Comital®
Comital-L®
Dolestan forte®
Dormigoa®
Dormilfo N®
Dormopan®
Doroma®
Eusedon®
Euvegal comp.®
Hovaletten forte®
Itridal®
Jalonac®
Metrotonin®
Moradorm®
Nervinum-Stada®
Nervi-sal®
Nervolitan®
Neurovegetalin®
Norkotral®
Novodolestan®
Omca-Nacht®
Plantival plus®
Pronervon N®
Resedorm®
Secafobell®
Sedio-Med®
Sedovegan®
Sekundal®
Somnium forte®
Stodinox®
Valeriana-forte-Hev.®
Valeriana N comp.®
Valocordin®
Vegomed®
Vesparax mite®
Vita-Dor®
Vitanerton N®
Vivinox®
Zincum valer.-Hev.®

Diejenigen Tranquilizer, die – nicht ganz korrekt – auch als »Schlafmittel« bezeichnet werden, werden auf Seite 61 besprochen.

Barbiturate

Barbiturate (verschiedenartige Abkömmlinge der Barbitursäure) sind Mittel, die je nach Dosierung tatsächlich und zuverlässig einen narkoseähnlichen Schlaf erzwingen können. In einer Vielzahl der auf dem Markt befindlichen Schlafmittel sind sie enthalten, meist sogar in Kombination mit andersartigen Wirkstoffen. Dies kann einerseits zu unerwünschten oder schwer kontrollierbaren Wechselwirkungen führen, andererseits erschwert diese Tatsache die Abgrenzung verschiedenartiger Nebenwirkungen voneinander. Zum dritten werden dadurch die Möglichkeiten, eine – gewollte oder ungewollte – Vergiftung mit solchen Kombinationspräparaten medizinisch anzugehen, erheblich verringert. Mit besonderer Vorsicht zu betrachten sind vor allem Präparate, die durch Verpackung und Werbung den Anschein erwecken, sie seien im Grunde pflanzlicher Natur (beispielsweise Sedovegan), deren wirksamer Bestandteil jedoch eindeutig ein Barbiturat ist.

Welche Nebenwirkungen treten bei Barbituraten auf?

Unerwünschte Wirkungen scheinen – aus der Sicht der Betroffenen – bei normaler Dosierung nicht sehr häufig zu sein, denn sie werden – aufgrund der Hauptwirkung – im Schlaf gar nicht richtig wahrgenommen. Es können jedoch Schläfrigkeit am folgenden Tage, Gleichgewichtsstörungen, »Trunkensein«, Taumelgang und eingeschränktes Urteilsvermögen festgestellt werden. Seltener sind: verminderte Atmung, Erregung, Verwirrung (häufig bei älteren Personen), niedrige Körpertemperatur, Sexualprobleme, Schmerzen in Muskeln, Nerven oder Gelenken. Barbiturate schränken Fahrtüchtigkeit und ganz allgemein die Aufmerksamkeit und Wahrnehmungsfähigkeit erheblich ein.

Eine Untersuchung in England zeigte, daß ältere Menschen, die wegen nächtlicher Stürze mit resultierender Oberschenkelfraktur in eine Klinik aufgenommen wurden, überdurchschnittlich häufig unter Barbituratwirkung standen.[2] Gleichzeitiger Alkoholgenuß bringt diese Nebenwirkungen erst zum Vorschein oder steigert sie gefährlich, da beide Substanzen von der Leber verarbeitet werden müssen.

Barbiturateinnahme ist mit großem Suchtrisiko verbunden, weil die Dosis manchmal schon nach wenigen Tagen gesteigert werden muß, um dieselbe Wirkung zu erzielen. Andererseits drohen schon nach zweiwöchiger Einnahme Entzugserscheinungen im Sinne von Unruhe, Erregtheit und Schlaflosigkeit, so daß sehr häufig eine wirksame Barbituratdosis nur deswegen über Monate oder Jahre eingenommen wird, um das Auftreten dieser Entzugssymptome zu vermeiden. Aufgrund ihrer Giftigkeit und der nachlassenden Wirksamkeit sollten sie, wenn überhaupt, nicht länger als 14 Tage eingenommen werden, außerdem prinzipiell nicht bei Leber- oder Nierenerkrankungen (Kontraindikationen).

Barbiturate stören den natürlichen Charakter des Schlafs erheblich. Sie entziehen ihm sozusagen die für das psychische Gleichgewicht unerläßlichen Traumphasen. Bei Einnahme über längere Zeit kommt es zu schleichenden Persönlichkeitsveränderungen.

Im Gegensatz zu Tranquilizern ist die Dosisspanne zwischen beabsichtigter Wirkung und Vergiftung sehr gering, was sich jedoch viele Menschen »zunutze« machen: eine Überdosis von Barbituraten ist in Industriegesellschaften die meistangewandte Methode, sich das Leben zu nehmen.

Was außerdem erwähnenswert ist:[3]

- Personen über 65 Jahre erleiden die genannten Nebenwirkungen weit häufiger und schlimmer.
- Kinder und Jugendliche sollen auf keinen Fall barbiturathaltige Mittel einnehmen, weil hier Erregungszustände gehäuft auftreten.
- Bei Personen, die irgendwann alkohol- oder medikamentenabhängig waren, führen die Barbiturate mit hoher Wahrscheinlichkeit zu erneuter Abhängigkeit.
- Bei Atemwegserkrankungen (Asthma, chronischer Bronchitis usw.) verschlimmern Barbiturate die Beschwerden, da sie die Atmung dämpfen.
- Bei allen Schmerzzuständen (eine häufige Ursache von Schlafstörungen) können Barbiturate in manchen Fällen die Schmerzempfindung erhöhen.
- Bei Schwangeren und stillenden Müttern gelangen die Barbiturate ins ungeborene Kind und in die Muttermilch; ungeborene und neugeborene Kinder bauen diese Wirkstoffe besonders langsam ab.
- Einige Barbiturate sind nach einmaliger Einnahme mehrere Tage lang (trotz abnehmendem Blutspiegel) noch wirksam! (z. B. hat Phenobarbital eine Eliminations-Halbwertzeit von 2–6 Tagen).

Barbiturate sind als Schlafmittel *niemals* zu empfehlen, da Giftigkeit und Suchtpotential erheblich sind. Auch zur Beruhigung bei sehr starken psychischen Erregungs- und Angstzuständen sind sie ungeeignet, weil sie einerseits in der dann erforderlichen hohen Dosierung lebensbedrohliche Nebenwirkungen (Verminderung der Spontanatmung) hervorrufen, andererseits selbst zu Verwirrtheits-, Unruhe- und Angstzuständen führen können.
Hat sich eine Barbituratabhängigkeit ergeben, dann ist meist eine stationäre Entziehung anzuraten.
Wegen der beschriebenen Gefahren sollten Barbiturate unserer Einschätzung nach als Betäubungsmittel eingestuft werden (ähnlich dem Morphium). Dadurch würde ihre Rezeptierung wesentlich erschwert und der Konsum zurückgehen.
Fazit: Viele Pharmakologen meinen, daß Barbiturate generell nur noch in der Anästhesie und bei der Therapie der Epilepsie Verwendung finden sollten.

Bromhaltige Präparate

Bromharnstoffe sind Verbindungen des Harnstoffs mit einem Bromatom und sind insgesamt schwächer wirksam als die Barbiturate. Wenn Bromharnstoffe der Bromide in den Stoffwechsel des Körpers gelangen, dann häufen sie sich in verschiedenen Körperbereichen an, weil Brom nur langsam ausgeschieden wird. Das führt im Endeffekt zu einer schleichenden Bromvergiftung, dem sogenannten Bromismus: Verwirrtheitszustände, Gedächtnisschwund, in schweren Fällen sogar Delirien, ferner Hautentzündungen, Schnupfen, Bindehautentzündung; punktförmige Blutungen an Haut und Schleimhäuten können auftreten. Die Sterblichkeit bei Vergiftungen mit Bromharnstoffen ist noch höher als bei den Barbituraten, da sie häufig zu einer sogenannten Schocklunge führen. Auch Bromharnstoffe weisen ein hohes Gewöhnungs- und Suchtrisiko auf, weswegen sie 1978 der Rezeptpflicht unterstellt wurden; mittlerweile sind in den meisten Ländern Europas (auch in der BRD) viele Präparate aus dem Handel gezogen.

Paraldehyd und Chloralhydrat

Zwei weitere Schlafmittel sind gebräuchlich: Paraldehyd und Chloralhydrat. Paraldehyd, auch zur Dämpfung von Erregungszuständen verwandt, kann auch von nierenschwachen Menschen genommen werden, da es über die Lunge ausgeschieden wird. Bei Paraldehyd können Hustenreiz und Kehlkopfkrampf (selten) auftreten.

Chloralhydrat, dessen Wirkung schon über 100 Jahre bekannt ist, fand in neuerer Zeit wieder vereinzelt Anwendungsgebiete: in der Kinderheilkunde, bei alten Menschen mit durchblutungsbedingten Verwirrtheitszuständen und bei Personen mit Barbituratüberempfindlichkeit. Bei Herzrhythmusstörungen, Magen-Darm-Erkrankungen, Herz-, Leber- und Niereninsuffizienz darf Chloralhydrat nicht gegeben werden. Dieses Medikament verursacht weniger Nebenwirkungen als die übrigen in diesem Kapitel aufgeführten Schlafmittel, aber mehr als die chemischen Tranquilizer.

Aufgrund ihres scheußlichen Geschmacks werden beide Substanzen so gut wie nie als Suchtmittel wirksam.

Andere Substanzen

Die sogenannten *Piperidin-dione* sind den mittellang wirksamen Barbituraten ähnlich, weisen diesen gegenüber jedoch keine Vorteile auf.[4] Zu dieser Gruppe gehört auch das Thalidomid, das als *»Contergan«* traurige Berühmtheit erlangt hat. Es wurde zur Zeit seiner Einführung als das »ideale Schlafmittel« angepriesen, da es »gut wirksam« war, und da es – aufgrund seiner »geringen Giftigkeit« – praktisch ausgeschlossen war, sich damit das Leben zu nehmen. Da Schlafstörungen oft auch während der Schwangerschaft auftreten und hier vielleicht als besonders belastend empfunden werden, wurde das Medikament wegen seiner anscheinend geringen Nebenwirkungen in großem Umfang werdenden Müttern verschrieben. Der andere Teil der Geschichte ist bekannt. Die Contergan-Katastrophe zeigt schlaglichtartig auf, wie gefährlich es ist, scheinbar »nebenwirkungsarme« Medikamente als harmlos zu betrachten. Aufgrund der fruchtschädigenden Wirkung dieser Substanz wurden in den Jahren 1958–61 ungefähr 10 000 behinderte Kinder geboren. Erst 1961 wurde dieser fatale Zusammenhang bekannt gemacht und das Thalidomid aus dem Handel gezogen.

». . . es gibt keine Schlafmittel, nur Dämpfungs- oder Beruhigungsmittel!«

Die Problematik der Schlafmittel aus medizinischer Sicht wird von Dörner und Plog so zusammengefaßt:

> ». . . es gibt keine Schlafmittel, nur Dämpfungs- oder Beruhigungsmittel! Was wir fälschlich so nennen, verhindert in Wirklichkeit den natürlichen Schlafrhythmus, bewirkt Entzug sowohl von Tiefschlaf als auch von Traumschlaf. Es zerstört also die körpereigene, endogene Schlaffähigkeit und verschlimmert daher die Schlaflosigkeit. Da sich der Körper schon ab der 2. Woche an das jeweilige Mittel gewöhnt, ist die Verführung zum Dauerkonsum bei abnehmender Wirkung und Dosiserhöhung, also die Suchtgefahr von vornherein gebahnt. Dies kann – außer der pharmazeutischen Industrie – niemandem nützen.«[5]

Oft liegen einer Schlafstörung belastende Lebenssituationen, Konflikte mit der Umwelt, den Mitmenschen oder der Arbeit zugrunde. In erster Linie sollten also die Ursachen der Schlafstörung gesucht und, wo es sinnvoll ist, mit psychotherapeutischer Hilfe behandelt werden, statt das Symptom, die ureigene Äußerungsweise des Körpers, auszuschalten.

Wenn sonst nichts hilft: Tranquilizer?

Bei hartnäckiger oder über längere Zeit quälender Schlaflosigkeit kann der Einsatz von Tranquilizern überlegt werden, die aufgrund geringerer Nebenwirkungen, geringeren Suchtpotentials und geringerer Giftigkeit den hier aufgeführten Schlafmitteln in jedem Fall vorzuziehen sind. Dennoch stellt sich auch bei Tranquilizern die Frage, ob man einen »chemisch herbeigeführten« Schlaf möchte. Eine wochenlange, oder gar eine Dauermedikation ist auch mit Tranquilizern nicht empfehlenswert.

Nicht-chemische Methoden der Schlafförderung

Wer den Tag über untätig war und Sinnleere empfindet und deswegen abends nicht zum Schlafen bereit ist, müßte eigentlich seinen Tagesablauf ändern. Wer nicht schlafen kann, weil er vom anstrengenden Arbeitstag so erschöpft ist, daß er gar keine Kraft und Ruhe aufbringt, sich zu entspannen und abzuschalten (weil ja schon der nächste, genauso anstrengende Tag droht), sollte seine Arbeitssituation oder -weise verbessern. Aber das ist bei der derzeitigen Arbeitsmarktlage kaum möglich. Gleichzeitig können natürlich körperliche oder geistige Arbeit unmittelbar vor dem Schlafengehen oder der Konsum von Nikotin und Koffein, manchmal auch von Alkohol, den Schlafeintritt verzögern. Aber auch Straßenlampen, Verkehrslärm, zu weiche Schlafunterlagen, das Schnarchen der Partnerin oder des Partners und viele andere ›äußerliche‹ Ursachen, können den Schlaf stören.
Schlafen zu können heißt in der Regel: seinen Körper und dessen Bedürfnisse zu kennen. Viele Menschen in der Industrie- und Leistungsgesellschaft haben ein gestörtes Verhältnis zum eigenen Körper, besonders wenn körperliche Bedürfnisse und Rhythmen immer mehr durch äußere Zwänge, beispielsweise durch Schichtarbeit, unterdrückt werden und man sich dadurch noch weiter davon entfernt, seine Bedürfnisse lustvoll zu befriedigen. Gerade vor dem Hintergrund einer von außen aufgeprägten Zeitstrukturierung, die für alles und für jeden Normen ausgibt, sollte man möglichst oft seinen eigenen momentanen Bedürfnissen nachgeben und länger schlafen, wenn man sich unlustig, traurig, überlastet oder müde fühlt – und auf der anderen Seite auch mal weniger als gewohnt schlafen, wenn man sich in Zeiten guter Stimmung und hoher Aktivität weniger schlafbedürftig fühlt. Man sollte

nicht etwa danach trachten, ein statistisches Schlafsoll von 7 bis 8 Stunden pro Nacht zu erfüllen.

Wie die nachfolgende Tabelle zeigt, nimmt die natürliche Schlafdauer, das notwendige Schlafpensum im Laufe des Lebens ab. Ein dreijähriges Kind schläft durchschnittlich zwölf Stunden, ein Fünfzigjähriger etwa sechs Stunden. Beachtenswert ist auch, daß es ausgesprochene Kurzschläfer gibt, die nicht mehr als vier Stunden Schlaf brauchen. Aber andererseits gibt es ausgesprochene Langschläfer, die – auch im Erwachsenenalter – mindestens zehn oder zwölf Stunden dem Schlaf widmen.

Durchschnittliche Schlafdauer (in Stunden):

Altersklasse	Schlafdauer
Neugeborene	16–18
2–3 Jahre	12
bis 14 Jahre	10
15–20 Jahre	8–9
20–30 Jahre	8
30–45 Jahre	7
45–50 Jahre	6
50–90 Jahre	5–6

Regulierend auf den Nachtschlaf wirkt oft auch – selbst wenn dies auf Anhieb paradox erscheint – ein kurzer Mittagsschlaf (15 oder 30 Minuten lang). Denn eine allzu lange Wachheit und Anspannung kann das abendliche »Abschalten« und Einschlafen-Wollen erschweren – die in den südlichen Ländern immer noch übliche »Siesta« ist ein bekanntes Vorbild.

Wer nicht einschlafen kann oder zu früh erwacht, sich schlaflos hin- und herwälzt und zu grübeln anfängt – für den wäre es meist besser, wieder aufzustehen und etwas Angenehmes zu machen: Lesen, Musik hören, Briefe schreiben etc.

Und: es muß nicht immer Tiefschlaf sein – manchmal reicht auch leichtes »Dösen«, entspanntes Ruhen, um sich am Morgen – dennoch – einigermaßen ausgeruht zu fühlen.

Übrigens stellt sich in vielen Fällen bei Schlafstörungen die natürliche Schlaffähigkeit nach einer gewissen Zeit wieder von selbst ein, weswegen man durchaus auch versuchen sollte, ein oder zwei Wochen ein gewisses Schlafdefizit zu ertragen, sofern man die Anforderungen während der Wachzeit des Tages einigermaßen erfüllen kann.

Eine Nacht ohne jeglichen Schlaf hat erwiesenermaßen bei depressiven Menschen einen (manchmal sehr deutlichen) stimmungshebenden Effekt.
Grundsätzlich sollte man jede *nicht-medikamentöse Methode*, die Schlaf herbeiführt, den Pillen vorziehen: vor dem Zu-Bett-Gehen einen Spaziergang machen, sich auf angenehme Art etwas Zeit zum Abschalten gönnen, bei schwachem Licht lesen, beruhigende Musik hören oder sich sonstwie vom ständigen Denken und vielleicht quälenden Grübeln-Müssen ablenken. Man kann **Entspannungsübungen** ohne oder unter Anleitung erlernen und durchführen, etwa Atemübungen, autogenes Training, Yoga oder meditative Übungen. Wir wollen jedoch nicht verschweigen, daß der »Erfolg« solcher Methoden eng mit der persönlichen Einstellung zu seinem Körper, seiner Seele und überhaupt zum Leben als »Ganzem« zusammenhängt, und daß man bereit sein soll, diese Einstellung eventuell zu ändern.

Auch sogenannte **hydrotherapeutische Maßnahmen** zur vegetativen Gesamtumstimmung können dienlich sein: vor dem Einschlafen Bäder mit beruhigenden Zusätzen (Brom, Baldrian, Melisse) nehmen; in die Sauna gehen; (zusätzlich) feucht-warme Leib- oder Brustwickel vor dem Schlafengehen anlegen; »Einschleifen« bestimmter Reflexe durch Koppelung, z. B. ein abendliches, in der Temperatur ansteigendes Fußbad mit einem Schlafmittel kombinieren, und später das Schlafmittel schrittweise abbauen. Ebenfalls führen verschiedenartige Massagen (Muskel-, Bindegewebsmassage) zum Schlaf.

Pflanzliche Schlaf- und Beruhigungsmittel können sehr wirksam sein; besonders wenn man einen sorgfältigen, liebevollen Umgang mit seinem Körper zu einem Bestandteil seines Lebenskonzeptes macht. Baldrian (Valeriana officinalis) dämpft vor allem nervöse Erregung: 2 Teelöffel Radix Valer. heiß aufgießen und 8–12 Minuten ziehen lassen oder ½–2 Teelöffel Tinct. Valer. einnehmen, etwa als Zusatz zu einem warmen Getränk.
Hopfen (Humulus lupulus) wirkt als Tee besonders schlaffördernd und verleiht wahrscheinlich auch dem Bier seine beruhigende Wirkung. Melisse (Melissa officinalis) wirkt beruhigend und krampfstillend. Ferner können Passionsblume (Passiflora incarnata), Schlafmohn (Papaver somniferum) oder Pomeranze (Citrus aurantium) verwendet werden. Auch Kräuterkissen mit Hopfen, Baldrian, Lavendel, Origano, Melisse, Thymian sind aus der Volksmedizin als schlaffördernde Mittel bekannt. Sind Unruhe-, Angst- oder Erregungszustände die schlafver-

hindernde Ursache, dann sind pflanzliche Beruhigungsmittel (siehe Kapitel 6) häufig wirksam.
Schließlich kann manchmal Coffein – paradoxerweise – schlaffördernd sein, v. a. bei älteren Menschen, aber auch bei Jüngeren mit sehr niedrigem Blutdruck: Man nimmt an, daß durch Coffein (als Coffeintabletten oder als Tasse Kaffee) das Gehirn besser durchblutet und damit auch das Schlafzentrum angeregt wird.

Die **Homöotherapie** benutzt zur Schlafförderung ebenfalls verschiedene Stoffanwendungen: beispielsweise Aconitum D 12 (bei nervöser und verdauungsbedingter Schlaflosigkeit), Belladonna D 12 (wenn man schläfrig ist und doch nicht einschlafen kann), Coffea D 4 (bei Schlaflosigkeit aus Munterkeit), Cypripedium D 3–D 6 (bei Kindern), Nux vomica D 12 (bei Schlaflosigkeit wegen Magen-Darm-Störungen). Dies sind nur ungefähre Hinweise auf die Möglichkeit der Homöopathie bei Schlafstörungen (siehe auch Seite 316).
Darüber hinaus: Wer nicht allzusehr an Alkohol gewöhnt ist, wird auf ein Glas Wein oder ein bis zwei Bier sehr müde werden und in der Regel auch (oft »wie ein Stein«) einschlafen. Allerdings scheint Alkohol ebenfalls den Traumschlaf zu verändern, zudem können sich in der zweiten Nachthälfte Entzugserscheinungen durch verminderte Schlaftiefe, gehäuftes Erwachen und Alpträume bemerkbar machen.

Aber um es nochmals zu verdeutlichen: Ist die Fähigkeit gestört, erholsam zu schlafen, so ist dies ein Anzeichen, eine Art Warnlicht dafür, daß das körperlich-seelische Gesamtbefinden aus dem Gleichgewicht geraten ist. Schon kleine Unstimmigkeiten, dem Bewußtsein meist noch verborgen, können sich in Schlafproblemen niederschlagen. Diese zu lösen, kann eine Angelegenheit umfassender Veränderungen in der Lebensführung oder Lebens- und Arbeitssituation sein, was auch die Schulmedizin immer mehr zu erkennen scheint: »Die unübersehbare Zahl der Kombinationspräparate auf dem Gebiet der Beruhigungsmittel und Schlafmittel ist ein Hinweis unter vielen, daß psychische Spannungen wirksam und dauerhaft durch Arzneimittel allein so gut wie nie zu lösen sind.« (Fülgraff)[6]

Gespräch mit Helmut B. (38 Jahre) – »... die Leute schlucken das Zeug und merken nicht einmal, daß sie abhängig davon werden.«

Helmut B. ist Pharma-Referent und war etwa ein halbes Jahr lang schlafmittelabhängig.

Interviewer: *Wie kamst du dazu, Psychopharmaka zu nehmen?*

Helmut B.: *Streß. Beruflicher Streß. Ich muß da weiter ausholen. Ich habe vor ungefähr 2 Jahren angefangen, bei der »D. A.« zu arbeiten, und am Anfang war das eigentlich eine ganz normale Tätigkeit wie in jeder anderen pharmazeutischen Firma auch. Ich bin übrigens seit 14 Jahren im Pharma-Außendienst tätig. Und dann hat meine Firma eben relativ schlecht in Europa Fuß gefaßt, ausgenommen die deutsche Tochter, deren Umsatzzuwächse sich pro Jahr auf 30 bis 50% belaufen. Dies zu halten, ist schwierig... Wir haben mehrere Produkte, für die es in der Zentrale eine eigene Abteilung gibt: Senior-Product-Manager, Product-Manager, Junior-Product-Manager, Hilfs-Product-Manager, wo eigentlich jede einzelne Stelle vor sich hinarbeitet. Beim Außendienstmitarbeiter kommt dies nun zusammen wie in einem Brennspiegel. Das sind, um mal eine Zahl zu nennen, circa 300 Rundschreiben pro Jahr, die alle bearbeitet werden müssen, also ein wahnsinniger Papierkram. Dazu kommen 10 bis 12 Arztbesuche pro Tag – und da überhaupt rumzukommen, ist an sich schon relativ schwierig. Aber es kommt ja – wie beschrieben – der ganze Verwaltungskram dazu, mit Schreiben, Tagesberichten, Wochenberichten, Vorplanung und Gebietsleiterberichten, Regionalleiterberichten, Außendienstleiterberichten... und so geht das fort. Ich meine, das hat sich in den letzten eineinhalb Jahren so gesteigert, daß wir sicher personell gesehen eine Fluktuation haben wie kaum eine andere Firma in Deutschland.*

I.: *Wie fingen nun die Schlafstörungen an?*

H.: *Ja, es fing damit an, daß ich bis nachts um 2 oder 3 Uhr arbeiten mußte. Und morgens mußte ich natürlich früh raus, weil ich tagsüber unterwegs sein mußte... Das ist so ein Circulus vitiosus. Morgens nimmt man ein Mittel, damit man überhaupt wach wird.*

I.: *Welches?*

H.: *Tja, da gibts verschiedene. Captagon oder Tradon, in diese Richtung. Und am Abend bist du davon natürlich noch munter, arbeitest auch noch sehr lange. Und dann auf Kommando einschlafen zu können, ist selbstverständlich ein Ding der Unmöglichkeit. Ergo – am andern Morgen muß man ja relativ frisch sein – nimmt man eben ein Schlafmittel. Und das Verfluchte an dem Zeug ist: Am Anfang ist es eine halbe Tablette, dann wird es eine... Es wirkt immer weniger und ungenügender, und du mußt immer mehr nehmen.*

I.: *Welches hast du genommen?*

H.: *Am Anfang Nembutal, weil das am einfachsten für mich zu erreichen war.*

I.: *... weil es von »deiner« Firma kommt?...*

H.: *Ja. Und dann Medinox, Valium, Diazepam, je nachdem. Wobei die Diazepam-, Lorazepam-Reihe zu einem gewaltigen »Hangover« führt. Und damit nun am nächsten Morgen Auto zu fahren, ist wirklich eine mittlere Katastrophe. So bin ich dann eben auf die kurzwirksamen Barbiturate ausgewichen.*

I.: *Von denen hattest du am nächsten Morgen keinen »Hangover«?*

H.: *Nein. Am Anfang zumindest nicht. Nur, das habe ich erst nach einiger Zeit gemerkt: Erstens hatte man am anderen Morgen tatsächlich Sprachstörungen. Ich konnte nicht mehr richtig artikulieren nach sechs Monaten Gebrauch, zum Teil habe ich die Worte verwechselt. Obwohl ich das Richtige sagen wollte, kam eben das Falsche heraus. Ganze Silben habe ich falsch gesprochen und – ja, es ist auch eine Persönlichkeitsveränderung mit einhergegangen...*

I.: *Schon nach sechs Monaten?*

H.: *Ja. Da bin ich eigentlich erst draufgekommen, als Freunde oder Bekannte mich darauf angesprochen haben. Die sagten: »Mensch, was ist denn mit dir los? Du wirkst, als ob du besoffen wärst.« Da habe ich mir dann gesagt, so geht das nicht weiter... Dann kamen noch verschiedene Erkrankungen hinzu, dann ein Autounfall, dann eine Angina pectoris, Schwindelzustände, ein durchgebrochenes Magengeschwür...*

I.: *Diese vier »Erkrankungen« traten alle auf, während du Schlafmittel nahmst?*

H.: *Ja.*

I.: *Wie hast du dich jeweils am nächsten Morgen gefühlt, nachdem du dich quasi mit Schlafmitteln betäubt hattest? Erholt oder ausgeschlafen?*

H.: *Nein. Ausgeschlafen sicher nicht. Nun, die Dinger wirken so sechs bis acht Stunden. Man schläft ein, wie wenn man mit dem Hammer eins auf den Kopf bekommt; man ist vollkommen weg und schläft auch eigentlich glatt durch. Träume sind gar keine mehr da; früher träumte ich immer. Und am anderen Morgen wachst du auch relativ pünktlich auf, bist auch wieder da, körperlich und geistig. Nur läufst du am Anfang aber eben etwas besoffen durch die Gegend. Und das geht nicht, wenn du fit sein mußt und Auto fahren. Deswegen habe ich diesen Zustand eigentlich auch wieder beendet.*

I.: *Hast du sonst körperliche Nebenwirkungen gehabt?*

H.: *Im Grunde nicht, aber das zeigt sich ja nicht von heute auf morgen, das kann ja unter Umständen nach einem halben Jahr kommen: Leberschäden und so weiter.*

I.: *Diese Neben- oder sagen wir besser Folgewirkungen waren dir ja bekannt, und dir ist ja auch bekannt, daß Barbiturate schlaferzwingende Mittel sind und somit an den Ursachen deiner Schlafstörungen völlig vorbeigehen. Aber du hast das alles in Kauf genommen?*

H.: *Es blieb mir ja gar nichts anderes übrig. Was soll man machen, ich meine, irgendwoher muß das Geld ja kommen. Und man steht ja, wie jeder Pharmavertreter, unter einem ganz erheblichen Erfolgszwang. Da bleibt einem ja gar nichts anderes übrig, zumal man kaum direkten Einfluß auf seinen »Verkauf« hat. Ich meine, wenn ich hergehe und ein Geschäft besuche, eine Ware anbiete, einen Auftrag schreibe, da habe ich zumindest einen Kunden vor mir, dem ich etwas verkaufen kann, den ich überzeugen kann. Das kann ich zwar bei einem Arzt auch, aber die Kontrolle darüber, daß er das Arzneimittel, das ich ihm anbiete, auch verwendet, habe ich nicht. Die bekomme ich erst eineinhalb Monate hinterher. Und auch da weiß ich nicht, welcher Arzt nun was verordnet hat. Es gibt ja nun diesen RPM-Index, dessen Existenz von der Pharmaindustrie immer wieder abgestritten wird. Er weist aus, wieviel von einem bestimmten Präparat in DM in einem bestimmten Bezirk, wie zum Beispiel Hamburg 50 oder Hamburg 13, im Quartal abgesetzt worden ist, wodurch es dann möglich ist, Umsatzsteigerungen oder -einbußen über einen längeren Zeitraum genau zu registrieren. Und das Perfide an diesem System ist, daß man zwar den Verkauf eines Präparates steigern kann, nur der Index, und nach dem wird die Leistung im Pharma-Außendienst bemessen, der kann trotzdem runterfallen. Laß mich das erklären: Wenn von einem Präparat in allen Bezirken, bezogen auf die einzelnen Pharma-Vertreter und Ärzte, gleichviel verordnet wird, dann haben alle Vertreter einen Index von 100. Dies ist der Bezugswert. Und wenn nun ein Arzt in einem Bezirk überproportional viel von einem Präparat verordnet, steigt nun der Index des betreffenden Pharmavertreters auf meinetwegen 180. Das bedeutet aber, daß ein anderer auf 20 runterfallen muß in der Bewertung, denn der Durchschnitt von 100 bleibt, obwohl der mit 20 Bewertete in DM gleichviel wie im letzten Quartal an die Praxis abgesetzt haben kann.*

I.: *Das erinnert an sogenannte sozialistische Länder, wo ein Arbeiter sein Soll um 50 oder 100 Prozent übererfüllt hat und danach die Arbeitsnorm für alle heraufgesetzt wurde.*

H.: *Hinzu kommt eben die Hierarchie, in der der Pharma-Außendienstvertreter das letzte Glied ist. Darüber kommen die ganzen Vorgesetzten, die da heißen: Gebietsleiter, Regionalleiter, Außendienstleiter, Linienleiter, dann Produktmanager bis hinauf zur Geschäftsleitung ... Da sind also x Stellen. Und es geht ganz unten los: Der Gebietsleiter »begleitet« einen ein, zwei Mal im Monat und beobachtet die »Arztgespräche«. Daß man da nicht ruhig bleibt, ist ganz klar. Ich muß gestehen, wenn der sich angesagt hat, und das geschieht meist recht kurzfristig, schlafe ich die Nacht zuvor nicht.*

I.: *In solchen Nächten nimmst du wahrscheinlich kein barbiturathaltiges Schlafmittel.*

H.: *Das würde wahrscheinlich auch gar nichts nützen. Es ist komisch: Ich konnte mich nie an solche Situationen gewöhnen. Auch zum Beispiel vor Tagungen, wo mit Video-Training jedes Wort in*

einem Satz ausgefeilt wurde. Es geht zu wie bei Roßtäuschern. Es kommt ja gar nicht mehr auf irgendeine Information für den Arzt an – zumindest bei meiner Firma ist das so. Das ist eigentlich Nebensache: Es bringt der Firma überhaupt nichts, »Wissenschaft« zu verkaufen, es geht um das Produkt. Natürlich müssen die Außendienstvertreter an der Oberfläche über die Materie Bescheid wissen, sonst unterhält sich ja kein Arzt mit ihnen. Aber es kommt ja vielmehr auf Fangfragen an, die ausgearbeitet werden; auf die der Arzt nur noch mit ja antworten kann. Gut, ob er das »Ja« dann auch verordnet, ist eine andere Frage. Aber da fügt sich dann eben hinzu, daß die Ärzte von den Pharmavertretern sehr hofiert werden, durch Sachzuwendungen etc. Nun, ich würde sagen, das ist die reinste Bestechung.
Man ist also gezwungen, keine Rücksicht zu nehmen auf seine Kollegen. Ich habe im Grunde das Glück, da ich für unsere Verhältnisse schon lange in unserer Firma bin, daß ich gute Kontakte zu meinen Kollegen habe. Und dadurch, daß ständig Neue eingestellt werden (weil die anderen nach einem halben oder einem Jahr wieder gehen, weil sie einfach – auch nervlich – nicht mehr durchhalten), gehöre ich praktisch zum Stammpersonal.

I.: *Wie ist denn die durchschnittliche »Arbeitszeit« als Pharma-Außendienstvertreter zum Beispiel in deiner Firma?*

H.: *Das kann ich schlecht sagen. Ich habe vor dreieinhalb Jahren angefangen, von dem damaligen Kurs ist ungefähr noch ein Viertel dabei. Im Gebiet Hamburg haben wir elf Mitarbeiter und ich bin darunter am viertlängsten dabei, wobei ich gesehen habe, daß manche Stelle schon mehrmals umbesetzt war.*

I.: *Zurück zu den Medikamenten. Du hast gesagt, daß du das Nembutal praktisch von deiner Firma bekommen hast? Hast du dabei einen Arzt kontaktiert, um ein Rezept zu bekommen, oder wie bist du an die Schlafmittel und Tranquilizer sonst herangekommen?*

H.: *Moment mal, das Nembutal habe ich nicht von meiner Firma bekommen. Meine Firma hatte es zwar, es wurde aber schon längere Zeit nicht mehr »besprochen«. Es gab auch keine Muster mehr; inzwischen ist es in der BRD aus dem Handel gezogen worden . . .*

I.: *Warum?*

H.: *Ohne Begründung. Ich weiß nicht, ob es Nembutal in anderen Ländern noch gibt. Es ist ja ein sehr berüchtigtes Präparat: Eine ganze Menge Leute hat sich damit umgebracht, z. B. Marilyn Monroe, wahrscheinlich auch Gründgens und einige andere noch, nimmt man jedenfalls an. Für den Pharmareferenten ist es aber an sich keine Schwierigkeit, an ein bestimmtes Präparat zu kommen, denn man trifft täglich fünf bis zehn Kollegen im Außendienst. Und da heißt es dann einfach: Der eine braucht dies, und der andere braucht das ...*

I.: *... für den persönlichen Bedarf, Aufputsch- und Schlafmittel wohl vor allem?*

H.: *Nicht unbedingt, da kommen auch Antibiotika dazu, Steroide, Hormonpräparate. Was eben so alles auf dem Markt ist.*

I.: *Ihr als Pharma-Außendienstleute stellt dann praktisch auch ohne Arzt Diagnose und Indikation für die medikamentöse Selbsttherapie?*

H.: *Selbstverständlich. Aber wenn man lange genug in der Branche ist, kennt man sich eigentlich auch so gut in der Medizin aus, daß man aufgrund gewisser Leitsymptome eine Diagnose stellen kann. Das gehört ja eigentlich zu meinem Handwerkszeug.*

I.: *Und über die Nebenwirkungen weißt du wahrscheinlich auch besser Bescheid als manche Ärzte?*

H.: *Sicher, denn die Nebenwirkungen eines Präparates werden einem Arzt ja nie erzählt. Sie werden von »uns« aus auch nicht angesprochen. Es sei denn, man wird ausdrücklich danach gefragt. Dann bin ich gesetzlich dazu verpflichtet, ihm diese mitzuteilen. Allerdings geschieht das natürlich nicht so, daß der Arzt gleich zurückschreckt. Obwohl der gesetzliche Auftrag ja lautet (seit 1978 ist der Beruf des Pharmareferenten in einem »Berufsbild« genau festgelegt), daß er eigentlich verpflichtet ist, auf Neben-, Wechselwirkungen und Gefahren, Kontraindikationen hinzuweisen.*
Es wird einem aber strikt von der Firma untersagt, diese Worte in Gegenwart des Arztes in den Mund zu nehmen.

I.: *Hast du dir nun alle Medikamente, die du genommen hast, selber besorgt, oder warst du deswegen auch mal beim Arzt?*

H.: *Ich war mal beim Arzt. Ich bin auch mit einem sehr gut befreundet. Und wenn ich etwas brauche, bekomme ich das auch: entweder als Muster, oder ich lasse mir eben ein Rezept ausstellen. Das macht jeder Arzt, zumindest jeder, den ich kenne. Mit Schlafmitteln ist das sowieso kein Problem. Aufputschmittel zu kriegen, ist schon wesentlich schwieriger. Da werden sich die wenigsten Ärzte zu einer Verordnung bereit finden. Aber auch da gibt es Mittel und Wege.*

I.: *Welche?*

H.: *Über die Apotheke.*

I.: *Diese Mittel sind aber doch rezeptpflichtig.*

H.: *Nun, das ist so. Die Apotheker sind ja alle so arme Leute, die am Hungertuch nagen und über jeden Pfennig froh sind, den sie umsetzen können. Insofern sind sie durchaus bereit, alles und jedes zu verkaufen ...*

I.: *... wenn sie sicher sein können, daß es nicht bekannt wird, daß sie da gegen gesetzliche Bestimmungen verstoßen.*

H.: *Natürlich verstößt er da gegen gesetzliche Bestimmungen, aber das kann ihm ja keiner nachweisen. Solange ich nicht hergehe und ihn anzeige.*

I.: *Mich würde noch interessieren: Hast du dir in der damaligen Situation – bis nachts um 1 Uhr arbeiten und morgens um 7 Uhr wieder fit sein zu müssen – irgendeine Alternative zu Schlafmitteln vorstellen können oder ernsthaft überlegt?*

H.: *Nein. Ich mußte notgedrungen Schlafmittel nehmen. Ich habe es ja mehrfach ohne probiert. Ich hätte natürlich »durchmachen« und auch am nächsten Morgen anfangen können. Nur dann wäre garantiert im Laufe des Vormittags der Zusammenbruch gekommen. Und das ist eben die Zeit, zu der ich arbeiten muß.*

I.: *Es gibt ja verschiedene Wege, Schlafstörungen zu beseitigen, auch nicht-chemische. Hast du etwa autogenes Training oder pflanzliche Schlaf- oder Beruhigungsmittel versucht, oder war es für dich von vornherein klar, daß solche sanften Methoden bei deiner beruflichen Situation nicht anschlagen?*

H.: *Nein. Ich verstehe zwar nichts von autogenem Training, ich habe aber Baldrian und Homöopathika probiert, habe es mit Duschen und Bädern versucht. Das mag auch bei normalen Schlafstörungen Sinn haben und vor allem bei älteren Menschen auch wirken, aber bei mir hat das überhaupt nichts gebracht.*

I.: *Das heißt also, um von deinen Schlafstörungen loszukommen, hättest du eigentlich deinen Beruf wechseln oder zumindest deine äußere Situation verändern müssen.*

H.: *Theoretisch ja.*

I.: *Praktisch nein?*

H.: *Materiell war ich natürlich gezwungen, in meinem Beruf weiterzumachen, denn von irgend etwas muß ich ja leben. In meinem alten Beruf würde ich, weil ich schon zulange draußen bin, nicht mehr unterkommen. Andererseits verdient man als Pharmareferent nicht schlecht. Und von einem bestimmten Lebensstandard, an den man sich gewöhnt hat, wieder runterzugehen, ist viel, viel schwieriger als aufzusteigen. Bei der Arbeitslosigkeit heute ist es sehr, sehr schwer in einer Pharmafirma als Pharmareferent eine gute Anstellung zu bekommen.*

I.: *Wie schätzt du die Wirkung der Schlafmittel ein? Helfen sie, heilen sie?*

H.: *Schlafmittel sind sicher zum Teil nützlich, und es hat auch einen guten Grund, daß sie auf dem Markt sind. Nur bleibt die Tatsache, daß Schlafmittel an den Ursachen einer Schlafstörung überhaupt nichts ändern. Das habe ich an mir selbst festgestellt. Man muß das Ding an der Wurzel anpacken – und das habe ich jetzt getan.*

I.: *Wie?*

H.: *Indem ich gekündigt habe. Es ist so, ich habe gekündigt, bin dann hinterher auch noch krank geworden, ich bin auch im Moment noch krankgeschrieben. Ich fange zwar nächste Woche wieder an zu arbeiten, in einer anderen Firma, aber in der jetzigen Situation habe ich der Arbeit gegenüber eher ein »Leck-mich-am-Arsch-Gefühl«. Ich habe mit der Firma abgeschlossen, und es kann mir jetzt egal sein, ob der Umsatz steigt oder fällt.*
Und ich hatte jetzt das Glück, eine Firma zu finden, wo die Bedingungen für die Mitarbeiter tatsächlich noch so sind, wie sie sein

sollten (übrigens eine Firma, die praktisch ausschließlich homöopathische Präparate vertreibt). Ich meine, geschenkt bekommst du nirgendwo etwas, aber je mehr sinnlose Arbeit du machst, desto mehr ärgerst du dich, desto größer ist die nervliche Belastung! Du schreibst bis spät in die Nacht Berichte, quälst dich damit ab, und keiner schaut sich diese Berichte an, Konsequenzen werden auch nicht daraus gezogen.

I.: *Du hast während der Zeit, in der du Schlafmittel einnahmst, einen Autounfall, eine Angina pectoris, Schwindelanfälle und ein durchgebrochenes Magengeschwür »gehabt«. Würdest du sagen, daß dein Körper so akut und eigentlich lebensbedrohlich reagiert hat, weil du ihm praktisch keine andere Chance gegeben hast, als in Notwehr zu handeln?*

H.: *Weiß ich nicht genau. Ich hatte nie vorher Probleme mit meinem Magen oder mit meinem Herz. Sicher, ich bin von Haus aus Hypotoniker. Aber insgesamt denke ich schon, daß es auf den Streß und vor allem auf die Medikamente zurückzuführen war, was mit mir passierte. Denn im Grunde sind ja Schlafmittel nicht das Medikament für psychische Erkrankungen, die im Endeffekt zu Magengeschwür und Herzinfarkt führen.*

I.: *Wie stehst du als Insider zu Psychopharmaka?*

H.: *Also der größte Teil von dem Zeug ist »Schmarrn«, zumal die gleichen Präparate unter anderem Namen von anderen Firmen angeboten werden. Die Wirkung ist letztendlich die gleiche, ob nun bei Tranquilizern, Schlafmitteln oder Neuroleptika. Vom gleichen Wirkstoff gibt es jeweils oft zehn verschiedene Präparate. Gefährlicher wird es dann schon, wenn einzelne Firmen das eine oder andere dazumischen. Es ist in meinen Augen völlig sinnlos, Cyclobarbital mit Pentobarbital oder Bromazepam mit Flurazepam zu kombinieren. Aber der Markt wird eben ausgebaut, die Leute schlucken das Zeug und merken nicht einmal, daß sie abhängig davon werden. Und es ist wahnsinnig schwierig, wieder davon runterzukommen, zumal die Schlafstörungen in der Regel nach Absetzen des Schlafmittels viel größer sind als bei Beginn der Therapie ...*

I.: *... und dann vielleicht nicht mehr ursächlich behebbar, weil man die Abhängigkeit gelernt hat.*

H.: *Das ist beim Normalpatienten ja kein bewußter Vorgang, und auch mir wurde es erst durch die Nebenwirkungen und Störungen klar, die dann später eingetreten sind. Die Sachen abzusetzen, ist weiß Gott nicht einfach. Gut, ich habe dann eben ein paar Nächte durchgemacht, was für mich ziemlich einfach war, da ich zu der Zeit ja krankgeschrieben war und nicht unter dem Druck stand, am nächsten Tag arbeiten zu müssen. Damals konnte ich eben schlafen, wenn sich mein Körper meldete, und es bildete sich auch wieder ein gewisser Schlafrhythmus aus. Aber ich kann sagen, daß es immer noch nicht so ist wie früher, als man sich ins Bett gelegt hat und eingeschlafen ist.*

I.: *Hast du im engeren Sinn Entzugssymptome gehabt?*

H.: *Nein.*

I.: *Du hast erzählt, daß du auf andere wie »besoffen« gewirkt hast, daß andere dich in deiner Persönlichkeit als verändert erlebt haben. Ist davon etwas geblieben?*

H.: *Davon nichts. Was geblieben ist – ich weiß nicht genau, ob es darauf zurückzuführen ist –, sind gelegentlich erhebliche Depressionen, die ich nie vorher in meinem Leben hatte. Das bricht nun manchmal richtig durch. Damit muß ich eben fertig werden.*

Anmerkungen
Captagon: Psychostimulans
Tradon: Psychostimulans
Nembutal: Barbiturat-Schlafmittel
Medinox: Barbiturat-Schlafmittel
Valium: Tranquilizer
Diazepam: Tranquilizer
Hang-over: (hier) Müdigkeit nach Einnahme eines Schlafmittels am folgenden Tag
Hypotoniker: Mensch mit niedrigem Blutdruck

3. Psychostimulantien* – neuer »Schwung« für die Seele?

Psychostimulantien sind allgemein anregende, antriebssteigernde Stoffe und erhöhen sowohl die psychische als auch die körperliche Leistungsfähigkeit. Das am längsten bekannte und verbreitetste Psychostimulantium ist Kokain, ein Produkt der Kokapflanze. Die anderen Psychostimulantien werden synthetisch hergestellt.

Folgende Psychostimulantien befinden sich auf dem Markt:

Amfetaminil	AN 1® (D)
Fenetyllin	Captagon® (D)
Methamphetamin	Pervitin® (aus dem Handel)
Methylphendidat	Rilatin® (A)
	Ritalin® (CH, D)
Pemolin	Tradon® (A, D)
	Vidil® (A)

Illegal im Handel sind verschiedene Amphetamine, Kokain und mehrere ›neuere‹ Kokain-Zubereitungen (wie »Crack« usw.).
Amphetamin und Methamphetamin sind derzeit in der Bundesrepublik und in den meisten anderen westlichen Ländern nicht als Arzneimittel zu haben.
Psychostimulantien sind keineswegs nur in der Drogenszene beliebt, ihre Verwendung ist allgemein verbreitet: Viele Menschen in anstrengenden Positionen und Berufen – Manager, Musiker, Schauspieler, Leistungssportler – greifen zu Psychostimulantien, aber zunehmend auch Jugendliche, die dem Leistungsdruck in der Schule gewachsen sein wollen, besonders vor Prüfungen.
Da Psychostimulantien das Hungergefühl unterdrücken, werden einige

* *Synonyme:* Weckmittel, Amphetamine, Stimulantien, Psychoanaleptika, Exzitantien, Speed, Kick, prelus, Weckamine, Aufputschmittel, co-pilots, pep pills, purple hearts.

dieser Substanzen oder chemische Abkömmlinge auch als Appetitzügler angeboten. Sie machen schlank und munter, verleihen also Eigenschaften, die angeblich ideal sind – verständlich, daß nicht nur korpulente Hausfrauen Appetitzügler probieren (doch diese chemischen Appetitzügler sind nicht zu empfehlen).
Bevor wir auf die allgemeinen Aspekte der chemischen Psychostimulantien eingehen, wollen wir Kokain – die in Verruf geratene Mutter dieser Medikamentengruppe – etwas ausführlicher vorstellen.

Kokain,* die Zauberdroge aus Peru

Kokain hat in der Drogen-Szene viele Namen: Koks, Happy dust, Charly, Blanche, Corinne, Schnee, Happy snow, Co, »C«.
Der Anbau der Kokasträucher hat seine älteste Tradition in Peru und zum Teil in den angrenzenden Gebieten von Bolivien. Einige Indiostämme in Peru haben die Kokablätter bereits vor der Einführung des Münzgeldes als Zahlungsmittel gebraucht, was die Wertschätzung dieser Pflanze unterstreicht. Koka galt als wunderbare Pflanze, sie verhalf zu magischen Kräften – war eine Mittlerin zwischen Diesseits und Jenseits.
Die Kokablätter waren, und sind es zum Teil heute noch, ein sehr verbreitetes Genußmittel und Stimulans. Die Blätter werden in den Ursprungsländern mit Kalk aus gemahlenen Muscheln gekaut.
Kokain macht lebenskräftiger und arbeitsfähiger, vertreibt Hunger und Durst, kann leicht benebeln und unkritisch machen, hilft, unmenschliche Lebensbedingungen zu ertragen ... Die Indios mußten die Ausbeutungsmethoden der weißen Eroberer und ihrer Nachfolger aushalten – Koka kauend war das Leben weniger schrecklich. Die Reichen des Landes, denen Ländereien und Bergwerke gehörten, wußten: Koka kauende Indios leben zwar kürzer, sind aber zähe, willige und genügsame Arbeitskräfte.
Boliviens Zinnminenarbeiter kauen, um die unerträglichen Arbeitsbedingungen in den giftigen Gasen und Stäuben der Schächte auszuhalten, ständig Kokablätter. Sie werden dadurch zwar allgemein stimuliert, verlieren aber gleichzeitig jegliches Empfinden und Gefühl für den eigenen Körper. Die meisten von ihnen werden nicht älter als 35 Jahre und sterben an Silikose (Staublunge). Sie haben im Grunde

* *Synonyme:* Schnee, C, happy dust, white dust, charlie, corinne, blanche.

gar keine andere Wahl, wenn sie nicht verhungern wollen. Durch Kokain können sie dieses ausweglose Elend halbwegs ertragen. Einer, der zusammen mit den bolivianischen Minenarbeitern geschuftet hat, schildert das so:

> »Beim Durchlaufen der Stollen waren wir von tropischer Hitze zu eisiger Kälte und wieder in die Hitze hinübergewechselt, wobei wir mehrere Stunden in derselben vergifteten Atmosphäre verbrachten. Beim Einatmen dieser dichten Luft voll Feuchtigkeit, Gasen und Staub und Rauch konnte man verstehen, warum die Minenarbeiter in wenigen Jahren den Geruchs- und Geschmackssinn verlieren. Alle kauten, während sie arbeiteten, Kokablätter mit Asche, und auch das war Teil des Vernichtungswerks; denn die Koka stumpft bekanntlich, während sie den Hunger besänftigt und die Müdigkeit verhüllt, allmählich das Alarmsystem ab, über das der Organismus verfügt, um am Leben zu bleiben.«[1]

Auch ohne Schwerstarbeit muß *bei ständigem, jahrelangem Koka-Konsum mit seelisch-körperlichen Schädigungen gerechnet werden:* Herzrasen, Herzrhythmusveränderungen, schwere Kreislaufstörungen, Schlaflosigkeit, schmerzhafte Magenerkrankungen, Schleimhautschäden in Nase und Mund (durch Schnupfen und Kauen), Verstopfung, Gelbsucht, Blutarmut, Störungen des Zentralnervensystems, Persönlichkeitsveränderungen, Apathie, Parkinson-ähnliche Leiden, Wahnideen, Halluzinationen, Entkräftung bis hin zum langsamen oder plötzlichen Tod.

Bei kurzzeitigem und nicht-regelmäßigem Gebrauch halten sich die unerwünschten Wirkungen sehr in Grenzen und treten bei niedriger Dosierung gar nicht oder kaum in Erscheinung. So überwiegen bei den meisten Gelegenheitskonsumenten die positiven Eigenschaften: die angenehme seelisch-körperliche Leistungssteigerung, die Enthemmung, die sexuelle ›Leistungssteigerung‹ und Lustvermehrung, die stimmungshebende, deutlich antidepressive Wirkung.

Der Kokastrauch wurde später nicht nur in Peru und Bolivien, sondern auch in Java, Sumatra und Madura angebaut. Ab 1900 kam das Schnupfen von Kokainpulver in Mode, zunächst in den USA, dann auch in Europa. Die Medizin entdeckte Kokain als lokales Betäubungsmittel, und als solches ist Kokain in begrenztem Umfang immer noch in Gebrauch; die Psychiatrie setzte Kokain um die Jahrhundertwende zur Behandlung der Melancholie ein, bis man auf das hohe Abhängigkeitspotential dieser Zauberdroge aufmerksam wurde. (Dennoch wäre – unter kontrollierten Bedingungen – Kokain als anregende, stark-antidepressiv wirkende Arznei denkbar, zumal die ›Nebenwirkungen‹ der im

Handel befindlichen, legalen chemischen Antidepressiva schlimmer sein können als die von Kokain (vgl. S. 186).
Wer Kokain – oder gar die neue Kokainzubereitung »Crack« – als Psychostimulantium regelmäßig, vor allem in größerer Menge nimmt, der geht das Risiko ein, abhängig zu werden. Für den Entzug gilt Ähnliches wie bei den chemischen Psychostimulantien (siehe unten). Nicht selten bleiben aber nach einer (z. B. jahrelangen) Kokainsucht leichte bis schwere Dauerschäden (im Sinne der erwähnten »unerwünschten Wirkungen«, manchmal auch Hirnschäden zurück). Der niedrig dosierte und nur gelegentliche Kokainkonsum dagegen scheint für die meisten psychisch stabilen Menschen ungefährlich zu sein.
Kokain war früher eine Luxusdroge, nur schwer zu haben, sehr teuer und nur den vermögenden Gesellschaftsschichten zugänglich. Inzwischen sind die Preise erschwinglicher geworden, und der Umsatz steigt; obwohl in den meisten europäischen Staaten Vertrieb und Konsum von Kokain gesetzlich verboten sind, nehmen schätzungsweise einige hunderttausend Menschen regelmäßig Kokain, in den USA sind es ein paar Millionen, die – immer wieder – zu dieser beschwingenden »Glückseligkeitsdroge« greifen.
Sigmund Freud, der – als er Kokain für sich entdeckte – von dieser uralten Droge überaus angetan war, schrieb vor mehr als hundert Jahren sehr euphorisch:

> »Die hauptsächlichste Anwendung der Coca wird wohl die bleiben, welche die Indianer seit Jahrhunderten von ihr gemacht haben: überall dort, wo es darauf ankommt, die physische Leistungsfähigkeit des Körpers für eine gegebene kurze Zeit zu erhöhen und für neue Anforderungen zu erhalten, besonders wenn äussere Verhältnisse eine der grösseren Arbeit entsprechende Ruhe und Nahrungsaufnahme verhindern. So im Kriege, auf Reisen, Bergbesteigungen, Expeditionen u. dgl., wo ja auch die Alkoholica einen allgemein anerkannten Werth haben. Die Coca ist ein weit kräftigeres und unschädlicheres Stimulans als der Alkohol und ihrer Anwendung in grossem Masstabe steht derzeit nur ihr hoher Preis im Wege.«[1a]

Über die vielfachen Wirkungen der chemischen Psychostimulantien

Über die Wirkungsweise der chemischen Psychostimulantien gibt es mehrere Spekulationen: Einige Psychostimulantien führen offenbar zu einer Ausschüttung der »Leistungs-Überträgerstoffe« Adrenalin und

Noradrenalin, greifen wahrscheinlich auch direkt im Gehirn ein, regen das Wachzentrum an und reduzieren die Weckschwelle. Die körperlichen Wirkungen können sich in vermehrter physischer Belastbarkeit zeigen, in Blutdruckerhöhung, Erhöhung der Herzfrequenz, Änderung der Körpertemperatur und Verminderung der Nahrungsaufnahme. Im Grunde eröffnen die Psychostimulantien dem Menschen die »letzten« verschlossenen Leistungsreserven, die normalerweise der Willkür entzogen sind und welche »die Natur« eigentlich für unvorhergesehene Notsituationen bereithält. Offenbar kann aber unter ihrem Einfluß – bei hoher Dosierung – die physiologische Leistungsgrenze des Menschen nicht mehr richtig abgeschätzt werden. Auf diese Weise lassen sich auch die Todesfälle von Sportlern erklären, die unter dem Einfluß von Psychostimulantien ohne Selbstkontrolle alle restlichen Energien ausschöpfen und endgültig zusammenbrechen.

Die *psychische Wirkung* der chemischen Psychostimulantien ist der des Kokains ähnlich: Diese Medikamente unterdrücken Müdigkeit, Schlappheit und Hungergefühle, sie steigern die Konzentrations- und die psychomotorische Leistungsfähigkeit, sind stimmungsaufhellend und auch – unterschiedlich ausgeprägt – antidepressiv. Mit Hilfe einer stattlichen Dosis ist man »gut drauf«, fühlt sich stark, überlegen, ist bestens gelaunt, vielleicht sogar euphorisch. Man spürt eine unerschöpfliche Energie in sich, stark genug für alle Aktivitäten – Essen und Schlafen werden unwichtig. Auch das Bedürfnis nach Sex kann steigen, doch kann bei Männern die Lust oft stärker sein als die Potenz.

Die stimulierende Wirkung hält meist nur einige Stunden, manchmal auch einen Tag oder länger an, dann folgt – nur nach hoher Dosierung – in der Regel eine ausgeprägte Müdigkeit. Wird die gewöhnlich wirksame Dosis erheblich erhöht, verdoppelt oder gar verdreifacht, dann können einige Psychostimulantien eine gegenteilige Wirkung entfalten und psychisch verstimmen, depressiv machen.

Als *unerwünschte Wirkungen,* die eng mit den erwünschten zusammenhängen, treten manchmal auf: Herzrasen, Herzstolpern, Bluthochdruck, Schlaflosigkeit, Zittern, Kopfschmerzen, Mundtrockenheit, Durchfall und übermäßige Abmagerung. Diese Erscheinungen vergehen nach Absetzen des Mittels und sind bei niedriger Dosierung ohnehin sehr selten. Bei längerem Gebrauch von Amphetaminen und seinen Verwandten (z. B. Pervitin) kann es zu einer körperlichen Gewöhnung oder zur Abhängigkeit kommen. Zudem stellen sich manchmal bei chronischer und hochdosierter Anwendung Wahnvorstellungen, Halluzinationen und Angstzustände ein, die in seltenen Fällen sogar Tage oder Wochen anhalten können. Wer unter Herzkrankheiten, Glaukom, vergrößerter Prostata, Schilddrüsenüberfunktion oder Hypertonie leidet, sollte mit Psychostimulantien äußerst zurückhaltend sein (Kontraindikationen); am besten befragt man in solchen Fällen einen Arzt seines Vertrauens.

Die Verwendung von *chemischen Appetitzüglern* (die zur Gruppe der Psychostimulantien gehören, z. B. Mirapront, Adiposetten) ist sehr problematisch, da der hungerdämpfende Effekt – bei gleichbleibender Dosierung – schon nach kurzer Zeit stark abnimmt. Bei Aminorex (Handelsname: Menocil) wurde nach längerem Gebrauch als Appetitzügler bei einigen Menschen eine tödliche Erhöhung des Blutdrucks im Lungenkreislauf festgestellt; inzwischen ist dieses Präparat nicht mehr im Handel.

Ist es zu einer Psychostimulantiensucht gekommen, so ist der Entzug im Vergleich zu den harten Drogen verhältnismäßig erträglich: Die Betroffenen leiden unter einem allgemeinen Schwächezustand, unter erhöhtem Schlafbedürfnis, unter Heißhunger, Depressionen, Verwirrtheit ... Trotz dieser Beschwerden kann das psychostimulierende Suchtmittel schlagartig entzogen werden. Ratsam ist es, den Entzug in einer Klinik vorzunehmen, um eventuell auftretende Komplikationen besser überwachen zu können.

Wie bereits erwähnt, erschließen Psychostimulantien dem Menschen Leistungsreserven, die eigentlich für Notsituationen bereitstehen – Situationen, in denen sich der Mensch Schlaf- oder Nahrungsaufnahme nicht »leisten darf«. Werden ständig, über Monate oder Jahre hinweg, diese natürlichen Reserven des Körpers ausgeschöpft, kommt es verständlicherweise zu einer fortschreitenden Ausbeutung des Körpers, zu einer Auszehrung, zu Versagenszuständen und zu gefährlichen Kreislaufstörungen.

Können Psychostimulantien überhaupt empfohlen werden?

Die Schulpsychiatrie und -medizin rezeptieren Psychostimulantien nur in Ausnahmefällen, unter anderem bei einer äußerst seltenen neurologischen Erkrankung, der sogenannten Narkolepsie. Manche Kinderärzte verordnen das umstrittene Psychostimulantium *»Ritalin« bei Kindern mit »hyperkinetischem Syndrom«* (so nennt man eine ›Verhaltensauffälligkeit‹, die mit extremer psychomotorischer Unruhe einhergeht). Das stimulierende Ritalin wirkt gewissermaßen paradox und macht die meisten Kinder deutlich ruhiger. Allerdings nur für wenige Stunden, dann kommt erneut die Zappeligkeit. Die Symptome werden also lediglich vorübergehend gemildert, geheilt werden die Kinder nicht. Außerdem muß mit vielen Nebenwirkungen gerechnet werden: Schlafstörungen, Kopfschmerzen, Krampfanfälle, Allergien, Angstzustände und letztendlich alle oben aufgezählten unerwünschten Wirkungen von Stimulantien. In den USA wurde sogar von mehreren Todesfällen bei Ritalin-Patienten berichtet.

Über 70000 Ritalinpackungen wurden 1988 in der BRD für Kinder verschrieben. Dabei können Kinder auch – auf diese Weise – süchtig gemacht werden. Hinzu kommt eine dauernde, schwer einschätzbare Beeinträchtigung der geistig-seelischen Entwicklung.

Alternative Vorgehensweisen, bei denen auf Psychopharmaka verzichtet wird, wären: Kinderpsychotherapie (z. B. Familien-, eventuell auch Verhaltenstherapie), die Methodik der Klinischen Ökologie (Austestung einer Nahrungsmittelallergie), Gabe von Vitaminen und Mineralstoffen (manchmal können z. B. Magnesiumpräparate überraschende Beruhigung bringen), schließlich: mehr Toleranz und weniger Überforderung.

Die Psychostimulantien werden nicht nur über Apotheken vertrieben, der Schwarzmarkt spielt wahrscheinlich eine größere Rolle.

Wer sich seelisch stimulieren, wer sich aufputschen will, wer munterer und aktiver sein möchte und dabei Pillen und Pulver als Hilfsmittel nicht scheut, der kann einige der weniger starken Psychostimulantien in Erwägung ziehen.

Unter den chemischen Psychostimulantien sind beispielsweise AN1 und Captagon wegen ihres relativ geringeren Suchtpotentials am ehesten zu gebrauchen. Meist reichen 1 bis 2 Tabletten pro Tag; die Tabletten sollten nicht täglich eingenommen werden und insgesamt möglichst nicht länger als 3 bis 6 Wochen.

Die mit Abstand am häufigsten konsumierten Stimulantien sind rezeptfrei und ohne Schwarzmarktrisiken überall zu haben: Koffein und Nikotin. Doch nicht wenige Menschen wollen über diese Art der Antriebssteigerung hinausgehen. Ohne Zweifel kann es Situationen geben, in denen man das Bedürfnis hat oder die Notwendigkeit verspürt, sich eine übernatürliche Belastbarkeit und Leistungsfähigkeit zu verschaffen, notfalls mit Hilfe der Chemie. Vor Prüfungen oder bei ungewöhnlichen Arbeitsanforderungen greifen manche Menschen zu Psychostimulantien; andere möchten durch diese Mittel ihre ständige Müdigkeit,

Kraftlosigkeit oder quälende Antriebslosigkeit überbrücken und überwinden. Ein längerer und hochdosierter Gebrauch ist jedoch risikoreich, zumal man auf diese Weise das Bewußtsein für Bedürfnisse und Möglichkeiten des eigenen Körpers außer Kraft setzt und sich damit einen künstlichen Lebensrhythmus, ein künstliches und vielleicht gefährlich überhöhtes Lebenstempo auferlegt. Nicht wenige Menschen nehmen abwechselnd »Speed« (z. B. Pervitin) und Tranquilizer (z. B. Valium oder Adumbran). Mit dem einen Mittel ist man »voll drauf«, die andere Pille braucht man dann, um wieder »runter zu kommen«, um abzuschalten. Manche kombinieren Psychostimulantien mit Tranquilizern oder Alkohol, wobei die müdemachende Komponente bei den letztgenannten Drogen aufgehoben wird und der »glücklich-machende« Effekt voll zur Wirkung kommt – man ist »doppelt speedy«, »wahnsinnig gut drauf«.
Etwas anderes ist es, wenn man manchmal gleichsam notgedrungen Aufputschmittel schluckt, um den übersteigerten Belastungen am Arbeitsplatz, in der Schule, im Showgeschäft (als Musiker, Mannequin etc.) gewachsen zu sein. In Kriegs- und Krisenzeiten steigt übrigens der allgemeine Gebrauch von Psychostimulantien, weil hier höchste Anforderungen gestellt werden: Die Arbeiter und Techniker in der Rüstungsindustrie, die »Krisenmanager«, die Piloten müssen ihr Äußerstes geben und überschreiten dabei ganz offensichtlich die natürliche Leistungsbereitschaft ihres Körpers – das wäre auf Dauer ohne stimulierende Mittel kaum auszuhalten (auch im Wahnsinns-Krieg am Golf, Anfang 1991, wurden neue, stimulierende Weckmittel an Piloten erprobt). Hier zeigen sich vielleicht Parallelen zu den ausgebeuteten, Koka kauenden Indios.
Durch ihren muntermachenden, antriebssteigernden und stimmungshebenden Effekt kann den Psychostimulantien durchaus auch eine *antidepressive Komponente* zugesprochen werden. Selbst wenn man die Nebenwirkungen und die mögliche Suchtgefahr berücksichtigt, haben die leichteren Stimulantien (wie AN1 und Captagon) weniger Risiken als die antriebssteigernden chemischen Antidepressiva und werden von den meisten Patienten als sehr viel angenehmer erlebt, was im Grunde das entscheidende Kriterium sein sollte. Depressive Menschen, die stark selbstmordgefährdet sind, sollten auf Psychostimulantien prinzipiell verzichten.
Es gibt auch nicht-medikamentöse Möglichkeiten zur Stimulierung der Seele (siehe Kapitel 7).

4. Legale und illegale Glücksdrogen: Alkohol, Haschisch und andere Euphorika

Euphorika können eine »rosige« und lustbetonte Stimmung erzeugen. Sie beseitigen Traurigkeit, Schmerz- und Angstgefühle, freilich nicht bei jedem Menschen gleichermaßen. Meist entsteht eine angenehme Mattigkeit, etwa nach dem Motto: »Schlapp, aber glücklich.« Die bekanntesten Drogen dieser Gruppe sind: Alkohol, Haschisch (bzw. Marihuana), Opium, Morphium, Heroin.

So alt wie die Menschheit selbst ist auch ihr Versuch, sich mit berauschenden Drogen in einen Zustand zu versetzen, der die tagtägliche Mühsal vergessen macht und das übliche Alltagsglück übersteigt. In fast allen Kulturen hat der Konsum von Glücksdrogen eine lange Geschichte; viele rituelle Feste sind ohne Alkohol, Haschisch oder Opium undenkbar. Diese Drogen spielen sogar in religiösen Feierlichkeiten eine Rolle, selbst sittenstrenge Protestanten nippen während der Abendmahlfeier am weingefüllten Kelch: Die Droge Alkohol darf eine religiös-symbolische Bedeutung haben.

Doch der profane, alltägliche Drogenkonsum hat wenig mit solcher Symbolik zu tun: Unzählige Tonnen von Alkohol werden täglich getrunken, das »war schon immer so« und ist gesellschaftlich anerkannt. Sehr viel schwieriger haben es hier die Heroinabhängigen, allein in der Bundesrepublik 100 000 bis 150 000 Menschen.

Die einzelnen Euphorika sind in ihrer chemischen Zusammensetzung sehr unterschiedlich. Gemeinsam ist ihnen, daß sie angenehme, anregende Gefühle und eine veränderte Wahrnehmung erzeugen können und daß sie in größeren Mengen rauschartige Bewußtseinsveränderungen auslösen. Bei längerdauerndem und höher dosiertem Gebrauch können alle Euphorika zu Persönlichkeitsstörungen und unangenehmen körperlichen Erscheinungen führen.

Alkohol

Alkohol, die Droge, die wir fast alle aus eigener Erfahrung kennen, hat sowohl dämpfende als auch erregende Eigenschaften, offenbar durch eine direkte Wirkung auf die Nervenzellen im Gehirn. In geringeren Mengen wirkt er eher stimulierend, macht aufgeweckt, gelöst, gesprächig und setzt manchmal Hemmungen herab. In höherer Dosis zeigt er einen ziemlich typischen »Tranquilizer-Effekt«, kann Spannungen, Angst und Traurigkeit mindern, Niedergeschlagenheit und Mißempfinden bekämpfen, das Selbstgefühl heben und durch seine schläfrig machende Eigenschaft Schlafstörungen überwinden helfen.

Alkohol kann also durchaus sehr gegensätzlich und vielfältig auf die Psyche wirken. In Europa ist der Alkohol sicherlich das verbreitetste Psychopharmakum. Mit ihm lassen sich unerträgliche Lebensbedingungen, Konflikte mit Umwelt und Mitmenschen erträglicher machen – zumindest lassen sie sich verdrängen oder vergessen. Wird Alkohol kontrolliert und einigermaßen gezielt – »niedrig dosiert« – eingesetzt, dann ist sein Konsum durchaus vertretbar, zumal er wahrscheinlich weniger schädigende Wirkungen entfaltet als die diversen chemischen Mittel (Schmerz- und Schlaftabletten, Antidepressiva, Tranquilizer). Während die meisten Menschen über die Wirkungen der Medikamente nicht informiert sind, können sie mit Alkohol umgehen und wissen in der Regel, welche »individuelle Dosis« sie für einen angenehmen Zustand »brauchen«, und ab welchen Mengen Gesundheitsschäden zu befürchten sind.

Der gelegentliche Genuß von Alkohol zur leichteren Bewältigung von psychischen Schwierigkeiten hat nichts mit Alkoholismus zu tun. Dennoch sollte klar sein, daß Alkohol eine Reihe von unerwünschten Wirkungen zeigt, vor allem bei längerem und stärkerem Konsum.

Mit ansteigender Dosis können akut folgende Erscheinungen auftreten: Gangstörungen, Einschränkung der Wachheit, Koordinationsstörungen, Verlangsamung der Reaktion, leichte Sprachstörungen, Fehleinschätzungen, leichte und schließlich schwere Bewußtseinsstörungen mit reduziertem Erinnerungsvermögen (hier wären wir dann bei etwa 1,5–2 Promille angelangt).

Auch zahlreiche chronische Schäden bei höherem Alkoholkonsum sind bekannt: Leberverfettung (die im Extremfall zur Leberzirrhose führen kann), Nervenschädigungen (mit Empfindungs- und Bewegungsstörungen), Potenzstörungen, Magen-Darm-Erkrankungen, Vitaminmangelerscheinungen, Hirnschädigungen (mit Persönlichkeitsabbau, Intelligenzminderung etc.). Außerdem ist bei Kindern von Alkoholikerinnen und Alkoholikern öfters damit zu rechnen, daß Chromosomenschäden auftreten.

Bei regelmäßigem langfristigem Konsum »größerer« Mengen Alkohol kann (individuell sehr verschieden) eine körperliche Abhängigkeit entstehen, mit entsprechenden Entzugserscheinungen beim »Absetzen«: Bekannt ist das Delirium tremens, das häufig bei plötzlichem Entzug auftritt, verbunden mit Halluzinationen, Erregung, Verwirrtheit, Schlaflosigkeit etc. Daneben entwickelt sich auch eine psychische Abhängigkeit, die bei einer nicht geringen Zahl der Alkoholkonsumenten vorliegen dürfte. Für die Entziehung von Alkohol sind an erster Stelle Selbsthilfegruppen wie die »Anonymen Alkoholiker« (AA) und das »Blaue Kreuz« zu empfehlen (siehe das Adressenverzeichnis). Häufig wird jedoch ein stationärer Aufenthalt notwendig sein – hierfür gibt es entsprechende Einrichtungen.

Alkohol ist die Volksdroge Nummer eins und rezeptfrei überall zu haben. Dafür werden jährlich allein in der Bundesrepublik mehr als 40 Milliarden DM ausgegeben, woran Staat und Genußmittelindustrie gut verdienen. Etwa 2 Millionen Menschen gelten als alkoholkrank, d. h. sie konsumieren große Mengen Alkohol länger als ein Jahr und haben die Kontrolle über das Trinken verloren.

Alkohol zeigt also viele Aspekte: Er ist ein Genußmittel, ein euphorisierendes Rauschmittel, eine »sakrale Droge« (Meßwein), eine antidepressiv wirksame, beruhigende Droge, ein Suchtmittel ...: in Europa und Nordamerika die wichtigste legale Droge ...

Cannabis* (Haschisch, Marihuana)

Haschisch (»shit«) und Marihuana – beide enthalten Cannabis – sind eng verbunden mit dem Lebensgefühl der »Blumenkinder« (»flower-power-generation«) und der Jugend- und Studentenbewegung gegen Ende der sechziger Jahre. Haschisch und Marihuana sind nicht nur unter Jugendlichen, sondern auch unter vielen Alt-Alternativen als »sanfte« Drogen ziemlich weit verbreitet. Cannabis führt, ähnlich wie Alkohol, zu einem meist angenehmen Gefühl der Entspannung und Beruhigung, einem Gefühl des Abrückens von Alltagsproblemen bis hin zu einer Art wunschloser Gleichgültigkeit, und erzeugt eine leichte bis deutliche Aufhellung der Grundstimmung (Euphorie).

Die Denkabläufe werden häufig als besonders phantasievoll, assoziationsreich und beglückend erlebt; auch lassen sich in dem durch Canna-

* Synonyme: Shit, Heu, Gras, Mary Jane, Acapulco Gold, Pot. Als Zigarette: Joint. Als Markenbezeichnungen: Schwarzer Afghan, grüner Türke etc.

bis erzeugten Rauschzustand optische und akustische Wahrnehmungen, Film oder Musik, intensiver empfinden. Bei höherer Dosis kann Cannabis eine erregende Wirkung entfalten, die unter Umständen in ängstliche Unruhe, aggressive Gereiztheit und Verstimmung mündet; bei sehr hoher Dosierung kann es aber auch zu Trugwahrnehmungen und Wahnerlebnissen kommen (weshalb manche – fälschlich – Cannabis als ›halluzinogene Droge‹ definieren).

An körperlichen Wirkungen sind nicht selten Hungergefühl, Absinken des Blutdrucks und Beschleunigung des Herzschlags festzustellen. Bei längerem und höherdosiertem Gebrauch reichern sich die Wirkstoffe des Cannabis im Körper an, so daß die Wirkung länger als erwartet anhalten kann (abklingend über mehrere Tage).

Im Gegensatz zu Alkohol fällt Cannabis unter das Betäubungsmittelgesetz, das den nicht-ärztlichen Umgang mit »süchtigmachenden« Stoffen unter Strafe stellt. Medizinisch gesehen ist dies nicht gerechtfertigt; hierzu die Professoren Hänsel und Haas: »Haschisch erzeugt keine körperliche und nur eine mäßig starke psychische Abhängigkeit.«[1] Beim Absetzen der Droge treten keine Abstinenzsymptome auf. Freilich besteht bei längerfristigem und höherdosiertem Gebrauch ein gewisses Risiko der psychischen Gewöhnung (geringer als beim Alkohol), da sich mit dieser Soft-Droge allerlei Probleme »bewältigen« lassen.

Wahrscheinlich liegt die unterschiedliche Auslegung des Betäubungsmittelgesetzes darin begründet, daß einerseits mit dem Alkohol erhebliche wirtschaftliche Interessen verknüpft sind. Andererseits soll wohl durch die Kriminalisierung der »Droge« Cannabis eine soziale Kontrolle der Konsumenten erreicht werden, die z. T. eine nicht unbedingt systemkonforme politische Einstellung und Lebensauffassung vertreten.

(Über die Anwendung von Cannabis als beruhigendes und antidepressives Mittel siehe unter Kapitel 6).

Opiate: Morphin, Codein, Heroin ...

Aus den unreifen Kapseln des Schlafmohns wird ein Milchsaft gewonnen, der unter dem Namen **Opium** allgemein bekannt ist. Dieser Saft wird zu einer rötlich-braunen, bitteren Masse eingetrocknet. Offenbar benutzten die Sumerer schon vor 6000 Jahren Opium als Rauschdroge. Später gelangte es auch nach Ägypten und Griechenland, wo es wahrscheinlich bei Mysterienkulten eine wichtige Rolle spielte. Nach wie vor wird Opium in einigen Ländern Asiens als Genußdroge gegessen oder geraucht; in den europäischen Ländern ist der Konsum von Opium illegal, opiathaltige Medikamente unterliegen der Betäubungsmittelverordnung.

In Europa wurde Opium vor allem durch die englischen Romantiker als »beglückendes Euphorikum« bekannt. Die Schilderung des Briten Thomas de Quincey über seinen ersten Opium-Genuß:

> »... hier war das Geheimnis des Glücks auf einmal entdeckt, über das die Philosophen so viele Jahrhunderte diskutiert hatten; das Glück konnte jetzt für einen Penny gekauft und in der Westentasche mitgenommen werden, tragbare Ekstasen konnte man auf Halbliterflaschen abgezogen bekommen, und Seelenfrieden ließ sich mit der Post versenden.«

Im Opium sind mehrere hochwirksame Stoffe enthalten: Morphin, Codein, Narkotin, Papaverin u. a. Darüber hinaus zählen zu den Opiaten jedoch auch synthetisch hergestellte Substanzen, etwa das starke Suchtmittel Heroin.

Offenbar gibt es im menschlichen Nervensystem sogenannte Opiatrezeptoren, also speziell für Opiate empfängliche Bindungsorte. Interessanterweise produziert der Körper eigene morphinähnlich wirkende Substanzen, die ebenfalls an diesen Bindungsorten ansetzen und beispielsweise bei Streßsituationen ins Blut ausgeschüttet werden, um die Schmerzwahrnehmung zu vermindern (»Endorphine«).

Morphin, der wirksamste Bestandteil des Opiums, »dämpft eine Vielzahl reflektorischer Reaktionen des Organismus auf störende Einflüsse.«[2] Dabei werden die damit verbundenen psychischen Empfindungen, z. B. Schmerz oder Erregung, ebenfalls unterdrückt. Die Wirkung der Opiate ist vielseitig: Auf das zentrale Nervensystem können sie sowohl erregend als auch dämpfend Einfluß nehmen. Schon in niedriger Dosierung erzeugen sie ein außergewöhnlich euphorisches Wohlbefinden (sehr selten kommt es zu gegensätzlichen Wirkungen, zu Verstimmungen und zu allgemeiner Schlappheit).

Morphin wurde erstmalig 1803 von dem Chemiker Friedrich Sertürner aus dem Mohnsaft in reiner Form extrahiert. Der Name »Morphin« soll an den griechischen Gott der Träume, Morpheus, erinnern. In der Medizin wird Morphin als starkes Schmerzmittel eingesetzt.

Opium und Opiate weisen verschiedene *Nebenwirkungen* auf: Verzögerung der Magenentleerung, Übelkeit, Verstopfung, Harnverhaltung, Auslösung von Gallenkoliken, Schwindel, Kreislaufschwäche bis hin

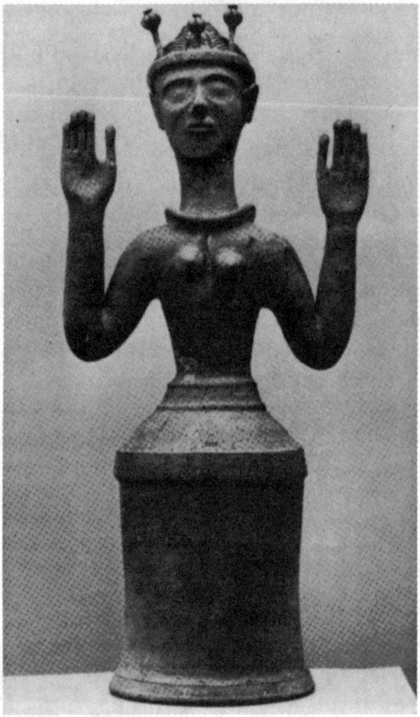

Opium, das älteste Psychopharmakon der Welt: eine göttliche Droge? (Darstellung einer »Mohngöttin« aus der spätminoischen Zeit, 1350–1100 v. Chr.)

zum Kollaps, Dämpfung des Hustenzentrums, Dämpfung des Atemzentrums (bei sehr hoher Dosierung Gefahr des Atemstillstands). Die genannten schwerwiegenden Nebenwirkungen sind jedoch in niedriger und mittlerer Dosierung sehr selten. Einige Nebenwirkungen sind sogar medizinisch erwünscht: Bei sehr schweren Durchfällen etwa »lähmt« die Opiumtinktur den Darm zuverlässig.

Das ebenfalls aus dem Opium stammende **Codein** ist in vielen Hustenmitteln enthalten und vor allem zur Stillung von Reizhusten oder schmerzhaftem Husten geeignet; außerdem ist es als wirksames Schmerz- und Beruhigungsmittel durchaus geeignet (Abhängigkeit selten).

Schließlich seien noch einige **künstlich hergestellte Morphine (synthetische Opiate)** erwähnt, die in der Medizin vorwiegend als stärkste Schmerzmittel große Bedeutung haben: Pethidin (Dolantin®), Buprenorphin (Temgesic®), Pentazocin (Fortral®), Levomethadon (L-Polamidon®), Dihydrocodeinhydrogentastrat (DHC 60 Mundipharma®),

Hydromorphon-HCL (Dilandid®), Morphin-HCl (Morphinum hydrochloricum®), Morphinsulfat (MST Mundipharma®).
Opiate haben die Eigenschaft, sowohl körperlich als auch psychisch stark abhängig zu machen. Anscheinend verführen ein sonst nie gespürtes Wohlempfinden und die entstehende Euphorie dazu, das »wunschlose Glück« immer wieder zu suchen. Um die gewünschte Wirkung zu erreichen oder die unerwünschten Entzugssymptome zu vermeiden, müssen von Mal zu Mal höhere Mengen zugeführt werden, da Körper und Psyche sich rasch an die Anwesenheit des Stoffes »gewöhnen«.
Entzugserscheinungen können jedoch bei allen Opiaten (vor allem bei mittlerer und höherer Dosierung und bei längerem Gebrauch) auftreten. Sie sind gekennzeichnet durch Tränen, Schnupfen, Schwitzen; später kommt es zu Appetitlosigkeit, Unruhe, Erregung, Krämpfe, Durchfall, Kreislaufkollaps. Auch durch medizinische Anwendung von Opiaten kann es zu Abhängigkeit bzw. Entzugserscheinungen kommen.
(Über die Anwendung von Opium als Beruhigungs- oder antidepressives Mittel siehe Kapitel 6.)

Heroin* ist dem Morphin sehr ähnlich, kann aber – nach intravenöser Gabe – rascher ins Gehirn gelangen und dort seine euphorisierende Wirkung entfalten.
Heroin ist hierzulande eine illegale Droge und kommt als Pulver auf den Schwarzmarkt; es wird in Flüssigkeit gelöst und intravenös gespritzt, kann aber auch »gesnieft« werden (wird die Spritze von verschiedenen Personen verwendet, kann dabei Hepatitis, AIDS und ähnliches übertragen werden). Das Heroin (oder eine vergleichbare Droge) kommt häufig in relativ reiner Form zu einem (meist süchtigen) finanzkräftigen »Erst-Dealer«, der dann den »Stoff« streckt (z. B. mit Milchzucker) und an die nachgeordneten Dealer weiterverkauft, die ihrerseits dann das Heroin wieder »strecken« und in kleinen Mengen an die »Endverbraucher« möglichst gewinnträchtig abgeben.
Sobald die Wirkung des Heroin nachläßt, entstehen schlimme Entzugserscheinungen (der »Turkey«): Schweißausbrüche, Übelkeit, Schwäche, Depressionen, Bauchkrämpfe, zermürbende Schlaflosigkeit, Kreislaufkollaps usw. Um diese Höllenqualen zu vermeiden, unternimmt der Heroinsüchtige gewissermaßen alles, um wieder an Stoff zu kommen oder mit vergleichbaren Drogen die Entzugserscheinungen abzufangen.

* Synonyme: dope, hard stuff, H (engl. ausgesprochen).

Eine dem Heroin vergleichbare Droge ist das *Methadon* (= Polamidon); sowohl Heroin wie auch Methadon gehören pharmakologisch gesehen zur Gruppe der Opiate; das Methadon wird als Tablette zugeführt; die euphorisierende Wirkung des Heroin fehlt ihm weitgehend. In den USA, aber auch in den Niederlanden, der Schweiz und neuerdings auch in einigen Städten der BRD haben Heroinabhängige die Möglichkeit, anstatt Heroin – unter bestimmten Bedingungen – ihre tägliche Methadondosis kostenlos zu erhalten (von bestimmten Zentren oder Apotheken). Dadurch soll die Beschaffungskriminalität gesenkt werden (weniger Aufenthalte in Gefängnissen oder psychiatrischen Anstalten), und die Ansteckungen beim Injizieren (Hepatitis, AIDS, Embolien, Blutvergiftung etc.) sollen verhindert werden.
Die Heroinabhängigkeit wird also von einer Methadonabhängigkeit abgelöst. Dann soll in einem zweiten Schritt versucht werden, von Methadon »runterzukommen«.
Die Versorgung mit Methadon kann für einen drogensüchtigen Menschen durchaus von Vorteil sein, gesellschaftspolitisch bedeutet aber die Durchführung eines Methadonprogrammes eine vermehrte soziale Kontrolle von unangepaßten (drogensüchtigen) Bürgern. (Man denke beispielsweise an die diskutierten AIDS-Zwangsuntersuchungen bei sogenannten Risikogruppen.)

5. Psychedelische Drogen* – Horror-Trip oder eine Reise in die Welt der Träume

Psychedelika sind Drogen, die kurz nach der Einnahme rauschartige visuelle Sinnestäuschungen und andere Wahrnehmungsveränderungen hervorrufen. Auf welche Hirnregionen die Halluzinogene verändernd einwirken, ist nicht genau bekannt; jedoch gibt es Hinweise, daß sich chemische Halluzinogene vorübergehend im Hypothalamus anreichern, einer Hirnregion, in der »Gefühlszentren« liegen. Einige Halluzinogene sind uralte Wunderpflanzen, benutzt von Schamanen, Magiern, Zauberern, Hexen und geheimnisvollen Heilern; manche halluzinogene, rauscherzeugende Pflanzen gelten als relativ verträgliche Drogen und werden seit Jahrtausenden bei bestimmten religiösen Festen von jedem teilnehmenden Gläubigen genommen, um mystisches Erleben und göttliche Erleuchtung zu erreichen.

Man unterscheidet (teil-)synthetische Substanzen wie LSD, DOM, DMT usw.
Und pflanzliche Substanzen, das Mescalin (aus dem mexikanischen Peyotl-Kaktus), Psilocybin (aus dem Temonannacatl-Pilz, dem »mexikanischen Zauberpilz«), Harmin (aus der Steppenraute), Ibotensäure (aus dem Fliegenpilz), Muskatnuß u. a.

> Bei asiatischen Nomaden und bei einigen sibirischen Völkern war der Fliegenpilz eine hochbegehrte Pflanze, gegen die sogar Zobelpelze oder Rentierfelle getauscht wurden. Die Pilze werden an der Luft getrocknet, später zerkleinert und in Wasser gelegt. Der Extrakt wird dann mit Alkohol vermischt und getrunken. Etwa ½ Stunde danach stellt sich allmählich ein Rauschzustand ein: Der Betroffene wird lustig, geschwätzig, sieht alles wesentlich vergrößert, bewegt sich rhythmisch, gerät in eine Art Tobsuchtsanfall, fällt dann wie tot zu Boden und versinkt schließlich in einen tiefen Schlaf. Es stellen sich phantastisch-sinnliche Träume und zauberhafte Visionen ein: Man bekommt alles, was man sich wünscht, Lust und Freude sind grenzenlos. Der Wirkstoff wird durch den Urin

* Synonyme: Halluzinogene, Phantastica, Psychotomimetika, Psychodysleptika, Mysticomimetica, Psychedelika, Phantastika, Trip, Acid, ›Linse‹. Markenbezeichnungen: LSD, DET, DOM, TMA, STP, Mescalin, Psilocybin etc.

ausgeschieden; in einigen Stämmen war es sogar üblich, diesen Urin wiederum zu trinken oder jemand anderem anzubieten, weil man damit erneut in einen Rauschzustand kommen konnte.
Anmerkung: Der mitteleuropäische Fliegenpilz eignet sich wegen seiner größeren Giftigkeit nicht als Rauschmittel!

Mit Hilfe von Halluzinogenen können bisher unbekannte Bilder, Geräusche, Empfindungen auf einen einströmen; man hat Erlebnisse von größter Intensität, die einem sonst unzugänglich blieben. Die Sinnesqualitäten können sich vertauschen: Man erlebt z. B. Musik als Farben, Bilder als Klänge oder Gerüche als Töne. Übernatürlich gesteigerte Gefühle stellen sich ein, angenehm-lustvolle (»kosmischer Höhenflug«) oder schrecklich-angsterfüllte (z. B. qualvoller Zerfall des eigenen Körpers; bei überwiegend ähnlich schrecklichen Erlebnissen spricht man von »bad« oder »horror-trip«). Manche glauben, den Körper einer anderen (auch gegengeschlechtlichen) Person zu haben, oder die Füße eines Vogels. Zeit und Raum sind beliebig dehnbar: Vergangenheit und Zukunft gehen fließend ineinander über, die Zeit scheint still zu stehen. Landschaften oder Zimmer werden unendlich weit, verschmälern und dehnen sich . . . Sonst banale Gegenstände strahlen auf, wirken magisch und bedeutungsvoll. Gedächtnisinhalte, die längst verschüttet schienen, werden wieder wachgerufen.
Die Halluzinogene eröffnen einen »künstlichen« Zugang zur Welt der Träume. Der Kontakt zur Realität wird allerdings nicht ganz unterbrochen. Traum und Wirklichkeit können sich gegenseitig beeinflussen: wirklich vorhandene Stimmungen, Gefühle und Gedanken kommen dann im Traum in extremen Formen zum Ausdruck. Das Selbstbewußtsein steigert sich manchmal in eine Art Größenwahn, ein Allmachtsgefühl: Man glaubt (im Traum) fliegen zu können und springt (in Wirklichkeit) aus dem Fenster. Eine realistische Selbstkontrolle geht bei höherer Dosierung durch Halluzinogene verloren oder wird zumindest erheblich reduziert.
Auch mit anderen unvorhersehbaren Wirkungen muß gerechnet werden. So können verunreinigte Substanzen bleibende Hirnschäden zur Folge haben oder manche »Trips«, die nicht nur stunden-, sondern tagelang dauern, können fließend in schwere psychische Krisen übergehen (was allerdings sehr selten passiert; in der Drogensprache heißt es dann, sie/er sei »auf dem Trip hängengeblieben«; die Psychiater sprechen von einer künstlich erzeugten Psychose). Bei erheblicher Überdosierung wächst die Gefahr einer Lähmung des Atemzentrums.
Neben den genannten schwerwiegenden mentalen Wirkungen zeigen

die Halluzinogene eher leichte körperliche Folgeerscheinungen: Schwächegefühl, Schwindel, Zittern, Mißempfindungen, Stimmungsschwankungen; vegetative Störungen wie Übelkeit, Erbrechen treten vor allem bei pflanzlichen Rauschdrogen (z. B. Mescalin, Muskatnuß) auf. Halluzinogene sollten grundsätzlich nicht genommen werden bei Schwangerschaft, Neigung zu Epilepsie und erheblicher psychischer Labilität. Halluzinogene wie Mescalin oder LSD führen kaum zu Abhängigkeit; der Psychiater St. Grof, einer der erfahrendsten LSD-Experten, resümiert:

> »Es gibt offensichtlich keine physiologische Abhängigkeit wie bei Heroin oder Alkohol. Wenn Menschen sich an LSD gewöhnen, kann man das am ehesten mit Fernseh›sucht‹ vergleichen.«[1]

Muskatnuß. Wird Muskatnuß als Halluzinogen verwendet, genügt bereits das Pulver von zwei Nüssen – die Auswirkungen werden von Prof. Hänsel, einem Phytopharmakologen, folgendermaßen beschrieben:

> Die Muskatnuß »führt nach einer ziemlich langen Latenzzeit von mehreren Stunden zu einer Reihe subjektiv-psychischer, aber auch objektiv-körperlicher Symptome. Die Wirkung setzt frühestens zwei Stunden nach Einnahme ein; sie hält 12–14 Std. lang an. Verlust des Raum- und Zeitgefühls neben dem Empfinden der Schwerelosigkeit und des Schwebens sind typisch. Dazu kommen Pulsanstieg, Gesichtsrötung, Trockenheit im Mund und Durstgefühl.«[2]

Muskatnuß ist als Gewürz allgemein geschätzt und wird fast in jedem Haushalt gebraucht. Eigenartigerweise sind seine rauscherzeugenden Wirkungen wenig bekannt und treten anscheinend nicht bei jedem Menschen gleichermaßen intensiv auf. Ohne Zweifel ist Muskatnuß das am leichtesten zu beschaffende Halluzinogen.

Mescalin. Der eigentliche Wirkstoff des Peyotl-Kaktus ist Mescalin, das auf die Psyche eine ähnliche Wirkung hat wie LSD. Der Peyotl-Pilz wurde in letzter Zeit durch die Erzählungen C. Castanedas über »Don Juan« bekannt, ist aber in Mexiko – schon seit den frühesten Kulturen – als eine uralte »Zauberpflanze« für rituell-mystische Ereignisse gebräuchlich. Die vorwiegend indianische »Native American Church« mit über 200 000 Mitgliedern verwendet den Peyotl-Pilz bei ihren religiösen Feiern; in den meisten Ländern (außer in einigen Staaten der USA) ist der Genuß von Peyotl-Pilz und -Kaktus verboten.

LSD 25 (Lysergsäurediäthylamid). »Nachdem ich das LSD eingenommen hatte, kam ich in einen merkwürdigen Zustand . . . Wenn ich die

Augen schloß, konnte ich mir wünschen, was ich wollte, und alles schien schön farbig und plastisch zu sein.«[3] So berichtet der Schweizer Chemiker Prof. A. Hofmann über den ersten »kleinen« LSD-Rausch, den je ein Mensch hatte – Hofmann ist der Erfinder von LSD 25, das lange Jahre unter dem Handelsnamen Delysid vertrieben wurde; auf dem damaligen Beipackzettel empfahl die Herstellerfirma unter anderem eine »Medikation« für Psychiater:

> »a) Zur seelischen Auflockerung bei analytischer Psychotherapie (...)
> b) Experimentelle Untersuchungen über das Wesen der Psychosen: *Delysid vermittelt dem Arzt im Selbstversuch einen Einblick in die Ideenwelt des Geisteskranken* und ermöglicht durch kurzfristige Modellpsychosen bei normalen Versuchspersonen das Studium pathogenetischer Probleme.«[4]

Die Erlebnisse während des LSD-Rausches werden nicht von der Droge produziert, sondern sind – bisher unbekannte – Teile der eigenen Persönlichkeit. »Sehr wichtig ist, daß jede der Erfahrungen, die unter LSD auftreten, auch ohne LSD möglich ist. Ich möchte noch einmal betonen: LSD ist ein Katalysator, es ist keine Drogenerfahrung, sondern es ist eine Erfahrung des Selbst.«[5]
LSD sollte – wenn überhaupt – nur in vorbereiteten Ausnahmesituationen genommen werden; es ist allerdings zu bedenken, daß Verlauf und Inhalt eines LSD-Rausches nicht genau vorherbestimmbar sind. Für einen Rauschzustand reichen bereits geringste Mengen (0,025–0,075 mg, z. B. als Tabletten; Wirkdauer 5–12 Stunden; Suchtgefahr sehr gering).

> »In der Möglichkeit, die auf mystisches Erleben einer zugleich höheren und tieferen Wirklichkeit ausgerichtete Meditation von der stofflichen Seite her zu unterstützen, sehe ich die eigentliche Bedeutung von LSD. Eine solche Anwendung entspricht ganz dem Wesen und Wirkungscharakter von LSD als sakraler Droge.« (Albert Hofmann)[4a]

Von ganz wenigen Psychotherapeuten werden LSD und andere *»psychedelische Drogen«* angewendet, um das Bewußtsein zu intensivieren und den Zugang zum Unbewußten zu erleichtern. Die meisten Erfahrungen auf diesem Gebiet veröffentlichten Stanislav Grof und Claudio Naranjo; S. Grof (Big Sur/Kalifornien) war bei etwa 4000 LSD-Sitzungen dabei und hat sehr positive Erfahrungen gesammelt:

> »Auf ... [einer] Ebene wirkt die LSD-Therapie ziemlich konventionell, das heißt, in ihr wird die Verdrängung aufgebrochen, Emotionen werden wiedererlebt, abreagiert, reintegriert und so weiter. Der Patient erlangt

eine gewisse Kontrolle über das unbewußte Material, das ihn bis dahin blind beeinflußte. (...) Es scheint eine Art von therapeutischen Mechanismus zu geben, welche die Macht der biografischen Mechanismen übersteigen, nämlich wenn man dem Tod gegenübersteht. Er ist eine Art übergeordnete Ebene – eine Vielzahl anderer Probleme wird einfach hinfällig, wenn man den Tod akzeptiert.
(...) Außerdem gibt es nach meiner Überzeugung einen metatherapeutischen Mechanismus: Die Erfahrung kosmischer Ganzheit, mystische Zustände der Einheit mit dem Universum. Sie sind außerordentlich heilsam – Erfahrungen, die in der westlichen Psychologie kaum anerkannt werden.«[5a]

Die Halluzinogene eröffnen zweifellos die Möglichkeit, »überirdische«, völlig »verrückte« Erfahrungen zu sammeln, in bisher unbekannte Tiefen seines Seins vorzudringen, die sonst vielleicht verschlossen blieben. Dennoch sollte in Erinnerung bleiben: Halluzinogene sind illegale Drogen. Außerdem ist ihre Anwendung – wie wir gesehen haben – mit bemerkenswerten Risiken verbunden. Wer dennoch Halluzinogene ausprobieren will, sollte auf jeden Fall jemanden um sich haben, der »nüchtern« bleibt.

Viele sehen in einem »Trip« eine Reise in die Tiefe des eigenen Ichs, eine Möglichkeit zu vermehrter Selbsterkenntnis und Erfahrung. Eine vergleichbare Reise, ein Auflösen der Grenzen zwischen Innen- und Außenwelt, bis hin zu einem ekstatischen Zustand, läßt sich auch auf manch andere Weise, ohne Halluzinogene erreichen: etwa über bestimmte Meditationsarten und Tagtraumübungen, Trance durch Autosuggestion, Hyperventilation (übermäßig schnelles Atmen), exzessives Tanzen oder sexuellen Orgasmus. Solche Reisen in unbekannte, neu zu entdeckende Teile unserer Seele lassen sich durch weniger gefährliche Rauschmittel wie Haschisch oder Alkohol immerhin etwas erleichtern.
Eine künstlerische Kreativität braucht »meditative und halluzinative Fähigkeiten« (Max Ernst); um kreative Visionen herbeizuführen, greifen nicht wenige Künstler zu halluzinogenen Drogen, versetzen sich in eine verrückte Traumwelt, eine Traumwelt, in der auch sogenannte Schizophrene – zeitweilig oder für immer – leben. Hierzu eine Mitarbeiterin von C. G. Jung, die Psychotherapeutin Aniela Jaffé:

»Man weiß heute, daß der schizophrene Zustand und die künstlerische Vision einander nicht ausschließen. Ich halte es nicht für ausgeschlossen, daß die weithin bekannt gewordenen Experimente mit Mescalin und ähnlichen Drogen zu dieser grundlegenden Einstellungsänderung beigetragen haben. Sie bewirken einen schizophrenieähnlichen Zustand, der von intensiven und zum Teil großartigen Farb- und Formvisionen begleitet ist.«[6]

Gespräch mit Joachim T. – »... ich hatte das Gefühl, daß ich mich selber verliere, so als würde ich mir selber aus der Hand gleiten.«

Joachim T. wurde wegen depressiver Beschwerden sowohl ambulant als auch stationär mit Antidepressiva und Neuroleptika behandelt.

Interviewer: *Wie kamst du dazu, Psychopharmaka zu nehmen?*

Joachim: *Am Anfang wußte ich gar nicht, was mit mir los ist. Mein Selbstwertgefühl war weg. Ich hatte Depressionen, fühlte mich antriebslos, energielos, und es ging mir jeder Sinn für etwas ab. Das war 1979.*

I.: *Was passierte dann, als du Hilfe in diesem Zustand gesucht hast?*

J.: *Ich war insgesamt bei vier Ärzten, zwei praktischen und zwei Internisten, wobei mich die ersten drei körperlich vollständig durchgecheckt haben und nichts fanden. Teilweise habe ich von denen vollkommen blöde Sachen zu hören gekriegt: Ich solle mich zusammenreißen, solle nicht so schlapp herumsitzen, sondern hinausgehen, Sport machen, Bergsteigen. Ich habe mich also überhaupt nicht verstanden gefühlt. Der letzte dieser vier Ärzte schickte mich dann zum Neurologen. Der untersuchte mich und sagte mir dann, daß es »psychisch« sei, da könne er nichts machen und gab mir Esucos. 1980 bekam ich von ihm Alival verschrieben. Das soll so ein Stimmungsaufheller sein. Mir kam mit diesem Medikament plötzlich alles künstlich vor. Irgendwie ging es mir schon besser, aber ich hatte das Gefühl, daß ich mich selber verliere, so als würde ich mir selber aus der Hand gleiten.*

I.: *Wie lange hast du Alival eingenommen?*

J.: *Ungefähr 2 Monate. Zwischendrin nahm ich kurze Zeit Dogmatil. Schließlich bekam ich Imap-Depotspritzen.*

I.: *Wie hast du dich unter dem Imap gefühlt?*

J.: *Meine Stimmung war besser, das Imap hat mich aber auch phlegmatischer gemacht.*

I.: *Hast du Nebenwirkungen beim Imap gespürt?*

J.: *Ich konnte mich zum Beispiel mit bestimmten Dingen nicht mehr beschäftigen. Ich wollte etwa Erich Fromm lesen, das hat mich aber plötzlich gar nicht interessiert.*

I.: *War dir – beispielsweise – eine angeregte Unterhaltung möglich?*

J.: *Nein, das ist praktisch weggefallen. Eine Woche, nachdem es wieder abgesetzt war, kam es mir dann wie ein Geistesblitz: »Ja – das interessiert mich eigentlich!« Insgesamt empfand ich mich gefühlloser, so, als wären die Gefühle abgestumpft.*

I.: *Wie lange hast du nun Imap bekommen?*

J.: *Insgesamt vom Sommer '81 bis Frühjahr '82. Der einzig gute Schritt des Neurologen war dann, mich im März '82 – als es mir so schlecht ging, daß ich nur noch arbeiten, essen und schlafen konnte – in eine Klinik zu überweisen. In der Gruppentherapie wurde mir einiges bewußter gemacht. Wenn ich die Summe aller meiner Erfahrungen dort zusammennehme, hat es mir schon geholfen. Mir ist klar geworden, daß ich das machen muß, was ich machen will, um Leiden aus dem Weg zu gehen.*

I.: *Meinst du, daß die Medikamente dich in diesem Prozeß eher unterstützt oder behindert haben?*

J.: *Eher behindert. Aber laß mich dir mal erzählen, wie es mir weiter in der Klinik ging. Menschlich habe ich mich mit den Leuten dort sehr gut verstanden. Nach drei, vier Wochen ging es mir dort phantastisch. Ich machte Beschäftigungs- und Arbeitstherapie . . . und ich bin auf Fähigkeiten in mir gestoßen, die mir vorher gar nicht bewußt waren . . . Ich fühlte mich ganz hell und voll da.*

I.: *Ohne Medikamente?*

J.: *Ohne Medikamente! Ich hatte aber mit dem Therapeuten ausgemacht, daß ich Medikamente ausprobiere, denn er hatte Schwierigkeiten mit der Diagnose.*

I.: *Wieso Diagnose? Ich denke, es ging dir »phantastisch«?*

J.: *Natürlich hatte ich auch noch Schwierigkeiten. Er mußte halt für die hohen Herren in der Klinik eine Diagnose hinschreiben und dafür wollte er ausprobieren, auch im Hinblick auf meine Entlassung, ob mir ein spezielles Medikament helfen würde. Dabei gestand er mir aber zu, die Medikamente, wenn ich wollte, wieder abzusetzen. Ich bekam also zuerst Haldol in einer ganz geringen Menge. Wenn ich dann irgend etwas gemacht habe, wie zum Beispiel Federball spielen, konnte ich nach kurzer Zeit nicht mehr und habe dann zu den anderen gesagt: »Spielt ihr weiter. Ich kann nicht mehr.« Dann habe ich mich hingelegt, konnte aber auch nicht schlafen, sondern habe so »dahinvegetiert«. Ich war dann zu nichts fähig, nicht mal zum Fernsehen. Es war für mich eine völlig unerträgliche Situation, es war Unbehagen, ein ständig unangenehmes Gefühl. Nach drei Tagen hat man es dann abgesetzt. Ich brauchte zwei Tage, um wieder einigermaßen so zu sein wie vorher. Dann hat man mir Decentan gegeben. Das war ebenso unerträglich, ich habe es nirgendwo mehr ausgehalten. Sobald ich irgendwo gesessen bin, mußte ich gleich wieder etwas anderes machen, wieder was anderes und wieder was anderes.*

I.: *Das war also richtig körperlich spürbar, daß du ständig was machen mußtest?*

J.: *Ich habe es nicht ausgehalten! Es war so eine Unruhe, immer habe ich etwas gesucht – und nicht gefunden.*

I.: *Das ist dann auch wieder abgesetzt worden?*

J.: *Ja, nach drei, vier Tagen. Dann habe ich Saroten gekriegt; von dem habe ich am wenigsten Nebenwirkungen gespürt, mit dem ging es mir nicht so schlecht, da war ich irgendwie zufrieden.*

I.: *Was heißt »zufrieden«?*

J.: *Na ja, du bist irgendwie kritiklos. Du nimmst alles hin, wie es ist.*

I.: *Hast du auch eine andere Wirkung gespürt, eine angenehme Wirkung?*

J.: *Meine Stimmung war schon etwas besser. Das Saroten wurde jedoch auch nach zehn Tagen abgesetzt. Aus der Klinik wurde ich dann mit der Diagnose »depressive Persönlichkeitsstörung« entlassen und kam dann in die »Nachtklinik«. Über einen Bekannten kam ich dann auf Limbatril tabs, das anfangs sehr gut wirkte. Ich war kaum nervös, war also sehr ruhig, hatte gute Stimmung. Der Therapeut in der Nachtklinik riet mir jedoch davon ab, und empfahl mir eine Kombination aus Saroten und Atosil. Darauf bin ich nur zum Schein eingegangen, blieb tatsächlich aber beim Limbatril. Davon reichte anfangs ein Viertel für zwei bis drei Tage. Ich nahm jedoch immer mehr, so daß ich am Schluß bei einer pro Tag war. Ich merkte aber erst im Sommer '83, also nach einem guten halben Jahr, was mit mir los war, und da faßte ich dann den Entschluß, es nicht mehr zu nehmen. Da habe ich dann wirklich zwei Monate die Hölle durchgemacht. Ich litt unter Schlaflosigkeit, Müdigkeit, geriet manchmal in einen Halbdämmerungszustand, in dem ich gar nichts anfangen konnte. Es war schlimm. Ab da nahm ich keine Medikamente mehr.*

I.: *Und wie kommst du jetzt zurecht?*

J.: *Ja, ich habe versucht, das Äußere zu verändern. Meine Wohnsituation habe ich verbessert, und nun kämpfe ich für eine andere Arbeit. Ich denke, wenn man das tut, was man tun will, bleiben die Schwierigkeiten und Probleme auf der Strecke.*

I.: *Wie würdest du aufgrund deiner Erfahrungen Psychopharmaka einschätzen?*

J.: *Ja, sie können vielleicht helfen, Leiden zu überbrücken oder Leiden vorübergehend abzuschwächen. Psychopharmaka als Therapie? – Nein. Sie hindern einen eher an einem Prozeß der Selbstverwirklichung, der nötig sein kann, wenn man in einer Krise ist. Man schüttet sich damit immer mehr zu. Man wird immer mehr abgestumpft und – ja, irgendwie mehr verdeckt. Gesellschaftlich – arbeiten und so – funktioniert man schon mit ihnen.*

Anmerkungen

Esucos: Neuroleptikum
Alival: Antidepressivum
Dogmatil: Neuroleptikum
Imap: Depot-Neuroleptikum
Haldol: Neuroleptikum
Decentan: Neuroleptikum
Saroten: Antidepressivum
Limbatril tabs: Komb. aus Tranquilizer u. Antidepressivum
Atosil: Neuroleptikum

6. Die depressive Verstimmung und die antidepressiven Medikamente

Bevor wir uns mit antidepressiven Arzneimitteln auseinandersetzen, sollte geklärt werden, was »depressiv sein« heißt; u. a. gehen wir auch auf die psychiatrische Definition der Depression ein.
Menschen mit schweren depressiven Beschwerden fühlen sich krank, versuchen sich irgendwie selbst zu helfen oder bemühen sich um fremde Hilfe. Die sogenannte Melancholie hat nicht unbedingt etwas zu tun mit Depression, »depressiver Stimmung« oder »depressiven Beschwerden«. Die Melancholie kann als »normale« Charaktereigenschaft verstanden werden, als eine unter mehreren Formen des Temperaments. Schon die alten Griechen kannten verschiedene Grundformen des Temperaments: sprunghaft-heiter, heißblütig-aufbrausend, bedächtig-langsam, schwerblütig-zurückgezogen-ernst (= melancholisch) usw.
Ein Mensch ist jedoch nicht allein durch »sein« Temperament geprägt: Selbst der Schwermütigste kann zu Zeiten aufbrausend oder fröhlich sein, klare Grenzen lassen sich nicht ziehen. Zudem vermischen sich die Eigenheiten eines Menschen mit dem, was als Reaktion auf Umwelteinflüsse gedeutet werden kann. Wer wegen drohender Arbeitslosigkeit oder übermäßiger Verschuldung in ständiger Existenzangst lebt, kann durchaus seine ursprüngliche Heiterkeit und Gelassenheit verlieren, schwermütig werden und sich zurückziehen.

Die depressive Verstimmung

Unter dem Begriff »Depression« kann man sich vielerlei vorstellen. Die »Normalbürger« bezeichnen einen Menschen dann als depressiv, wenn er sehr traurig, extrem zurückgezogen, ängstlich, ohne Lebensfreude, ohne Hoffnung ist, viel weint und grübelt. Vom Wortsinn her bedeutet Depression: Niedergeschlagenheit, Niedergedrücktsein, Bedrücktsein. Die herrschende Psychiatrie unterscheidet im wesentlichen zwei Formen voneinander – die »endogene« und die »neurotische« Depression.

- Die »endogene Depression«, auch psychotische Depression genannt, kommt angeblich »automatisch«, ohne erklärbare Ursache. Die depres-

siven Symptome sind hier besonders schwer ausgeprägt, gelten (aus psychiatrischer Sicht) als kaum oder nicht einfühlbar und entwickeln sich phasenweise immer wieder (z. B. alle ein bis zwei Jahre). Statt endogener Depression werden auch folgende vergleichbare Begriffe genannt: endogen-depressives Syndrom, Involutions- oder Spätdepression (bei etwas älteren Menschen), phasische oder zyklothyme Depression usw. Bei der »manisch-depressiven Psychose« treten abwechselnd Phasen tiefer Depression und euphorischer Überaktivität (»Manie«) auf, eventuell mit symptomfreien Pausen. Als Sammelbezeichnung für Depression und Manie ist der Ausdruck »affektive Psychosen« in Gebrauch.
Die Schulpsychiatrie hält die endogene Depression letztlich für eine organische Hirnerkrankung, die auf eine womöglich angeborene Anomalie der Nerven-Überträgersubstanzen zurückzuführen sei. Für eine solche Theorie gibt es zwar keine stichhaltigen Beweise, aber daraus leitet sich die Vorstellung ab, daß für die Behandlung der Depression die chemischen Antidepressiva unentbehrlich seien.

• Die »neurotische Depression« wird ursächlich auf schwere frühere seelische Erschütterungen zurückgeführt, wobei es sich auch um weit zurückliegende, noch unbewußte Konflikte handeln kann. Statt »neurotische Depression« werden oft in einem ähnlichen Sinn folgende Begriffe gebraucht: depressive Neurose, depressive (psychopathische) Persönlichkeitsstruktur, depressive Reaktion, reaktive Depression, depressive Verstimmung, psychogene Depression usw.
Solche »neurotischen Depressionen« zeigen oft fließende Übergänge zu natürlichen Reaktionen auf erschütternde Ereignisse, beispielsweise den Tod eines engen Angehörigen.

Manche Psychiater haben für jede der eben genannten, sehr ähnlich klingenden Diagnosen eine eigene Definition parat; auf diese Spitzfindigkeiten wollen wir hier nicht eingehen. Die Einteilung in psychotische oder neurotische Depressionen ist im übrigen ziemlich willkürlich, da objektive Unterscheidungsmerkmale fehlen. Selbst manche konservative Psychiater verzichten deshalb auf diese Schematisierung.[1]
Die Diagnose einer »endogenen Depression« vermittelt darüber hinaus die Vorstellung von etwas Schicksalhaft-Unheilbarem – dies hilft jedoch dem betroffenen Patienten mit Sicherheit nicht weiter, auch wenn er in derartigen Diagnosen ein trügerisches Entlastungsangebot finden mag: Er hat eine »Krankheit«, die von der herrschenden Psychiatrie als bio-

chemische Störung verstanden wird und deshalb durch entsprechende Psychopharmaka behandelt werden muß. Der Patient kann sozusagen losgelöst von seiner »Krankheit« existieren, er braucht sich damit nicht auseinanderzusetzen und kann die Verantwortung dafür den Ärzten überlassen.

Andere Psychiater differenzieren zwischen einem »gehemmt-depressiven Syndrom« (mit Traurigkeit, Antriebslosigkeit, ständiger Abgeschlagenheit, Weinen, mit Denk- und Konzentrationsstörungen, innerer Leere, Entscheidungsunfähigkeit usw.) und einem »agitiert-depressiven Syndrom« (mit quälender innerer Unruhe, unbestimmter Angst, oft mit Bewegungsdrang, ständigem Jammern usw.).

Die wenigen aufgeklärten Psychiater jedoch lehnen jegliche schematische Einteilung von Patienten ab und orientieren sich mehr an den *Beschwerden*, unter denen depressive Menschen leiden.[2] Mit den betroffenen Patienten können dann die verschiedenen Behandlungsmöglichkeiten besprochen werden, wobei klar sein sollte, daß Medikamente nur eine Nebenrolle spielen, eine Depression nicht beseitigen, sondern bestenfalls lindern können. In einem solchen Gespräch müßte auch betont werden, daß eine depressive Krise auf bestimmte, wenn auch nicht immer leicht erkennbare Ursachen zurückzuführen ist und daß eine solche Krise auch als Chance genutzt werden kann, bestehende unerträgliche Lebenssituationen zu ändern.

Überblick über depressive Beschwerden

Wir haben bereits einige depressive Beschwerden genannt und fassen in der folgenden Übersicht die wichtigsten depressiven Erscheinungen zusammen. Manche der unten genannten Beschwerden können sehr wohl bei einem Menschen auftreten, ohne daß er sich wesentlich beeinträchtigt fühlen oder darunter leiden müßte. Depressive Menschen haben meist mehrere Beschwerden gleichzeitig; für ihre ausweglose Traurigkeit wissen sie oft keine äußeren oder inneren Gründe (die Umgebung spricht von *»grundloser Traurigkeit«*). Diese Menschen *leiden* dann unter ihrer Depression, bezeichnen sich zumeist selbst als krank. Sensible, warmherzige, bedächtige Menschen, introvertierte Nachdenkliche, romantische Träumer – sie neigen mehr als andere dazu, depressive Beschwerden zu bekommen. Die meisten (oder alle?) der genannten Beschwerden können als Reaktion auf individuelle – frühere oder aktuelle – Lebenssituationen verstanden werden, aber auch als über-sensible Reaktion auf »alltägliche« Bedrückungen.

Gefühlsleben, Stimmung: traurig, freudlos, innere Leere, hoffnungslos.
Angst (oft unbestimmte Angst); Angst kann zu quälender Unruhe, zu unkontrollierbarer Erregung und sogar zu Panik führen.
Schuldgefühle, Weinen, Verzweiflung, Minderwertigkeitsgefühle, übersteigerte Gewissensbisse, Gefühl des ständigen Versagens, Todessehnsucht, Selbstmordgedanken, das Leben wird als sinnlos empfunden.
»Ich hab' das Gefühl, als würde ständig etwas in mir brodeln, das ist schrecklich.« »Am liebsten würde ich jetzt sterben, dann wäre alles vorbei.« »Wenn ich in der Früh' aufwache, bin ich traurig, daß ich wieder leben muß, daß ich nicht gestorben bin.« »Alle sagen, du hast ein trauriges Gesicht.«

Denken: Grübeln, manchmal sogar innerer Zwang zum ständigen Grübeln und Sinnieren. Gedankenleere oder immer dieselben Gedanken (Gedankenkreisen). Das Denken ist wie durch einen inneren Widerstand gebremst. Entscheidungsarmut, Einfallslosigkeit, Willenlosigkeit, schwere Konzentrationsstörungen.
»Ich muß immer an dasselbe denken, es hat alles keinen Sinn mehr.« »Mir fällt ständig ein Lied ein, ein Lied aus einem Liedanfang von John Lennon, ›Imagine there's no heaven‹, immer nur dasselbe, nichts anderes, überhaupt nichts anderes seit Monaten schon.«

Wahrnehmung, Bewußtsein: Alles wird öde und trist erlebt, alles ist unlebendig, wie tot: fehlendes Selbstbewußtsein. Manchmal treten Halluzinationen oder Pseudohalluzinationen auf, beispielsweise die Umdeutung eines Schattens: *»Das sah aus wie mein Tod, der Schatten war meine Seele, jetzt habe ich keine Seele mehr ...«*

Erleben der Umgebung und der eigenen Persönlichkeit, Wahnbildung: Schuldwahn *(»Ich allein bin an allem schuld«)* oder ein anderes quälendes Erleben: *»Ich bin verfault.« »Ich bin nur Luft.« »Ich bin der dümmste und häßlichste Mensch der Erde.« »Meine Gefühle sind abgestorben.«*
»Die Zeit vergeht viel zu langsam, sie bleibt manchmal sogar stehen.« »Ich glaube, meine ganzen Organe sind vermodert.« »Ich spüre mich nicht mehr.« »Ich bin nur noch ein Schatten.« »Eigentlich bin ich schon tot, ich rieche wie eine Leiche.«

Hypochondrie: übersteigerte Angst vor allen erdenklichen Krankheiten, übermäßige Selbstbeobachtung.

Antrieb und Leistung: verminderter Antrieb, schwunglos, entscheidungsschwach, müde, unentschlossen (nur scheinbar gleichgültig und teilnahmslos). Manchmal zwanghaft ordentlich-pedantisch.
»Am liebsten liege ich den ganzen Tag im Bett.« »Ich möchte überhaupt nichts mehr machen, gar nichts mehr.« »Ich bin wie gelähmt, den ganzen Tag.« »Ich fühle mich, als wäre ich ganz alt und schwerkrank.«

Bewegungsabläufe: meist gehemmt, kraftlose Bewegungen, monotonleise Sprache, unbewegte Mimik. *»Meine Beine sind immer wie Blei.«* Seltener: unangenehm erlebte Agitiertheit, ständige Ruhelosigkeit, quälender Bewegungsdrang.

Beziehungen zu anderen Menschen: kontaktscheu, schwer ansprechbar. Meist gering ausgeprägter Egoismus. Aber auch übersteigerter Egoismus – als ›Selbstschutz‹ – ist möglich. Will meist für andere Menschen da sein, relativ hohe Opferbereitschaft. Zuverlässigkeit bis zur Selbstaufgabe, oder – bei allgemeiner Resignation – übermäßige Gleichgültigkeit. Extreme Überbewertung der anderen Menschen. Panische Angst, irgendwie aufzufallen. Sehr leicht kränkbar.
»Ich sehe die Menschen wie durch einen Nebel.« »Ich spüre nichts mehr.« »Ich verstehe nicht mehr, was die Menschen sagen, ich verstehe überhaupt nichts mehr, keinen einzigen Menschen ...«

Manche depressiv gestimmten Menschen versuchen aber auch (durchaus unbewußt), ihre depressiven Beschwerden als Mittel einzusetzen, um Mitleid, Zuneigung oder übertriebene Rücksichtnahme zu erreichen.

Körperliche Störungen: Appetitmangel oder auch übermäßiges In-sichhineinfressen. Darmträgheit, Blähungen, Schlafstörungen, allgemeine Erschöpfung, Schlappheit, Übelkeit, Kopfschmerzen, Schmerzen in der Herzgegend usw.; sexuelle Störungen bis zur völligen Gleichgültigkeit gegenüber Sexualität, Ausbleiben der Monatsblutung usw.

Wenn wir im folgenden von »Depression« oder »depressiver Verstimmung« reden, dann meinen wir damit einen Stimmungszustand, bei dem einige solcher depressiven Beschwerden vorherrschend sind.

Die Melancholie als Charaktereigenschaft

Unermüdliche Leistungsfähigkeit, heitere Gelassenheit und strahlender Optimismus sind in unserer Gesellschaftsordnung vorbildhafte Werte, man denke nur an die modernen Führungsfiguren, Regierungschefs, an

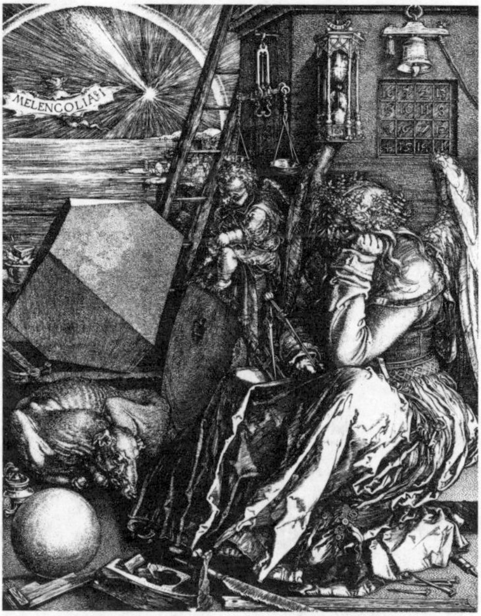

»Melancholia« (Kupferstich von Albrecht Dürer): Mangel an biochemischen Überträgerstoffen im Gehirn?

die Exponenten der Normalität. Dagegen gelten Melancholie, Introvertiertheit und Pessimismus als negative Eigenschaften, auch wenn sie angesichts des uns umgebenden Unheils durchaus berechtigt und angemessen sind. Ein Mensch mit einem eher melancholischen Temperament wirkt meist ernsthaft, ist kontaktscheu und zurückgezogen, er kann sehr nachdenklich sein, oft grübeln und läßt sich von Leid und Trauer sehr viel stärker und nachhaltiger beeindrucken als von Freude und Glück. Melancholiker sind oft übersensibel, warmherzig, zuverlässig, gewissenhaft, ordentlich, sie sind sehr empfindsam gegenüber Ungerechtigkeiten und eher sozial eingestellt.
Melancholische Menschen werden von ihrer Umgebung immer wieder aufgefordert, anders zu sein: »Mach doch mal was Schönes!«, »Sei doch mal ein bißchen fröhlicher!«, »Rede doch auch mal vor der ganzen Versammlung!«, »Laß dir doch nicht alles gefallen!« Für den Melancholiker wäre es aber wie für jeden anderen Menschen wichtig, so sein zu dürfen, wie er ist. Die Melancholie ist eine Charaktereigenschaft, eine Art von Temperament, die nicht schlechter und nicht besser ist als andere Wesensarten und einfach zur Skala menschlicher Ausdrucksmöglichkeiten gehört. Die pauschale gesellschaftliche Diskriminierung

vieler melancholischer Eigenschaften trägt viel zu den Problemen und Konflikten eines melancholischen Menschen bei und führt oft dazu, daß bei ihm leidvolle Beschwerden auftreten.

Über die Ursachen der Depression

Viele Psycho-Forscher behaupten, die Depression sei auf eine Störung im biochemischen Stoffwechsel zurückzuführen. Ein überzeugender Nachweis fehlt bisher. Aber selbst wenn man eines Tages herausfinden sollte, daß bei Depressiven irgendwelche Überträgersubstanzen verändert sind, müßte man einen zweiten Schritt tun und fragen: Welche Vorgänge haben die Biochemie dieser Menschen durcheinandergebracht?

Depressives Leiden tritt vor allem dann auf, wenn mehrere unerträgliche Lebensumstände zusammentreffen. Eine solch unerträgliche Lebenssituation kann die Vereinsamung im Alter sein, die Unterdrückung als Frau, die Fremdbestimmung am streßbeladenen Arbeitsplatz, das Nicht-mehr-erfüllen-Können von Leistungs- und Rollenerwartungen, die Angst vor der Zukunft, die Angst vor Arbeitslosigkeit, Krankheit, Umweltzerstörung, Krieg ...

Auch die Erfahrungen während der Kindheit schaffen oftmals ungelöste Konflikte, die dann im späteren Lebensalter hervorbrechen können. Ein Kind muß sehr bald lernen, daß es der Macht der Erwachsenen letztendlich ziemlich hilflos ausgeliefert ist. Es spürt, daß es für bestimmte Verhaltensweisen belohnt, für andere bestraft wird. Manchmal erfährt das Kind liebevolle Zuwendung, dann wieder schroffe Ablehnung – dieser krasse Wechsel der Gefühle kann für ein Kind undurchschaubar und damit angsterzeugend sein. Erlebt ein Kind von den Erwachsenen vor allem Kritik, Mäkelei, Einengung oder beständige Überforderung, dann wird es Schwierigkeiten haben, die eigene, kindliche Persönlichkeit zu entfalten, so zu sein, wie es sein möchte und nur sein kann. Ein Kind, das unter der Enge der Erwachsenenwelt leidet, lernt sehr bald, daß es sich den Widrigkeiten der Umgebung entziehen kann, indem es sich in die eigene Innenwelt flüchtet, in Nachdenken, Grübeln und Träumen. Die Außenaktivitäten werden dann auf das notwendige Minimum reduziert.

All die während der Kindheit oder Jugendzeit erfahrenen Konflikte sind zweifellos prägend für die Persönlichkeitsentwicklung und können – oft viele Jahre später – unter ungünstigen Bedingungen zur Entstehung psychischer Krisen beitragen, zu Angst, Traurigkeit, Ausweg-

losigkeit. Die nicht betroffene Umwelt, manchmal auch der Betroffene selbst, rätseln dann über die möglichen Ursachen von schweren depressiven Beschwerden.
Frauen leiden sehr viel häufiger unter Depressionen – zwei Drittel der Diagnosen »endogene Depression« entfallen auf Frauen. Dies läßt sich durchaus mit der gesellschaftlichen Benachteiligung der Frau erklären, mit der Mehrfachbelastung, den eingeschränkten Möglichkeiten zur Selbstentfaltung. – Besonders gravierende Ereignisse im Leben eines Menschen können ebenfalls zu einer Depression beitragen, beispielsweise der Verlust eines Partners, berufliche Überforderung, soziale und innerfamiliäre Benachteiligungen.
Nun verbessert die Erkenntnis über die gesellschaftliche Mitursache von depressiven Beschwerden nicht unbedingt die Situation eines Betroffenen, weil dadurch seine individuellen Schwierigkeiten noch keineswegs gelöst sind. Trotzdem ist es wichtig, die depressive Problematik nicht zu individualisieren, sondern mit den Betroffenen die sozialen Gesamtzusammenhänge zu besprechen und ihn anzuregen, gegen die gesellschaftspolitischen Mitursachen etwas zu unternehmen.
Die Ursachen der meisten Depressionen liegen in psychischen und sozialen Konfliktbereichen. Es gibt aber auch einige körperliche Krankheiten, die mit einer depressiven Verstimmung verbunden sein können. Dabei ist es manchmal schwierig auseinanderzuhalten, ob die körperliche Krankheit oder ob die seelischen Folgen dieser körperlichen Krankheit eine Depression ausgelöst haben. Manche körperlichen Krankheiten stören erheblich die Hirndurchblutung, den Hormonhaushalt oder die Vorgänge des Stoffwechsels. Wenn das Gleichgewicht im Körper durcheinandergerät, kann das eine depressive Verstimmung nach sich ziehen. Folgende Krankheiten können in diesem Zusammenhang genannt werden: schwere Leber-, Herz- und Gefäßkrankheiten, Erkrankungen des Gehirns, ausgeprägte hormonelle Krankheiten (z. B. der Schilddrüse), Wechseljahrbeschwerden, starke Blutarmut usw. Aber: Als Ursache für Depressionen spielen die genannten Krankheiten eine untergeordnete Rolle.
Wichtiger ist eine andere Ursache: Verschiedene meist internistische Medikamente können bei langdauernder Einnahme zu depressiven Verstimmungen beitragen. Folgende Medikamentengruppen sind zu nennen: Schlafmittel (vor allem barbiturat- und bromhaltige Mittel), einige Blutdruckmittel (vor allem reserpinhaltige Präparate), einige Schmerzmittel, Betablocker, Cortisonpräparate, Mittel gegen die Parkinsonsche Krankheit usw.[3] Neuroleptika leiten oft eine tiefe, langdau-

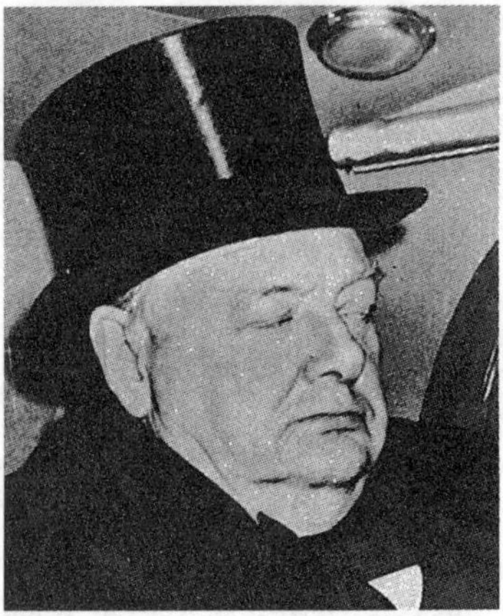

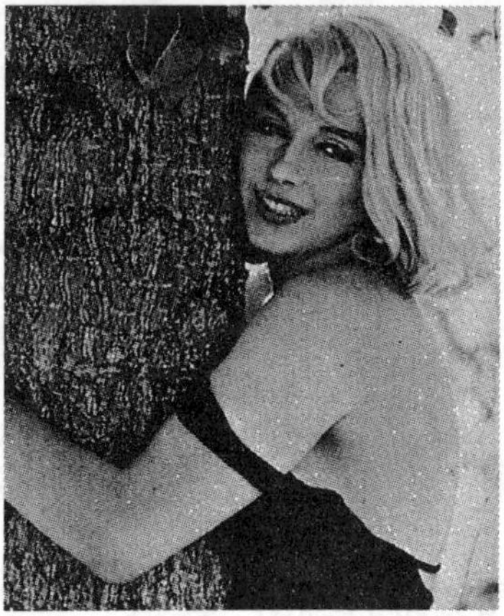

Winston Churchill und Marilyn Monroe sollen manisch-depressiv gewesen sein. Nach Meinung der Psychiater leiden bis zu 20% unserer Bevölkerung unter depressiven Beschwerden.

ernde Depression ein. Ebenso kann die »Pille«, also die hormonelle Empfängnisverhütung, bei bis zu 50 Prozent der Frauen Depressionen verursachen oder mitbedingen.[4]

Und dann? Sollen dann etwa Antidepressiva gegen die medikamentös ausgelösten Depressionen gegeben werden? Medikamente gegen die Nebenwirkungen der Medikamente?

Welche Behandlungsmöglichkeiten gibt es?

Zahlreiche chemische Medikamente zur ›Behandlung‹ der Depression sind im Handel; auch die bereits besprochenen Tranquilizer können einige depressive Beschwerden wesentlich lindern. Noch zu besprechen sind die *chemischen Antidepressiva*, die sogenannten *MAO-Hemmer* und *Lithium*. In einem weiteren Kapitel gehen wir auf *alternative Arzneimittel* gegen die Depression ein, vor allem auf pflanzliche Mittel.

Für die Überwindung einer depressiven Krise sind jedoch *nicht-medikamentöse Maßnahmen* sehr viel wichtiger: lernen, seinen Gefühlen nachzugeben; sich in kreativer Weise mit sich selbst beschäftigen (hierzu kann eine geeignete Psychotherapie Hilfestellung geben); Selbstentspannungsübungen und körperliche Übungen; Veränderung in der Ernährung; Umgestaltung des Lebensrhythmus; Veränderung der eigenen sozialen Umgebung usw. Am Ende des Kapitels über die Depression zeigen wir Möglichkeiten der Selbsthilfe.

Chemische Mittel gegen die Depression: Antidepressiva*

Antidepressiva (z. B. Saroten, Laroxyl, Aponal, Ludiomil etc.) und *Lithium* sind Medikamente, die zur Behandlung von Depressionen eingesetzt werden und manchmal zu einer gewissen »Normalisierung« des Zustands beitragen können. Allerdings führen sie nicht zu einer Heilung und kürzen die Krankheitsdauer *nicht* sicher ab. Die *MAO-Hemmer* (z. B. Jatrosom) sind eine Medikamentengruppe, die stark antriebssteigernd wirken kann, aber schwerwiegende Nebenwirkungen hat.

Im Brockhaus der sechziger Jahre hieß es im Artikel über die Depression, sie »[ist] gekennzeichnet durch grundlose Traurigkeit, Lebensüberdruß, Schlaf- und Appetitlosigkeit; sie tritt als seelische Störung in Erscheinung. (...) Behandlung: beruhigende Mittel, zunehmend neuartige synthetische Mittel ...« Mit diesen neuartigen synthetischen Mitteln waren vor allem die Antidepressiva gemeint. Als erste Substanz wurde 1957 Imipramin (= Tofranil) am Menschen erprobt. Seither werden Jahr für Jahr weitere Antidepressiva in den Handel gebracht. In der BRD stieg der Jahresumsatz aller Antidepressiva in der Zeit von 1976 bis 1982 von 30 Mio. DM auf über 110 Mio. DM; zur Zeit werden jährlich knapp 13 Mio. Packungen an Erwachsene und Kinder verteilt.[5] Absoluter Spitzenreiter ist mit etwa 3 Mio. Packungen das Kombinationspräparat Limbatril.

Es gibt zahlreiche Studien, die beweisen, daß viel zu viel Antidepressiva rezeptiert werden. Sie werden auch bei Beschwerden verordnet, bei denen der Einsatz von Antidepressiva weder sinnvoll noch wirksam ist, beispielsweise als Beruhigungsmittel, gegen Verhaltensstörungen bei Kindern, gegen Bettnässen. Anstatt die Anwendungsgebiete einzuengen, werden immer neue »Krankheiten« und »Störungen« in die Indikationslisten der Pharmahersteller aufgenommen.

Chemische Beschaffenheit und Wirkungsweise

Die meisten Antidepressiva sind Stoffe, die in ihrer chemischen Struktur aus drei Atomringen bestehen (»trizyklische« Antidepressiva). Lu-

* Synonyme: Thymoleptika, Thymoanaleptika, Psychoanaleptika, Thymoplegika.

diomil und Tolvin sind »tetrazyklische« Antidepressiva (also mit vier Atomringen). Thombran und Vivalan haben eine etwas andere chemische Struktur, über Kalma, Levothym etc. siehe Seite 157.
Die Antidepressiva greifen offenbar in den Hirnstoffwechsel ein, wo sie wahrscheinlich auf die Konzentration von Überträgersubstanzen Einfluß nehmen. Überträgersubstanzen ermöglichen gewissermaßen die Verständigung von Gehirnzellen. Die meisten Antidepressiva scheinen die Konzentration der Überträgerstoffe Noradrenalin und Serotonin an den Nervenzellen zu erhöhen; dadurch ändert sich auch die Information, die von den Zellen aufgenommen wird.
Es ist aber keineswegs geklärt, ob bei Depressionen eine zu niedrige Konzentration dieser Überträgerstoffe eine Rolle spielt. Die wissenschaftliche Grundlage der Anwendung von Antidepressiva geht also kaum über die Feststellung hinaus: »Manchmal helfen sie, manchmal helfen sie nicht.« Deswegen sollte man sich nicht dem verführerischen Glauben hingeben, Antidepressiva würden die Ursachen von Depressionen beseitigen. Sie verändern bestenfalls einige Symptome.
Einige Antidepressiva gehören durchaus zur engeren Verwandtschaft der – potentiell hirnschädigenden – Neuroleptika. Der deutsche ›Psychopharmaka-Papst‹ Prof. Hippius schreibt hierzu:

> »Der Vergleich der verschiedenen Ring-Systeme zeigt übrigens auch, wie eng die strukturchemischen Beziehungen zwischen Neuroleptika (Phenothiazine, Thioxanthene) und den Antidepressiva (Dibenzazepine, Dibenzcycloheptadiene) sind.«[5a]

Einteilung der Antidepressiva

Die Antidepressiva lassen sich entsprechend ihrer Wirkungsweise in vier Gruppen einteilen:

I *Allgemein beruhigend*, angstdämpfend, antriebsdämpfend: z. B. Laroxyl, Aponal. Ähnlich wie diese Antidepressiva wirken auch die folgenden Neuroleptika: Melleril, Truxal, Neurocil (siehe Kapitel 7).

II *Anregend-aktivierend*, antriebssteigernd, hemmungslösend, manchmal auch etwas stimmungsaufhellend: z. B. Tofranil, Anafranil, Alival, Tolvin. Noch stärker antriebssteigernd und aktivierend sind: Nortrilen, Maximed, Pertofran.

III *Hochgradig antriebssteigernd*, deutlich hemmungslösend: die MAO-Hemmer (Parnate, Jatrosom). Diese Medikamentengruppe sollte wegen ihrer gefährlichen Nebenwirkungen grundsätzlich nicht mehr verwendet werden.

IV Diverse andere Antidepressiva.

In der folgenden alphabetischen Liste ist die Wirkungsweise der Antidepressiva aus der Zuordnung zu einer dieser vier Gruppen ersichtlich.

Übersicht: **Antidepressiva**

Chemischer Name	Handelsname*	Wirkungsweise**
Amitriptylin (Tri.)	Tryptizol® (A, CH, D). Laroxyl® (D). Saroten® (D). Sylvemid® (D). Euplid® (D).	I
Amitriptylin-N-Oxyd (Tri.)	Equilibrin® (D). Ambivalon® (CH). Amitriptylin® (Ex-DDR)	I
Butriptylin (Tri.)	Evasidol® (A)	–
Clomipramin (Tri.)	Anafranil® (A, CH, D) Hydiphen® (Ex-DDR)	II
Des(im)ipramin (Tri.)	Pertofran® (A, CH, D) Petylyl® (Ex-DDR)	II
Desmethylimipramin s. *Des(im)ipramin*		
Dibenzepin (Tri.)	Noveril® (A, CH, D)	II
Dimetacrin (Tri.)	Istonil® (A, CH, D)	–
Dosulepin (Tri.)	Xerenal® (A)	–
Doxepin (Tri.)	Sinequan® (A). Sinquan® (CH, D). Aponal (D).	I
Fluoxetinhydrochlorid (nicht klassifiziert)	Fluctin® (D)	s. Text
Fluvoxamin (nicht klassifiziert)	Fevarin® (D)	–
Hydroxytryptophan s. *Oxitriptan*		II
Imipramin (Tri.)	Tofranil® (A, CH, D) Melipramin® (Ex-DDR)	II
Imipramin-N-Oxyd (Tri.)	Imiprex® (CH)	II

Chemischer Name	Handelsname*	Wirkungsweise**
Iprindol (Tri.)	(nicht mehr im Handel)	–
Isocarboxazid (MAO-Hemmer)	Marplan® (CH)	III
Lofepramin (Tri.)	Gamonil® (A, CH, D)	II
L-Tryptophan (nicht klassifiziert)	L-Tryptophan® (CH, D). Kalma® (D). u. a. Präparate: weg. unklarer Nebenwirkungen z. Zt. nicht im Handel.	IV
Maprotilin (Tetra.)	Ludiomil® (A, CH, D)	I/II
Melitracen (Tri.)	Dixeran® (A, CH). Trausabun® (D).	II
Mianserin (Tetra.)	Tolvin® (D). Tolvon® (A, CH).	I/II
Nomifensin (nicht klassifiziert)	Alival®. 1986 aus dem Handel gezogen	II
Nortiptylin (Tri.)	Nortrilen® (A, CH, D)	II
Noxiptilin (Tri.)	Elronon® (Ex-DDR)	–
Opipramol (Tri.)	Insidon® (A, CH, D)	–
Oxitriptan (nicht klassifiziert)	Levothym® (D)	IV
Protriptylin (Tri.)	nicht mehr im Handel	II
Tranylcypromin (MAO-Hemmer)	Parnate® (D) im Mischpräparat Jatrosom® (A, CH)	III
Trazodon (nicht klassifiziert)	Trittico® (A, CH). Thombran® (D).	IV
Trimipramin (Tri.)	Stangyl® (A, D). Surmontil® (CH). Herphonal® (Ex-DDR)	I
Viloxazin (nicht klassifiziert)	Vivalan® (CH, D)	II

* D = Bundesrepublik Deutschland
CH = Schweiz
A = Österreich
Ex-DDR = Länder der ehemaligen DDR

** Wirkungsweise: vgl. die Charakterisierung der Antidepressiva auf Seite 146 f.

Tri. = Trizyklikum Tetra. = Tetrazyklikum

Mischpräparate, die Antidepressiva enthalten

Benpon® (D)	Nortryptilin u. Flupenthixol
Deanxit® (A, CH)	Melitracen u. Flupenthixol
Harmomed® (A)	Dosulepin u. Diazepam
Jatrosom® (A, D)	Tranylcypromin u. Trifluoperazin
Limbatril® (D)	Amitryptilin u. Chlordiazepoxid
Limbitrol® (A, CH)	Amitryptilin u. Chlordiazepoxid
Longopax®/mite/spezial (D)	Amitryptilin u. Perphenazin
Pantrop ret.® (D)	Amitryptilin u. Chlordiazepoxid

Wenn wir im folgenden von Antidepressiva reden, dann meinen wir vor allem die unter I und II genannten Medikamente; die unter III aufgeführten MAO-Hemmer werden in einem gesonderten Abschnitt besprochen.

Unumstritten ist, daß ein Vertreiben der Traurigkeit und eine Aufhellung der Stimmung sehr viel schwerer zu erreichen ist als eine Antriebssteigerung oder eine allgemeine Dämpfung. Man muß bedenken: Wenn Angst und innere Unruhe durch ein Medikament gedämpft werden, dann bessert sich allein schon dadurch allmählich die Stimmung, die Aktivität nimmt zu, ohne daß das Medikament einen insgesamt stimmungsaufhellenden Effekt haben muß. Antriebssteigernde Medikamente dagegen vermehren oft lediglich die innere Unruhe, was dann als sehr quälend empfunden wird. Aktivierung und Antriebssteigerung können einen depressiven Menschen in die Gefahr bringen, Selbstmord zu begehen; auf diesen Punkt werden wir später noch genauer eingehen.

Die dämpfenden Antidepressiva entfalten ihre beruhigende Wirkung schon bei Beginn der Behandlung. Die anderen Eigenschaften der Antidepressiva stellen sich sehr viel langsamer ein: Nach wenigen Tagen kann manchmal eine Antriebssteigerung beobachtet werden (bei den aktivierenden Antidepressiva), die Stimmungsaufhellung läßt oft ein bis zwei Wochen oder noch länger auf sich warten. Wenn sich erst nach so langer Zeit die Stimmung bessert, dann ist fraglich, ob dies tatsächlich auf das Medikament zurückzuführen ist.

Wie wir gesehen haben, kommen die erwünschten Wirkungen sehr zaghaft. Die unerwünschten Wirkungen dagegen kann ein Patient schon am ersten Tag zu spüren bekommen. Die leider sehr zahlreichen Nebenwirkungen werden wir noch besprechen.

Antidepressiva – kaum besser als ein Placebo?

Wenn man die Wirksamkeit von Antidepressiva mit einem Placebo vergleicht (einer Tablette, die keinerlei Arzneimittel enthält) –, dann schneiden die Antidepressiva oft sehr schlecht ab. In über 20 Studien über das Medikament Tofranil zeigte sich beispielsweise folgendes: Wurden stationär aufgenommene Patienten mit akuten Depressionen von Anfang an statt mit Tofranil mit einem Placebo behandelt, dann stellte sich bei jedem zweiten innerhalb von zwei bis sechs Wochen eine deutliche Besserung ein.[6] In einer anderen, großangelegten Studie wurde gezeigt, daß Amitriptylin (= Laroxyl, Saroten) und Imipramin (= Tofranil) nicht wirksamer waren als die wirkstofffreien Tabletten.[7] Aber die getesteten Antidepressiva haben sehr viele, zum Teil gefährliche Nebenwirkungen, während ein Placebo natürlich risikolos ist.
Es gibt eine Studie über das Antidepressivum Vivalan, in der das Placebo sogar deutlich besser abschnitt und wirksamer war als das Arzneimittel![8] Die meisten Hersteller von Antidepressiva umgehen eine solche Blamage, indem sie ihre neuen Präparate nicht mit einem Placebo vergleichen lassen, sondern mit einem anderen, bereits im Handel befindlichen Präparat (meist Laroxyl oder Tofranil). Einschränkend muß zu den Placebostudien gesagt werden, daß sich Arzneimitteltests bei Antidepressiva nie unter objektiven Bedingungen durchführen lassen, da sowohl der Arzt als auch der Patient an den charakteristischen Nebenwirkungen der Antidepressiva erkennen, wer den Wirkstoff und wer das Placebo erhält. Es kommen also starke Medikamente in den Handel, an deren Wirksamkeit man erhebliche Zweifel anmelden kann.[9]
Manche Psychiater sagen, daß Antidepressiva bei einem Drittel der Patienten eine deutliche Besserung bringen, bei einem weiteren Drittel eine leichte bis fragliche Besserung und bei dem restlichen Drittel keine Besserung oder sogar eine Verschlechterung. Erstaunliche »Erfolge« lassen sich – wie oben gezeigt – auch mit wirkstofffreien Tabletten erreichen.

Wenn hier von der »Wirksamkeit« der *Placebo-Gabe* gesprochen wird, dann heißt das, daß nicht das Medikament, sondern andere Umstände zu einer Besserung der Beschwerden führten:

- Zuwendung durch das Personal: Eine vergleichende Arzneimittel/Placebo-Studie bringt es mit sich, daß man sich intensiver mit den Patienten beschäftigt.

- Wenn ein Patient die häusliche Situation als sehr erdrückend erlebt (z. B. wegen der anderen Familienmitglieder oder wegen Angst vor dem Alleinsein), dann kann selbst die eher unangenehme Atmosphäre einer psychiatrischen Klinik eine gewisse Erleichterung bringen (»Milieuwechsel«).
- Schädliche, vorher genommene Medikamente sind abgesetzt worden (es wurde bereits erwähnt, daß einige Arzneimittel Depressionen auslösen können).
- Wenn der Schlaf sich bessert und die Angst weicht (vielleicht durch die zusätzliche Gabe eines Tranquilizers), dann bessert sich auch die gesamte Depression.
- Der wichtigste Punkt: Die Selbstregulierungs- und Selbstheilungskraft ist auch beim depressiven Menschen nicht erloschen, sondern kann sehr stark sein. Selbst ein bekannter Psychopharmakaforscher gibt zu: »Ausgeprägte und dauerhafte Spontanbesserungen kommen vor allem bei endogenen und reaktiven Depressionen vor.«[10]

Es stellt sich die naheliegende Frage: Wenn die Antidepressiva eine so unsichere antidepressive Wirksamkeit haben und wenn sie darüber hinaus noch ernstzunehmende Nebenwirkungen aufweisen, warum werden sie dann so zahlreich verwendet?
Wegen der Geschäftstüchtigkeit der Pharmakonzerne? Oder wegen der Hilflosigkeit der Ärzte, die keine besseren Medikamente haben, aber irgend etwas verschreiben wollen?
Wahr ist zweifellos, daß die Pharmakonzerne und viele der mit ihnen kooperierenden Universitätsprofessoren trügerisch positive Erfolgsmeldungen über Antidepressiva verbreiten. Es sind nicht unbedingt bewußte Fälschungen, sondern zum Beispiel Ergebnisse einer oberflächlich durchgeführten Studie. In »gereinigten« Studien können schon mal Resultate, dic nicht ins Konzept passen, unter den Tisch fallen. Die beiden Wissenschaftler Jesdinsky und Trampisch bedenken: »Es ist anzunehmen, daß Studien, in denen der Nachweis der Wirksamkeit mißlang, seltener veröffentlicht werden als Studien mit ›positiven‹ Ergebnissen.« Sie sagen, daß letzten Endes jeder Test das Resultat erbringt, das man haben möchte, »da gewünschte Ergebnisse allein durch genügend häufige Wiederholung eines klinischen Versuchs erzielbar sind«.[11]
Eine Langzeitbehandlung mit Antidepressiva ist wegen der unsicheren antidepressiven Wirksamkeit und wegen des Risikos von Nebenwirkungen nicht gerechtfertigt. A. Finzen, ansonsten ein Befürworter der Anti-

depressiva, konstatiert: »Antidepressiva wirken wie Neuroleptika symptomatisch. Ob sie die depressiven Phasen tatsächlich aufheben oder verkürzen, ist umstritten.«[12]
Auch andere Psychopharmaka-Experten bringen Zweifel vor, so der bekannte Neurochemiker Prof. Birkmayer:

> »Die Behandlung der Depression mit antidepressiven Drogen kürzt die Krankheitsphase nicht wesentlich ab, sie lindert bzw. beseitigt die subjektiven Beschwerden. Das Ausklingenlassen einer Depression ist scheinbar zur Verhinderung eines Rezidivs [d. h. eines Rückfalls] von Vorteil.«[13]

Zusammenfassend läßt sich sagen: Die meisten Antidepressiva zeigen bei einem Teil der Patienten durchaus bestimmte Wirkungen, sie können eine gewisse Beruhigung, Angst- und Antriebsdämpfung oder aber eine Antriebssteigerung und Hemmungslösung bringen. *Aber:* Die von der Pharmawerbung und von vielen Psychiatern so hochgelobten antidepressiven Eigenschaften sind oft nur spärlich sichtbar und besitzen keine anhaltende Wirkung. Für einige »Antidepressiva« ließen sich antidepressive Wirkungen *nicht* glaubhaft nachweisen.
Bei der Einnahme von Antidepressiva sollten noch folgende Gesichtspunkte unbedingt beachtet werden:

1. Die unerwünschten Wirkungen (z. B. Herz-Kreislauf-Beschwerden) sind erheblich und können (besonders in mittlerer und höherer Dosierung) gefährlich werden.
2. Die erreichten Wirkungen (Beruhigung, Angstdämpfung etc.) sind nicht spezifisch für Antidepressiva: Ähnliche Ergebnisse lassen sich auch mit anderen, nebenwirkungsärmeren Medikamenten oder nicht-medikamentösen Maßnahmen erzielen.
3. Die Antidepressiva verkürzen nicht sicher die Dauer einer depressiven Verstimmung.
4. Wenn bei Angst und Depression sofort pharmakologisch eingegriffen wird, kann das für den betroffenen Patienten in vielerlei Hinsicht gefährlich sein: Seine Wahrnehmung wird vernebelt, und seine gesamten seelisch-körperlichen Funktionen werden auf ein eingeschränktes Niveau gebracht, wodurch die Selbstkompetenz und Selbstregulierung reduziert oder ganz verhindert wird. Die Selbstverantwortlichkeit wird gemindert, die Abhängigkeit von Arzt und Psychopharmakum (und damit die Fremdbestimmung) wird erhöht.

Nebenwirkungen der Antidepressiva

Wir haben bereits erwähnt: Während die erwünschten Wirkungen der Antidepressiva manchmal lange auf sich warten lassen, sind die Nebenwirkungen oft schon vom ersten Tag an zu spüren. Die Nebenwirkungen sind bei sehr niedriger Dosierung nicht häufig, treten aber bei mittlerer und höherer Dosierung ziemlich oft auf. Leider vertreten viele Psychiater immer noch die Ansicht, daß viele Tabletten auch viel helfen müssen – in den meisten Nervenkliniken werden unverantwortlich hohe Antidepressiva-Dosierungen verabreicht. Dabei hat sich gezeigt, daß zu hohe Antidepressiva-Gaben zu einer Verschlechterung (!) der Depression führen können. Erst wenn die ursprünglich zu hohen Dosierungen merklich reduziert wurden, besserte sich auch der therapeutische Effekt.[14]

Bei der Dosierung der Antidepressiva muß auch berücksichtigt werden, daß einige Antidepressiva eine sehr lange »Verweildauer« im Körper haben: Laroxyl und Saroten etwa 41 bis 45 Stunden, Ludiomil 27 bis 58 Stunden, Tofranil 13 bis 17 Stunden.[15] Dadurch kann es trotz gleichbleibender Tabletteneinnahme im Resultat zu einer Dosissteigerung kommen.

Nicht nur bei hochdosierter und längerer Verabreichung, sondern auch bei den üblicherweise empfohlenen Dosierungen verursachen Antidepressiva manchmal einige folgenschwere körperlich-seelische Störungen. Sie sind in ihrem Ausmaß oft deshalb schwer abzuschätzen, weil von Person zu Person *sehr unterschiedliche, ja gegensätzliche Nebenwirkungen* auftreten können:

- Blutdrucksenkung (evtl. bis zum Kollaps) oder erhöhter Blutdruck,
- Herzrasen oder zu langsamer Puls (selten Herzrhythmusstörungen, sehr selten sogar die Gefahr eines Herzinfarkts),
- Muskelversteifungen oder Zittrigkeit,
- Mundtrockenheit oder übermäßige Speichelbildung und Schweißausbrüche,
- Durchfall oder Verstopfung bis zur Darmlähmung,
- Fieber oder Untertemperatur,
- Hitzewallungen oder Frösteln,
- übermäßige Müdigkeit oder starke Schlafstörungen und innere Unruhe,
- ständiger Harndrang oder Harnsperre,

außerdem:
- Gefahr von Krampfanfällen (offenbar vermehrt bei Ludiomil), verschiedenartige Sehstörungen;
- Manchmal Schlafstörungen, Neigung zu Alpträumen;
- Allergische Reaktionen (z. B. Gesichtsödeme, Verminderung der weißen Blutzellen), Leberfunktionsstörungen (selten Lebernekrosen; lebertoxische Effekte v. a. bei Thombran),
- Veränderungen im Hormonhaushalt (z. B. Brustvergrößerung bei der Frau, Hodenvergrößerung beim Mann), sexuelle Unlust;
- Manchmal vermehrtes (!) Selbstmord-Risiko möglich (vor allem bei antriebsteigernden Antidepressiva);
- Knochenmarksschwund, d. h. es werden keine Blutzellen mehr gebildet. Diese lebensgefährliche Wirkung kann offenbar von allen Antidepressiva ausgehen: erschreckend häufig – so wird berichtet – von Tolvin. Jeder 3000. »Tolvin-Patient« muß mit einer Knochenmarksschädigung rechnen![14a] (Diese Gefährlichkeit ist mit der des Neuroleptikums Leponex vergleichbar.) Die Frage stellt sich: Warum werden solche Präparate nicht verboten?
- Bei zu raschem Absetzen können folgende Beschwerden entstehen: Übelkeit, Schlafstörungen, Unruhe, Schweißausbrüche, Schwindel etc.;
- Schon während der ersten Behandlungstage können Verwirrtheitszustände, Übererregung (Manie), Halluzinationen und Wahnvorstellungen vorkommen (siehe unten).

Erschwerend kommt hinzu, daß viele Nebenwirkungen den Symptomen der ursprünglichen (psychosomatischen) Krankheit ähneln. Wenn Patienten dann über neue, unangenehme Beschwerden (infolge der Medikamente) klagen, dann wird dies von den Ärzten *oft fehlinterpretiert* als Verschlimmerung der eigentlichen Krankheit. Dieser ärztliche Irrtum kann für den Patienten fatale Folgen haben: denn meistens erhöhen die Ärzte daraufhin die Medikamenten-Dosis und verstärken dadurch die Nebenwirkungen.
Wir haben bereits erwähnt, daß antriebssteigernde Antidepressiva unter unglücklichen Umständen den *Selbstmord* begünstigen können. Wir wollen das im folgenden erklären: Wenn ein Mensch sehr traurig ist, ausweglos, in sich zurückgezogen, und wenn er daran denkt, sich umzubringen – dann wird er an der Durchführung des Selbstmordes oft durch seine depressive Trägheit gehindert, durch seine Angst vor jeglicher Aktivität und durch seine (vielleicht religiös gefärbten) Schuldgefühle

oder Verantwortungsgefühle gegenüber seinen Angehörigen. Nun können stark antriebssteigernde Antidepressiva (oder Psychostimulantien) bei einem solchen Menschen die natürliche und schützende Antriebsminderung beseitigen und ihm gerade soviel Tatendrang verleihen, daß er seine Selbstmordideen verwirklicht, seine ausweglose Traurigkeit auf fatale Weise beendet. Um dies zu vermeiden, geben Psychiater oft zusätzlich Tranquilizer, doch läßt sich dadurch die Katastrophe keineswegs mit Gewißheit verhindern.
Bei der Gabe von antriebssteigernden Antidepressiva muß gewährleistet sein, daß der Betroffene nicht selbstmordgefährdet ist!

Die antriebssteigernden Antidepressiva, seltener auch die dämpfenden Antidepressiva, zeigen manchmal noch eine andere verheerende Eigenschaft: Sie können bei bestimmten Menschen die psychisch-geistige Ordnung durcheinanderbringen, sie verwirren, vielleicht sogar verrückt machen, Wahnvorstellungen und Trugbilder erzeugen. Hierzu nochmals der Psychopharmaka-Experte Prof. Hippius:

> »Unter der Behandlung mit Antidepressiva ... können sich schizophrenie-ähnliche Symptome mit Halluzinationen und Wahninhalten entwikkeln. Ein solches Zustandsbild ist von einer Schizophrenie häufig nicht zu unterscheiden ...«[16]

Wie schon erwähnt: Solche schwerwiegenden Nebenwirkungen treten überwiegend bei mittlerer und hoher Dosierung auf, sie werden aber oft als »patienteneigene« psychische Krankheit mißdeutet.
Außer – notfalls – mit Tranquilizern sollten die Antidepressiva nicht mit anderen Psychopharmaka kombiniert werden. In Kombination mit bestimmten Neuroleptika,[17] in seltenen Situationen auch bei alleiniger Therapie mit Antidepressiva, können sich deliriumähnliche Verwirrtheitszustände entwickeln, in deren Verlauf es zu unberechenbaren Handlungen kommen kann, zu Selbstverletzungen, Selbstmord oder zu Gewalttätigkeiten gegen andere Menschen.
Wenn hier soviel von Nebenwirkungen die Rede ist, dann soll damit angestrebt werden, daß immer weniger Antidepressiva verwendet werden, daß eine niedrige Dosierung gewählt und die Langzeitmedikation unterlassen wird: Das Risiko ist hoch und der Effekt unsicher.

Wann ist der Einsatz von Antidepressiva überhaupt zu erwägen?

Die Rezeptierung von Antidepressiva ist dann mit einem Patienten zu besprechen,

- wenn pflanzliche oder homöopathische Mittel versagt haben;
- wenn Tranquilizer nicht geholfen haben, oder wenn das Risiko einer Tranquilizerabhängigkeit besonders groß ist;
- wenn Psychotherapie und andere nicht-medikamentöse Maßnahmen nicht zur gewünschten Stabilisierung geführt haben oder aus bestimmten Gründen nicht möglich sind.

Es soll versucht werden, die depressiven Beschwerden mit einer möglichst niedrigen Dosierung zu lindern. Wie wir oben gesehen haben, ist eine Dosissteigerung keineswegs mit einem größeren Erfolg verbunden.

Welches Antidepressivum?

Über das (eher dämpfende) *Amitryptilin* liegen (auch hinsichtlich der Nebenwirkungen) die meisten Erfahrungen vor; es ist seit 1961 im Handel, und A. Finzen nennt es das »bestuntersuchte Antidepressum«.

> Zu dieser Gruppe gehören: Laroxyl, Saroten, Tryptizol usw.; es gibt 10 mg- und 25 mg-Tabletten, von Saroten gar 75 mg. Meist reichen 10 oder 25 mg abends, da das Präparat eine lange Verweildauer im Körper hat; falls »nötig«, kann dieselbe Dosis nochmals am Morgen verabreicht werden. Und/oder es kann, wenn unbedingt erforderlich, zusätzlich ein Tranquilizer, z. B. Oxazepam (1 Tabl. Adumbran u. ä.) genommen werden.

Hinsichtlich der Verschreibungsquote ist das Kombinationspräparat *Limbatril* der Spitzenreiter unter den Antidepressiva; es enthält das oben genannte Amitryptilin und den (sehr lange wirkenden) Tranquilizer Chlordiazepoxid. Empfehlenswerter ist eine getrennte Einnahme von Antidepressivum und Tranquilizer, um auftretende Nebenwirkungen besser zuordnen zu können.
Die früher laut gewordene Behauptung, das »tetracyclische« *Ludiomil* habe weniger Nebenwirkungen als die »tricyclischen« Amitryptiline läßt sich wohl nicht aufrecht erhalten.
Das tetracyclische Alival und das Kombinationspräparat Psyton wurden 1986 wegen gefährlicher (z. T. lebensgefährlicher) Nebenwirkungen aus dem Handel gezogen.

Eine relativ neue Medikamentengruppe sind die *tryptophanhaltigen Mittel* (z. B. Kalma, Sedanoct, Levothym usw.).
Tryptophan ist die Vorstufe des körpereigenen Serotonin, einem »Botenstoff« (Transmitter) in unserem Gehirn. Durch gängige Nahrungsmittel, wie Milchprodukte, Nüsse, Fleisch usw. nimmt jedoch ein Mensch hierzulande offenbar mehr Tryptophan auf, als in einer Tablette der besagten Präparate enthalten ist.
Dennoch scheinen tryptophanhaltige Mittel und das ähnlich zusammengesetzte Oxitriptan (Levothym) bei einigen Menschen Schlafstörungen zu bessern (doch erst nach mehrtägiger oder mehrwöchiger Anwendung). Diese Medikamente sollen auch einen leicht »antidepressiven« Effekt haben – doch dies ist ziemlich fraglich.
Zunächst wurden nur relativ wenig Nebenwirkungen berichtet: hauptsächlich bei höherer Dosierung Magen-, Darm- und Kreislaufstörungen; bei Langzeitanwendung Veränderungen am Auge usw.

Allerdings ist Vorsicht geboten:

Nach neueren Meldungen scheinen tryptophanhaltige Präparate manchmal Erkrankungen des Blutes und der Muskulatur auszulösen, ein »Eosinophilie-Myalgie-Syndrom« (eventuell infolge von Verunreinigungen während des Herstellungs-Prozesses).
Solange dies nicht geklärt ist, sollen tryptophanhaltige Präparate nicht mehr genommen werden!
Mehrere Firmen haben zur Zeit (Frühjahr 1991) ohnehin ihre tryptophanhaltigen Präparate – vorläufig – vom Markt genommen.

Für alle Antidepressiva gilt: Wenn die medikamentös behandelten depressiven Beschwerden abgeklungen oder zumindest leichter geworden sind, dann soll das Medikament *langsam* abgesetzt werden. Und außerdem: »Ist ein Antidepressivum nach 3 Wochen unwirksam, legt man eine Woche Pause ein, da Antidepressiva wie Neuroleptika depressiv machen können.«[18]
Auch bei Wirksamkeit soll man das Medikament nach einigen Wochen, spätestens aber nach zwei bis vier Monaten absetzen. Eine Langzeitbehandlung (über Monate oder Jahre) ist nicht zu empfehlen, weil Antidepressiva keinen sicheren krankheitsverhindernden Effekt haben, nicht risikolos sind und darüber hinaus sogar ». . . eine Chronifizierung der Depression bewirken können.« (P. Schönhöfer)[19]
Ohne ärztliche Empfehlung oder ohne Druck nehmen Patienten relativ selten Antidepressiva[20] freiwillig über längere Zeit, weil die angeblich so zahlreichen positiven Wirkungen doch nicht immer spürbar sind und die Nebenwirkungen oft in den Vordergrund treten. Diese Tatsache

sollte man sich eindringlich vor Augen halten, da es doch zu denken geben muß, wenn Menschen mit einer Depression, also mit einer definitionsgemäß äußerst quälenden »Krankheit«, die Einnahme des einzig Heilung versprechenden Mittels verweigern. Dies geschieht wohl kaum aus Masochismus.
In einem Beitrag über Antidepressiva schrieb ein namhafter Psychiater: »Depressive sind zwar im allgemeinen willige, zuverlässige Patienten, doch wünscht sich nachvollziehbarerweise jeder, ... die lästige bis unangenehme Medikation abzusetzen.« Wenn man die Beipackzettel liest, ist verständlich, daß viele Patienten die verschriebenen Antidepressiva »heimlich« weglassen.
Eine Abhängigkeit von Antidepressiva ist selten, am ehesten noch von dem Kombinationspräparat Limbatril (wegen des Tranquilizeranteils!).[21]
Patienten, die eine Linderung ihrer psychischen Beschwerden suchen, haben das Recht auf eine menschenwürdige Behandlung. In einer solchen Behandlung sollten die eben besprochenen harten chemischen Antidepressiva nur eine sehr untergeordnete oder gar keine Rolle spielen. Der kritiklose und meist hochdosierte Einsatz von Antidepressiva in den meisten Nervenkliniken muß in Zukunft unbedingt eingeschränkt werden, notfalls durch entsprechende gesetzliche Maßnahmen.

Welche Vorsichtsmaßnahmen sind bei einer Antidepressiva-Medikation zu beachten?

Wenn eine medikamentöse Behandlung mit Antidepressiva begonnen wird, dann muß an die möglichen schädigenden Wirkungen auf verschiedene Organe gedacht werden. Prof. Hippius[22] empfiehlt, vor der Einleitung einer Antidepressiva-Therapie folgende Untersuchungen durchzuführen:

- Blutuntersuchung (Differential-Blutbild, Nieren- und Leberwerte),
- Blutdruck und Puls,
- EEG (Hirnstrombild),
- EKG (Herzstrombild; v. a. bei Menschen mit Herzbeschwerden und bei allen Patienten, die über 50 Jahre alt sind).

Auch während der Therapie sind regelmäßig Untersuchungen erforderlich. Obwohl Antidepressiva nicht ganz so gefährlich sind wie Neuroleptika, sollten während der Behandlung einige der Routineuntersuchungen durchgeführt werden, wie sie bei den trizyklischen Neuroleptika empfohlen werden.

Wann dürfen Antidepressiva auf keinen Fall gegeben werden (Kontraindikationen)?

Bei folgenden Erkrankungen sind Antidepressiva grundsätzlich zu vermeiden: Glaukom (grüner Star), Störungen der Harnentleerung bzw. Harnsperre, Verengung des Magenausgangs, Vergrößerung der Prostata.
Antidepressiva sind zudem gefährlich bei häufiger und gleichzeitiger Einnahme von Schlafmitteln sowie bei regelmäßigem und starkem Alkoholkonsum. Während der Schwangerschaft sollte auf Antidepressiva grundsätzlich verzichtet werden. Bei älteren oder alten Menschen ist mit Antidepressiva äußerste Zurückhaltung geboten; Nebenwirkungen treten hier sehr viel häufiger und ausgeprägter auf.

Immer glücklich: ›Fluctin‹ – die Wunderdroge für Depressive?

»Amerika's Glücksdroge Nummer eins« (so das Magazin »Esquire«) hat die zungenbrecherische chemische Bezeichnung »Fluoxetinhydrochlorid« – als »Prozac« ist es in den USA das meistverordnete Medikament gegen depressive Leiden, und seit 1990 dürfen auch die Deutschen dieses Seelenheilmittel, hier unter dem Namen »Fluctin«, schlucken. »Fluoxetin ist ein nichttrizyklisches Antidepressivum«, heißt es in der Informationsbroschüre für Ärzte, »das weltweit bereits bei über 1 Million Patienten eingesetzt wurde.«
Die euphorischen Befürworter dieses erfolgreichen Glücksbringers (über 350 Millionen Dollar Umsatz allein in den USA), schwärmen von den vergleichsweise geringen Nebenwirkungen und der – durch Einfluß auf die Neuro-Transmitter – wundersam aufhellenden Wirkung. Antidepressive und stimmungsaufhellende Effekte mögen für die Benützer durchaus – vielleicht auch deutlich – spürbar sein (dies läßt sich übrigens durch mehrerlei Substanzen erreichen, auch durch das illegale Kokain): Entscheidend sind die Risiken, die die Depressiven dabei eingehen. Die Firma Hoechst, die (zusammen mit dem Pharmakonzern Lily) Fluctin den deutschen Antidepressiva-Markt zu erobern versucht, mußte schon einmal, im Jahre 1986, zwei hochgelobte Antidepressiva wegen lebensgefährlicher Nebenwirkungen aus dem Handel ziehen (die

Präparate Alival und Psyton). Und Kritiker warnen vor dem eventuell erhöhten Selbstmordrisiko bei dem eher antriebsteigernden Fluctin (der Tatendrang nimmt zu, die Stimmung bleibt zunächst aber noch depressiv; siehe oben Seite 154).
Und wenn wir im ›Nebenwirkungsprofil‹ der schon zitierten Broschüre nachlesen, dann scheint von einem künftigen Fluctin-Konsumenten erwartet zu werden, daß er – für die chemische Vertreibung seiner Depression – gewisse Risiken eingehen will.
Originaltext der Firma Hoechst:

> »Außerhalb klinischer Prüfungen wurden bei einigen Patienten mit Hautausschlag systemische Reaktionen beobachtet, die möglicherweise mit Gefäßentzündungen in Beziehung stehen. Obwohl diese Reaktionen selten auftreten, können sie schwerwiegend sein und Lunge, Niere oder Leber in Mitleidenschaft ziehen. *In Verbindung mit diesen systemischen Reaktionen sind Todesfälle berichtet worden.* Fluoxetin muß daher abgesetzt werden, wenn ein Hautausschlag auftritt.«[22a] [Hervorhebung v. J. Z.]

Ein Hautausschlag als Warnsignal – oder den chemischen Glücksbringer lieber gar nicht erst probieren?

Ein Anti-Epilepsie-Mittel gegen Depressionen?

Tegretal (Carbamazepin) ist für die Behandlung der Epilepsie durchaus sehr brauchbar – seit einigen Jahren wird es jedoch als »bewährtes, prophylaktisches Medikament« für sogenannte »manisch-depressive Krankheiten« angepriesen. Es gibt keine ausreichend fundierten Erfahrungen, die solche vollmundigen Empfehlungen rechtfertigen könnten. Und Tegretal hat sehr ernstzunehmende Nebenwirkungen, weshalb sich ein Herumexperimentieren nicht rechtfertigen läßt.

Antidepressiva bei Kindern

Die Ärztin S. Thiesing stellt in ihrer Dissertation zum Thema »Zur Problematik der Gabe von Antidepressiva bei Kindern und Jugendlichen – am Beispiel des Imipramin (Tofranil) . . .« fest, daß sich in vielen Fällen Wissenschaftler bereitfanden, hochwirksame Antidepressiva an »seelisch gestörten« Kindern auszuprobieren, aus folgenden Gründen: »Schlechte Schulleistungen trotz hoher Intelligenz, Angst, Schlaflosigkeit, Hemmungen, Müdigkeit, Wutausbrüche, Unzufriedenheit, Konzentrationsschwierigkeiten, Weinen, Überempfindlichkeit, unangenehme Träume, Nervosität, unpassendes Verhalten in der Schule, Lügen, Stehlen usw.«[23]

185000 Mal im Jahr (allein in der BRD) wird einem Kind unter 12 Jahren ein Medikament gegen »Bettnässen« verschrieben – in der Regel sind dies Antidepressiva.[24] Wenn ein Kind wegen Bettnässens jeden Morgen von seinen Eltern verprügelt wird, mag die soziale Problematik einen Arzt dazu bringen, schnell mit einem »wirksamen« Medikament helfen zu wollen. Aber folgendes Beispiel mag erhellen, warum eine soziale Problematik in erster Linie sozial und nicht chemisch-medikamentös angegangen werden sollte:

> »Der achtjährige Gerhard F. ist seit Jahren Bettnässer und wacht jeden Morgen mit Schrecken auf. Nachdem seine Mutter mit ihm beim Arzt war, dieser ihm Tofranil verschrieb, ändert sich die Situation schlagartig. Gerhard machte nicht mehr ins Bett, seine Eltern waren freundlich und auch seine Angst vor dem Einschlafen war weg. Nach einigen Wochen setzten die Eltern das Medikament wieder ab in der Hoffnung, daß Gerhard nun geheilt sei. Doch bereits am nächsten Morgen war das Bett wieder naß. Gerhard war so verzweifelt, daß er heimlich die Schachtel mit Tofranil suchte, die restlichen 40 Tabletten auf einmal schluckte, um sicher zu sein, das lästige Bettnässen endgültig loszuwerden. Er konnte nicht mehr gerettet werden, er starb noch am gleichen Tag.«[25]

P. Sichrovsky schreibt in seinem Erfolgsbuch »Krankheit auf Rezept«, daß es allein bei dem Antidepressivum Tofranil Hinweise gibt für 19 Fälle tödlicher Vergiftung. Und laut einer Untersuchung aus Großbritannien scheinen dort Antidepressiva heute bereits die häufigste Ursache für Vergiftungen in der Altersgruppe der Ein- bis Vierjährigen zu sein.[26] Die Gefahr einer Vergiftung mit Antidepressiva ist bei Kindern vor allem deshalb so hoch, weil bereits wenige Tabletten irreversible Schäden anrichten können: 8 bis 10 Tabletten von Laroxyl oder Saroten (zu 25 mg) reichen aus, um – auf einmal genommen – tödliche Komplikationen auszulösen.[27]

Sichrovsky stellt auch fest, daß die Pharmahersteller an diesen Vergiftungen mitschuldig sind, da sie Psychopharmaka oft wie Bonbons anbieten: z. B. Tofranil-Tabletten, rot und in Herzchenform, oder Truxal-Saft, süß und mit angenehmem Geschmack.

Kinder sollten unter keinen Umständen Antidepressiva bekommen. Wenn Pharmafirmen in ihrer Werbung anderes behaupten, ist dies unverantwortlich. Es geht aber nicht nur um Antidepressiva – *Kinder sollen auch keine anderen Psychopharmaka einnehmen,* also auch keine Neuroleptika und keine Tranquilizer. Psychische Störungen bei Kin-

dern müssten zuallererst durch nicht-medikamentöse Maßnahmen behandelt werden. Falls in Notfällen eine kurzfristige medikamentöse Beruhigung notwendig erscheint, kommen hierfür nur pflanzliche Beruhigungsmittel in Frage.
Den therapeutischen Ratschlägen der Pharmaindustrie darf man nicht blindlings trauen. Sie will ihren Umsatz steigern und erweitert deshalb bei ihren Medikamenten die Anwendungsempfehlungen (Indikationen) auch auf kindliche Störungen – selbst »harte« Medikamente seien angeblich für Kinder geeignet: In der Roten Liste, dem Medikamentenverzeichnis der Pharmazeutischen Industrie, werden von 156 Präparaten in der Rubrik »chemisch definierte Psychopharmaka« 63 auch oder speziell für Kinder empfohlen.

MAO-Hemmer – die risikoreichsten antidepressiven Medikamente

In der Bundesrepublik sind gegenwärtig zwei **M**ono**a**mino**o**xidase-Hemmer im Handel: Parnate und das Kombinationspräparat Jatrosom. Ihre antidepressive und vor allem stark antriebssteigernde Wirkung beruht darauf, daß sie den Abbau von Überträgersubstanzen im Gehirn verzögern und somit ihre Wirkung auf die Nervenzellen erhöhen. Als Hauptanwendungsgebiet gelten die »gehemmten« Depressionen. MAO-Hemmer wirken zwar stark erregend und aktivierend, haben aber oft nur mäßigen Einfluß auf die depressive, ausweglose Grundstimmung. Die künstliche Mobilisierung kann dazu führen, daß jemand seine bisherigen inneren Hemmungen überwindet und einen schon lange bestehenden Selbstmordplan in die Tat umsetzt. Der Psychiater A. Finzen schreibt über diese Präparate:

> »Die sog. MAO-Hemmer ... sollten wegen der gefährlichen Nebenwirkungen nicht mehr angewendet werden. Sie haben derzeit nur theoretische Bedeutung für die Forschung.«[28]

Aber viele Universitätskliniken in der Bundesrepublik beschränken sich nicht auf eine theoretische Auseinandersetzung mit den MAO-Hemmern, sondern erproben sie immer wieder an Patienten.
MAO-Hemmer haben schwerwiegende Nebenwirkungen: am Anfang der Behandlung häufig Erregungssteigerungen und Unruhezustände, manchmal im Wechsel mit Apathie; Schlafstörungen; Absinken des Blutdrucks, nicht selten Blutdruckkrisen bis zum Kreislaufkollaps;

Schwindelattacken und Kopfschmerzen. Wer mit MAO-Hemmern behandelt wird, darf gleichzeitig keine Nahrungsmittel zu sich nehmen, die eine bestimmte Aminosäure (Tyramin) enthalten – muß also beispielsweise auf Käse, Joghurt, Wild oder Salzheringe verzichten. MAO-Hemmer dürfen bei ängstlicher Erregtheit, bei Selbstmordgefahr, auch bei Leber- und Nierenschäden nicht gegeben werden.
Trotz der sehr gravierenden Gefahren, die schon durch einen Diätfehler ausgelöst werden können, scheuen sich manche Psychiater nicht, dieses Medikament zu verordnen. Meist werden MAO-Hemmer erst dann gegeben, wenn andere, antriebssteigernde Antidepressiva versagt haben. Zwischen den einzelnen Versuchen mit solchen Medikamenten müssen einige Tage Therapiepause liegen. Wird keine ausreichend lange Therapiepause eingelegt oder werden MAO-Hemmer mit anderen Medikamenten kombiniert, dann ist die Behandlung noch risikoreicher und kann – wie das folgende Beispiel zeigt – sogar tödlich enden:

Die 32jährige Marianne P.[29] *wurde unmittelbar nach der Geburt ihres zweiten Kindes schwer depressiv, war ständig sehr niedergeschlagen, sah keinen Ausweg, wollte sterben, hatte zu nichts Lust. Ihr Ehemann und ihre Mutter halfen ihr, die beiden Kinder zu versorgen und den Haushalt zu machen, denn alleine wäre sie nicht zurechtgekommen.*
Aus einem inneren Zwang heraus mußte sie sich in kurzen Abständen die Hände und Arme waschen, die Haare mit Wasser begießen, manchmal zehnmal in der Stunde, manchmal noch öfter. Dann wieder saß sie apathisch in einer Ecke, mit feuchten Haaren, den Pullover durchnäßt vom vielen Waschen. Oder sie redete immer wieder dasselbe: »Ich tauge nichts«, »ich bin eine schlechte Mutter«, »ich kann nichts, ich hab' noch nie etwas gekonnt, ich bin dumm, ich verstehe nichts«, »es ist besser, wenn ich sterbe, ich will nicht mehr leben« ...
Die Medikamente, die ihr ein Psychiater verschrieben hatte, nahm sie nur wenige Tage: »Die helfen mir nicht, mir kann nichts helfen, mir kann niemand helfen ...«
Zwischendurch gab es dann wieder einige Tage, in denen es ihr etwas besser ging, sie sich nicht ständig waschen mußte, weniger jammerte, Essen zu sich nahm, ohne gedrängt zu werden ... Die Familie hatte viel Geduld; trotzdem redeten sie oft auf sie ein, sie solle in eine Klinik gehen – doch Marianne P. wollte nicht.

Eines Tages ließ sie sich dann überreden; sie leistete keinen Widerstand mehr, als ihr Mann sie in die Klinik brachte; nicht in irgendeine Anstalt, wie er meinte, es sollte eine gute Klinik sein: Marianne P. wurde 1978 in die Nervenklinik der Würzburger Universität stationär aufgenommen.
Dort erhielt sie viele Medikamente, zunächst acht Wochen lang Infusionen mit einem Antidepressivum (Anafranil), was aber keine Besserung brachte. Dann wurde ein Versuch mit einem MAO-Hemmer gemacht, täglich vier Tabletten Parnate, zusätzlich vier Tabletten L-Tryptophan und abends noch 50 mg Melleril.
Am Abend des sechsten Tages wirkte Frau P. sehr unruhig und zunehmend verwirrt, hatte schreckliche Angst, sprach von eigenartigen Erscheinungen ... Sie bekam hohes Fieber, zunächst 40 °, dann stieg die Temperatur nach Mitternacht auf 42 °, dann auf 43 °. Sie zitterte am ganzen Körper, langsam wurde sie bewußtlos. Die Psychiater sprachen von einer febrilen Katatonie, narkotisierten sie und versetzten ihr einen Elektroschock. Danach sank zwar das Fieber, aber auch die anderen Körperfunktionen erloschen nach und nach, der Blutdruck war nicht mehr meßbar, die Atmung hörte langsam auf ... Sie wurde künstlich beatmet und auf eine Intensivstation verlegt. Frau P. wachte nicht mehr auf, ihr Zustand verschlechterte sich immer mehr – drei Tage nach dem Elektroschock starb sie.
Die Ärzte auf der Intensivstation meinten, daß der hochfieberhafte Zustand höchstwahrscheinlich die Folge einer Unverträglichkeitsreaktion auf den hochdosierten MAO-Hemmer war. Und der Elektroschock hatte die Situation noch verschlimmert und einen Kreislaufzusammenbruch ausgelöst, was letztendlich dann zum Tode führte.

Daß dieser »Vorfall« in der Psychiatrischen Klinik in Würzburg geschah, spielt bei der Beurteilung keine wesentliche Rolle, das könnte auch in anderen Kliniken passieren. Hätte man eine Expertengruppe eingesetzt, um die tödliche Behandlung zu überprüfen – höchstwahrscheinlich hätte man gar keinen sogenannten ärztlichen Kunstfehler nachweisen können, denn die unheilvollen MAO-Hemmer und der Elektroschock gelten in der Schulpsychiatrie als legitime Therapiemethoden.

Abschließend wollen wir noch einmal betonen: Es gibt keinerlei Gründe, MAO-Hemmer bei Patienten anzuwenden. Ein möglichst rasches Verbot dieser Medikamentengruppe ist erforderlich.

Gespräch mit Claudia P. – »Das Haldol war eher schädlich für mich, weil die Nebenwirkungen so unangenehm waren ...«

Claudia P. war mehrere Monate in einer angesehenen Universitätsklinik, weil sie glaubte, um Mitternacht ginge die Welt unter.

Interviewer: *Claudia, du warst längere Zeit in einer psychiatrischen Klinik. Du hast damals eine ganze Reihe von Medikamenten bekommen. Weißt du noch, welche Medikamente das waren, wie sie auf dich gewirkt haben, wie du das erlebt hast? Kannst du darüber ein bißchen erzählen?*

Claudia P.: *Also das war Haldol, dann Fluanxol, dann Melleril, Saroten und als Gegenmittel zu Haldol das Akineton, und Lithium.*

I.: *Als du ganz zu Anfang in die psychiatrische Klinik gebracht wurdest, hast du da Haldol bekommen?*

C.: *Ja, gleich.*

I.: *Und wie war die Wirkung?*

C.: *Am Anfang, als ich kam, hatte ich die Vorstellung, daß die Welt untergeht, daß um 12 Uhr alle Menschen sterben müssen. Dann bekam ich eine Spritze Haldol. Ich glaube zumindest, daß es Haldol war – man hat es mir nicht gesagt. Daraufhin wurde ich sehr unruhig. Mir wurde gesagt, ich sollte mich hinlegen. Ich habe denen erzählt, was ich für Vorstellungen habe, daß ich mich fürchte. Und sie meinten, ich solle mich hinlegen, es würde besser durch die Spritze. Es wurde eigentlich nicht besser. Die Beine sind wahnsinnig unruhig geworden, ich konnte nicht mehr ruhig liegen und hatte so ein Kribbeln in den Beinen, ein Gefühl, als ob ich sie ständig bewegen müßte. Das Kribbeln hat mit der Spritze was zu tun gehabt. Auf meine Gefühle und die Angst hatte sie meiner Ansicht nach keinen Einfluß.*

I.: *Die Angst ist nach wie vor geblieben?*

C.: *Die Angst ist geblieben. Ich hatte immer noch den Eindruck, daß um 12 Uhr alles zu Ende ist, und lag dann in einem Bett, wo ich genau auf die Uhr gucken konnte. Es wurde immer schlimmer. Es war 10 Uhr, dann wurde es 10.30, 11, 11.15. Es wurde immer bedrohlicher. Ich habe geglaubt, daß alles aus ist. Das habe ich auch einem Arzt gesagt. Und der Arzt hat mir gesagt, das gehöre zur Krankheit, ich soll halt liegen bleiben.*

I.: *Also der Grund, warum du in die Klinik gekommen bist, war wohl die Vorstellung vom Weltuntergang und daß alle sterben müssen um 12 Uhr?*

C.: *Ich war zur Beobachtung auf der einen Station und dann hatte ich an einem Morgen diese Vorstellung, und das hab' ich der Schwester erzählt. Dann wurde ich in die andere Station gebracht und bekam die Spritze, das Haldol.*

I.: *Und diese Vorstellung vom Weltuntergang ist dadurch nicht vergangen?*

C.: *Nein.*

I.: *Ist es dir nach 12 Uhr dann besser gegangen, als du gemerkt hast, es ist nichts passiert?*

C.: *Es war 12, 12.15 und nichts ist passiert. Und dann bin ich eingeschlafen und habe etwa 4–5 Stunden geschlafen. Als ich dann aufgewacht bin, waren die ganzen Ängste und die schrecklichen Vorstellungen vorbei. Das Haldol habe ich weiter bekommen, damit es nicht wiederkommt, haben die gesagt.*

I.: *Führst du das Verschwinden der Angst auf das Medikament zurück oder auf die Tatsache, daß die Befürchtungen nicht eingetreten sind?*

C.: *Ja, auf das letztere führe ich es zurück. Es hätte sich wahrscheinlich auch erledigt, wenn ich nichts bekommen hätte. Oder es hätte mich sicher mehr beruhigt, wenn mir irgend jemand erzählt hätte, daß ich halt jetzt eine falsche Vorstellung habe. Ich hätte es damals wahrscheinlich nicht geglaubt, aber es hätte mich trotzdem beruhigt. Denn der eine Satz, daß das zur Krankheit gehört, das hat mich schon beruhigt. Ich habe einen Moment gestutzt und gezweifelt, ob es wirklich so ist.*

I.: *In den Folgetagen hast du Haldol bekommen? Als Tropfen?*

C.: *Als Tropfen.*

I.: *Wie hast du dich dabei gefühlt?*

C.: *Ja, das waren unheimlich viele verschiedene Wirkungen. Das Gesicht hat sich verzogen, ich konnte es nicht beeinflussen. Den Kiefer und die Schultern hat es mir hochgezogen wie bei einer Marionette. Dann bekam ich Akineton. Daraufhin sind die Zukkungen und das Verspanntheitsgefühl verschwunden. Die ganze Zeit hatte ich durch das Haldol Sehstörungen, ich konnte nicht mehr in die Ferne sehen, nichts mehr gut erkennen. Auch hatte ich Denkstörungen, habe weniger kapiert und immer das Gefühl eines Schleiers vor dem Kopf. Ich konnte jemanden nur viel langsamer und schwerer verstehen, bei verschiedenen Sachen. Die Unruhe in den Beinen ist etwas besser geworden, aber man mußte noch viel auf der Stelle treten. Man konnte sich nicht hinstellen und stehenbleiben und sich unterhalten oder einfach etwas anschauen. Ständig mußte man sich bewegen. Und im Gesicht habe ich Pickel bekommen. An Gewicht habe ich auch zugenommen.*

I.: *Diese Denkstörung war wie ein Schleier?*

C.: *Ja, wie ein Schleier. Ich hatte das Gefühl, daß nicht alles in meinem Kopf reinkam, es war schwieriger, etwas aufzunehmen. Ich hatte unheimliche Konzentrationsstörungen. Aber da weiß ich nicht, ob dies an der Krankheit oder an dem Haldol lag.*

I.: *Hatte das Haldol auch positive Wirkungen?*

C.: *Ich würde sagen, das Haldol war eher schädlich für mich, weil die Nebenwirkungen so unangenehm waren. Ich weiß halt nicht, was es verhindert hat, ob es diese Angstzustände verhindert hat oder diese falsche Vorstellung von der Wirklichkeit.*

I.: *Wenn du jetzt noch einmal die damalige Situation durchleben müßtest, würdest du dann Haldol nehmen oder nicht?*

C.: *Hm, nein, ich würde das Haldol nicht noch einmal nehmen. Ich weiß halt nicht – die Nachwirkungen von meinen falschen Vorstellungen, die sind, glaube ich, sehr gravierend. Wenn dies durch das Haldol abgekürzt würde, dann fände ich es zu überlegen, aber ich weiß halt nicht . . . Aber eigentlich möchte ich auf keinen Fall mehr das Haldol nehmen. Ich würde dann versuchen, irgend etwas anderes zu machen – angenommen, mir würde das Ganze nochmal passieren.*

I.: *Was würdest du zum Beispiel machen?*

C.: *Nun, ich würde versuchen, in eine Umgebung zu gehen, wo sich meine falschen Vorstellungen vielleicht eher auflösen, wo einem die Bedrohlichkeit genommen wird.*

I.: *Wie war das damals in der Klinik für dich?*

C.: *Da wurde einfach die Spritze gegeben, und dann war man mehr oder weniger alleine, und man sollte sich hinlegen und warten, bis die Spritze wirkt.*

I.: *Hast du wegen der Haldol-Nebenwirkungen mit dem Psychiater geredet?*

C.: *Ja, habe ich schon. Ich wollte, daß es reduziert wird.*

I.: *Haben sie das dann gemacht?*

C.: *Es wurde schon teilweise reduziert, dann wurde es wieder hochgesetzt.*

I.: *Wurdest du da gefragt?*

C.: *Nein, gefragt wurde ich nicht. Ich habe halt gedrängt, daß es möglichst schnell abgesetzt wird, weil ich merkte, daß es einen verändert. Man selber konnte dadurch nicht beurteilen, ob man sich verändert, aber andere Leute haben es mir gesagt, zum Beispiel der glasige Blick, ein typischer verschleierter Medikamentenblick, ganz andere Augen. Und man geht ganz anders, unnatürlich und steif. Man fühlt sich körperlich verändert. Die zittrigen Hände darf ich nicht vergessen, das war so schlimm, daß ich zum Beispiel keinen Brief, keine Karten, überhaupt nichts mehr schreiben konnte. Es ging nicht mehr, jemand anderes mußte für mich schreiben. Man verändert sich total, man kann nicht mehr sehen, nicht mehr schreiben, nicht mehr ruhig stehen.*

I.: *Hast du eine Wirksamkeit von Haldol auch an anderen Patienten gesehen?*

C.: *Ja, man hat sie gedämpft, ruhig gehalten. Aber die meisten hatten auch diese extremen Nebenwirkungen, haben sich halt nicht wohlgefühlt mit dem Haldol, fanden es ein Teufelszeug. Aber be-*

kommen hat es fast jeder. Es gab kaum jemanden, der nicht Haldol bekam, zumindest zeitweise.

I.: *Jetzt ist es so, daß du seit einigen Wochen oder Monaten weder Haldol noch Fluanxol nimmst, sondern nur noch das Lithium. Seit wann nimmst du Lithium?*

C.: *Na ja, ein halbes Jahr.*

I.: *Und kein anderes Psychopharmakum zusätzlich?*

C.: *Manchmal eine Schlaftablette, vielleicht alle drei Wochen.*

I.: *Kannst du sagen, warum du das Lithium nimmst?*

C.: *Ich nehme es, damit diese manisch-depressiven Schwankungen ausgeschaltet werden.*

I.: *Das klingt sehr psychiatrisch. Hattest du mal in früheren Jahren manisch-depressive Schwankungen?*

C.: *In früheren Jahren hatte ich das eigentlich nicht, aber in der Klinik sehr intensiv. Nach etwa vier Wochen in der Klinik habe ich sehr starke Depressionen und Angstzustände bekommen; in der Brust hatte sich alles zugeschnürt; ich weiß nicht, woher das gekommen ist. Ich hatte den Verdacht, daß das von dem Haldol kam, das war eine Angst, die ich noch nie kannte. Das war keine Angst vor etwas oder vor jemandem, sondern einfach Beklemmungen im Brustbereich. Dann habe ich Saroten bekommen, und die Depression ging vorbei. Dann kam eine Phase der Manie; also ich war überschwenglich, war unheimlich guter Dinge, euphorisch. Das hat sich halt drei-, viermal wiederholt. Eine Woche wieder ganz tief unten, ganz traurig und apathisch und teilnahmslos; dann wieder Überschwangphasen, wo man unheimlich viel unternimmt und Energie hat.*

I.: *War das angenehm, diese Überschwangphase? Hast du dich wohlgefühlt dabei?*

C.: *Ja, schon.*

I.: *Hast du irgendwas angestellt, was dir danach Unannehmlichkeiten bereitet hat?*

C.: *Es hielt sich noch im Rahmen. Aber insgesamt hatte ich schon sehr viel Schwung. Ich hatte mir auch Sachen vorgenommen, die ich dann gar nicht machen konnte, weil es mir zuviel wurde. Das war dann auch wieder enttäuschend.*

I.: *Das hat sich aber alles in der Klinik abgespielt?*

C.: *Ja, ja, das war alles in der Klinik.*

I.: *Kann das direkt mit dem Aufenthalt in der Klinik zusammenhängen? Oder mit den Medikamenten, die du bekommen hast?*

C.: *Das weiß ich nicht so genau, das kann ich nicht beurteilen. Es war halt so: Wenn ich das Saroten bekam, dann ging es mir nach ein paar Tagen besser, dann bin ich wieder aufgetaucht aus der Depression. Dann hat es sich, wie eine Kurve, so hochentwickelt; es wurde immer toller und immer euphorischer, munterer. Vielleicht, ich weiß nicht, hing das alles mit dem Saroten zusammen. Ich kann's nicht beurteilen.*

I.: *Jetzt nochmal zum Lithium. Merkst du irgendwelche Wirkungen? Positive, negative?*

C.: *Tja, also ich habe diese manischen übersteigerten Phasen nicht mehr. Depressive Phasen habe ich eigentlich trotzdem noch, zwar andere Depressionen als in der Klinik, nicht mehr solche Ängste und Bedrohungen, sondern einfach Traurigkeit, zum Beispiel wegen bestimmter Alltagssachen.*

I.: *Und Hochstimmungen sind jetzt nicht mehr?*

C.: *Nein.*

I.: *Ist das schade?*

C.: *Ja . . ., teilweise schon.*

I.: *Merkst du am Lithium irgendwelche Nebenwirkungen?*

C.: *Nein, eigentlich nicht. Am Anfang hatte ich ziemlich stark diese zittrigen Hände – da hatte ich das Haldol noch. Aber es war so einigermaßen im Griff, ich konnte zwar noch nicht so toll schreiben, aber habe nicht ständig gezittert.*

I.: *Wie lange hast du vor, das Lithium noch zu nehmen?*

C.: *Das weiß ich noch nicht so genau. Mein Arzt hat gemeint, daß ich es auf jeden Fall mindestens noch ein Jahr nehmen muß.*

I.: *Und was denkst du darüber?*

C.: *Ja, ich bin mir nicht so sicher, ob es mit dem manisch-depressiv so stimmt, daß man das Lithium immer nehmen müßte. Allerdings geht's mir halt jetzt auch allgemein nicht so gut. Es ist soviel ungeklärt, in meinem ganzen Leben ... Man sollte etwas stabilere Lebensverhältnisse haben – Beruf oder Arbeit –, dann könnte man versuchen, das Lithium abzusetzen, und ausprobieren, wie es einem ohne Medikamente geht.*

Anmerkungen

Akineton: Mittel, das die Nebenwirkungen von Neuroleptika abschwächt
Haldol: Neuroleptikum
Lithium: Mittel gegen Depression und Manie
Saroten: Antidepressivum

Lithium

»Die prophylaktische Lithiumlangzeittherapie hat die Welt verändert ...« So überschwenglich beginnt ein Informationsheft für Arzt und Patient mit dem Titel: »Lithiumbehandlung der manisch-depressiven Krankheit«.[30] Unter »manisch-depressiver Krankheit« versteht die Psychiatrie das Auftreten von hochgradig manischen und/oder schweren depressiven Krisen in Abständen von mehreren Monaten bis Jahren. Die sogenannte Manie ist im wesentlichen gekennzeichnet durch überoptimistische Stimmung und extremen Tatendrang und wird vom Betroffenen *nicht* als krankhaft erlebt; seine Umgebung kann darunter jedoch sehr leiden, da der Betroffene eventuell »wahnsinnig« viel Geld ausgibt, »verrückte« Sachen anstellt etc.
1949 entdeckte ein australischer Psychiater, daß Lithium bei manisch erregten Patienten zu einer wesentlichen Beruhigung führte und manische Symptome wie »gehobene Stimmung, Reizbarkeit und Beschleunigung der gedanklichen Abläufe« offenbar innerhalb mehrerer Tage nahezu verschwanden.[31]
Die anschließende Forschung erkannte in Lithium eine Substanz, die anscheinend bei »manischen Phasen« dämpfend und normalisierend wirkt und – langfristig verabreicht – das Wiederauftreten von schweren depressiven und manischen Stimmungsschwankungen verringern kann (allerdings nicht bei jedem Patienten). »Zahlreiche Plazebo-kontrol-

lierte Untersuchungen sprechen dafür, daß Lithium vor allem prophylaktisch bei manisch-depressiven Kranken sowohl in der Verhinderung der manischen als auch der depressiven Phasen wirksam ist.«[32] Um diese Wirkung zu erzielen, muß der Betroffene jedoch ein nicht ungefährliches Medikament täglich über Jahre hinweg einnehmen. Bei 70 Prozent der Patienten, die sich einer Lithium-Langzeitbehandlung unterziehen, treten offenbar manische und schwere depressive Krisen seltener und/oder in abgeschwächter Form auf. Dieser »krankheitsverhindernde« (prophylaktische) Effekt zeigt sich erst etwa sechs Monate nach Behandlungsbeginn.

Lithium ist ein metallisches Element, das weitverbreitet in der Natur vorkommt, z. B. in Pflanzen und Tieren, allerdings nur in Spurenkonzentration. Chemisch ähnelt es dem Kalium und Natrium (Elemente, die in jeder Körperzelle vorkommen), es verhält sich auch ähnlich im menschlichen Körper.
Übrigens wird Lithium vielfältig in der Technik verwendet: in der Keramikindustrie, zur Reinigung von Schwimmbädern, für die Herstellung von Legierungen, als Zusatz zu Schmierstoffen, bei der Aluminiumproduktion, für Hitzeschilde von Weltraumkapseln und zum Bau von Wasserstoffbomben.

Übersicht: **Lithiumpräparate**

Chemischer Name	Handelsname*
Lithiumacetat	Quilonorm® (A, Ch). Quilonum® (D).
Lithiumaspartat	Lithiumaspartat® (D)
Lithiumcarbonat	Quilonorm ret.® (A, CH, D). Hypnorex ret.® (D). Lithium-carbonicum® (CH). Lithium-Scharffenberg® (Ex-DDR). Neurolepsin® (A). Quilonum ret.® (D). Lithiumcarbonat® 150 mg/450 mg (D).
Lithiumcitrat	Litarex ret.® (CH)
Lithiumglukonat	Neurolithium® (CH)
Lithiumorotat	Lithiumorotat® (D)
Lithiumsulfat	Lithium-Duriles® (D). Lithiofor® (CH).

* D = Bundesrepublik Deutschland
CH = Schweiz
A = Österreich

Mögliche Nebenwirkungen

Medizinisch benutzt werden die Lithiumsalze, beispielsweise Lithiumazetat, Lithiumkarbonat und Lithiumsulfat. Der Wirkungsmechanismus im menschlichen Körper ist, trotz vieler Hypothesen, noch nicht vollständig bekannt. Man weiß jedoch, daß es den Umsatz von einigen Nervenüberträgersubstanzen erhöht, die Natriumverteilung im Körper beeinflußt und den Mineralgehalt im Knochengewebe herabsetzt.

Folgende unerwünschte Wirkungen können auftreten[33]:

- Bei bis zu 25 Prozent der Behandelten entwickelt sich ein feines Zittern (feinschlägiger Tremor), vor allem der Hände, was persönlich sehr störend sein kann.
- Häufig treten Beschwerden im Magen-Darm-Bereich auf, beispielsweise Übelkeit und Durchfall.
- Muskelschwäche, Schläfrigkeit und Müdigkeit können zu Beginn einer Behandlung das Allgemeinbefinden sehr stark beeinträchtigen, verschwinden aber meist nach mehrwöchiger Behandlung.
- Viele Patienten bekommen auf Lithium exzessiven Durst, der oft zu starker und belastender Gewichtszunahme führt, wenn er durch kalorienreiche Getränke gestillt wird. Parallel dazu muß eine aufs Mehrfache erhöhte Harnmenge ausgeschieden werden.
- Hautveränderungen (Akne oder Schuppenflechte und Haarveränderungen) sind beobachtet worden.
- Es kann zu Wassereinlagerungen (Ödemen) besonders in Füßen, Händen, Bauch und Gesicht kommen, die nur risikoreich mit ausschwemmenden Medikamenten zu beheben sind.
- Selten sind auch Veränderungen der elektrischen Aktivität des Herzens zu beobachten.
- Gelegentlich bildet sich ein Kropf aus oder eine Hemmung der Schilddrüsenfunktion, die zum Bild eines »Myxödems« führen kann, bei dem es zu Verdikkung der Haut, Müdigkeit, mangelnde Vitalität, Traurigkeit, Verlangsamung und Kältegefühl kommt (was dann nicht selten als Wiederauftreten einer depressiven Phase verkannt wird); diese Störungen sind dann durch Zuführung von Schilddrüsenhormon zu beheben.
- Es wurden auch Gewebeveränderungen an der Niere (interstitielle Fibrose) beobachtet, die bleibende Schäden verursachen: Gefahr eines nicht wieder rückgängig zu machenden Nierenversagens (vgl. auch »Charta 2000«, S. 245).
- Auftreten von (oft bleibenden) Hirnschäden (die zu intellektuellen und psychischen Störungen führen können), Möglichkeit von Kleinhirnschäden (die dann Unsicherheiten beim Stehen und Gehen zur Folge haben). Solche Schä-

digungen treten manchmal schon nach einer (leichten) Lithiumvergiftung auf, kommen aber offenbar auch bei »normalem« Blutspiegel vor.
Bei Kombination mit (hochpotenten) Neuroleptika wird das Risiko deutlich erhöht:[33a] Es besteht eine Unverträglichkeit zwischen Lithium und Neuroleptika (und dennoch geben Psychiater diese Kombination).

- Bei Patienten, die von der Psychiatrie mit der Diagnose »Schizophrenie« belegt worden sind, wird unter Lithiumbehandlung gehäuft eine Verschlechterung (!) der ursprünglichen psychischen Störungen beobachtet, außerdem entstehen wiederholt »organische Psychosyndrome« (= schwere psychische Störungen infolge von Hirnschädigungen).[33b]
- Weitere psychische Nebenwirkungen: Gedächtnisstörungen, Müdigkeit, Mattigkeit, Nachlassen des sexuellen Interesses.

Nebenwirkung oder Vergiftung?

Lithium ist therapeutisch schwer zu handhaben, da schon bei geringster Überschreitung der wirksamen Dosis lebensgefährliche Vergiftungserscheinungen erzeugt werden können. Einen prophylaktischen Effekt hat Lithium offenbar bei einem Blutspiegel zwischen 0,6 und 0,8 mmol/l. Diesen Spiegel einzustellen, erfordert jedoch äußerste Sorgfalt des Patienten bei der Einnahme des Medikamentes; der Arzt muß den Blutspiegel exakt bestimmen und die richtige Dosierung verordnen. Wird mehrere Tage geringfügig zu hoch dosiert, kann sich schleichend eine Lithium-Vergiftung (ab Konzentrationen von 1,2 mmol/l) mit folgenden Merkmalen entwickeln: dünner Stuhl, Erbrechen, grobschlägiger Fingertremor, Sprechstörungen, Muskelschwäche, Schläfrigkeit, Gleichgewichtsstörungen, Muskelzittern, Bewußtseinsstörungen, Verwirrtheit, Vergeßlichkeit. Schließlich kann es zu schwerer motorischer Unruhe, Anfällen oder Delirium kommen, was unter Umständen sogar in Koma oder Tod endet. Vergiftungserscheinungen können sich bei einigen Patienten bereits bei »normalem Blutspiegel« einstellen. Und: eine Vergiftung ist sehr schwer von denjenigen Nebenwirkungen abzugrenzen, die schon bei normaler therapeutischer Konzentration auftreten können. Und noch ein Punkt: Man kann sich absichtlich mit Lithium vergiften, da es ein hochwirksames Selbstmordmittel darstellt.
Beim leisesten Anzeichen einer Vergiftung muß die Medikation sofort abgesetzt und ein Arzt oder eine Klinik aufgesucht werden.
Eine Vergiftung kann nicht nur aufgrund einer individuellen Überdosierung (Einnahme zu vieler Tabletten) entstehen, sondern auch bei einer verminderten Ausscheidung des Lithium über die Niere, etwa bei Infekten, gehäuftem Durchfall, verminderter Wasser- oder Kochsalzzu-

fuhr, Auftreten einer Herzinsuffizienz bei älteren Menschen, Einnahme von ausschwemmenden Präparaten.
Wegen der hochgradigen Wirksamkeit und Gefährlichkeit von Lithium sind folgende Maßregeln bei der Therapie unbedingt zu beachten:

- möglichst niedrige (gerade noch wirksame) Dosis wählen;
- vor der Lithiumverordnung sind Nieren-, Herz- und Kreislauferkrankungen auszuschließen; ebenso hirnorganische Veränderungen oder Anfallsleiden;
- die üblichen Laboruntersuchungen, Schilddrüsenfunktions- und Nierenfunktionstests sind durchzuführen, außerdem EKG, EEG.

Bei Niereninsuffizienz, kurz zurückliegendem Herzinfarkt, schweren Herz- und Kreislauferkrankungen darf Lithium auf keinen Fall verschrieben werden. Bei Anfallsleiden, Schilddrüsenerkrankungen, Diabetes sind die Risiken einer Lithiumbehandlung gründlich abzuwägen. Da Lithium das Risiko von Mißbildungen des Herzens und der großen Gefäße bei Kindern erhöht, müssen sich Frauen im gebärfähigen Alter sicher vor einer Schwangerschaft schützen. Kommt es dennoch zu einer Schwangerschaft, ist Lithium zunächst abzusetzen (und das weitere Vorgehen mit einem Arzt des Vertrauens abzusprechen).

Langzeitbehandlung mit Lithium

Aus unserer Sicht kann eine Lithiumdauerbehandlung erst dann mit einem Patienten diskutiert werden, wenn *alle* nachfolgend genannten Punkte erfüllt sind:

- Mehrere (mindestens drei) schwerste depressive Perioden oder hochgradige Erregungszustände (Manie) in der näheren Vergangenheit (z. B. innerhalb von 2 Jahren), unter denen die Patienten *selbst* (und nicht nur ihre Umgebung) schwer gelitten haben; leichtere manische Phasen werden von den Betroffenen oft als angenehm oder sogar lebenswichtig und keineswegs als behandlungsbedürftig angesehen.
- Eine regelmäßige Psychotherapie hat keine Besserung erbracht.
- Deutliche Änderungen in der Lebenssituation des Betroffenen waren ohne positives Ergebnis oder aus schwerwiegenden Gründen nicht durchzuführen.
- Andere, weniger gefährliche, chemische Medikamente (z. B. Tranquilizer), die unmittelbar vor oder bei Auftreten einer erneuten Krise (jeweils kurzzeitig) genommen wurden, verhinderten oder entschärften die Krise nicht wesentlich.

Hat sich ein Patient entschlossen, trotz der möglichen Nebenwirkungen Lithium über längere Zeit einzunehmen, sind folgende Kriterien unbedingt zu berücksichtigen:

- ausführliche, schriftliche Aufklärung und Unterrichtung;
- regelmäßige Psychotherapie;
- keine zusätzliche Dauermedikation, insbesondere keine regelmäßigen Neuroleptikagaben (die gleichzeitige Gabe eines Neuroleptikums wie z. B. Melleril kann gehäuft die Nerven schädigen, die Kombination mit Haloperidol oder anderen hochpotenten Neuroleptika kann schwere Hirnstörungen bewirken!); möglichst keine Blutdruckmittel, Rheumamittel, Digitalis-Herzmittel zusätzlich geben;
- bei zwei- bis dreijähriger Beschwerdefreiheit soll ein Versuch gemacht werden, das Medikament langsam (!) abzusetzen.

Bei Beginn einer Langzeitbehandlung sollte der Lithiumspiegel im ersten Monat wöchentlich, während des nächsten halben Jahres monatlich bestimmt werden, danach können die Intervalle bei einigermaßen konstanter Einstellung gestreckt werden. Auch bei Verwendung sogenannter Retardpräparate sollte die erforderliche Dosis auf eine morgendliche und abendliche Gabe verteilt werden, damit hohe Konzentrationen in der Niere vermieden werden. Schilddrüsen- und Nierenfunktion (Laborwerte, Sonographie), EKG sollen viertel- (mindestens halb-) jährlich kontrolliert werden. Aber: »Jede Verschlechterung im Patientenbefinden zwingt zur erneuten Nutzen-Risiko-Abwägung.«[33]
Die derzeit übliche Verschreibungspraxis ist unserer Einschätzung nach unvertretbar. So wird nicht selten solchen Patienten, die mehrmals wegen einer schweren manischen Krise stationär eingewiesen wurden, für eine Entlassung zur Bedingung gemacht, daß sie in eine ambulante Lithium-Dauermedikation einwilligen. Noch weniger ist die von einigen Psychiatern empfohlene Indikationserweiterung vertretbar; ein akut antidepressiver Effekt bzw. eine ausreichende Wirkung bei sogenannten schizo-affektiven Psychosen ist bisher nicht sicher festgestellt worden.
Schon 1974 erschien in der angesehenen Mediziner-Zeitschrift »JAMA« ein Bericht über »Lithium, Haloperidol und Hirnschädigungen«.[33c] Diese Meldung und vergleichbare andere in den Folgejahren haben bis heute erstaunlich wenig Beachtung gefunden!
Die von Psychiatern häufig verordnete Kombination des Lithiums mit anderen chemischen Psychopharmaka (vor allem mit Neuroleptika und Antidepressiva) ist ausnahmslos abzulehnen.

Wenn Lithium abgesetzt werden soll ...

Die gängige Lehrmeinung sagt, daß Lithium ohne Entzugserscheinungen plötzlich und ohne »Ausschleichen« abgesetzt werden kann. Unserer Erfahrung nach sollte jedoch jemand, der von sich aus dieses Präparat absetzen will, die Dosis unter ärztlicher Aufsicht (über mehrere Wochen) »ausschleichen«. Außerdem kann während einer Übergangszeit unter Umständen ein Tranquilizer oder ein pflanzliches Antidepressivum eingenommen werden.

Nochmals: Lithium sollte wegen ernstzunehmender Nebenwirkungen, hoher Vergiftungsgefahr und dem nicht auszuschließenden Risiko schwerer Spätschäden nur von Menschen eingenommen werden, die mehrmals unter schweren depressiven oder manischen Krisen zu leiden hatten und dadurch existentiell gefährdet waren. *Ohne* Langzeitmedikation ist das Risiko des Wiederauftretens einer manisch-depressiven Krise offenbar größer. Der Betroffene muß sich entscheiden, ob er dieses Risiko tragen will. *»Einzelne Patienten empfinden* [unter Lithium-Langzeitbehandlung] *den Mischzustand zwischen ›gesund‹ und ›krank‹ so unangenehm, daß sie das Durchleben der Phasen vorziehen.«* (K. Dörner)[33d]

Alternative Behandlungsmöglichkeiten bei der Depression

Manches, was wir hier besprechen, mag dem einen oder anderen bereits aus eigener Erfahrung bekannt sein. Viele Menschen finden intuitiv den für sie richtigen Weg aus einer depressiven Verstimmung, ohne Psychiater oder chemische Psychopharmaka in Anspruch zu nehmen.
Im folgenden besprechen wir einige »alternative« Arzneien zur Linderung depressiver Beschwerden und gehen kurz auf körperbezogene Behandlungen und Möglichkeiten der Selbstregulierung ein.

Pflanzliche Mittel bei depressiven Beschwerden

Früher kannten die meisten Menschen gegen allerlei Krankheiten und Leiden eine ganze Reihe von guten pflanzlichen Zubereitungen, Kräuterextrakte, Tees, Badezusätze, Auflagen, Spülungen, Inhalationen, Einreibungen etc. Durch die gewaltige Produktion von chemischen Mitteln wurde die Behandlung mit pflanzlichen Stoffen, vor allem nach

dem Zweiten Weltkrieg, an den Rand gedrängt und von der Schulmedizin kaum mehr beachtet.
Wir haben über ein Dutzend pflanzlicher Wirkstoffe ausgewählt, die zur Behandlung depressiver Beschwerden in Frage kommen. Als Nachweis für die Wirksamkeit pflanzlicher Stoffe (»Phytotherapeutika«) können zum einen die jahrzehnte- und jahrhundertelangen positiven Erfahrungen in der Naturheilkunde gelten, zum anderen die mittlerweile vorliegenden schulmedizinischen Studien. Zubereitungen aus einund derselben Pflanze werden manchmal gleichermaßen als Tropfen zum Einnehmen und als Lösungen für offene Hautwunden und feuchte Umschläge verwendet. Zum Beispiel Johanniskraut: Tabletten oder Tropfen schluckt man, um eine antidepressive Wirkung zu erreichen, das Johanniskrautöl dagegen dient zur äußeren Anwendung bei schwer heilenden offenen Wunden. Die meisten der hier aufgeführten Phytotherapeutika bringen nicht nur eine Linderung der psychischen Beschwerden, sondern entfalten im gesamten Körper leicht regulierende Wirkungen (im Gegensatz zu den chemischen Medikamenten, die oft schädliche Nebenwirkungen aufweisen).
Die Phytotherapeutika zur Behandlung depressiver Beschwerden lassen sich in vier Gruppen einteilen: leichte Beruhigungsmittel, stärkere Beruhigungsmittel, stimmungsaufhellende, »antidepressive« Pflanzenpräparate und antriebssteigernde Substanzen.

- *Pflanzliche Mittel, die leicht beruhigend und etwas angstdämpfend wirken*

Die folgenden Mittel werden auch als leichte Phytotranquilizer bezeichnet; sie beruhigen innerlich, ohne müde zu machen, und können somit auch tagsüber genommen werden, etwa um innere Unruhe oder Angst zu dämpfen. Abends genommen, wirken sie bei leichten Schlafstörungen schlafregulierend. Meist ist es sinnvoll, verschiedene Phytotranquilizer zu kombinieren.

Passionsblume (Passiflora incarnata). Die Passionsblume wird in der Volksmedizin von Brasilien und Nordamerika seit Urzeiten als Beruhigungs- und Schmerzmittel geschätzt. Das Kraut der Passionsblume enthält in geringer Menge Tryptophan bzw. tryptophanähnliche Substanzen. Tryptophan ist eine Vorstufe von körpereigenen Überträgerstoffen im Gehirn. (Im Kapitel 6 über die chemischen Antidepressiva haben wir Präparate genannt, die Tryptophan als Wirkstoff enthalten).

Extrakte aus der Passionsblume sollen in geringer Dosierung leicht stimulierend, in höherer Dosierung dagegen beruhigend wirken. Die Passionsblume wird hierzulande meist nur in Kombination mit anderen psychisch wirksamen Pflanzenextrakten verwendet. Hauptanwendungsgebiete: Unruhe- und Angstzustände, Einschlafschwierigkeiten.
Als Fertigpräparat sind Passifloratropfen im Handel. Außerdem ist die Passionsblume in folgenden Kombinationspräparaten enthalten: Kytta-Sedativum, Plantival, Biral etc.
Nebenwirkungen sind nicht bekannt.

Hopfen (Humulus lupulus). Hopfen kennt jeder als Bestandteil des Bieres. Aus botanischer Sicht gehört der Hopfen zur Familie der Hanfgewächse, ist also mit Haschisch und Marihuana eng verwandt.
Als Arznei werden Extrakte aus den weiblichen Fruchtständen (Hopfenzapfen) verwendet. Die Inhaltsstoffe (Humulon und Lupulon) können sich bei besonderer Lagerung teilweise in Alkohol umwandeln. In Hopfentee und Hopfen-Badezubereitungen sind gelegentlich geringe Mengen Alkohol enthalten, in standardisierten Beruhigungsdragees dagegen nicht.
Hopfen wirkt allgemein beruhigend, mildert Angst und innere Unruhe; in etwas höherer Dosierung ist er auch als Schlafmittel geeignet.
Nebenwirkungen sind nicht bekannt.
Hopfen ist in folgenden Kombinationspräparaten enthalten: Hovaletten, Plantival etc.
Auch eine geringe Menge Bier, abends vor dem Schlafengehen, kann schlaffördernd sein, wobei hier Hopfen und Alkohol zusammenwirken.

Baldrian (Valeriana officinalis). Die Zubereitungen aus der Baldrianwurzel (als Tinktur, Dragee, Tee etc.) wirken beruhigend auf das Zentralnervensystem. Als Mittel gegen Erregungs- und Angstzustände ist Baldrian nicht nur in Europa bekannt, sondern findet auch in Mittelamerika und China Verwendung. Baldrian ist ein schlafanstoßendes Mittel, wirkt aber nicht bei allen Menschen.
Zeigt sich in der üblicherweise empfohlenen Dosierung nicht der gewünschte Effekt, soll man lieber ein anderes Mittel wählen, anstatt immer mehr Baldrian zu schlucken: In hoher Dosierung kann Baldrian bei einigen Menschen eine paradoxe Wirkung zeigen und eher Unruhe und Spannung erzeugen.
Im übrigen ist Baldrian aber ein sehr brauchbarer »pflanzlicher Tranquilizer« ohne Nebenwirkungen. Die »wissenschaftlich« betriebene Pflanzenheilkunde schreibt der Baldrianwurzel sogar »neuroleptische,

sedative, hypnotische und zentralanalgetische Wirkungsqualitäten« zu.[35] Manchmal ist es sinnvoll, Baldrian mit anderen pflanzlichen Beruhigungsmitteln zu kombinieren.
Fertigpräparate: Baldrian-Pflanzensaft Kneipp, Valdispert etc.
Baldrian ist u. a. in folgenden Kombinationspräparaten enthalten: Hovaletten, Seda-Kneipp, Plantival.

Hafer (Avena sativa). Hafer hat eine leicht beruhigende Wirkung und wird als Extrakt vor allem in Kombination mit anderen pflanzlichen Sedativa verwendet, z. B. in Plantival.

Melisse (Melissa officinalis). Verwendet werden vor allem die Melissenblätter, die, als Tee zubereitet, eine beruhigende Wirkung haben und bei leichter Schlaflosigkeit hilfreich sein können.
Fertigpräparat: Melissen-Pflanzensaft Kneipp.
Melisse ist in folgenden Kombinationspräparaten enthalten: Seda select, Sedariston etc.
Bei Zubereitungen vom Typ »Klosterfrau Melissengeist« kommt die Hauptwirkung oftmals vom starken Alkoholgehalt dieser »Arzneien«.

Rauschpfeffer (Piper methysticum). Mit der Wurzel des auf den polynesischen Inseln vorkommenden Strauches werden unter der Bezeichnung »Kawa-Kawa« Getränke zubereitet, die beruhigend und entspannend sind und in größerer Menge offenbar auch eine leichte Rauschwirkung haben können.
Kleine Mengen können Erregungszustände mildern und stimmungsausgleichend sein. Dem Rauschpfeffer wird ein leicht antidepressiver Effekt zugeschrieben. Nebenwirkungen sind nicht zu erwarten. Auch der erwähnte »leichte Rauschzustand« läßt sich mit dem nachfolgend aufgeführten Präparat sicherlich nicht erreichen.
Fertigpräparat z. B.: Kavain.

- *Pflanzliche Mittel, die stärker beruhigend und angstdämpfend wirken*

Nur wenige pflanzliche Zubereitungen sind in der Lage, eine starke Beruhigung und Dämpfung herbeizuführen. Wie wir im folgenden sehen werden, sind einige der hier aufgeführten Zubereitungen nicht auf dem allgemeinen Arzneimittelmarkt zu erhalten, da sie als suchtgefährdend gelten und der Betäubungsmittelverordnung unterliegen.

Schlafmohn (Papaver somniferum) **und Opium-Tinktur.** Opium ist wahrscheinlich die älteste psychisch wirksame Arznei. Im 3. Jahrtausend v. Chr. wurde die systematische Opiumgewinnung durch die Sumerer schriftlich erwähnt. Auch in archäologischen Funden aus dem 2. Jahrtausend v. Chr. entdeckte man Mohnkapseln oder Symbole für die Heilpflanze Mohn auf Vasen oder Schmuckstücken. Und in der Odyssee von Homer wird ein Mittel gegen Traurigkeit und Melancholie erwähnt, das höchstwahrscheinlich mit Opium identisch ist.

»Morphium und Kokain sind Gottes beste Medizin.« Leider hat diese beste Medizin auch Nachteile – sie kann zu Abhängigkeit führen.

Morphium, der Hauptwirkstoff des Opiums, ist nach dem griechischen Gott des Schlafes Morpheus benannt. Als Schlafmittel sollte Morphium oder Opium allerdings nicht verwendet werden, da meist eine höhere Dosis nötig ist und sich somit Gewöhnung und Sucht besonders leicht einstellen können.

Opiumtinktur wirkt in niedriger bis mittlerer Dosierung (z. B. 0,5–1 g pro Tag, verteilt auf mehrere Einzeldosen) angstlösend, allgemein beruhigend, entspannend und deutlich stimmungsaufhellend, also antidepressiv. W. Zimmermann, ehemaliger Direktor des Krankenhauses für Naturheilwesen in München, schreibt über seine Erfahrungen bei der Behandlung von schweren Depressionen mit Opiumtinktur, daß

> »die psychischen Verstimmungen, auch schwere Depressionen, vorzüglich beeinflußbar waren. Erfolgsquoten bis zu 70% waren voraussehbar, auch bei endogenen Depressionen. Die Befürchtung, daß mit der Opiumtinktur eine Sucht auftreten könnte, hat sich nicht bestätigt. Bei klimakterischen Depressionen genügten bereits sehr geringe Mengen der Opiumtinktur. Auch die Depression bei alten Menschen in der Folge arteriosklerotischer Hirnveränderungen war damit gut beeinflußbar.«[36]

Unter den Nebenwirkungen ist vor allem die fast immer auftretende hochgradige Darmverstopfung zu nennen. Mehrere Autoren weisen darauf hin, daß die Suchtgefahr gerade bei der Behandlung depressiver Menschen offenbar sehr gering ist.

Leider unterliegt die Verordnung der Opiumtinktur strengen Vorschriften (Betäubungsmittelverordnung), so daß diese Arznei als Antidepressivum nur noch sehr selten eingesetzt wird. Opium hat ohne Zweifel weniger Nebenwirkungen als die chemischen Antidepressiva und ist wirksamer und angenehmer für den betroffenen Patienten.

Der Effekt höherer Dosen von Opium und Morphium, ihre Rolle als euphorisierende Substanzen haben wir in Kapitel 4 erörtert.

Codein ist einer der Inhaltsstoffe des Opiums; es wird von der pharmazeutischen Industrie als Einzelsubstanz isoliert und als Mittel gegen Hustenreiz und Schmerzen angeboten. Es kann eine merklich beruhigende und innerlich ausgleichende Wirkung entfalten.
Mögliche Nebenwirkungen: leichte Darmverstopfung; geringes Abhängigkeitsrisiko.

Kalifornischer Mohn (Eschscholzia californica). Im Gegensatz zum Schlafmohn (Papaver somniferum) unterliegt der kalifornische Mohn nicht den strengen Gesetzen der Betäubungsmittelverordnung. Verwendet wird das gesamte Mohnkraut. Der Pflanzenextrakt zeigt eine schmerz- und krampflösende Wirkung und beruhigt. Kalifornischer Mohn kann also zur Schlafförderung eingesetzt werden, eine leicht antidepressive Wirkung ist möglich. Nebenwirkungen sind nicht bekannt.
Kalifornischer Mohn ist meist in Kombinationspräparaten enthalten, z. B. in Requiesan.

Schlangenwurzel (Rauwolfia serpentina). Die Wurzeln dieser tropischen Holzgewächse enthalten den Wirkstoff Reserpin, der in der Medizin mehrfach Verwendung findet, beispielsweise bei der Behandlung des Bluthochdrucks. Die Substanz beeinflußt auch das Zentralnervensystem und wirkt dämpfend und entspannend. In höherer Dosierung lassen sich auch starke Erregungs- und Angstzustände eindämmen. Früher wurde Reserpin in der Psychiatrie auch zur Behandlung von schweren Verwirrtheitszuständen eingesetzt (z. B. bei »agitierten Psychosen«), heutzutage bevorzugen die Psychiater chemische Neuroleptika. Schon in mittlerer und vor allem in hoher Dosierung kann Reserpin zahlreiche ernsthafte Nebenwirkungen wie Herzbeschwerden, Durchfall, Sehstörungen, Senkung der Körpertemperatur verursachen. Bei langzeitiger höher dosierter Anwendung können sogar – ähnlich wie bei den chemischen Neuroleptika – die Symptome der Parkinsonschen Krankheit entstehen.
In niedriger Dosierung sind körperliche Nebenwirkungen selten, doch können bei mehrmonatiger Einnahme schwere Depressionen ausgelöst werden. Zur Behandlung des Hochdrucks kann Reserpin durchaus sinnvoll sein, da viele andere chemische Hochdruckmittel wesentlich mehr Nebenwirkungen haben. Die tägliche Reserpindosis sollte aber 0,3–0,5 mg nicht übersteigen.[37] Reserpin ist ungeeignet bei Personen, die zu Depressionen neigen. Tritt unter einer Reserpinbehandlung eine Depression auf, muß das Mittel selbstverständlich abgesetzt werden; die traurige Verstimmung geht dann langsam zurück.

Für die Behandlung psychischer Störungen ist Reserpin *nicht* zu empfehlen. Auch als Zusatz bei beruhigend wirkenden pflanzlichen Kombinationspräparaten ist Reserpin ungeeignet.

Indischer Hanf (Cannabis sativa) siehe Seite 184

• *Pflanzliche Mittel, die stimmungsaufhellend-antidepressiv wirken*

Es versteht sich, daß es bei der Behandlung depressiver Beschwerden nicht ausreicht, lediglich Johanniskraut als Pillen zu verschreiben. Auch die Medikation der pflanzlichen Mittel ist nur als Krückstock zu verstehen, wichtiger sind die nicht-medikamentösen Maßnahmen.

Passionsblume (Passiflora incarnata). Zubereitungen dieser Blume zeigen lediglich eine leicht antidepressive Wirkung; die Pflanze wurde bereits oben besprochen.

Johanniskraut (Hypericum perforatum). Johanniskraut ist eine seit Urzeiten bekannte Heil- und Zauberpflanze. In einem altgriechischen Arzneikundebuch wird Johanniskraut zur Wundbehandlung und als krampflösendes, beruhigendes und allgemein stärkendes Mittel empfohlen. Die geheimnisvolle Bedeutung des goldgelb blühenden Johanniskrauts als »Zauberpflanze« zeigt sich auch in seinen alten, nicht mehr gebräuchlichen Volksnamen: Jagateufel, Herrgottsblut, Sonnwendkraut, Hexenkraut usw. Um als »Hexenkraut« volle Zauberkraft entfalten zu können, müßten die Blüten allerdings in der Sonnwendnacht gesammelt werden, so heißt es.
Heutzutage gibt es Johanniskraut nicht nur als Tee oder Tinktur, sondern vor allem in Dragees und Ampullen, und die Blüten wurden mit Sicherheit nicht in der Sonnwendnacht gesammelt.
Johanniskraut ist als antidepressives Medikament bekannt – es dämpft unbestimmte Angst, innere Unruhe, Spannung. Bei längerer Einnahme (mindestens 3 Wochen!) wirkt die Arznei stimmungsaufhellend, hemmungslösend und leicht antriebssteigernd.
Als Nebenwirkung tritt (selten) eine sogenannte Photosensibilität auf, d. h. man wird empfindlicher gegen Sonnenstrahlen. Während der Behandlung sollte man sich deshalb möglichst nicht stundenlang in die Sonne legen. Bei Verwendung der unten genannten Fertigpräparate in der empfohlenen Dosierung ist eine Photosensibilisierung kaum zu erwarten.

Johanniskraut kann als gut wirkendes Antidepressivum bezeichnet werden. Falls notwendig, kann es mit einem pflanzlichen Beruhigungsmittel oder auch mit einem chemischen Tranquilizer kombiniert werden.

> Folgende Fertigpräparate sind im Handel: Psychotonin M, Hyperforat, Kneipp Johanniskraut, Lophacomp-Hypericum, Johanniskraut in Kombinationspräparaten: Neurapas, Psychatrin etc.; von dem Präparat »Hyperforat forte« ist wegen dubioser Zusätze abzuraten.
> Zur Dosierung: z. B. von dem Präparat Hyperforat-Tropfen können täglich zwei bis dreimal jeweils 10–20 Tropfen (mindestens 3 Wochen!) oder früh und nachmittags je 1 Ampulle intramuskulär verabreicht werden. Falls sich die depressiven Beschwerden nicht nach wenigen Wochen bessern, kann Johanniskraut auch regelmäßig über mehrere Monate genommen werden. Manche Menschen reagieren erst sehr spät mit einer dann (oft) anhaltenden Stimmungsaufhellung.

Auch konventionell eingestellte Psychiater oder psychiatrische Kliniken könnten eigentlich getrost Johanniskraut verschreiben, da mittlerweile sogar mehrere wissenschaftliche Untersuchungen über die Wirksamkeit dieser Heilpflanze vorliegen.

Indischer Hanf (Cannabis sativa). In einigen alten Arzneibüchern wird Cannabis noch als *Medikament* genannt, als Mittel zur Beruhigung und gegen Depressionen. Heute wird es praktisch nicht mehr verordnet, da es als Suchtmittel angesehen wird und ähnlich wie Opium unter das Betäubungsmittelgesetz fällt.
Cannabis wurde früher in Form von Tinktur als Beruhigungsmittel gegeben; es wirkt bei den meisten Menschen eher sedierend, kann bei wenigen anderen aber auch einen umgekehrten Effekt zeigen und leicht anregend sein.
In niedriger bis mittlerer Dosierung wirkt Cannabis angstdämpfend, führt eine angenehme, aufgehellte Stimmung herbei und hat zweifellos eine antidepressive Wirkung. Der schon zitierte W. Zimmermann beschreibt Cannabis als »starkes Beruhigungsmittel, stimmungsaufhellend, bei Depressionen ähnlich gut wirksam wie Opium«.[38]
In seltenen Fällen kann es aber auch zu vermehrter Spannung, Ängstlichkeit und Aggressivität kommen – dann war die gewählte Dosis meist zu hoch gewählt. Andere Nebenwirkungen wie Herzklopfen, Übelkeit und Wahrnehmungsstörungen treten erst bei hohen Dosen auf.
Fertigpräparate befinden sich nicht mehr im Handel. Cannabis darf in den meisten europäischen Ländern nicht offiziell gehandelt werden und ist auch in den Apotheken nicht erhältlich. Eine Rezeptur könnte bei-

spielsweise sein: Tinctura Cannabis sativa 30,0; Dosierung: 3–5 mal täglich 5–15 Tropfen.
Spätestens nach zwei bis drei Monaten sollte Cannabis langsam abgesetzt oder zumindest in der Dosis reduziert werden.
Statt als Tinktur kann man Cannabis natürlich auch als Zigarette, als Tee oder Gebäck zu sich nehmen; die Tinktur ist allerdings besser dosierbar und daher kaum mit dem Risiko von unerwünschten Wirkungen verbunden. Die Gefahr einer Abhängigkeit ist sehr gering.
Der Pharmakaforscher Prof. A. Nahrstedt: »Von Cannabis-Inhaltsstoffen wird man (...) sicher in Zukunft auch auf der Ebene therapeutischer Nutzung noch mehr hören.« In einigen kalifornischen AIDS-Zentren werden den Kranken Cannabis-Zubereitungen gegeben, um Schmerzen und Depressionen zu lindern. (Über seine Rolle als Euphorikum und Rauschmittel siehe Kapitel 4.)

Alkohol. Daß auch Alkohol eine gewisse antidepressive Wirkung hat, besprechen wir in Kapitel 4.

• *Pflanzliche Mittel, die antriebssteigernd wirken*

Leicht antriebssteigernde Wirkung haben das bereits erwähnte Johanniskraut (nach längerer Einnahme) und – manchmal – die ebenfalls beschriebene Tinctura Cannabis sativa. Darüber hinaus sind drei weitere Mittel erwähnenswert: Koffein, Nikotin und Kokain.

Koffein. Koffein ist ein allgemein bekanntes Anregungsmittel, das in Kaffeebohnen, in Teeblättern und in der Kolanuß enthalten ist. Es fördert den Antrieb und die Leistungsfähigkeit und kann somit auch die Stimmung etwas verbessern. Die Nebenwirkungen, vor allem bei höherer Dosierung, haben die meisten von uns schon selbst erfahren: schnelles Herzklopfen, Zittrigkeit, Schweißausbruch, innere Unruhe, Schlaflosigkeit, Gastritis etc. Vorsicht ist geboten bei schwerer Angina pectoris (= Herzdurchblutungsstörungen), hohem Blutdruck und bei epileptischen Anfallsleiden.
Die meisten wissen, wieviel Kaffee oder Tee sie vertragen, und können so die unangenehmen Nebenwirkungen vermeiden. Dann sind selbst bei ständigem und jahrzehntelangem Konsum keine Schäden oder Risiken zu erwarten.
Außer in den bekannten Getränken gibt es Koffein noch als medizinische Zubereitungen (zum Teil Mischpräparate): Hallo-Wach, Kola-Dallmann, Coffeinum-Compretten etc.

Nikotin. Nikotin ist eine Droge, die jeder kennt. Man raucht sie als Zigarette, Zigarre oder Pfeife. Die Dosis, die mit einer einzigen Zigarette zugeführt wird, ist nicht gefährlich. Eine lebensgefährliche Überdosierung kann lediglich dann entstehen, wenn übermäßig Tabak gekaut wird oder wenn man sich Nikotin injiziert.
Nikotin wirkt anregend, leistungsfördernd, kann aber auch innerliche Ausgeglichenheit, Gelöstheit und eine angenehmere Stimmung hervorrufen.
Nach dem Genuß von Nikotin können – ähnlich wie beim Koffein – folgende Nebenwirkungen auftreten: rasches Herzklopfen, Unruhe, Übelkeit, Schweißausbrüche etc.
Im Gegensatz zu Koffein können bei ständigem und hohem Nikotinkonsum eine Reihe von ernsthaften Krankheiten entstehen: Magenleiden, Herzbeschwerden, Bronchitis, Gefäßverkalkungen (z. B. Raucherbeine), Lungenkrebs usw.
Einige Statistiken besagen, daß bei weniger als sieben Zigaretten pro Tag selbst nach Jahren das Risiko einer nikotinbedingten Krankheit gering ist.
Auf die vielfältigen Aspekte des Nikotinkonsums wollen wir hier nicht näher eingehen.

Kokain. Kokain wird aus den Blättern der Kokapflanze gewonnen, einem Strauchgewächs aus Peru und Bolivien. Von der einheimischen Indiobevölkerung werden die getrockneten Blätter als Genuß- und Stimulationsmittel gekaut. Außerhalb der Ursprungsgebiete ist Kokain vor allem als weißes, geruchloses Pulver verbreitet, das – zur Stimulation – wie Schnupftabak geschnupft wird.
Sigmund Freud meinte über Kokain: »Diese göttliche Pflanze, welche den Hungrigen sättigt, den Schwachen stärkt und sie ihr Mißgeschick vergessen macht. (...) Man fühlt eine Zunahme der Selbstbeherrschung, fühlt sich lebenskräftiger und arbeitsfähiger.«[39]
In der Tat hat Kokain eine stimmungshebende, enthemmende, antriebs- und leistungssteigernde Wirkung. Im Gegensatz zu vielen anderen Psychodrogen wirkt Kokain bei manchen auch sexuell anregend. Kokain kann als *antidepressives Mittel* bezeichnet werden. *Aber:* Zum einen hat Kokain eine ganze Reihe von unangenehmen bis gefährlichen Nebenwirkungen, und zum anderen ist mit dem Kokaingenuß auch eine relativ hohe Abhängigkeitsgefahr verbunden. Auch Kokain greift – wie so viele andere Psychopharmaka – im Gehirn in das System der Transmitter ein.

Zu den Nebenwirkungen: Herzrasen, Appetitlosigkeit, Magen- und Darmbeschwerden, Nasenschleimhautschäden (durch Schniefen), etc.; bei jahrelangem, regelmäßigem Gebrauch Gefahr von bleibenden Hirnschäden.
In höherer Dosierung können Verwirrtheitszustände und Halluzinationen auftreten. (Über die Bedeutung des Kokain als Psychostimulans und über weitere Nebenwirkungen, s. S. 112 ff.)
Das Risiko einer Abhängigkeit soll ziemlich groß sein, zuverlässige Statistiken liegen allerdings nicht vor. Kokakauer werden offenbar sehr viel seltener süchtig als Kokainschnupfer.
Gegen Ende des vorigen Jahrhunderts haben offenbar viele Ärzte Kokain als angst- und depressionslösendes Medikament verschrieben (nicht zuletzt aufgrund der Empfehlungen von S. Freud). Im Gegensatz zu damals ist nunmehr das Suchtrisiko bekannt. Folgende Möglichkeit wäre denkbar: Würde Kokain (erneut) als *Medikament,* z. B. als Tinktur oder in Form von Dragees, bei Menschen mit schweren depressiven Hemmungen niedrig dosiert (!) rezeptiert, würden Nebenwirkungen wohl sehr selten auftreten. Bei zeitlich begrenzter Anwendung könnte die Suchtgefahr wahrscheinlich ganz vermieden werden (ähnlich wie sie bei Opium – bei Verwendung als Medikament – weitgehend ausgeschaltet werden kann).
Sicherlich wäre eine so durchgeführte (»kontrollierte«) Behandlung mit der uralten Kulturpflanze Kokain risikoärmer und viel angenehmer als die von der Psychiatrie verwendeten chemischen »Bomben«, wie z. B. die antriebssteigernden MAO-Hemmer mit ihren lebensgefährlichen Nebenwirkungen.
Kokain wird in Europa (allerdings nur in wenigen Ländern) noch gelegentlich in der Augenheilkunde gebraucht (als Augentropfen). Zur Behandlung psychischer Störungen kann es nicht rezeptiert werden; der nicht-ärztliche Gebrauch von Kokain ist durch das Betäubungsmittelgesetz kriminalisiert.

Zusammenfassend läßt sich sagen: Die oben angeführten Phytotherapeutika sind als leichte Mittel zur Beruhigung, zur Angstdämpfung oder als leichte Schlafmittel geeignet. Reichen diese pflanzlichen Mittel zur Sedierung nicht aus, ist also eine stärker beruhigende und angstlösende Wirkung erwünscht, dann müßte auf die chemischen Tranquilizer umgestiegen werden.
Als gut wirksames antidepressives Phytotherapeutikum empfiehlt sich Johanniskraut. Stellt sich die gewünschte Wirkung auch nach mehreren

Wochen nicht ein, könnte ein Versuch mit der Opiumtinktur (Betäubungsmittelrezept) oder Cannabistinktur (nicht offiziell im Handel) gemacht werden.

Homöopathische Mittel gegen depressive Beschwerden

Die Homöotherapie nennt eine ganze Reihe von antidepressiven Stoffen. Ein kurzer Überblick über die allgemeinen Grundlagen der Homöopathie findet sich in Kapitel H.
Wir wollen in diesem Rahmen lediglich einige Stoffe, die bei der Behandlung von depressiven Menschen verwendet werden, aufführen: Aristolochia (Osterluzei), Aurum (Gold), Cimicifuga (Wanzenkraut), Conium (Schierling), Ignatia (Ignazbohne), Kalium phosphoricum, Opium, Pulsatilla (Küchenschelle), Sepia (Teil des Tintenfisches), Selenium, Sulfor (Schwefel) etc.
Homöopathische Arzneien eignen sich vor allem zur Behandlung leichter depressiver Störungen und zur Behandlung von Depressionen während des Klimakteriums (sowohl bei der Frau als auch beim Mann).

Weitere »natürliche« Mittel

Bei älteren Menschen wird manchmal eine depressive Verstimmung durch Hirndurchblutungsstörungen hervorgerufen. Es gibt wirksame pflanzliche Präparate zur Besserung der Hirndurchblutung, die dann gewissermaßen sekundär zu einer Linderung der depressiven Beschwerden führen.
Hirndurchblutungsfördernd ist beispielsweise der Extrakt aus den Blättern des Ginkgobaums (Präparat: Tebonin) oder die halb natürlich/halb synthetisch hergestellten sogenannten Mutterkornalkaloide (Präparat: z. B. Hydergin); die zuletzt genannte Zubereitung ist außerdem leicht blutdrucksenkend (geringe Nebenwirkungen). Es gibt noch eine Vielzahl anderer, hirndurchblutungsfördernder Substanzen, auf die wir hier nicht genauer eingehen wollen.
Besteht im Körper ein Mangel an Elektrolyten, so kann auch dies zu einer psychischen Fehlregulierung beitragen. Starke Elektrolytmängel lassen sich laborchemisch nachweisen. Manchmal empfiehlt sich die geringe Zufuhr von Zink, Mangan, Magnesium, Kalzium oder Eisen. Zu meiden ist gewöhnlich Kupfer, Kadmium und Aluminium (siehe auch Kapitel F).
Bei Verdacht auf Vitaminmangel sollten die entsprechenden Vitamine,

vor allen Dingen die verschiedenen B-Vitamine gegeben werden (als Tabletten oder Injektionen).

Körperbezogene Behandlungsmöglichkeiten

Depressiv gestimmte Menschen werden nicht nur durch seelisches Leid niedergedrückt, sondern oftmals auch durch körperliche Beschwerden. Manchmal stehen die körperlichen Störungen und Krankheiten sogar im Vordergrund (die Psychiater sprechen dann von einer »larvierten Depression«).

Menschen in einer depressiven Stimmung klagen oft über Kopfschmerzen, Rückenschmerzen, Herz- und Magenbeschwerden, diffuse Leibschmerzen, über Schmerzen und Müdigkeit in den Beinen, einen »Kloß im Hals« zu haben usw. Deshalb ist es bei depressiven Menschen wichtig, auch die körperlichen Beschwerden zu behandeln. Damit wird dann auch eine gewisse seelische Erleichterung geschaffen. Im folgenden zählen wir einige der vielen Möglichkeiten auf.

Änderung der Ernährungs- und Konsumgewohnheiten

Statt eines opulenten Mittag- oder Abendessens können mehrere kleine Mahlzeiten sinnvoll sein; kein Essen mehr vor dem Schlafengehen, auf genügend Flüssigkeitszufuhr (ca. 1½–2 l pro Tag) achten; eiweißreiche und fettarme Diät soll sich bei depressiven Beschwerden günstig auswirken. Einige Wochen oder Monate sollte auf Fleisch und Wurst verzichtet werden usw. (Zur antidepressiven Wirkung des Heilfastens siehe Kapitel G).

Wichtig ist regelmäßiger Stuhlgang, auch hier kann oft durch natürliche Maßnahmen nachgeholfen werden: Vollkornbrot, Trockenfrüchte, Joghurt, Leinsamen (weitere Ernährungshinweise in Kapitel F).

Vitamine und Psyche siehe Seite 288

Vermehrte körperliche Betätigung

Gymnastik, vor allem rhythmische Gymnastik, Turnen, Tanzen, Sport, Sauna, Spazierengehen, Radfahren usw.

Gut wäre es, einmal oder zweimal am Tag auf angenehme Weise außer Atem zu kommen, kräftig zu schwitzen, weil dadurch eine gewisse, wenn auch nur kurzzeitige Umstimmung im vegetativen Nervensystem stattfindet (Erregung des – eher stimulierenden – Sympathicus). Wer in einer depressiven Stimmung noch die Kraft hat, eine halbe Stunde flott zu laufen oder eine anstrengende Radtour zu machen, wird sich nach dieser Anstrengung zweifellos wohler fühlen.

Liebe zum eigenen Körper, Sexualität

Es kann für einen selbst angenehm und anregend sein, das eigene Aussehen etwas zu verändern, sich die Haare schneiden zu lassen oder zu färben, sich zu schminken, Ohrringe zu tragen ... Männer können sich einen Bart wachsen lassen usw.
Es ist wohltuend, seinen Körper liebevoll zu pflegen, erfrischende Rosmarinbäder zu nehmen, duftende Körperlotionen oder Parfums zu verwenden und es seinem Körper gutgehen zu lassen. Man kann bestimmte Körperregionen selbst massieren, den Bauch, den Nacken etc., oder sich auch nur mit Massageöl einreiben. Angenehmer ist es natürlich, sich massieren zu lassen, wobei sich auch psychische »Verspannungen« lösen können.
Depressive Menschen zeigen oft eine gewisse Gleichmütigkeit gegenüber der Sexualität, nicht nur gegenüber der Selbstbefriedigung, sondern auch im Hinblick auf Sexualkontakte mit anderen. Sexuelle Unlustgefühle, sexuelle Abstinenz über Wochen und Monate finden sich bei vielen Menschen und können durchaus gesund sein. Selbstbefriedigung ist Teil einer positiven Einstellung zum eigenen Körper, hat nichts mit krankhafter Neigung oder Perversion zu tun. Für manche Menschen ist es angenehmer, in Zärtlichkeit zu kuscheln, sich zu umarmen, anstatt sich in Sexualorgien von einem Orgasmus zum nächsten zu steigern. In jedem Fall sollten körperliche Bedürfnisse, soweit das möglich ist, befriedigt werden.

Massagen, Hydrotherapie, Wärmepackungen, Leibwickel

Eine depressive Stimmung geht oft mit Muskelverspannungen, Rückenschmerzen einher – entsprechende Massagen werden meist als angenehm empfunden.
Hydrotherapie ist die Verwendung von Wasser zum Zwecke der Heilung: das geht von einfachen Waschungen bis zu kräftigen Wärme- oder Kältereizen, z. B. belebende Duschen am Morgen (mit Rosmarin o. ä.). Förderlich für die Wiedergewinnung der inneren Harmonie sind vor dem Einschlafen Bäder mit beruhigenden Zusätzen (z. B. mit Baldrian,

Melisse). Schlaffördernd sind außerdem feucht-warme Leibwickel vor dem Zubettgehen. Sinn der Hydrotherapie ist es, eine vegetative Umstimmung zu erreichen: Mit Kältereizen läßt sich vor allem der Sympathicus erregen, während milde, langandauernde Wärmereize auf den Parasympathicus (Vagus) einwirken.

Sogenannte ausleitende Behandlungsmethoden, Akupunktur und Neuraltherapie

Unter ausleitenden Verfahren versteht man z. B. den Aderlaß, das Schröpfen, Anlegen von Blutegeln, sogenannte Blutreinigung durch harntreibende Tees, Verabreichung eines Abführgetränks bzw. eines Klistiers (Einlauf). Sinn all dieser Maßnahmen ist es, das Gleichgewicht im Blut und in den Körpersäften zu beeinflussen, die Ausscheidungsvorgänge zu beschleunigen und so eine Reinigung des Körpers zu begünstigen. Ausleitende Therapieverfahren waren in früheren Jahrhunderten auch zur Behandlung von Gemütskrankheiten sehr verbreitet, jetzt werden sie nur noch von wenigen naturheilkundlich orientierten Ärzten und von manchen Heilpraktikern verwendet. Die meisten Verfahren sind, kunstgerecht angewandt, risikolos und schaffen oftmals eine deutliche Erleichterung.

Die chinesische Akupunktur hat durchaus gewisse Erfolge bei der Behandlung psychischer Störungen. Man soll nicht vergessen, daß es sich bei der Akupunktur um eine Therapie handelt, die auf die Ganzheit des Menschen eingeht, auf seine körperlich-seelische Gesamtverfassung – hierzu gehört also mehr, als »nur« die Akupunkturpunkte exakt anzustechen.

Die Neuraltherapie ist, vereinfacht gesagt, eine europäische Variante der Akupunktur. Auch bei der Neuraltherapie behandelt man bestimmte Körperpunkte, wobei meist eine Substanz (Procain oder eine homöopathische Zubereitung) injiziert wird. Für die Neuraltherapie gilt Ähnliches wie für die Akupunktur: Auch sie ist ein ganzheitliches Therapieverfahren.

Beide Verfahren sind, richtig angewandt, so gut wie ohne Risiken und Nebenwirkungen und können durchaus Besserung bringen.

Möglichkeiten zur Förderung der psychischen Selbstregulierung

Die allermeisten Krisen und Krankheiten im menschlichen Leben werden *ohne* fremde Hilfe überwunden. Die Kräfte der Selbstregulierung

können sehr stark sein – dies gilt sowohl für körperliche wie auch für psychische Störungen.
Im Kapitel H besprechen wir ausführlich die Möglichkeiten der Selbstheilung und die vielfältigen Hilfen zur Selbstregulierung. Im folgenden erwähnen wir nur kurz einige Stichwörter, die uns im Zusammenhang mit depressiven Beschwerden besonders wichtig erscheinen.

Naturbetrachtungen

Nehmen wir uns Zeit zu ausgedehnten Wanderungen, so werden wir beobachten, daß auch die Natur – ähnlich wie der Mensch – verschiedene Stimmungen hat. Bäume verlieren im Herbst das Laub, wirken kahl und trist; im Herbst und Winter gibt es oft viele Wochen ohne Sonnenschein, graue, nebelige, ernsthafte Tage, lange Nächte, die zum Nachdenken anregen. Viele Tiere ziehen sich im Spätherbst zurück, manche halten Winterschlaf; die Blumen verblühen, manchmal stirbt der ganze sichtbare Teil der Pflanze ab, nur im Innern der Erde überlebt unscheinbar die Knolle. Verblühen, Sterben, Ruhen – ernsthafte Stimmungen in der Natur gibt es viele. Und es ist absolut natürlich, wenn auch der Mensch zu solch ernsthaften Stimmungen fähig ist.
Es kann für einen melancholischen Menschen erleichternd sein, wenn er vergleichbare Stimmungen in der Natur sieht, wenn er in der Einsamkeit der Natur Zuflucht finden kann, fliehen kann aus einer lauten, oberflächlichen und pseudooptimistischen Umgebung.

Die Sonne als stimmungsaufhellende Helferin

Warum zieht es – hierzulande – soviele Menschen in den sonnigen Süden? Warum sind melancholische Stimmungen in südlichen Ländern ein geringeres Problem? Warum empfahl man früher ein ausgedehntes Sonnenbad gegen die Melancholie? Ist es »Zufall«, daß das antidepressiv-wirksame Phytotherapeutikum »Johanniskraut« empfindlich macht gegenüber Sonnenlicht? Haben nicht viele von uns schon die Erfahrung gemacht: »Wenn die Sonne scheint, ja dann.« Es gibt aber – für Skeptiker – auch wissenschaftliche Studien, die die antidepressive Eigenschaft des Sonnenlichtes belegen.

Entspannungs- und Atemübungen, Meditation

Mit Selbstentspannungsübungen, autogenem Training, Yoga oder Ähnlichem lassen sich Schlafstörungen, innere Unruhe, Angstzustände usw. günstig beeinflussen. Man kann einzelne Körperfunktionen (auch des unwillkürlichen Nervensystems) besser kennen- und regulieren lernen. Durch die Ruhe während der Entspannung gewinnt man Kraft, neue Energie, die seelisch Auftrieb geben kann. Selbstentspannungsübungen sind auch als Einstieg zur Meditation geeignet.

Kreative Beschäftigung mit sich selbst

Nicht das grübelnde, andauernde Nachdenken über allerlei Probleme ist damit gemeint, sondern die Entfaltung der in jedem Menschen vorhandenen kreativen Fähigkeiten. Bilder malen, Briefe oder ein Tagebuch schreiben, Gespräche mit Freunden und Gelegenheitsbekanntschaften, Beschäftigung mit seinen Träumen, kreatives Phantasieren über sich und seine Umgebung.

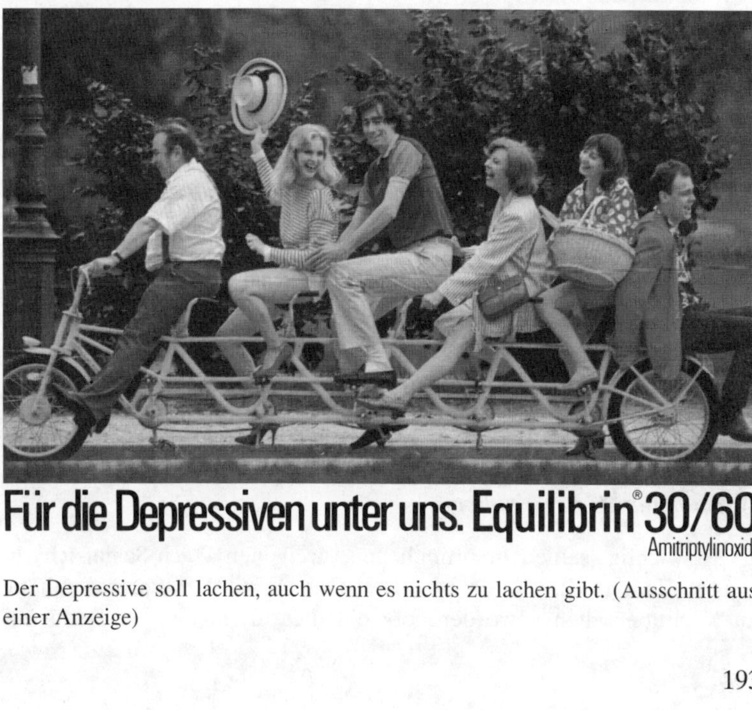

Der Depressive soll lachen, auch wenn es nichts zu lachen gibt. (Ausschnitt aus einer Anzeige)

Manche Menschen sind so verrannt in bestimmte Gedanken und Gefühle, daß sie gewissermaßen immer auf der Stelle treten. Hier mag eine Psychotherapie hilfreich sein, wobei der Psychotherapeut nicht analysieren und werten soll, sondern versuchen müßte, sich in den anderen hineinzuversetzen, ihn zu verstehen, ihn anzunehmen, zu akzeptieren, so wie er ist. Hierfür sind nicht unbedingt monate- oder gar jahrelange Therapien erforderlich – jahrelange Psychoanalysen können manchmal sogar mehr Schaden als Nutzen anrichten.
So gut allgemeine Ratschläge wie »Mach doch mal was Schönes«, »Brauchst doch keine Angst zu haben«, »Reiß dich mal zusammen«, »Hast doch gar keinen Grund zum Heulen« auch gemeint sein können – man sollte sie tunlichst unterlassen, da solch schulterklopfende Zuwendung die subjektive Realität des Betroffenen ignoriert und verniedlicht. Oft ist diese Herangehensweise der Umwelt belastender für den Betroffenen als das ursprüngliche Gefühl von Traurigkeit oder Niedergeschlagenheit. Verständnisvolles Akzeptieren und »Sein-lassen« gibt viel eher Freiraum zum Ausleben depressiver Gefühle.

»Ausagieren« der momentanen Stimmung

»Ausagieren« heißt: Der Mensch sollte möglichst das tun, wozu er Lust hat. Leider sind dem oft sehr enge Grenzen gesetzt. Tun, was man gerade für richtig hält, heißt auch, sich zurückziehen, wenn einem danach ist, traurig sein und weinen, Einsamkeit suchen ... Wer aus irgendeiner Stimmung heraus das Gefühl hat, ständig schwarze Kleider tragen zu müssen, soll schwarze Kleider tragen; wer sein Zimmerfenster verdunkeln will, die Wände schwarz anstreichen möchte, wer am liebsten dauernd auf dem Friedhof spazierengeht oder wer ständig die fünfte Sinfonie von Mahler hören muß – der soll das alles tun und seine momentane Stimmung ausleben.
Indem ich meine augenblicklichen Gefühle auslebe, fällt es mir leichter, mich zu erkennen, mein So-Sein wahrzunehmen und vielleicht eines Tages mein So-Sein zu akzeptieren (siehe auch Kapitel H).

Änderung im Lebensrhythmus

Es ist wichtig, seinen ursprünglichen, ureigenen Wach-Schlaf-Rhythmus zu finden: Manche Früh-zu-Bett-Geher sind dem Partner zuliebe zu Nachtmenschen geworden, obwohl dies ihrem inneren Bedürfnis widerspricht. Auch die Schichtarbeit bringt bei vielen Menschen den Biorhythmus durcheinander.

»Nicht-Schlafen« kann der Seele Auftrieb geben

Manche depressiv gestimmte Menschen lesen die halbe oder ganze Nacht und schlafen nur wenige Stunden oder gar nicht und sind dennoch am folgenden Tag einigermaßen wach und aufnahmefähig, und spüren außerdem, daß die tieftraurige Verstimmung der Vortage gemildert ist, oder fast ganz verschwunden. Hier wird die »depressive Schlaflosigkeit« nicht zu einem quälenden Krankheitssymptom, sondern die schlaflose Nacht hat etwas Befreiendes, hilft depressive Beschwerden überwinden und kann die Stimmung heben. Beschäftigungen, mit denen man sich auf angenehme Weise während der Woche wach halten kann, gibt es viele: Briefe oder im Tagebuch schreiben, malen, irgendwelche Arbeiten erledigen, in Cafés und Kneipen sitzen (ohne Alkohol) und Leute beobachten, diskutieren oder beschauliche Nachtwanderungen machen. Ohne es geplant zu haben, haben sicherlich viele Menschen intuitiv schon eine Nacht schlaflos verbracht und sich damit seelische Erleichterung und neuen Antrieb verschafft. Sogar die Psychiatrie erkennt die antidepressive Wirkung des Schlafentzugs an:

> In der Tübinger Universitätsklinik wurden im Rahmen einer Studie zahlreiche Patienten mit »Schlafentzug« behandelt, dabei zeigte sich, »daß in der Gruppe der endogenen Depressionen *alle* Patienten auf Schlafentzug mit einer Besserung der Depressionssymptomatik reagierten. Fehlender therapeutischer Effekt oder eine Verschlechterung wurden nicht beobachtet. (...) Über die schlaflose Nacht äußerten diese Patienten, sie hätten ohne Mühe wachbleiben können.«[40]
> Und der Psychiatrie-Professor W. Schulte schrieb: »Seit Jahren konnten wir immer wieder einmal beobachten, daß melancholisch Kranke, wenn sie in der vergangenen Nacht am Schlafen gehindert worden waren, am nächsten Morgen oder Tag oder sogar für mehrere Tage frischer und leistungsfähiger sein konnten. Erwähnt sei ein schwer melancholisch kranker Lehrer, der von seiner Phase frei wurde, nachdem er eine ganze Nacht hindurch mit dem Fahrrad gefahren war. (...) Schließlich sei auf einen Arzt verwiesen, der während seiner über 9 Monate erstreckenden Phasen seiner Praxis für jeweils 2–3 Tage nur dann nachkommen konnte, wenn er sich ... handfest arbeitend, eine Nacht hindurch wachgehalten hatte.«[40]

Schlafentzug – wirksamer als chemische Mittel, und mit Sicherheit ohne Risiken.

Änderung in der sozialen Umgebung

Vielleicht die Entscheidung treffen, wieder alleine zu leben. Oder umgekehrt: das Alleinsein aufgeben ... Vielleicht nach neuen Freunden suchen, vielleicht alte Freundschaften beenden ... Vielleicht eine andere Wohnung beziehen, womöglich auch nur für ein paar Wochen, vielleicht sich um eine andere Arbeitsstelle bemühen ... Vielleicht neue Betätigungsmöglichkeiten überlegen, sich neuen Gruppen anschließen, einem Verein beitreten, religiösen Gemeinschaften oder politischen Organisationen, Bürger- oder Friedensinitiativen ... Vielleicht sich vorübergehend ganz zurückziehen, und »gar nichts« machen ..., vielleicht gerade das machen, was andere als Unsinn bezeichnen – all diese Änderungen sind keineswegs leicht durchzuführen: Es ist sehr anstrengend, die bestehenden Grenzen zu überschreiten.

7. Wahnsinn und Neuroleptika

Bei der Lektüre dieses Kapitels wird der »schulmedizinisch« denkende Psychiater erhebliche Schwierigkeiten haben, vielleicht sogar einen Wutausbruch bekommen – oder eine Identitätskrise. Die folgende Auseinandersetzung mit den Neuroleptika kommt zu einer sehr scharfen Kritik an der Anwendungspraxis, weil der angeblich zu erwartende Nutzen sehr fraglich wird, wenn die vielfältigen Risiken einer höherdosierten und langfristigen Medikation bedacht werden.
Deshalb haben wir die Nebenwirkungen der Neuroleptika sehr detailliert dargestellt: Das Ausmaß und die Art der Nebenwirkungen scheinen vielen Ärzten zu wenig bekannt. Anders wäre es wohl kaum zu erklären, daß zwei Drittel der rezeptierten Neuroleptika von solchen Ärzten verordnet werden, die aufgrund ihrer Berufsausbildung selten eine genügende fachliche Qualifikation für die Verordnung von stark wirksamen Psychopharmaka besitzen. Praktische Ärzte, Internisten, Kinderärzte und Gynäkologen verschreiben in der BRD jährlich 3,7 Millionen Packungen Neuroleptika; weitere 1,9 Millionen Verordnungen gehen von den Nervenärzten aus. Diese massenhafte Anwendung von Neuroleptika ist gefährlich und in keiner Weise gerechtfertigt!
Die sehr kontrovers geführte Diskussion über Neuroleptika spitzt sich auf die grundsätzliche Frage zu: Neuroleptika weiterverwenden oder sofort verbieten? An sich ist zu diesem Streitpunkt keine »wissenschaftliche« Auseinandersetzung nötig: Es genügt, in psychiatrischen Anstalten die (oft dauerhaft) Neuroleptikageschädigten zu sehen.
»Es sind Neuroleptika-Auswirkungen, die Neuroleptika-behandelte Menschen ausdrücken wollen, wenn sie sagen: ›Ich bin ein lebender Toter ... ich kann kein Buch lesen, nicht einmal fernsehen, ich hab kein Gedächtnis.‹ ... Sie sind herzzerbrechend, diese Klagen von Neuroleptika-Opfern.« (L. Martenson,[1a] Wissenschaftler und Arzt)
Wenn man dann noch weiß, daß auf Neuroleptika verzichtet werden könnte, da es Alternativen gibt, selbst schulmedizinisch erfolgreich getestete medikamentöse Alternativen – dann wird es vollends schwer, das Vorgehen der Psychiater zu verstehen.

Heilige, Künstler, Geheimagenten, Hexen, Phantasten, Träumer, Verfolgte, Philosophen – Über die sogenannte Schizophrenie

Kein Begriff in der Psychiatrie hat soviele Diskussionen ausgelöst wie der der »Schizophrenie«. Klaus Dörner beschreibt die »Schizophrenie« folgendermaßen:

> ». . . gelegentlich fühlen sich Nachbarn und Angehörige bedroht, weil sie jemanden unberechenbar finden. Man weiß von einen auf den anderen Moment nicht, was er tut. Mal spricht er mit jemandem, obwohl gar keiner da ist. Oder er lacht, obwohl es keinen Anlaß gibt. Gefragt, warum er sich so benimmt, redet er ›ein wirres Zeug‹. Es ist kaum an ihn heranzukommen. Er ist abgekapselt und verschlossen. Und er tut gelegentlich ungewöhnliche und bizarre Dinge, die in der Umgebung nicht erwartet werden. Für so etwas hat sich auch in der Bevölkerung seit ca. 70 Jahren das Wort ›schizophren‹ eingebürgert.«[1]

Wir haben in Kapitel A bereits gesehen, daß die Psychiatrie für die Diagnose »Schizophrenie« keine klaren Kriterien hat. Hinzu kommt, daß Menschen, die als schizophren diagnostiziert werden, sich selbst meist *nicht* als schizophren, *nicht* als krank betrachten. Sie haben andere, meist praktische Probleme: Sie wehren sich gegen vermeintliche Verfolger, müssen geheimnisvolle Nachrichten empfangen, wundersame Botschaften verbreiten, erfahren ganz ungewöhnliche Visionen. Den Zustand der sogenannten Schizophrenie erleben manche durchaus als wohltuend und befreiend. Es ist jedoch auch eine andere »Form« der »Schizophrenie« häufig – hier wird der eigene Zustand als äußerst bedrohlich und qualvoll empfunden, selbst gegenüber vertrauten Personen entstehen große Ängste und abgrundtiefes Mißtrauen. Auch ständig bohrende Angst, verrückt zu werden, kann ähnlich belastend sein und den Betroffenen in tiefe Verzweiflung treiben. In solchen Situationen ist menschliche Zuwendung und psychotherapeutische Hilfe nötig und hilfreich.

Das Problem »Schizophrenie« beschäftigt – außer den Angehörigen des »Schizophrenen« – vor allem die Psychiater; für die Betroffenen selbst wird es erst dann aktuell, wenn eine psychiatrische Behandlung ansteht.

> »Die zum Normalsein verurteilten Psychiater haben großes Unbehagen gegenüber exzentrischen Individualisten, die – wie wahre Künstler – Phantasie und Realität grenzenlos verwischen; dieses Unbehagen spalten die Psychiater von ihrer Persönlichkeit ab, projizieren es auf den Exzentriker und nennen es Schizophrenie.« (J. Scopin)[2]

Um einmal die Erlebnisse eines »Schizophrenen« zu illustrieren, zitieren wir im folgenden die Schriftstellerin und surrealistische Malerin Leonora Carrington, die unter der besagten Diagnose wochenlang in einer Nervenklinik verwahrt wurde.
Sie berichtet über die Ereignisse aus dem Jahre 1940, nach ihrer Trennung von dem Maler Max Ernst – Ereignisse, die schließlich dazu führten, daß sie in psychiatrische Behandlung kam:

»Ich war erschüttert von meiner Einreise in Spanien. Ich hielt das Land für mein Königreich; die rote Erde war das getrocknete Blut der Revolution. Die dichte Gegenwart der Toten ... erstickte mich ... Am ersten Abend in Madrid, im Hotel International, aßen wir auf dem Dach zu Abend; auf einem Dach zu sein entsprach für mich einer tiefen Notwendigkeit, denn ich befand mich in einem euphorischen Zustand. In den politischen Wirren und der schrecklichen Hitze gelangte ich zu der Überzeugung, daß Madrid der Magen der Welt und mir die Aufgabe übertragen worden war, diesen Verdauungsapparat zu heilen ... die Ruhr, die ich in der Folge hatte, war nichts anderes als die Krankheit von Madrid, die sich in meinen Eingeweiden manifestierte ... Van Ghent zeigte mir seinen von Hakenkreuzen verseuchten Paß. Mehr und mehr legte ich Wert darauf, mich von sozialen Zwängen zu befreien; zu diesem Zweck verschenkte ich meine Papiere ... Der Blick dieses Mannes war für mich körperlich so schmerzhaft, als ob man mir mit Nadeln in die Augen gestochen hätte. Ich erinnere mich, ihm auf seine Ablehnung hin geantwortet zu haben: ›Ah! Ich verstehe, ich soll ihn selber umbringen‹ ... Ich glaubte noch immer fest, daß es Van Ghent war, der Madrid, seine Bevölkerung und den Verkehr in der Stadt hypnotisierte, daß er die Menschen in Zombies verwandelte und die Angst wie Bonbons unter den Leuten austeilte ... Van Ghent war mein Vater, mein Feind und der Feind der Menschheit; ich war die einzige, die ihn besiegen konnte ... aus dieser Überlegung folgte logisch zwingend, daß ich die Englische Botschaft über die schreckliche Herrschaft, die Van Ghent ausübte, informieren und Maßnahmen zur Befreiung von Madrid ergreifen mußte ... Ich begab mich deshalb in die Englische Botschaft und sprach mit dem Konsul. Ich versuchte ihn davon zu überzeugen, daß der Weltkrieg geführt werde, weil eine Gruppe von Leuten die Menschen hypnotisierte: Hitler und Co., deren

> *Repräsentant in Spanien Van Ghent sei, und daß es genügte, sich dieser hypnotischen Kräfte bewußt zu werden, um sie zu besiegen, um den Krieg zu beenden und die Welt zu befreien ... Der brave britische Konsul stellte sogleich fest, daß ich verrückt war und telefonierte mit einem Arzt namens Martinez Alonzo, der sich völlig seiner Meinung anschloß, als er die Darstellung meiner politischen Theorien hörte ... Meine Bewegungsfreiheit endete mit diesem Tag ... Unterwegs gab man mir dreimal Luminal und eine Spritze in die Wirbelsäule: Narkose. Als ich bei Dr. Moralès in Santander eingeliefert wurde, war ich ein lebender Leichnam.«*[3]

Warum Menschen ihre Träume, ihre Alpträume und Phantasien nicht mehr trennen von der Wirklichkeit, die sie umgibt, und nur noch innerhalb ihrer Visionen leben – darüber gibt es viele Theorien. Wir stellen im folgenden kurz fünf Hypothesen über die Entstehung der Schizophrenie vor:

1. Für die herrschende, *konservative Psychiatrie* ist die Schizophrenie vor allem eine Art von Stoffwechselstörung. Die gängigste Hypothese geht von einer »krankhaften« Veränderung der *Neurotransmitter* aus (= Überträgerstoffe, z. B. Dopamin, Noradrenalin, die für die Weiterleitung von Informationen der Nervenzellen wichtig sind). Dabei vermutet man, daß »psychotisches« Erleben (also die Schizophrenie) durch Überschuß dieser Überträgerstoffe erzeugt wird, u. a. auch, weil LSD und Mescalin (psychotische Zustände erzeugende Substanzen) eine chemische Ähnlichkeit mit diesen »Überträgern« aufweisen.
Eigentlich widersprechen solche Erkenntnisse keineswegs der Annahme, daß Psychosen letztendlich immer durch *seelische Einflüsse* ausgelöst werden. Seelische Störungen können nämlich *sekundär* Stoffwechselstörungen bewirken. Die konservative Psychiatrie konzentriert sich mehr auf den sekundären biochemischen Prozeß und vernachlässigt die eigentlichen – im psychodynamischen Geschehen liegenden – Ursachen.

2. Eine Forschungsrichtung der Psychologie sieht die Ursachen der Schizophrenie in der *Familienkonstellation* und stellte in diesem Zusammenhang die sogenannte »Double-bind«-Theorie auf. Dazu J. H. Weakland: »Wir haben unsere Auffassung des ›double-bind‹ als die einer Situation beschrieben, in der 1. sich jemand mit widersprüchlichen Botschaften konfrontiert sieht, die 2. aufgrund von Verschleierung und Verleugnung oder auch deshalb, weil die Botschaften auf verschiedenen Ebenen gegeben werden, nicht leicht als solche erkennbar wird, und der er 3. nicht entrinnen kann und in der er auch nicht die Widersprüche feststellen und wirklich kommentieren kann.«[4] »Double-bind« wird als eine für den Betroffenen unüberschaubare, völlig verwirrende und letztlich krankmachende Beziehung bezeichnet.

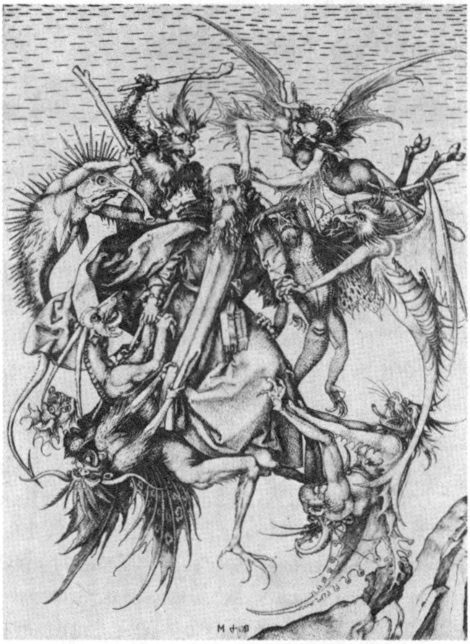

Die Visionen des Heiligen Antonius: Hatte er eine paranoid-halluzinatorische Schizophrenie? (Kupferstich von M. Schongauer)

Gregory Bateson bringt folgendes konkrete Beispiel: »Die Analyse eines Vorfalls, der sich zwischen einem schizophrenen Patienten und seiner Mutter abspielte, illustriert die ›Double-bind‹-Situation: Ein junger Mann (...) erhielt Besuch von seiner Mutter. Er freute sich, sie zu sehen, und legte ihr impulsiv seinen Arm um die Schulter, worauf sie erstarrte. Er zog seinen Arm zurück, und sie fragte: ›Liebst Du mich nicht mehr?‹ Er wurde rot, und sie sagte: ›Lieber, Du mußt nicht so leicht verlegen werden und Angst vor Deinen Gefühlen haben.‹«[5]
Die Mutter macht in diesem Beispiel *ihre* Gefühlsprobleme zu den Problemen des Sohnes, der sich nicht dagegen zu wehren versteht.

3. Ronald D. Laing sieht die Ursache von »Schizophrenie« in der *Mystifizierung*: »Widersprechen sich die Wahrnehmungen zweier Menschen, so sagt der eine zum anderen: ›Das bildest Du Dir bloß ein.‹ Das heißt, es wird der Versuch gemacht, einen Widerspruch, einen Gegensatz (...) zu unterlaufen oder aufzuheben, indem man die Erlebensweise des anderen von der Wahrnehmung in die Einbildung (...) transponiert«. Laing bringt ein Beispiel, in dem eine Mutter klar zu erkennen vorgibt, daß *sie* die Gefühle ihres Kindes kennt (die wahren Gefühle des Kindes werden dabei ignoriert); die Mutter sagt: »Ich bin überzeugt, du bist müde, Liebling, und möchtest jetzt ins Bett, nicht wahr?« Ehrlicher wäre gewesen: »*Ich* bin müde, und möchte, daß *du* ins Bett gehst.« Indem dem Kind mitgeteilt wird, wie es sich fühlt und zu fühlen hat, verlernt es, eigene Gefühle zu entwickeln.[6]

4. Halluzinationen und Wahn als *wunscherfüllende Ersatzwirklichkeit*: Häufige Kränkungen, Erfolglosigkeit, Armut, unerfüllte Sehnsucht nach Liebe, Einsamkeit – dies alles kann einen Menschen in dauernden großen Konflikt zur herrschenden gesellschaftlichen Norm bringen. Dagegen kann er ankämpfen, oder sich – leidend – mit seiner armseligen Situation abfinden oder sich eine wunscherfüllende, traumhafte Ersatzwirklichkeit schaffen.
Beispiel: Ein arbeitslos gewordener, kontaktscheuer Mann, alleinlebend inmitten einer engen Kleinstadt, entwickelt die feste Überzeugung, er sei mit A., einer allseits bekannten Popsängerin »geistig verheiratet«, und sie würde mit ihm während ihrer Fernsehauftritte verschlüsselt reden und ihm ihre tiefe Liebe beteuern ... außerdem sei er zum Leiter des Sternenobservatoriums in Rom ernannt worden.

5. Ein nicht-psychologischer, sondern *philosophischer Erklärungsversuch* wurde bereits im Eingangskapitel vorgestellt. Danach hat ein Mensch zwei Möglichkeiten zu existieren: Er kann wählen zwischen einer »Existenz in der Realität« und einer »Existenz im Traum«. Die meisten Menschen leben vorwiegend in der Realität und nur selten (ein bißchen) im Traum. Ist für jemanden die Realität unerträglich (wegen sozialer, psychologischer und anderer Probleme), dann begibt er sich in die »Existenz des Traumes«. Doch die kann manchmal (und im Laufe der Zeit) ähnlich belastend und bedrohlich werden wie die alte »Existenz in der Realität«; schließlich ist es qualvoll, ständig als Doppelspion verfolgt und mit überirdischen Strahlen beschossen zu werden oder das Gefühl zu haben, daß die Menschen in der unmittelbaren Umgebung ständig über einen tuscheln und sich lustig machen. Viele »Schizophrene« jedoch fühlen sich in ihrem »Wahn« und in ihren »Halluzinationen« gar nicht so schlecht; sie leiden erst dann, wenn sie – mit allerlei Methoden – in die Realität zurückgebracht werden und dabei merken, daß sie nicht mehr Propheten oder Chef des Geheimdienstes sind, sondern »schizophrener Patient« in einer psychiatrischen Anstalt.
Wieder andere Menschen leben zwar oft in ihrer »Existenz im Traum«, wechseln aber regelmäßig in die Realität zurück und verwischen dabei Traum und Wirklichkeit, kaum entwirrbar, miteinander – ohne aber als »schizophren« bezeichnet zu werden: Die meisten Kinder und viele Künstler handeln so, ebenso Schamanen, »Hexen«, Zauberer und »Heilige« ...
Ein Künstler braucht »meditative und halluzinatorische Fähigkeiten« (Max Ernst), um kreativ zu sein, ja, um leben zu können. *Künstlerische Vision und »schizophrener Zustand« haben viele Gemeinsamkeiten.* Den Freiraum, dem man einem »bildenden« Künstler gibt, den sollte man auch einem »Geistes- und Gedanken«-Künstler (den Psychiater schizophren nennen) zugestehen.
Also: Wenn wir die »Existenz im Traum« (psychiatrisch: schizophrener Zustand) und die »Existenz in der allgemeingültigen Realität« (psychiatrisch: Normalität) als zwei gleichberechtigte Möglichkeiten zu existieren (als *zwei Arten des Seins*) ansehen, dann heißt dies: Ein »schizophrener« Mensch sollte *nicht* normalisiert werden, sondern akzeptiert werden, so wie er ist; und er sollte nur

dann als »krank« angesehen werden, wenn er sich selbst als krank bezeichnet, und nur dann therapiert werden, wenn er nach Behandlung verlangt.

An Spekulationen über die Ursachen der »Schizophrenie« wird es wahrscheinlich nie mangeln. Wenn wir uns bemühen, diese andere Art des Seins zu verstehen, ihre Geheimnisse bei jedem »Schizophrenen« wieder neu zu ergründen – dann wird die Diskussion über Psychopharmaka nur mehr eine untergeordnete Rolle spielen.
Etwa zwei Prozent der Bevölkerung in Europa und Nordamerika erleben mindestens einmal in ihrem Leben einen »schizophrenen Zustand«. Ein solcher Zustand kann sich dann – nach Monaten oder Jahren – wiederholen (psychiatrisch: Schub, Rezidiv), in eine Art Dauerzustand übergehen (»chronische Schizophrenie«) oder – als einmaliges Ereignis – vergehen und nie mehr wiederkommen.
Zu erwähnen ist noch, daß ein »schizophrenieähnlicher« Zustand (z. B. Halluzinationen) vorübergehend auch bei einigen *organischen (»körperlichen«) Krankheiten* auftreten kann: beispielsweise nach Hirnverletzungen, Hormonstörungen *(»organische Psychosen«),* bei hohem Fieber (Fieberdelir) und infolge von Alkohol, LSD-verwandten Drogen und einigen Arzneimitteln. Solchermaßen verursachte »psychotische Störungen« sind aber relativ selten und lassen sich meist leicht von psychischbedingten »schizophrenen Zuständen« unterscheiden.

In den unteren *Sozialschichten* wird die Diagnose »Schizophrenie« sehr viel häufiger gestellt. Dies hat mehrerlei Gründe:

> Die Lebensumstände in den unteren sozialen Klassen können so unerträglich sein, daß eine Flucht in eine traumhaft-verrückte Ersatzwirklichkeit (»Schizophrenie«) für manche der einzige »Ausweg« scheint. Auf der anderen Seite haben Angehörige der oberen sozialen Schichten mehr Möglichkeiten, eine auftretende »Verrücktheit« auszuleben, ohne in die Hände von Psychiatern zu geraten. Zudem sind Psychiater bei sozial höhergestellten Personen zurückhaltender mit der diskriminierenden Diagnose »Schizophrenie«.

Als *Therapie* werden von der konservativen Psychiatrie vorzugsweise Neuroleptika eingesetzt. Doch die Behandlung mit Neuroleptika wird von vielen Patienten qualvoller erlebt, als die bekämpfte »Schizophrenie«; zudem ist eine Langzeitbehandlung mit diesen Mitteln wegen der gravierenden Nebenwirkungen abzulehnen. Weitere konservativpsychiatrische Behandlungsmöglichkeiten sind: (Zwangs-)Verwahrung auf geschlossenen Stationen, Psychochirurgie, Elektroschock, Soziotherapie, Arbeitstherapie, nur höchst selten: Psychotherapie. Vertreter der alternativen oder Antipsychiatrie lehnen jegliche Gewalt (Zwangsbehandlung) ab, und versuchen dem »Schizophrenen« Möglichkeiten zu geben, sein traumhaftes Erleben, seinen »Wahnsinn« weitgehend ungehindert entfalten und ausagieren zu können.

Gespräch mit Elfriede N. – »Das erste, was sie mit mir bei der Aufnahme gemacht haben, war die Haldol-Spritze.«

Elfriede N., 27 Jahre alt, Studentin, zweimal wegen einer »Psychose« stationär in Nervenkliniken

Interviewer: *Könntest du mal erzählen, wie du damals nach Haar gekommen bist?*

Elfriede N.: *Ja, das war eine ganz blöde Geschichte. Ich bin nach Italien gefahren – in der Psychose – und habe dann meinen Paß und mein ganzes Geld und alles mögliche verloren. Nach vier Wochen bin ich dann auf eine Botschaft gegangen und wollte einen Paß haben. Dummerweise hatte ich aber nur zwei Telefonnummern im Kopf: die von meinen Eltern und die von meiner damaligen Wohngemeinschaft. Ich habe dann meine Eltern angerufen. Die haben den Hausarzt verständigt, und der hat gleich gemeint, die ist sicher unter Drogen und muß nach Haar, ohne daß er mich vorher gesehen hat.*
Und dann bestellte meine Mutter einen Rotkreuzwagen und hat mich dann an der Grenze abgeholt. Ich habe das alles gar nicht so mitgekriegt, ich habe gedacht, das gehört alles zu einem Film.
So kam ich nach Haar, und das alles war ein bißchen absurd. Die Aufnahmeärztin dort fragte mich, ob ich Drogen nähme. Ich verneinte und sagte, daß ich nur Aspirin nähme. Sie meinte, das wäre auch eine Droge, und steckte mich in die Suchtabteilung. Da war ich einen Tag und habe einiges durcheinandergebracht. Ich konnte nicht schlafen – wenn man sich das alles anguckt dort ... Dann kam ich in die geschlossene Abteilung. In die Aufnahmestation. 1982 war das.

I.: *Wie hast du diese »Psychose« erlebt?*

E.: *Erstens habe ich überhaupt nicht mehr geschlafen. Und ich hatte die Vorstellung, daß alles ein Film sei ... Ich habe zum Teil*

auch Stimmen gehört, auf englisch und auf französisch. Und dann habe ich zum Beispiel mein ganzes Geld verbrannt, weil ich glaubte, es sei Falschgeld, und ich müßte beweisen, daß ich das merke und eben ganz raffiniert sei. Viele Dinge hatten für mich ganz andere Bedeutungen. Ich dachte, alle Leute, denen ich begegnete, wären Schauspieler. Ich war in einer Stadt und dachte, das wären alles Filmkulissen, in denen ich mich immer verirrt habe. Ich glaubte, daß das daran liegt, daß alles spiegelbildlich ist.
Vor der Psychose erlebte ich sehr schlechte Erfahrungen und auch einige Enttäuschungen. Und dann, als es anfing, ging es mir eben so, daß ich glaubte, ich kriege alles, was ich mir wünsche. Ich dachte zum Beispiel, ich könnte ganz toll singen, toll schreiben usw.

I.: *Dann bist du in Haar auf der Aufnahmestation gelandet?*

E.: *Das erste, was sie mit mir gemacht haben, war diese Haldolspritze. Das habe ich gar nicht so richtig mitgekriegt. Dann bekam ich eine ziemlich hohe Dosis Glianimon und auch Atosil. Meine Vorstellungen waren dadurch nach ein paar Tagen einigermaßen weg. Aber irgendwie wurde ich total dumpf, so daß ich den ganzen Tag nur noch schlafen wollte. Und was das Schlimmste war: Ich hatte das Gefühl, ich kann nicht mehr sprechen, oder mir fällt auch nichts mehr ein, was ich sprechen könnte. Ich kann das ganz schwer beschreiben – aber ich hatte dauernd Angst, ich werde stumm. Und dann kamen noch diese Nebenwirkungen hinzu, das mit dem Laufen und dem Speichelfluß. Ich konnte nur ganz kleine Schritte machen, nicht richtig gehen, und meine Arme waren ebenfalls ganz steif.*

I.: *War es für dich angenehm, daß deine »Vorstellungen« einigermaßen verschwunden sind?*

E.: *Nein. Diese Vorstellungen waren ja eigentlich ganz tolle Vorstellungen, unheimlich gut. Es gab schon ein paar Ängste; ich dachte zum Beispiel, daß alles unter Strom steht – dann habe ich immer irgendwelche nichtleitenden Gegenstände gesammelt. Aber an sich war das Ganze ein angenehmes Gefühl. So toll habe ich mich eigentlich überhaupt noch nie gefühlt. Als das dann weg war, ging es mir eher komisch.*

I.: *So ein Gefühl der Leere?*

E.: *Einerseits kam der Gedanke, »Gut, daß das jetzt alles weg ist, es war eben doch alles verrückt«, aber diese Leere dann. Es war dann halt plötzlich gar nichts mehr da, überhaupt nichts, auch keine Traurigkeit oder ein normales Gefühl für mich, sondern – ich kann es ganz schwer beschreiben – es war ein völlig lethargischer Zustand. Ich habe zum Beispiel Gespräche nur ganz kurz ausgehalten; auch konnte ich sonst nicht viel machen, mir ist immer gleich schwindlig geworden, oder ich war müde. Mit dem Sehen war es auch komisch, alles hat geflimmert und sich verschoben.*

I.: *Haben nun die Psychopharmaka nur deine »Wahnvorstellungen« vertrieben oder mehr mit deiner Wahrnehmung gemacht?*

E.: *Sicher. Ich spürte, daß ich irgendwie eingeengt war und verlangsamt. Die in der Klinik sagten mir auch, daß diese Medikamente halt alles dämpfen, auch Phantasie und Lebensfreude und Neugier und überhaupt alles.*

I.: *Meinst du, daß es auch ohne diese Psychopharmaka gegangen wäre?*

E.: *Ich weiß es eben nicht. Damals habe ich mir gedacht, daß es gegangen wäre. Als ich bei meiner zweiten Psychose gehört habe, ich solle zum Arzt, hatte ich unheimlich Angst, ich krieg' wieder Psychopharmaka; ich dachte, die wollen mich vergiften. Ich bin dann einfach vor allen Leuten, die ich kannte, davongelaufen.*

I.: *Hättest du die Psychopharmaka damals auch freiwillig genommen?*

E.: *Sicher nicht.*

I.: *Du warst dann bei deiner zweiten »Psychose« im Max-Planck-Institut für Psychiatrie. Wie lange warst du dort?*

E.: *Sechs Wochen. Bei der Entlassung habe ich dann eine Fluanxol-Depotspritze bekommen. Mir ging es dann aber ganz schlimm, als ich draußen war. Und ich wußte nicht so genau, ob das von der Spritze oder von meinen eigenen Geschichten kommt. Nach der zweiten Spritze wollte ich dann keine mehr nehmen.*

I.: *Hast du das Gefühl gehabt, daß es dir was nützt?*

E.: *Nein.*

I.: *Was war zwischen den beiden Krankenhausaufenthalten?*

E.: *Nach der ersten Entlassung hatte ich eine Depression, und ich fing dann eine Psychotherapie an. Da ging es so allmählich wieder besser. Ob es an der Therapie lag, weiß ich nicht.*
Als ich dann wieder schlecht schlafen konnte, gab mir der Psychiater so ein leichtes Antidepressivum, Tolvin hieß es ...
Ich bin dann im August zu einer Atemtherapie nach Italien gefahren, danach ging es mir verhältnismäßig gut. Es ging zwar nicht sehr schnell, aber das war auch ganz gut so. Es half gerade gegen diese Depressionen, wieder sich selber zu spüren.

I.: *Meinst du, man kann so eine »Krise« auch ohne Psychopharmaka überstehen?*

E.: *Es kommt darauf an. Wenn man sie selber frühzeitig erkennt, vielleicht schon. Ich weiß es nicht, wie es ist, wenn man dann so richtig drin ist. Ich war ja dann nicht mehr richtig ansprechbar. Wenn Leute gesagt haben, das stimmt nicht, meinte ich, das sei ein Test oder sie lügen einfach. Vielleicht gibt es leichtere Medikamente, vielleicht geht es mit Valium auch. Ich glaube schon, daß man etwas Beruhigendes kriegen muß.*

I.: *Was würdest du mit jemandem tun, der in derselben Situation ist wie du damals?*

E.: *Das ist schwierig. Ich würde zuerst mal versuchen, irgendwie darauf einzugehen, was er überhaupt meint; zum Teil sind diese Sachen ja auch verständlich ... Und dann würde ich ihm vielleicht etwas Beruhigendes geben, Valium zum Beispiel. In die Klinik würde ich auf keinen Fall jemand bringen. Zum Arzt vielleicht schon.*

I.: *Momentan nimmst du keine Medikamente ein?*

E.: *Nein. Um Weihnachten rum habe ich ein Praktikum gemacht, und da war unheimlich viel los. Da hatte ich schon manchmal ein bißchen Angst – das haben auch die anderen Leute gemerkt –, daß ich ein bißchen schnell werde und so ... Ich habe dann immer Baldrian mit mir rumgeschleppt und für den Notfall hatte ich Melleril dabei. Inzwischen würde ich es eher merken, wenn so eine Psychose wiederkommt, und würde früher etwas Beruhigendes nehmen. Mittlerweile geht es mir so wie früher, sagen wir mal, wie vor der Psychose. Es ist wieder ein normaler Zustand, das merke ich auch in der Therapie.*

I.: *Du machst jetzt eine regelmäßige Psychotherapie?*

E.: *Zweimal in der Woche, einmal einzeln und einmal in einer Gruppe . . . Ja, es ist schwierig. Ich habe nicht das Gefühl, dieser Psychiater würde mich gleich in eine Klinik bringen, obwohl ich mißtrauisch bin, weil er auch – zwar verhältnismäßig wenig, aber eben auch – Medikamente gibt. Und er hat mal zu mir gesagt, es ist besser, wenn Sie depressiv als wenn Sie psychotisch sind. Und das habe ich gar nicht eingesehen, weil die Psychose wirklich angenehmer war als der depressive Zustand.*

Anmerkungen

Haldol, Glianimon, Atosil, Melleril: Neuroleptika
Haar: Psychiatrisches Bezirkskrankenhaus München-Haar
Max-Planck-Institut: Max-Planck-Institut für Psychiatrie in München

Neuroleptika* – Mittel gegen den Wahnsinn oder chemische Zwangsjacke

Neuroleptika waren vor allem gemeint, als ein »Spiegel«-Bericht vor einigen Jahren feststellte: »Pillen in der Psychiatrie – der sanfte Mord«. Sieben bis acht Millionen Neuroleptikapackungen (oft Großpackungen) werden jährlich in der Bundesrepublik an Patienten ausgegeben, davon betreffen 255000 Verordnungen Kinder.
Die Psychiatrie verwendet Neuroleptika vor allem bei Personen mit sogenannten »psychotischen Symptomen«. Doch nicht nur Psychiater, auch andere Ärzte verschreiben Neuroleptika. Die Anwendungsgebiete für Neuroleptika werden ständig erweitert, sogar leichte Befindlichkeitsstörungen sollen – nach den Empfehlungen der Pharmaindustrie und mancher Ärzte und Psychiater – mit diesen risikoreichen Medikamenten behandelt werden. Neuroleptika sollten demnach gegen allerlei psychosomatische Beschwerden eingesetzt werden, gegen Magen-

* Synonyme: Antipsychotika, Antischizophrenica, chemische Zwangsjacke. Ältere Bezeichnungen: Neurolytika, Psycholeptika, Psychoplegika. Amerikanisch: major tranquilizer.

te 13

soll
to-

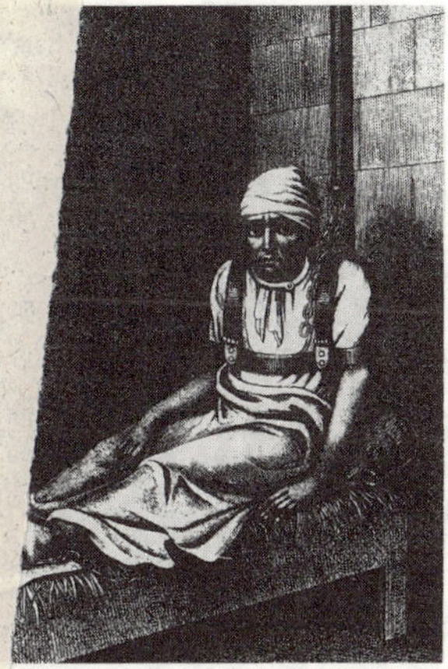

Injizierbares Langzeitneuroleptikum
Injizierbarer Wochen-Tranquilizer

Chemie

Imap* ist die erste i.m. injizierbare Verbindung dieser Stoffgruppe mit langanhaltender Wirkung.

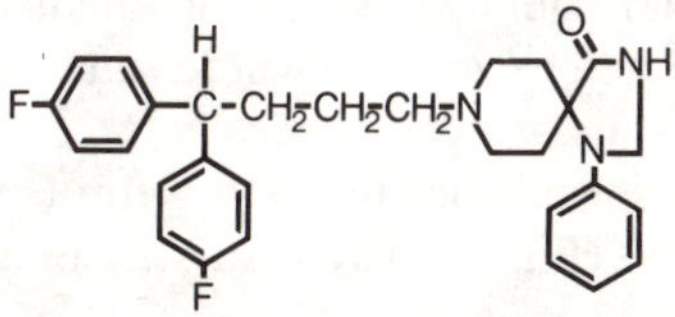

M... nische- und chemische »Zwangsjacke«. Sogar ein deutsches Oberlandesgericht ...estätigte: Neuroleptika haben »persönlichkeitszerstörende Wirkung« (OLG Hamm, 3U50/81).

schmerzen, Schlafstörungen, Migräne, klimakterische Beschwerden, Bronchitis, Nervosität, Rückenschmerzen, Herzbeschwerden usw. Berichten Patienten dann über zusätzliche unangenehme Beschwerden, so werden diese von den Ärzten oft *nicht* als Nebenwirkung der persönlichkeitsverändernden Neuroleptika erkannt, sondern als zusätzliches ›Symptom‹ einer psychischen Krankheit fehlinterpretiert.
Man schätzt, daß in der Bundesrepublik *täglich* (!) mehr als eine Million Menschen solche Neuroleptika schluckt oder sie injiziert bekommt, wobei die allermeisten nicht ahnen, welche Risiken sie dabei eingehen. Und auch die verordnenden Ärzte wissen oft nur ungenügend Bescheid. *Wenn man überhaupt Arzneimittelskandale miteinander vergleichen kann, so läßt sich bereits jetzt feststellen, daß das Ausmaß der durch Neuroleptika angerichteten Schäden noch verheerender ist als seinerzeit die schlimmen Folgen von Contergan.*

Zur Geschichte der Neuroleptika

Das erste Neuroleptikum, Chlorpromazin, entstand Anfang der fünfziger Jahre gewissermaßen als Nebenprodukt bei der Forschung nach anti-allergischen Medikamenten; der chemische Vorläufer des Chlorpromazins wurde noch als Wurmmittel eingesetzt. Bei Tierversuchen merkte man, daß Chlorpromazin auch für die Psychiatrie interessant sein könnte. In den daraufhin durchgeführten Arzneimittelversuchen »am Menschen« wurde gezeigt, daß mit dieser Substanz »manische und schizophrene Psychosen nachhaltig therapeutisch zu beeinflussen waren.«[7]

Die französischen Wissenschaftler Delay und Deniker beobachteten eine durch Chlorpromazin verursachte »Verlangsamung der Psychomotorik« und eine »emotionale Ausgeglichenheit und gefühlsmäßige Gleichgültigkeit«. Dieser medikamentös herbeigeführte, äußerst bedenkliche Zustand wurde zum erstrebenswerten »therapeutischen Ziel« erklärt.

Das wohl bekannteste Neuroleptikum, das Haloperidol, wurde erst 1959/60 in die psychiatrische Behandlung mitaufgenommen.

Einteilung der Neuroleptika

Chemisch gesehen, gibt es zwei Hauptgruppen von Neuroleptika:

- trizyklische Verbindungen (aus Drei-Ring-Molekülen), die sogenannten Phenothiazine (z. B. das Chlorpromazin);
- die sogenannten Butyrophenone (z. B. das Haloperidol);
- daneben existieren noch andere, schwerer klassifizierbare Neuroleptika.

Sinnvoller als eine chemische Untergliederung scheint uns, die Neuroleptika nach ihrer *Wirkungsstärke* einzuteilen:

I: schwache (= niederpotente) Neuroleptika (z. B. Truxal, Neurocil, Dogmatil, Melleril),
II: mittelstarke Neuroleptika (z. B. Psyquil);
III: starke bis sehr starke Neuroleptika (z. B. Haldol, Glianimon);
DN: Depot-Neuroleptika (z. B. Dapotum-D, Decentan-Depot).

(II, III und DN werden auch hochpotente Neuroleptika genannt.)

In der folgenden Liste sind alle Neuroleptika verzeichnet, die es derzeit im Handel gibt. In der dritten Spalte wird, soweit das möglich ist, die Wirkungsstärke des Medikaments angegeben, entsprechend der vier unterschiedenen Klassen.

Übersicht: **Neuroleptika**

Chemischer Name	Handelsname*	Wirkungs-stärke**
Aceprometazin (Ph.)	nur in Mischpräparaten	–
Alimemazin (Ph.)	Theralene® (CH, D)	I
Benperidol (B.)	Glianimon® (D)	III
Bromperidol (B.)	Impromen® (D). Tesoprel® (D).	III
Butaperazin (Ph.)	Tyrylen (Ex-DDR)	–
Chlorfenethazin (Ph.)	Elroquil (Ex-DDR). Marophen (Ex-DDR).	–
Chlorpromazin (Ph.)	Largactil® (A, CH, D). Megaphen® (D). Propaphenin (Ex-DDR).	II
Chlorprothixen (Th.)	Truxal® (A, CH, D). Truxaletten® (D). Taractan® (D). Chlorprothixen (Ex-DDR).	I
Clopenthixol (Th.)	Ciatyl® (D). Ciatyl-Depot® (D). Sordinol® (A, CH). Sordinol-Depot® (A, CH).	II DN
Clotiapin (Dibenzoepin)	Entumin® (CH)	–
Clozapin (Dibenzodiazepin)	Alemoxan (Ex-DDR). Leponex® (A, CH, D) (nur für Kliniken verfügbar)	–
Dixyrazin (Ph.)	Esucos® (A, CH, D)	II
Droperidol (B.)	Dehydrobenzperidol® (D, A, Ex-DDR). Droleptan (Ex-DDR).	III
Etymemazin (Ph.)	Sergetyl® (CH)	–
Floropipamid (B.) (= Pipamperon)	Dipiperon® (A, CH, D)	I
Fluanisone (B.)	Sedalande® (D, CH)	III
Flumoperon s. *Trifluoperidol*		
Fluoropromazin s. *Trifluopromazin*		
Flupenthixol (Th.)	Fluanxol® (A, CH, D). Fluanxol-Depot® (A, CH, D).	III DN

Chemischer Name	Handelsname*	Wirkungsstärke**
Fluphenazin (Ph.)	Dapotum® (A, CH, D). Dapotum Acutum® Dapotum-D® (A, CH, D). Lyogen® (D). Lyogen Depot® (D.) Lyogen Retard®. Lyorodin (Ex-DDR). Omca® (D).	III DN
Fluspirilen (B.)	Imap® (D, Ex-DDR). Imap-Eurim-Pharm® (D).	DN
Haloperidol (B.)	Haldol® (A, CH, D). Haldol Forte® (D). Haldol-Decanoat® (D). Haloperidol® (D). Haloperidol-Stada® (D). Haloperidol-GM-Forte® (D). Haloperidol ratiopharm® (D). CT-Halop® (D). Sigaperidol® (D). Allraperidol® (D). Elaubat® (D). Haloperidol-Gry® (D).	III DN
Homophenazin (Trizyklikum)	Pasaden® (D)	–
Levomepromazin (Ph.)	Neurocil® (D). Nozinan® (A, CH). Tisercin (Ex-DDR).	I
Melperon s. *Methylperon*		
Mepazin	Pacatal® (D)	–
Mesoridazin (Ph.)	Inofal® (D). Lidanil® (A, CH).	I
Methylperidol (B.)	Luvatren® (A, CH, D)	III
Methylperon (B.) (Butyrophenon)	Buronil® (A). Eunerpan® (D).	III
Methylpromazin s. *Alimemazin*		
Metofenazat (Ph.)	Frenolon® (CH), Frenolon (Ex-DDR).	–
Moperon s. *Methylperidol*		
Oxypertin (Piperazinderivat)	Forit® (D). Oxypertin® (A).	II
Penfluridol (Butyrophenon-ähnlich)	Semap® (A, CH, D) (aus dem Handel)	III

Chemischer Name	Handelsname*	Wirkungs-stärke**
Perazin (Ph.)	Taxilan® (D)	II
Periciazin (Ph.)	Aolept® (D). Neuleptil® (A, CH).	–
Perphenazin (Ph.)	Decentan® (A, D) Decentan-Depot® (D). Trilafon® (CH).	III DN
Pimozid (Butyrophenon-ähnlich)	Orap® (A, CH, D). Antalon (Ex-DDR).	III
Pipamperon s. *Floropipamid*		
Prochlorperazin (Ph.)	Stemtil® (CH)	–
Promazin (Ph.)	Prazine® (CH). Sinophenin (Ex-DDR). Protactyl® (D).	I
Promethazin (Ph.)	Atosil® (D.) Prothazin (Ex-DDR). Promkiddi® (D). Phenergan® (A, CH).	I
Propericiazin s. *Periciazin*		
Prothipendyl (Th.)	Dominal forte® (A, D)	I
Reserpin (Rauwolfia-alkaloid)	Serpasil® (A, CH, D)	III
Sulforidazin s. *Mesoridazin*		
Sulpirid (Sulfonamid)	Dogmatil® (A, CH, D). Meresa® (D). Neogama® (D). Arminol® (D).	I
Thipropazat	Dartal® (CH)	–
Thioproperazin (Ph.)	Majeptil® (A, CH)	–
Thioridazin (Ph.)	Melleretten® (A, CH, D). Sonapax (Ex-DDR). Melleril® (A, CH, D). Melleril retard® (A, CH, D).	I
Thiothixen (Th.)	Orbinamon® (D).	III
Trifluoperazin (Ph.)	Jatro-neural® (A, D). Terfluzine® (CH). Trisedyl (Ex-DDR).	III
Trifluoperidol (B.)	Triperidol® (A, CH, D)	III

Chemischer Name	Handelsname*	Wirkungsstärke**
Trifluoropromazin (Ph.)	Psyquil® (A, D). Siquil® (CH).	II
Zuclopenthixol (Trizyklikum)	Sedanxol® (D). Ciatyl-Depot (D).	DN

* A = Österreich
CH = Schweiz
D = Bundesrepublik Deutschland
Ex-DDR = Länder der ehemaligen DDR

** Wirkungsstärke: vgl. S. 210, Einteilung der Neuroleptika.

Chemische Zuordnung: Ph = Phenothiazin. B = Butyrophenon.
Th = Thioxanthen.

Mischpräparate, die Neuroleptika enthalten:

Bedorma® (CH)	Promethazin u. Diphenhydramin
Benpon® (D)	Flupenthixol u. Nortryptilin
Clindorm® (D)	Acepromethazin u. Meprobamat
Deanxit® (A, CH)	Flupenthixol u. Melitracen
Diudorm® (A)	Chlorprothixen, Mezlozin u. Methaqualon
Jalonac® (D)	Trifluoperazin u. Amobarbital
Jatrosom® (A, D)	Trifluoperazin u. Tranylcypromin
Itridal® (A, D)	Prothipendyl, Cyclobarbital u. a.
Longopax®/mite/special (D)	Perphenazin u. Amitryptilin
Lysedil® (CH)	Promethazin, Belladonna u. Ca-gluconat
Meprocalm® (CH)	Reserpin u. Meprobamat
Neuronal®/ret. (D)	Butaperazin u. a.
Norkotral® (D)	Promethazin u. Pentobarbital
Omca-Nacht® (D)	Fluphenazin u. Pentobarbital
Ondasil® (A)	Reserpin u. Glutethimid
Phasein forte® (D)	Reserpin u. a.
Psyquil comp.® (D)	Trifluoropromazin u. Pethidin
Stelabid® forte (A)	Trifluoperazin u. Isopropamidjodid
Tenebral® (CH)	Promethazin, Carbromal u. Bromisoval
Thalamonal® (A, D)	Droperidol u. Fentanyl
Tonamyl® (D)	Reserpin, Meprobamat u. a.
Transannon comp.® (D)	Fluphenazin u. Östrogene
Vesalium® (A, CH)	Haloperidol u. Isopropamidjodid
Visergil® (CH)	Thioridazin u. a.

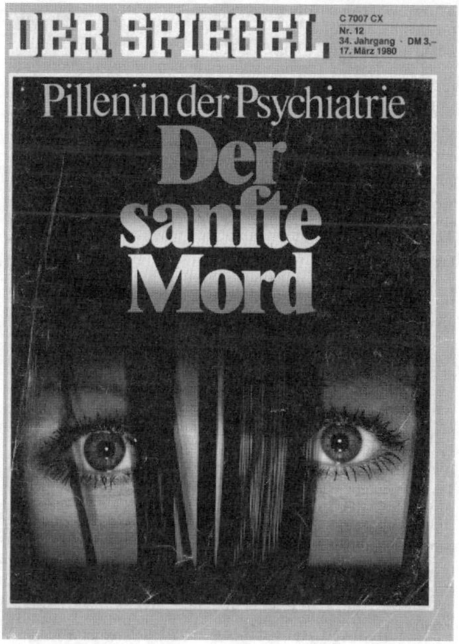

»Pillen in der Psychiatrie – der sanfte Mord« – die Medikamente, um derentwillen *Der Spiegel* seinem Aufmacher diesen Titel gab, waren in erster Linie die Neuroleptika.

Die *schwachen Neuroleptika* (= niederpotenten Neuroleptika, z.B. Neurocil, Truxal) wirken eher dämpfend und schläfrigmachend und weisen in der Regel erhebliche vegetative Nebenwirkungen auf. Den schwachen Neuroleptika wird von der Psychiatrie nur eine leichte »antipsychotische« (»wahn-dämpfende«) Wirkung zugeschrieben. Die *mittelstarken bis sehr starken Neuroleptika* (= hochpotenten Neuroleptika), z.B. Haldol, Fluanxol, Glianimon, haben – aus psychiatrischer Sicht – einen stärkeren »antipsychotischen Effekt«; sie werden relativ hoch dosiert und dazu verwendet, stark erregte, unruhige, »aggressive« Patienten oder solche mit »psychotischer innerer Unruhe und Angst« zu dämpfen. Menschen, die aufgrund von Wahnvorstellungen oder Halluzinationen mit Neuroleptika behandelt werden, sind objektiv und subjektiv in ihren Aktivitäten wesentlich eingeschränkt; mit hohen Dosierungen können sie sogar völlig handlungsunfähig gemacht werden.

Depot-Neuroleptika gehören zu den stark bis sehr stark wirksamen Neuroleptika und haben (als Injektion gegeben) eine Tage bis Wochen dauernde dämpfende Wirkung; sie sind als Langzeitmedikation für

Menschen mit »schizophrenen« Symptomen oder vergleichbaren psychischen Veränderungen bestimmt.

Über die Wirkungsweise

Welche Medikamente als Neuroleptika angesehen werden, hängt nicht von einer definierten chemischen Struktur ab, sondern von der »therapeutisch« beabsichtigten Wirkungsrichtung. »Dämpfung« ist das Stichwort. Pharmakologisch erwünscht ist ein dämpfender Effekt bei folgenden Erscheinungen:

- aggressives Verhalten;
- außerordentliche irreale Sinneseindrücke (psychiatrisch: »Halluzinationen«);
- extravagant-versponnene Beurteilung der eigenen Person bzw. der Umgebung (psychiatrisch: »Paranoia«, »psychotische Wahnvorstellungen«);
- auffällige Denkinhalte, die von der allgemein-üblichen Logik abweichen (psychiatrisch: »schizophrene Denkstörungen«);
- hochgradige geistig-seelische Erregung mit auffälliger körperlicher Überaktivität (psychiatrisch: »schizophrener« oder »katatoner Erregungszustand«);
- überdurchschnittliche, übertrieben scheinende Bewegungsaktivitäten (psychiatrisch: »hyperkinetische Verhaltensstörungen«);
- ungewöhnlich gesteigertes Selbstwertgefühl, über-optimistische Stimmungen und übermäßiger Tatendrang (psychiatrisch: »Manie«).

Derjenige Stoff, der diese Erscheinungen dämpft, kann als Neuroleptikum bezeichnet werden. – Außerdem gilt für fast alle Neuroleptika: Bei ansteigender Dosis kann eine absolute Bewegungsstarre (Katatonie) herbeigeführt werden.
In manchen Lehrbüchern der Psychopharmakologie liest sich die Wirkungsbeschreibung der Neuroleptika wie ein Stück »Kriegsberichterstattung«: Da wird in erster Linie »bekämpft«, lassen sich »psychotische Zustandsbilder ... beherrschen«,[8] gelingt es, einen »katatonen Stupor zu durchbrechen«,[9] wird »unterdrückt« und »gedämpft«. Daß Neuroleptika in irgendeiner Weise »antipsychotisch« wirken, entdeckte man – wie beschrieben – recht zufällig. Bis jetzt gibt es natürlich mehrere Theorien und Hypothesen, die die Anwendung dieser Medikamente rational damit begründen, daß im Kranken eine bestimmte biochemi-

sche Stoffwechselstörung vorhanden ist. Die gängigste Hypothese besagt, daß »psychotisches« Erleben durch den Überschuß bestimmter Überträgerstoffe im Gehirn erzeugt wird.

Der am intensivsten erforschte Angriffspunkt der Neuroleptika im Gehirn ist der Stoffwechsel der Überträgersubstanz Dopamin. Die Neuroleptika greifen vor allem im Bereich des Stammhirns ein, im Stirnhirn (Zentrum für Antrieb, Intuitionen, Willenskraft etc.) und im »limbischen System« (das Gefühle, Triebverhalten und Intuitionen steuert). Dort bewirken sie an den Nervenzellen eine Blockade der Empfängerorte für Dopamin, wodurch die Wirksamkeit dieses Überträgerstoffs verringert wird. Indirekte Folge dieser Blockierung ist eine Steigerung der biologischen Synthese von körpereigenem Dopamin. Außerdem verändert sich langfristig die Empfindlichkeit besagter Dopamin-Empfängerorte; dies verursacht wahrscheinlich eine sehr folgenschwere »Nebenwirkung«, die sogenannte Spätdyskinesie (siehe unten).

Neuroleptika blockieren bzw. stören die Nervenübertragung im Gehirn. Dadurch werden einige wichtige Hirnbereiche in ihrer Funktion niedergedämpft, andere Bereiche aber werden in Unruhe versetzt und durcheinandergebracht.

Durch Neuroleptika wird das Gehirn des Betroffenen krank gemacht!

Der Psychiater Prof. Dörner schreibt über diese »Pharmakatherapie«: »Wir verwandeln den seelisch Leidenden vorübergehend in einen hirnorganisch kranken Menschen ...«[9a] Die fatalen Folgen der Behandlung mit Neuroleptika werden in der Psychiatrie – widersinnig und wie zum Hohn – als »anti-psychotische Wirkung« auf der Erfolgsseite gebucht.

Der angesehene schwedische Wissenschaftler und Arzt Lars Martensson kam aufgrund seiner Studien über Neuroleptika zu folgenden erschütternden Schlüssen:

> »Wenn die Dopamin-Rezeptoren durch die Medikamente blockiert werden, ergibt sich als Resultat, daß die Nervenimpuls-Übertragung (...) lahmgelegt ist. Aber die Nervenzellen schlagen zurück und bilden als Ausgleich für die blockierten jetzt neue Rezeptoren. (...) Aber die neuen Rezeptoren führen ein erhöhtes Verhältnis von Unsinn, Lärm und Störung in das System ein. (...) Vor diesem Hintergrund läßt sich leicht verstehen, daß eine Neuroleptika-Auswirkung (...) darin besteht, daß der Mensch seine Umgebung, seine Leidenschaften und seine Motivation deshalb einbüßt, weil er die Fähigkeit verliert, sich mit sich selbst, sich mit seinen Mitmenschen, sowie dem Rest der erkannten und in Erinnerung gerufenen Welt zu identifizieren. Es sind Neuroleptika-Auswirkungen, die Neuroleptika-behandelte Menschen ausdrücken wollen, wenn sie sagen: ›Ich bin ein lebender Toter ... ich kann kein Buch lesen, nicht

> einmal fernsehen. Ich hab kein Gedächtnis.‹ ... Sie sind herzzerbrechend, diese Klagen von Neuroleptika-Opfern.«[9a]

Neuroleptika führen zu einschneidenden Verhaltensänderungen: Das Reagieren auf Umweltreize kann hochgradig oder sogar völlig unterdrückt werden, was von dem Betroffenen als äußerst quälend empfunden wird. Im folgenden Zitat wird in nüchtern-wissenschaftlicher Sprache ein Tierversuch beschrieben; der dabei erwähnte »eindrucksvolle Zähmungseffekt« läßt sich auch beim Menschen herbeiführen:

> »Neuroleptika unterdrücken die durch emotionelle Erregung gesteigerte Defäkation [Stuhlentleerung]. Sie haben einen eindrucksvollen Zähmungseffekt bei aggressiven Rhesusaffen und hemmen u. a. bedingte Fluchtreaktionen, ohne die unbedingten zu beeinflussen. Sowohl negativ (z. B. Angst) als auch positiv (z. B. Belohnung) motiviertes Verhalten wird unterdrückt.«[10]

Und: »Neuroleptika bringen bei Versuchstieren das Spontanverhalten völlig zum Erliegen (...) und lassen die Tiere in meist unnatürlicher Haltung (...) verharren (Katalepsie).«[10a]
Man mag erahnen, wie Neuroleptika (in entsprechend hoher Dosierung) ein Lebewesen auf die Stufe eines Halbautomaten reduzieren und gelerntes und bewußtes Verhalten sozusagen amputieren können.

Als Tabletten oder Injektionen verabreichte Neuroleptika werden vom Körper nur sehr langsam (über mehrere Tage) ausgeschieden: »Deswegen bedeutet die Verabreichung gleicher Dosen über längere Zeit eine Dosissteigerung.« (R. Degkwitz)[11]

Die »Neben«-Wirkungen

Neuroleptika gehören zu den risikoreichsten Psychopharmaka und entfalten (vor allem bei mittlerer und höherer Dosierung) eine Flut von unerwünschten, schwerwiegenden Wirkungen. Der ansonsten in diesem Zusammenhang verwendete Begriff »Nebenwirkungen« ist bei den Neuroleptika eigentlich nicht gerechtfertigt, da diese »Nebenwirkungen« teilweise eng verbunden sind mit den von der Psychiatrie erwünschten »Hauptwirkungen«. Die Haupt- und Nebenwirkungen der Neuroleptika beeinträchtigen *gleichermaßen* das Befinden des betroffenen Patienten.
In der folgenden Übersicht sind viele folgenschwere Wirkungen genannt, die bei einer Neuroleptikamedikation auftreten können:[12]

1. Das medikamentös bedingte *Parkinson-Syndrom*: Unmöglichkeit, normal große Schritte zu machen, Einschränkung der Spontanbewegungen, Zittern, übermäßiger Speichelfluß, ständig erhöhter Muskeltonus; schlimmstenfalls können Spontanbeweglichkeit und seelischer Antrieb hochgradig oder völlig eingeschränkt sein;
2. *Drang zu ständiger Bewegung* und Unmöglichkeit, ruhig stehen oder sitzen zu bleiben (sogenannte Akathisie, die als äußerst quälend empfunden wird); krampfartig drehende Bewegungen des Kopfes und der Arme, Schiefhals, Blickkrämpfe, Verkrampfungen der Schlundmuskulatur und der Zunge (akute Dyskinesien);
3. Ausgeprägte Müdigkeit; eingeschränkte Konzentrations- und Reaktionsfähigkeit; Einengung von Wahrnehmung, bewußter Erfahrung, Denken und Meinungsbildung; undeutlich verwaschene Sprache; *verminderter seelischer Antrieb bis zu völliger Handlungsunfähigkeit*; oft Verstärkung (!) von Angstzuständen;
4. *Vegetative Störungen* wie Kreislaufschwäche, Herzrasen, Mundtrokkenheit, Veränderungen der Körpertemperatur (hauptsächlich medikamentös bedingtes Fieber), Magen-Darm-Störungen; Entstehen von Thrombosen; Störungen des Leber-Galle-Systems; Hautausschläge, Pigmentablagerungen in Haut und Linse;
   Verringerung der weißen Blutkörperchen – selten: völliger Schwund der weißen Blutkörperchen, Knochenmarksschädigung (was dann oft tödlich endet);
5. *Veränderungen der Hormonsysteme:* Störung der Menstruation, Gewichtszunahme, Dämpfung der sexuellen Lustempfindung, bei Männern Potenzstörungen und sogar Entwicklung von Brüsten; unter Umständen Entstehen von Tumoren in der Brustdrüse;
6. Möglichkeit einer bleibenden organischen *Hirnschädigung* (v. a. in den sog. extrapyramidalen Hirnzentren); epileptische Anfälle;
7. Akut auftretendes *Delirium*: Bewußtseinstrübung, ängstliche Erregung, Unruhe, Wahnerlebnisse, Sinnestäuschungen (vor allem optische Halluzinationen); ein Delirium kann unter Umständen tödlich enden;
8. Auftreten leichter bis sehr schwerer *depressiver Verstimmungen* (»pharmakogene Depression«); hohes Selbstmordrisiko;
9. Die sogenannte *Spätdyskinesien* (= tardive Dyskinesien): körperlich-seelische Schäden (vor allem entstellend wirkende, unwillkürliche Bewegungen der Muskulatur), die meist erst nach monate- oder jahrelanger Dauermedikation auftreten und oft nicht mehr rückbildungsfähig sind;

10. Selten: das sogenannte maligne Neuroleptika-Syndrom (= Neuroleptika-bedingte Katatonie) mit Fieber und Bewegungsstarre.

Personen, die eine der nachfolgenden Krankheiten haben, sollten grundsätzlich keine Neuroleptika erhalten. Wenn in solchen Fällen dennoch Neuroleptika gegeben werden, muß mit erheblich erhöhten Risiken gerechnet werden. Der Tübinger Universitätspsychiater H. W. Schied nennt in diesem Zusammenhang u. a. folgende Krankheiten als **Kontraindikationen**:[13] Glaukom (grüner Star), erheblich vergrößerte Prostata, Harnverhaltung, Magenausgangsverengung, Hirn- und Herzarteriosklerose, Epilepsie, Leberkrankheiten, krankhafte Neigung zu Allergien, Störungen der Blutbildung, Parkinsonsche Krankheit. Neuroleptika sollen nicht kombiniert werden mit: Barbituraten, Opium, starken Schmerzmitteln, Alkohol.
Wichtig: »Was die Depression betrifft, so sind sicherlich gehemmte Depressionen eine eindeutige Kontraindikation« (H. W. Schied).[14] Auch neurotische Störungen sind eine Kontraindikation.

Die *schwachen Neuroleptika* (Melleril, Truxal, Neurocil, Atosil, Dogmatil usw.) zeigen die oben genannten schlimmen psychischen Veränderungen und krankhaften Bewegungsstörungen bei niedriger Dosie-

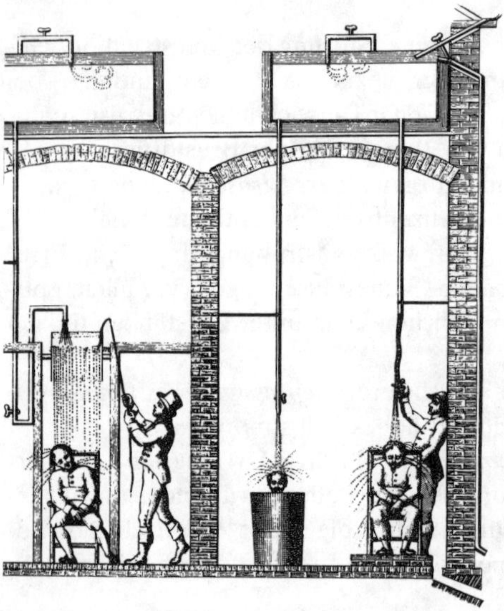

Klassische Mittel der früheren Anstaltspsychiatrie: »Kalte Duschen« und Bäder zur Disziplinierung der Anstaltsinsassen.

rung relativ selten (außer bei Langzeitbehandlung). Allerdings muß man damit rechnen, daß eine oder mehrere der unter Punkt 4. und 5. aufgeführten Wirkungen (vor allem die vegetativen Störungen) auftreten (überwiegend bei mittlerer und hoher Dosierung). Die schwachen Neuroleptika bringen bei ausgeprägter innerer Unruhe und Angst oder hochgradiger Erregung eine merkliche Beruhigung und Müdigkeit; dadurch wirken sie manchmal in einem gewissen Maße auch angstlösend.

Dogmatil, das zu dieser Medikamentengruppe gehört, wird nicht selten über lange Zeit gegen verschiedene depressive Verstimmungen genommen, so daß sich eine »wunschlose Indolenz (d. h. Gleichgültigkeit, Unempfindlichkeit gegen Schmerz) ohne erkennbare Benommenheit« (Prof. Panse) ausbilden kann; auch dies führt auf Dauer ohne Zweifel zu einer schwerwiegenden Persönlichkeitsveränderung.

Die *mittelstarken bis sehr starken Neuroleptika* (beispielsweise Haldol) können *alle* oben genannten (unerwünschten) Wirkungen zeigen; lediglich das Herz-Kreislauf-System wird geringer belastet, und der müdemachende Effekt ist meist weniger ausgeprägt als bei den schwachen Neuroleptika; eine ausgesprochen »angstlösende« Komponente fehlt den starken Neuroleptika.

Sucht und Abhängigkeit (im Sinne von »unstillbarem Verlangen« nach einer Medikation) entsteht bei Neuroleptika eigentlich nicht. Im Gegenteil versuchen viele Patienten die Dosierung wegen der unerwünschten Wirkungen zu reduzieren oder die Mittel ganz abzusetzen. In einer Studie über die Anwendungspraxis von Neuroleptika in psychiatrischen Kliniken heißt es:

> »Die Patienten berichten übereinstimmend, daß die Wirkung der Neuroleptika von ihnen selber überhaupt nicht positiv erlebt wird. (. . .)
> Ein Patient: Neuroleptika habe er schon freiwillig genommen, aber nur, weil die Ärzte gesagt haben: Wenn sie das jetzt nicht nehmen, kommt ein neuer Schub.
> Die Psychiaterin C. B. sagt dazu: In sieben Jahren Arbeit im Nervenkrankenhaus Haar habe sie praktisch nie erlebt, daß Patienten Neuroleptika – sowohl hoch- als auch niederpotente – freiwillig nehmen in dem Sinne, daß sie sie von sich aus verlangen, sondern nur, weil sie vom Arzt überredet wurden: ›Ich kann mich nur an zwei Patienten erinnern, die rückwirkend gesagt haben ›das hat mir gut getan!‹ (. . .)«[14a]

Das bereits erwähnte Dogmatil ist eine gewisse Ausnahme: Es wird, nicht selten ohne ärztlichen Zwang, monate- und jahrelang genommen, da die unangenehmen körperlichen Wirkungen relativ wenig spürbar

sind und die seelischen Veränderungen sehr langsam vor sich gehen. Mit über 30 Millionen DM Jahresumsatz ist Dogmatil außerdem der Spitzenreiter unter den Neuroleptika.
Daß Neuroleptika dennoch – auf *andere* Weise – abhängig machen, geht aus dem folgenden hervor.

Bleibende Krankheiten nach starken Neuroleptika

Bei längerer (etwa jahrelanger) Anwendung von Depot-Neuroleptika und anderen mittelstarken oder starken Neuroleptika in der üblicherweise empfohlenen Dosierung treten oft schwere, *bleibende* körperlich-seelische Schäden auf (bei schwachen Neuroleptika ist dieses Risiko etwas geringer). Vor allem kann es zu ausgeprägten unwillkürlichen Bewegungen der gesamten Körpermuskulatur kommen, zu ständigem Grimassieren und unkontrollierbaren Schmatzbewegungen mit der Zunge, zu ruckartigen Schleuderbewegungen von Armen und Beinen.
Diese Störungen werden von der Psychiatrie als »Spätdyskinesie« bezeichnet. Es kann sich dabei um *Dauerschäden* handeln, die auch nach Absetzen der Medikamente nicht zurückgehen! Es kommt sogar manchmal vor, daß diese Störungen erst nach Absetzen der Neuroleptika auftreten. Oft wird dann wieder ein Neuroleptikum verordnet, nur um *diese* Störungen zu verringern.
Neuroleptika können eine besonders fatale Art von Abhängigkeit entwickeln. Zunächst greifen sie zerstörend in die Mikrostrukturen des Gehirns ein, dann verdrängen sie die natürlichen Botenstoffe (z. B. das Dopamin) von ihren Wirkorten (den »Rezeptoren«), und machen sich in diesem neuen, künstlich geschaffenen System »unentbehrlich«. Der berühmte Neuro-Wissenschaftler und Psychiatrie-Professor S. H. Snyder schreibt:

> »Nach einer anhaltenden Blockade durch Neuroleptika treten die Dopamin-Rezeptoren quasi zum Gegenschlag an, zumindest im Corpus striatum [= Hirnregion], wo bei Tieren unter neuroleptischer Langzeitbehandlung die Zahl der Dopamin-Rezeptoren nachweislich ansteigt... [es] leiden Patienten, bei denen die Dopamin Rezeptoren im Corpus striatum sich derart vermehren und überempfindlich werden, an einer starken Bewegungsunruhe von Zunge, Mund, Armen und Beinen. (...) Würde er [der Psychiater] die Neuroleptika höher dosieren, ließe sich dadurch zwar die gestiegene Zahl von Dopamin-Rezeptoren blockieren, aber andererseits würde auch eine weitere Vermehrung der Dopamin-Rezeptoren induziert und damit eine noch schwerere Spätdyskinesie heraufbeschworen.«[14b]

Neuroleptika-geschädigte Menschen müssen also oft – paradoxerweise – das Neuroleptikum, welches den Schaden verursacht hat, weiternehmen, um die quälenden Auswirkungen dieser Schäden ein wenig zu mindern. Gleichzeitig wird aber durch die weitere Einnahme von Neuroleptika der Hirnschaden vermehrt!

Die unerwünschten Wirkungen der Neuroleptika (insbesondere die Bewegungsstörungen) lassen sich etwas erträglicher machen, wenn – vorübergehend oder ständig – ein Gegenmittel (wie etwa Akineton) genommen wird. Nun haben mehrere Studien gezeigt, daß Patienten, denen über mehrere Jahre ein Neuroleptikum und *gleichzeitig* Akineton verabreicht wurde, sehr viel häufiger als andere an Spätdyskinesien erkranken.

Bei diesem wissenschaftlichen Erfahrungshintergrund fragt man sich natürlich, warum ein Neuroleptikum auf dem Markt angeboten werden darf, das neben dem Hauptwirkstoff ein solches Anticholinergikum (Typ »Akineton«) in fixer Kombination enthält (Stelabid).

Psychiatrieprofessor Hippius, bekannt als entschiedener Befürworter

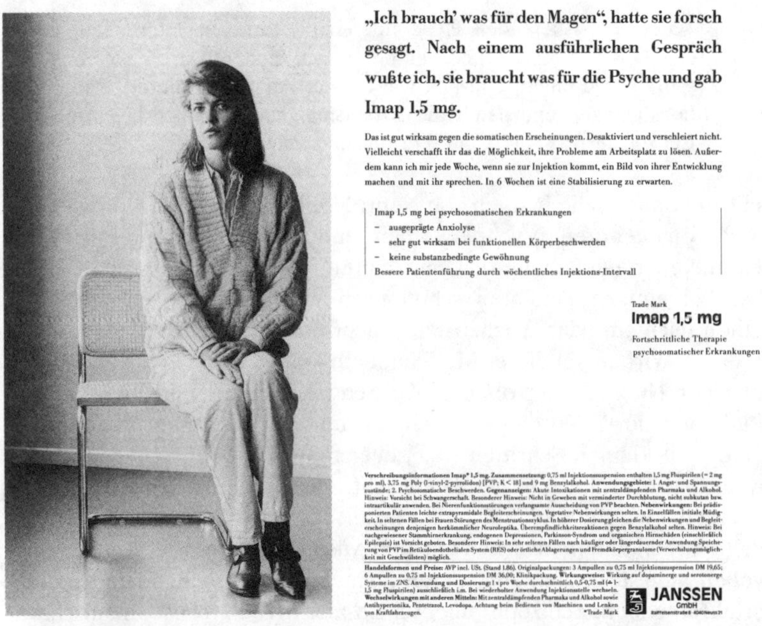

Werbung für ein (Depot-)Neuroleptikum – bei Magenschmerzen soll ein risikoreiches, persönlichkeitsveränderndes Medikament eingesetzt werden.

der Neuroleptikatherapie, räumt ein, daß Spätdyskinesien »in vielen Fällen als irreversible [= nicht rückgängig zu machende] Komplikationen einer Neuroleptikamedikation anzusehen sind«.[15] Ähnlich heißt es in einem Lehrbuch von M. Ackenheil: »Einmal vorhandene Symptome persistieren [= überdauern] üblicherweise über Monate und Jahre; häufig sind sie irreversibel.«[16] Und der Psychiater A. Finzen schreibt: »Es gibt Hinweise, daß nach 5- und mehrjähriger Neuroleptika-Therapie 3 bis 20% der Patienten mit solchen Schäden zu rechnen haben. Da Neuroleptika erst seit 25 Jahren verwendet werden, ist die zukünftige Entwicklung noch nicht abzusehen.«[17]
Andere Untersucher (Degkwitz u. a.) stellten nach zehnjähriger Neuroleptikabehandlung Spätdyskinesien sogar bei 70% der Patienten fest; bei 80% fanden sich Hinweise auf Leberschäden.[18]
Eine Langzeitbehandlung mit Neuroleptika löst nicht nur häufig die körperlich sehr entstellende Spätdyskinesie aus, sondern führt auch zu schweren seelischen Störungen. Der eben erwähnte R. Degkwitz (Direktor der Psychiatrischen Universitätsklinik in Freiburg) beschreibt dies folgendermaßen:

> »Diese persistierenden Hyperkinesen [= Bewegungsstörungen] gehen ebenfalls mit psychischen Veränderungen einher. Die Betroffenen verspüren eine innere Unruhe, wie bei der Akathisie, die die Konzentrationsfähigkeit und damit die Arbeitsfähigkeit erheblich beeinträchtigt. Ein solcher Zustand kann sehr quälend sein.«[19]

Hinzu kommen die Risiken von Neuroleptika-bedingten Depressionen, und von weiteren psychologischen und neurologisch-internistischen Krankheiten (siehe unten). Die genannten Dauerschäden treten offenbar bei einigen Patienten schon nach wenigen Monaten (eventuell schon nach ein paar Wochen) auf, nicht erst nach Jahren.
Wer die Wirkungen dieser Medikamente kennt, wird bei einem Besuch in einer Nervenklinik ohne große Schwierigkeiten erkennen, welche Patienten dort Neuroleptika nehmen müssen. Auffällig ist der steife Gang mit kleinen Schritten (der sogenannte Haldol-Gang), das unbewegliche, oft salbig glänzende Gesicht, die manchmal grimassierenden Bewegungen, die undeutliche Sprache ... Viele Klinikbesucher halten diese Medikamentenwirkungen für Ausdrucksformen der geheimnisvollen »Geisteskrankheit«, deren Namen sie vom behandelnden Arzt erfahren haben: Schizophrenie, schizo-affektive Psychose, manisch-depressives Syndrom.
Neben diesen augenfälligen körperlichen Spätfolgen treten jedoch auch

seelische Spätschäden ein, innere Unruhe und Einschränkung des Konzentrations- und Reaktionsvermögens. Obwohl in Untersuchungen solche Anzeichen normalerweise dem »Krankheitsprozeß« zugerechnet werden, ist dennoch davon auszugehen, daß Neuroleptika, über lange Zeit genommen, die Persönlichkeit tiefgreifend, bis zur Entstellung, verändern.

> »Die sog. anti-psychotische Wirkung der Neuroleptika ist eine Folge ihrer Einwirkung auf das limbische System. Der Schaden an jenem System, das die Bewegungskoordination regelt, ist am augenfälligsten, denn er ist sichtbar und zu einem gewissen Grad objektiv meßbar. Der Schaden am limbischen System ist jedoch sicher schwerwiegender, denn er beinhaltet eine direkte Störung des Gefühlslebens und der höchsten geistigen Funktionen. (...) Das, was bereits gesagt wurde, reicht aus für den Schluß, daß tardive Dyskinesie – die für sich allein als eine größere medizinische Katastrophe bezeichnet wurde – nur die Spitze eines Eisbergs von Hirnschäden ist, die von Neuroleptika verursacht werden.« (Lars Martensson)[19a]

»... das gesamte Nervensystem sperren, so daß ich hilflos bin ...«

Viele Patienten, die – längerfristig oder hochdosiert – stärkere Neuroleptika erhalten, werden nicht nur ruhiggestellt, sondern leiden zunehmend unter einer oder mehreren der oben aufgeführten folgenschweren »Neben«-Wirkungen; auf diese Weise werden nicht wenige dieser Patienten schwerstbehindert.

Der bekannte Psychiater K. Dörner erklärt: »Neuroleptika können zwar psychotische Symptome ›wegdämpfen‹, verwandeln aber die psychiatrischen Patienten damit gleichsam in neurologische Patienten, mit dem Aussehen und der Behinderung von Parkinson-Kranken.«[20]

In einem ähnlichen Zusammenhang spricht Prof. Haase (mit erschreckend kühler Distanz) von der »Gefahr, daß ein Teil der chronisch Schizophrenen moderne, neuroleptisch-bedingte Anstalts-Artefakte [= »Kunstprodukte«] darstellen, die bequem sind, wenig Ansprüche stellen und in sich versponnen dahinleben«.[21]

Und die verzweifelte Äußerung einer Patientin über die Neuroleptika-Wirkung (aus dem Lehrbuch des eben zitierten Prof. Haase):

> »... helfen Sie mir doch! Ich kann nicht sitzen, ich kann nicht liegen, ich kann nicht gehen. Ich weiß nicht mehr, was ich machen soll. Bitte helfen Sie mir doch!«[22]

Die Einengung, die Einmauerung und die totale Entmündigung eines Menschen durch hochdosierte und starke Neuroleptika dokumentiert die folgende Aussage eines Patienten:

»Wie Sie wissen, bin ich einer Tragödie zum Opfer gefallen, welche vertuscht werden soll. Da nun alles wieder beigelegt ist, soll man aber nicht hingehen und mir das gesamte Nervensystem sperren, so daß ich völlig hilflos bin. Beim Essen sowie beim Gehen werde ich eingehalten. Ich muß mich morgens waschen lassen wie ein kleines Kind.«[23]

Die Zerstörung der menschlichen Psyche

Wenn wir die zahlreichen Wirkungen der Neuroleptika ansehen, dann merken wir, welch schwere körperlichen Störungen und Schäden auftreten können. Ähnlich verheerend greifen die stärkeren Neuroleptika (besonders bei längerer Behandlung) in die geistig-seelischen Bereiche ein, unterdrücken die Spontaneität bis zur Handlungsunfähigkeit, veröden das Gefühlsleben und unterbinden dadurch immer mehr den Kontakt zur Umwelt.

»Auch bei geringer Ausprägung der neurologischen Symptomatik kommt es zu einer psychischen Wirkung ... Sie ist durch Antriebsminderung und eine eigentümliche Gleichgültigkeit inneren und äußeren Vorgängen gegenüber charakterisiert.« (R. Degkwitz)[24]

L. Martensson führt aus, »Störungen der höheren geistigen Funktionen werden oft fälschlicherweise der ›psychischen Erkrankung‹ der Patienten angelastet, auch wenn die Störungen in Wirklichkeit durch die Neuroleptika verursacht sind. Unglaublich, wie es vielleicht scheint, sogar die schweren Bewegungsstörungen (...) wurden aus diesem Grund über einen längeren Zeitraum hinweg von Psychiatern übersehen. Die Blindheit der Psychiatrie gegenüber den schlimmen Auswirkungen ihres eigenen Tuns ist so eklatant wie tragisch und grausam.«[24a]

Das Ausmaß dieser geistig-seelischen Zerstörung durch Medikamente ist vergleichbar mit dem Schaden, den die Psychochirurgie oder der Elektroschock anrichten.

»Diese Neuroleptika werden nach außen hin als Mittel gegen den Wahn ausgegeben. Der Sache nach verwandeln sie aber Menschen schlicht und einfach in Roboter: Bremsung der Gedankenbildung; Abtötung der Gefühle, in Verbindung mit (...) passiver Unterwerfung und Gehorsam gegenüber den Anordnungen der Umwelt (...).« (G. Hof)[25]

Sehr zurückgezogene, in sich isolierte, kontaktarme Patienten (die Psychiater sprechen hier von einer sogenannten Minus-Symptomatik) werden durch eine neuroleptische Behandlung noch mehr isoliert und in eine noch aussichtslosere Lage gebracht. Dies gesteht sogar der Neuroleptika-Befürworter Prof. Haase zu: »Beim jetzigen Stand der Therapie werden Psychopharmaka immer bedeutungsloser, je mehr wir es mit einer schizophrenen Minus-Symptomatik zu tun haben. Soziotherapeutische und psychotherapeutische Maßnahmen treten dann in den Vordergrund.«[26]

Am sinnvollsten ist es, diejenigen Patienten zu fragen, die von Psychiatern starke Neuroleptika erhalten. Hier kann man oft erschütternde Berichte hören. Eine 25jährige Frau, die seit sechs Wochen Depot-Fluanxol in regelmäßigen Abständen bekommt, schildert ihre erbärmliche Situation:

»Ich kann mich nicht mehr konzentrieren, überhaupt nicht konzentrieren, dann muß ich ständig aufstehen und rumgehen, mich dauernd bewegen, das ist schrecklich, ich weiß nicht, was das ist. Der Doktor hat mir gesagt, das sei meine Krankheit, aber das habe ich doch vor den Spritzen nicht gehabt! Ich kann nicht denken, ich bin so gleichgültig, zusammengedrückt, verstehst Du? Zusammengedrückt! Ich kann nicht denken, und auf die Straße kann ich auch nicht, weil die Leute mich ständig angucken, ich (. . .).«[27]

Schwere Depressionen infolge von Neuroleptika

Vor allem die stärkeren Neuroleptika können bei hoher Dosis und langer Anwendung (selten auch bei plötzlichem Absetzen) tiefe depressive Verstimmungen auslösen, qualvolle Angstzustände, innere Unruhe, Ausweglosigkeit. Dadurch entsteht auch eine erhebliche Selbstmordgefahr. Die Klage einer Patientin (wieder zitiert nach dem Lehrbuch von Haase): *»Ich bin so müde und hinfällig. Ich meine immer, ich müßte jetzt sterben, ich käme gar nicht wieder auf die Beine.«*[28]

> »Die pharmakogene Depression«, so Prof. Hippius, »kann eine ernste Komplikation im Rahmen einer neuroleptischen Dauertherapie darstellen (große Suizidgefahr).« Und weiter heißt es: »Auch kleine Dosen können besonders bei älteren Patienten depressive Verstimmungen hervorrufen. Die Suizidgefahr ist bei einer pharmakogenen Depression ge-

> nauso groß wie bei einer Depression anderer Genese und muß daher unbedingt ernst genommen werden.«[29]

In einem der umfangreichsten Psychiatrielehrbücher heißt es:

> »Als eines der größten Probleme und Risiken der Langzeitmedikation werden (...) die langfristigen depressiven Syndrome angesehen. Ihre Häufigkeit wird zwischen 15 und 70% angegeben.«[30]

Menschen, die vorher nicht depressiv waren, können also durch Neuroleptika in eine schwere depressive Verstimmung getrieben werden. Diese Depressionen können auch andauern und treten »nach Langzeitbehandlung fast regelhaft« (!) auf – wie es in einem Standardwerk der Psychiatrie zu lesen ist (Bauer, Bosch u. a.[31]): Mit Neuroleptika verwandelt man *gewissermaßen die »schizophrene Psychose« in eine »depressive Psychose«*, die die Umgebung weniger belastet und von der Gesellschaft eher toleriert ist. So läßt sich auch in den Nervenkliniken Ruhe und »Frieden« herstellen.

Hohe Neuroleptikadosen vermehren (!) die Angst, und erhöhen das Selbstmordrisiko

Wer unter Einwirkung von Neuroleptika depressiv wird, der ist infolge dieser Medikamente – geistig und seelisch so eingeengt, daß er nicht einmal in der Lage ist, sich irgendwelche rettenden Hoffnungen oder Tröstungen auszudenken oder sich in tiefe Träumereien oder Phantasien fallen zu lassen, sondern er bleibt – gewissermaßen psychisch nackt – ganz in der künstlich erzeugten Depression gefangen. Als einziger »Ausweg« erscheint manchem nur noch der Tod. Differenziert über Tod und Selbstmord nachzudenken, oder innere Hemmungen zu spüren – auch dies wird durch Neuroleptika verhindert. So wundert es nicht, daß gerade in psychiatrischen Kliniken – unter dem Einfluß hoher Neuroleptikadosen – relativ viele Menschen durch Selbstmord sterben.

> Der Arzt und Psychotherapeut M. Rufer: »Neuroleptika dämpfen das Gefühlserleben, machen apathisch. Selbstverständlich nimmt unter dem Einfluß dieser Medikamente die natürliche Angst vor Schmerzen, vor schweren Verletzungen und vor dem Tod ab. Damit wird auch die Angst vor der Durchführung von Selbstmordhandlungen, die gelegentlich dramatisch sein können, vermindert. Doch Psychiater denken anders. Für sie wird alles, was ›Schizophrene‹ tun, automatisch zu einem ›Symptom‹ ihrer ›Krankheit‹.«[31a]

> Und der angesehene Psychopathologe Ch. Scharfetter: »Eine Reihe von Suiziden Schizophrener ereignete sich zur Zeit der stärksten Neuroleptikawirkung. Schizophrene Suizidanten hatten höhere Dosen von Neuroleptika und stärkere Nebenwirkungen als eine Kontrollgruppe.«[31b]

Vielen Ärzten ist darüber hinaus unbekannt, daß die stärkeren Neuroleptika die vielfachen Ängste, unter denen ein psychisch Kranker oft leidet, *nicht* wirkungsvoll vermindern. Der ehemalige Präsident des Bundesgesundheitsamtes, P. S. Schönhöfer, äußert sich hierzu sehr klar:

> »Eine spezielle ›angstlösende‹ Wirkung ist den Neuroleptika im Gegensatz zu Tranquilizern nicht zuzuordnen; es wird im Gegenteil häufig eine Verstärkung von Angstreaktionen beobachtet, auch wenn der Patient diese infolge der affektiven Verlangsamung nicht äußern kann.«[32]

Aus dem oben gesagten ergibt sich, daß *starke Neuroleptika (etwa vom Typ Haldol oder Imap)* selbst aus schulmedizinischer Sicht – nie gegeben werden dürfen, *wenn depressive Störungen im Vordergrund stehen.*

Neuroleptika heilen nicht, sie sind wie eine »chemische Zwangsjacke«

Von Arzneien erwartet man gewöhnlich, daß sie als Heilmittel wirken. Aber: Neuroleptika sind keine Heilmittel. P. S. Schönhöfer: »Die Behandlung schizophrener Psychosen mit Neuroleptika bedeutet keine Heilung . . .«[33] Im folgenden wird dies genauer erklärt.

Wenn ein Mensch Halluzinationen oder Wahnvorstellungen hat, reagiert und handelt er entsprechend *seinen* Wahrnehmungen, entsprechend *seiner* Wirklichkeit und *seiner* Überzeugung. Werden nun einem solchen Menschen Neuroleptika verabreicht, so werden dadurch Halluzinationen und Wahnvorstellungen zwar gedämpft, aber *nicht* grundsätzlich beseitigt. Die Neuroleptika behindern allerdings sehr nachhaltig das Reagieren dieses Menschen auf seine Halluzinationen oder seinen Wahn, behindern also sein Sich-Äußern, sein Handeln.

> »Unmittelbar aber wird die schizophrene Affektivität durch den pharmako-therapeutischen Eingriff *nicht* beeinflußt, und diejenigen Schizophrenen, die im Kern ihrer Persönlichkeit in der Sprache des Volkes gesagt ›verrückt‹ fühlen, bleiben Schizophrene trotz der neuroleptischen Wirkung.« (H. J. Haase)[34]

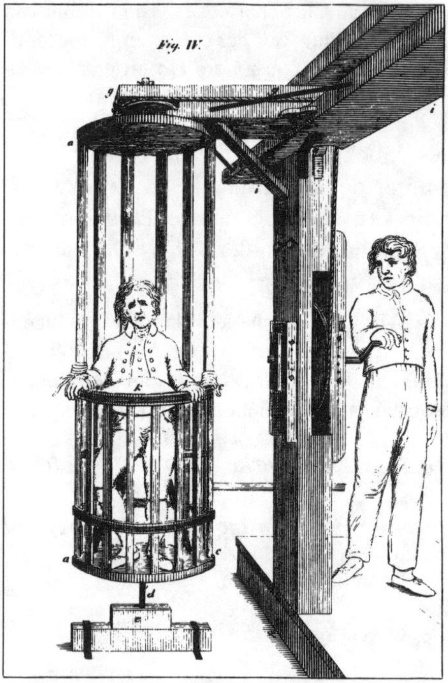

Der chemische Angriff auf das Gehirn hatte Vorläufer: Früher wurden Psycho-Patienten im Drehstuhl so lange im Kreis gewirbelt, bis Übelkeit und Schwindel sie tief benommen machten.

Neuroleptika schwächen die Konzentrations- und Wahrnehmungsfähigkeit, das Denken und die Urteilsbildung – das heißt: im selben Maße, wie sie die »normale« Wahrnehmung und das »normale« Denken einengen, können sie auch die »verrückte« Wahrnehmung und das »verrückte« Denken beeinflussen. Dieser Zustand der allseitigen Denkhemmung wird von manchen Patienten als ausgesprochen quälend erlebt, aber sie können dieses Leiden nicht »vernünftig« erklären und somit ihrer Umgebung nicht mitteilen. Dieses Leiden ordnen pharmakahörige Psychiater der geheimnisvollen Geisteskrankheit zu und bewerten die Neuroleptika-bedingte, pauschale Einengung von »normalem« und »verrücktem« Denken fälschlicherweise als therapeutischen Erfolg.[35]

Also: Neuroleptika verändern *nicht* gezielt das von Halluzinationen oder Wahnideen bestimmte Erleben und Fühlen eines Menschen, erreichen aber, daß der betreffende Mensch nicht mehr seinen Gefühlen entsprechend handeln kann; sie lähmen gewissermaßen seine geistig-seelischen Fähigkeiten und das damit zusammenhängende Verhalten.

Es ist irreführend, Neuroleptika als »antipsychotische« Mittel zu bezeichnen:

> »Die Neuroleptika haben keine spezifische Wirkung auf die Psychose oder auf psychotische Symptome. Nur wegen einer allgemeinen Gleichgültigkeit und Apathie sind psychotische Symptome oder wenigstens ihre offenkundigen und aktiven Ausdrucksformen bei vielen Patienten reduziert.« (L. Martensson)[35a]

Bei manchen Patienten scheinen sich unter Neuroleptika sogar noch *zusätzliche,* vorher nicht vorhandene Sinnestäuschungen, meist optische Halluzinationen, und neue »Wahnerlebnisse« einzustellen, die sich zu einem – medikamentös induzierten – Delirium steigern können.
Die durch Neuroleptika verursachte körperliche Bewegungseinschränkung (»Parkinson-Syndrom«) oder der Drang zur Wiederholung immer gleicher, sinnloser Bewegungen (z. B. die sogenannte Akathisie) sind nur die *sichtbaren* Zeichen der Medikamentenwirkung. Ähnlich aber wirken die Neuroleptika auf die geistig-seelische Verfassung eines Menschen: Einengung des Denkvermögens oder Wiederholung immer gleicher, sinnloser Gedankengänge, gegen die sich die Patienten nicht wehren können.
R. Degkwitz über die erwähnte, von Neuroleptika verursachte Akathisie:

> ». . . Es handelt sich dabei um ein starkes Getriebensein . . . Entsprechend sind sie psychisch stark beunruhigt und können sich nicht konzentrieren. Das Zustandsbild erinnert an den ›Grübelzirkel‹ Depressiver und ist nicht leicht davon zu unterscheiden. Dieser Zustand ist außerordentlich quälend . . .«[36]

Neuroleptika reduzieren nicht nur den seelischen Antrieb, sie können Denken und Handeln völlig blockieren und den gesamten Menschen wie zu einer Statue erstarren lassen (»medikamentöse Katatonie«).
Neuroleptika legen einem Menschen gewissermaßen seelisch-körperliche Fesseln an. Er hört also oft weiterhin (mit verminderter Intensität) irgendwelche inneren Stimmen, empfängt Befehle aus dem Weltall und lebt in seiner Wahnwelt – aber er redet nicht mehr davon und unternimmt nichts Auffälliges mehr.
So ist der Ausdruck »chemische Zwangsjacke« für die Neuroleptika sehr zutreffend. Die Verabreichung von starken Neuroleptika bedeutet nicht Heilung, sondern Zwang. *Nicht die psychische Störung eines Patienten wird beseitigt, sondern die Störung, die der Patient seiner Umgebung zufügt.*

Der als progressiv geltende Psychiater N. Pörksen gestand einmal:

> »Wir geben Medikamente, weil wir keine Alternative haben, wir geben Medikamente, weil wir unsere Ruhe haben wollen. (...) Wenn wir mutig sind, dann sagen wir den Patienten, daß wir und die anderen ihn so nicht mehr ertragen können, daß unsere Belastungsfähigkeit und die der Mitpatienten nicht ausreicht (...).«[37]

Neuroleptika also gegen Unruhestifter, Neuroleptika als Mittel zur Disziplinierung?

> »Man hört hier im psychiatrischen Krankenhaus sehr oft das Wort Pillenkeule«, schreibt der ehemalige Psychiatriepatient W. Piossek, »man wendet gerne eine höhere Dosierung von Medikamenten an, wenn sich der Patient irgendwie unruhig zeigt (...). Ich habe für mich wegen kleinster Vergehen, die nichts mit der Krankheit zu tun hatten, die Pillenkeule schon sehr oft gespürt ...«[38]

Mit Hilfe von Neuroleptika lassen sich – so haben wir gesehen – aus Menschen »lebende Roboter« machen. Vor diesem Hintergrund wird verständlich,
- daß Neuroleptika in totalitären Staaten als *Foltermedikamente* bei politischen Häftlingen eingesetzt werden,
- daß sie in vielen Haftanstalten – auch in der BRD – bei aufmüpfigen Gefangenen als *Disziplinierungsmittel* gespritzt werden (im Gefangenen-Jargon als Beton-Spritzen bekannt),[38a]
- und daß sie in psychiatrischen Anstalten *die* Medikamente der *Zwangsbehandlung* (auf geschlossenen Abteilungen) sind.

Neuroleptika zur Behandlung von psychovegetativen Beschwerden?

Immer häufiger wird die Empfehlung gegeben, bestimmte Neuroleptika (anstelle etwa von Tranquilizern) auch bei Schlafstörungen einzusetzen, oder bei allgemeiner innerer Unruhe, bei »vegetativen« Störungen, Beschwerden bei der Menstruation, gegen »Verhaltens«-Störungen bei Kindern oder bei depressiven Verstimmungen. Dies ist wegen der häufigen Nebenwirkungen unverantwortlich! *Neuroleptika sollten für diese Anwendungsgebiete grundsätzlich untersagt werden.* Für die medikamentöse Behandlung der genannten Störungen stehen verträglichere Mittel und zahlreiche nicht-medikamentöse Maßnahmen zur Verfügung.

Zu diesem Thema führt der schon zitierte P. S. Schönhöfer aus:

> »Neuroleptika sind in der Regel keine Medikamente der allgemeinmedizinischen Praxis, etwa zum Einsatz bei psychovegetativen Syndromen. Deshalb zeichnen sich die für die allgemeinmedizinische Praxis besonders beworbenen Neuroleptika durch eine oft abenteuerliche, den Charakter des Neuroleptikums bewußt verschleiernde Indikationslyrik (von ›Gastritis‹ über ›Verhaltensstörungen bei Kindern‹ bis zur ›psychischen Dekompensation‹) aus. *Die Empfehlung, schwache Neuroleptika in niedrigen, nichtneuroleptischen Dosen als Tranquilizer zu benutzen, mißachtet die Gefahr der irreversiblen Spätdyskinesien, die auch bei niedrig dosierter, aber langzeitiger Anwendung gegeben ist.*«[49] [Hervorhebung/J. Z.]

Renommierte Kinder- und Jugendpsychiater betonen, daß die Verordnung von Neuroleptika oder anderen Psychopharmaka bei Kindern möglichst ganz vermieden werden soll.[50] Da solche Empfehlungen offenbar von vielen Ärzten ignoriert werden, ist es erforderlich, die Vergabe von Neuroleptika an Kinder grundsätzlich zu verbieten, da es für Notsituationen genügend – verträglichere – »Ausweichmedikamente« gibt.

Das gängigste Mittel gegen Übelkeit – ein verkapptes Neuroleptikum?

> »Seit Wochen hatte ich keinen Appetit, ständig Brechreiz. Ich war beim Internisten, der untersuchte mich, Magenspiegelung und so weiter – alles in Ordnung. Da verschreibt er mir Paspertintropfen, die sollte ich ein paar Tage lang nehmen, gegen Übelkeit. Die Übelkeit verging auch. Doch eines Tages sagte mein Mann zu mir: ›Was ist los mit dir, du machst so komische Grimassen, und streckst immer wieder die Zunge heraus.‹ Ich merkte es ja selber. Den Kopf zog es mir in den Nacken, ich hatte Schmerzen, konnte nichts dagegen machen. Er brachte mich in die neurologische Universitätsklinik, noch am selben Abend. Der erste Arzt war ratlos. Dann erschien der Oberarzt. ›Das kommt von Ihren Tropfen‹, sagte er und gab mir ein Gegenmittel, sofort war alles weg.
> Hab' ich Angst gehabt, ich dacht', ich hätte einen Hirntumor (...)«[50a]

Das Mittel, das bei dieser Frau so dramatische Nebenwirkungen hervorgerufen hat – Nebenwirkungen, die denen von Neuroleptika ähneln –, ist *Metoclopramid* (Paspertin®, MCP® und andere), eines der häufigst verwendeten Medikamente gegen Übelkeit, Brechreiz, Magen-Darm-Beschwerden, Schluckauf, Sodbrennen usw.

Metoclopramid gilt als sehr wirksames und an sich gut verträgliches

Mittel, das in jeder Klinikstation, jeder Arztpraxis und in den meisten Hausapotheken zur Standardausrüstung gehört. Die eben beschriebenen, gravierenden Nebenwirkungen[50b] sind beim Erwachsenen relativ selten, bei Kindern jedoch häufiger: Es handelt sich um sogenannte *Dyskinesien*, also um entstellend wirkende, schmerzhaft-krampfartige Bewegungssstörungen der Muskulatur, die vor allem nach Einnahme hochpotenter Neuroleptika auftreten.
Metoclopramid wird zwar – pharmakologisch gesehen – nicht zu den Neuroleptika gezählt, *hat aber, ähnlich wie die Neuroleptika, eine hemmende Wirkung auf den Nerven-Überträgerstoff Dopamin* (genauer: es ist ein Dopamin-2-Antagonist). So läßt sich auch erklären, daß es bei jahrelanger Einnahme von Metoclopramid (z. B. wegen chronischer Magenbeschwerden) – wie bei Neuroleptika – zu Spätdyskinesien kommen kann:[50c] einer Hirnschädigung, die der Symptomatik, wie sie oben geschildert wurde, sehr ähnlich ist, aber oft als Dauerschaden bestehen bleibt!
Metoclopramid wird oft rezeptiert und zählt zur Gruppe der umsatzstärksten Medikamente. Verglichen mit dem massenhaften Einsatz dieses Mittels scheinen die beschriebenen Dyskinesien relativ selten zu sein und bilden sich offenbar – wenn das Medikament nur kurze Zeit genommen wurde – nach Absetzen zurück. Doch könnten statt Metoclopramid andere, risikoärmere oder risikolose Therapiemöglichkeiten angeboten werden.
Arzneimittelbehörden einiger Staaten (z. B. in Irland) haben die Ärzte bereits aufgefordert, zumindest bei Kindern ganz auf Metoclopramid zu verzichten.

Von Metoclopramid sind folgende Präparate im Handel:

Duraclamid, Gastronerton, Gastrosil, Gastro-Tablinen, Gastrotem, Gastro-Timelets, Gastrotrop, Hyrin, MCP-ratio, Metoclopramid, Paspertin, Reginerton.

Langzeitbehandlung mit (Depot-)Neuroleptika

Die Depot-Neuroleptika (Imap, Fluanxol-Depot etc.) werden als Injektionen in gleichbleibenden Abständen (von beispielsweise 1–3 Wochen) verabreicht. Da diese Medikamente meist über lange Zeit, oft jahrelang gegeben werden, führen sie besonders häufig zu den oben beschriebenen Spätdyskinesien.
Wenn ein Patient eine Depotspritze erhalten hat, steht er bis zur näch-

sten Injektion unter einem ständigen, starken Medikamenteneinfluß; treten während dieser Zeit Nebenwirkungen auf, müssen sie vom betroffenen Patienten so lange ertragen werden, bis die Wirkung der Injektion endlich nach Tagen oder Wochen abgeklungen ist, da die angebotenen Gegenmittel keine sichere und umfassende Linderung bringen.
Die Gabe von Depot-Neuroleptika nimmt dem Patienten die Möglichkeit der Selbstbestimmung und entmündigt ihn gewissermaßen. Nicht selten wird ein Patient erst dann aus einer psychiatrischen Klinik entlassen, wenn er zustimmt, sich regelmäßig eine Depotspritze geben zu lassen.

Erstaunlich viele Ärzte lehnen die Verordnung von Depot-Neuroleptika ab, weil das Behandlungsrisiko zu hoch ist. Nach einer Umfrage scheint mehr als die Hälfte aller niedergelassenen Nervenärzte keine Langzeitneuroleptika zu benutzen.[48] Es ist zu hoffen, daß möglichst bald die vielen anderen Ärzte und Kliniken zur gleichen Einsicht kommen und die Depot-Neuroleptika aufgeben.

Neuroleptika absetzen . . .

Wer monate- oder jahrelang (Depot-)Neuroleptika bekommen hat und jetzt von sich aus absetzen möchte, sollte dies schrittweise tun, und seine Dosis über mehrere Wochen (oder Monate) allmählich reduzieren. Er sollte sich in jedem Fall an einen Arzt seines Vertrauens wenden, auch um die Möglichkeit einer (vorübergehenden) »Ersatzmedikation« zu besprechen (also z. B. pflanzliche Beruhigungsmittel oder – kurzzeitig – Tranquilizer).
Nach Absetzen der Neuroleptika empfinden manche die Gabe von Vitamin-B-Präparaten (Tabletten oder Injektionen, s. S. 288) als zusätzlich stabilisierend; bei einigen scheinen sich auch die Spätdyskinesien unter hohen Dosen von B-Vitaminen etwas (manchmal sogar deutlich) zu bessern. (Das Weglassen von Neuroleptika bleibt dabei Voraussetzung!)
Zusätzlich ist es ratsam, einige nicht-medikamentöse Alternativen in Anspruch zu nehmen, beispielsweise eine (medikamentenfreie) psychotherapeutische Betreuung.

Depot-Neuroleptika verhindern nicht sicher das Wiederauftreten einer psychischen Krise

Als Begründung für die längerfristige Anwendung von Depot-Neuroleptika wird angeführt, daß dadurch die Krankheitsdauer und -häufigkeit eingeschränkt würde. Prof. Haase räumt allerdings ein: »Wir wissen (...), daß bisher statistisch kein Beweis dafür erbracht wurde, daß Phasen bzw. Schübe endogener Psychosen durch ein körperliches Behandlungsverfahren verkürzt werden können.«[39]
Es gibt mehrere Statistiken, die zeigen, daß der weitere Lebensweg eines Menschen mit Wahnvorstellungen und Halluzinationen durch die Neuroleptika *nicht* verbessert wurde.[40] H. J. Haase schreibt, »daß seit Einführung der Neuroleptika ... die Zahl der Wiederaufnahmen jedoch nicht verringert, sondern erhöht ist. Man sprach daher anschaulich von einer Drehtürpsychiatrie«.[41] Die Zahl der stationären Wiederaufnahmen hat sich seit der Behandlung mit Neuroleptika bis zum Dreifachen erhöht.[42]
Ähnlich desillusionierend äußert sich Prof. M. Bleuler:

> »Enttäuschend ist die Erfahrung, daß die Anzahl der langfristigen guten Heilungen schizophrener Geisteskrankheiten seit der Einführung neuroleptischer Mittel nicht nachweisbar häufiger geworden ist. (...) Die Vermutung, die Neuroleptika seien spezifische Heilmittel gegen Schizophrenien muß heute fallengelassen werden.«[42a]

Nun wurden zahlreiche andere Studien erstellt, die darauf hinweisen, daß »schizophrene Patienten« während einer Neuroleptikadauermedikation (durch Depotspritzen in regelmäßigen Abständen oder mit Tropfen oder Tabletten) seltener einen Rückfall erleiden als Patienten ohne Langzeitmedikation.[43]
Aber selbst in den ersten beiden Jahren einer solchen Dauermedikation läßt sich das Wiederauftreten einer »Psychose« *nicht sicher* verhindern. Mit ziemlicher Sicherheit entstehen in diesem Zeitraum bereits leichte bis schwere Neuroleptika-bedingte Hirnschäden. Und: nach zwei Jahren kommt – trotz Neuroleptika – jeder dritte Patient (laut manchen Statistiken sogar jeder zweite) wieder in einen »psychotischen Schub«; auf der anderen Seite bleiben rund 20 Prozent der Patienten, die statt der Neuroleptika ein wirkstofffreies Plazebo über zwei Jahre erhalten, psychisch gesund.[44] »In Wirklichkeit dürfte diese Gruppe der auch ohne Medikation nicht rezidivierenden Patienten noch weit größer sein.« (A. Pietzcker)[45]

In einer großangelegten Studie des Kölner Psychiatrieprofessors M. Bergener mußte eingestanden werden:

> »Eine signifikante [= wesentliche] Reduktion von Dauer und/oder Zahl stationärer Aufenthalte unter Langzeit-Neuroleptika fand sich hingegen nicht mehr bei den Patienten, die zwischen zwei und drei Jahren bzw. zwischen drei und fünf Jahren ambulant betreut wurden. Der rezidivprophylaktische Effekt der Langzeit-Neuroleptika war somit nach Ablauf von zwei Jahren statistisch nicht länger nachweisbar.«[45a]
>
> Eine Patientin: »So furchtbar schlimm ist ein Rückfall auch wieder nicht im Vergleich zu diesen Nebenwirkungen.«[45b]

Das Soteria-Projekt in San Francisco, auf das wir unten zurückkommen werden, zeigte: *Nach zwei bis drei Jahren geht es Patienten in Psychopharmaka-freien Programmen besser als Neuroleptika-behandelten Kontrollpatienten.* Die monate- oder jahrelange Neuroleptika-Medikation wird zunehmend heftiger kritisiert und abgelehnt. Gegen eine solche Langzeitbehandlung sprechen folgende Hauptpunkte:

1. Der zu erwartende Schaden durch Neuroleptika (Spätdykinesien, Depressionen etc.) steht in keinem Verhältnis zu der sehr unsicheren »Prophylaxe«. Gegen den ärztlichen Grundsatz »primum nil nocere« (= »Erster Grundsatz: Niemals Schaden zufügen«) wird bei einer Neuroleptika-(Dauer-)Medikation grob und fahrlässig verstoßen.
2. Der Großteil der betroffenen Patienten wehrt sich (intuitiv richtig) gegen eine solche Dauertherapie. Für die Wahl einer Therapie sollte der Wille und der Wunsch des betroffenen Patienten und nicht das Konzept irgendeines Psychiaters ausschlaggebend sein!
   In der vorher genannten Studie von M. Bergener haben fast zwei Drittel aller Patienten die Neuroleptika wegen der Nebenwirkungen selbstverantwortlich abgesetzt (nicht selten geschah dies mit Unterstützung des nachbehandelnden Arztes).
3. Es gibt Hinweise, daß Neuroleptika überhaupt nicht vor dem Wiederauftreten einer Psychose schützen, sondern daß sie – im Gegenteil – durch die medikamentös bedingten Hirnschädigungen den betroffenen Patienten empfindlicher und verletzlicher machen für psychische Krisen.
   L. Martensson: *»Die neuroleptischen Medikamente führen spezifische Veränderungen im limbischen System herbei, die einen Menschen anfälliger für Psychosen machen.* Dies ist, wie wenn dieser einen Psychoseverursachenden Wirkstoff ins Gehirn eingebaut hätte. (...) Wegen der psychotischen Symptome, die Nachwirkungen der Medikamente sind, wurde die Schlußfolgerung gezogen: ›Er braucht das Medikament.‹ Die Falle ist zugeschnappt.«[45c]

4. Für Menschen in einer akuten psychischen Krise (psychiatrisch: »akute Psychose«) gibt es überzeugende Psychopharmaka-freie Behandlungsmöglichkeiten. Hierfür ist ein grundsätzliches Umdenken in der Psychiatrie erforderlich, das bisherige Behandlungskonzept: »Symptome beseitigen – Krankheit beseitigen« ist ein irriger Weg (außerdem läßt sich mit Neuroleptika gar nicht symptomspezifisch behandeln). In der Psychiatrie ist gängig, daß »die seelische Arbeit durch chemische Substanzen ersetzt« wird. (U. Ruckstuhl)[45d]

Aus dem Gesagten ergibt sich, daß eine Langzeit-Behandlung mit (hochpotenten) Neuroleptika ethisch nicht vertretbar ist; sogar von »medizinischem Verbrechen« wurde in diesem Zusammenhang gesprochen. Einem Menschen in psychischer Krise müssen andere, menschenwürdige Behandlungsmöglichkeiten angeboten werden.

Alternative Möglichkeiten

Es ist zwar allgemein bekannt, aber dennoch wichtig zu wiederholen: Die meisten psychischen Krisen, auch schwerste »psychotische« Zustände werden *ohne* das Zutun professioneller Helfer überwunden, letztendlich im Wege einer Selbstregulierung, oft mit Unterstützung von Freunden, die keine psychologische Fachausbildung haben.
Für diese Art von Selbstregulierung sind ausgefeilte Psychotechniken nicht erforderlich. Dies könnte eigentlich manchen Psychiatriemitarbeiter ermutigen, von den erlernten Instrumentarien immer wieder mal Abschied zu nehmen.
Es gibt viele (auch dokumentierte) Beispiele dafür, daß ein Mensch seinen »psychotischen Zustand« zwar in einer Psycho-Einrichtung »auslebt«, aber nicht mit Psychopharmaka gedämpft und behindert wird, sondern auf vielfache andere Weise Unterstützung erhält.

> Eines der bekanntesten Projekte dieser Art war das Soteria-Haus in San Francisco, Kalifornien. Eine Grundregel dieser Einrichtung hieß: »Psychotiker werden nicht als Kranke gesehen und man verhält sich ihnen gegenüber auch nicht auf eine neutral-distanzierte Weise, denn eben das würde eine solche Erfahrung unmöglich machen.« Der Begründer des Soteria-Projekts, der Psychiatrieprofessor L. R. Mosher: »Wir entschlossen uns, in den Soterias keine Neuroleptika zu geben (. . .). Wir nahmen an, daß *zwischenmenschliche Beziehungen in einer reizarmen Umgebung die Patienten ebenso wirksam beruhigen könnten wie die Neuroleptika.* Die Ergebnisse bestätigten uns im allgemeinen in unserer Annahme.«[46a] [Hervorhebung/J. Z.]

Aus einem Bericht der Soteria-Mitarbeiter: »Im Soteria-Haus wird (...) in der psychotischen Störung eine besondere Möglichkeit zur Reintegration und zur Wiederherstellung der Persönlichkeit gesehen (...), alle Facetten der psychotischen Erfahrung werden von den Mitarbeitern als Realität gesehen. Sie betrachten Erfahrungen und Verhaltensweisen, die mit der Psychose einher gehen, also die klinischen Symptome, einschließlich Realitätsverlust, Ängsten oder mystischen Erfahrungen, als Extreme grundlegender menschlicher Eigenschaften.«[46b]
In den ersten sechs Wochen erhielt eine neu-aufgenommene Person gewöhnlich keine Psychopharmaka, auch danach wurden nur extrem selten Psychopharmaka (z. B. mittelstarke Neuroleptika) gegeben – »und wenn sie verschrieben werden, steht ihre Anwendung in erster Linie unter der persönlichen Kontrolle des Bewohners (Patienten) (...)«.[46b]
L. R. Mosher: »Grundsätzlich werden die Neuroleptika in der Soteria als etwas ›Schlechtes‹ betrachtet, folglich verursachen sie, wenn sie trotzdem einmal angewandt werden, Probleme in der Gemeinschaft.«[46c]

Die »Soteria-Patienten« wurden – durch aufwendige Untersuchungen – systematisch verglichen mit Psychopharmaka-behandelten Patienten einer üblichen psychiatrischen Einrichtung, eines CMHC (Community Mental Health Center). Dabei ergab sich, daß unter den »neu diagnostizierten schizophrenen Patienten« die »Soteria-Patienten« ca. 20 Prozent bessere Chancen hatten, in den ersten beiden Jahren nach der Entlassung außerhalb einer psychiatrischen Klinik zu leben, als die CMHC Patienten. Auch für die ersten zwölf Monate nach der Entlassung war die Wahrscheinlichkeit, daß keine erneute Hospitalisierung erfolgte, für die Soteria-Gruppe größer.«[46b]

Inzwischen entstand auch in der Schweiz, nämlich in Bern, ein vergleichbares »Soteria-Projekt« (als Teil der sozialpsychiatrischen Universitätsklinik, Leiter: Prof. L. Ciompi).

Wenn Neuroleptika kritisiert und als Therapie-Methode grundsätzlich abgelehnt werden (weil sie im Psychiatrie-Alltag mehr Schaden bringen als Nutzen), dann entsteht bei Psychiatern und Therapeuten sofort das Bedürfnis nach einem »Ersatzmedikament« oder nach »anderen Therapiemethoden«.
Tatsächlich wäre es aber eine Chance, bei einem Verzicht auf Psychopharmaka in einem selbstgeschaffenen »Vakuum« sich frei – und unvorbelastet – auseinanderzusetzen mit seelischen Grenzsituationen, irrealen Bewußtseinszuständen, mit menschlichem Leid oder Angst, ohne gleich mit einer (von anderen) vorgegebenen Schematisierung zu reagieren, ohne gleich therapieren und normalisieren zu wollen.
Chaotisches Verhalten oder para-logische Gedanken müßten nicht mit

»psychischer Krankheit« gleichgesetzt werden. Um zu einer offeneren und humaneren Einstellung zu gelangen, bräuchten psychiatrisch Tätige einen größeren Überblick, sie müßten auch wahrnehmen, was jenseits der engen Mauern ihrer Schulpsychiatrie geschieht, und darüber nachdenken, daß »jede menschliche Seele ein unfaßbares Universum ist, ein Suchen, Finden und Ahnen ohne Ende« (I. Scopin), und daß Grenzerfahrungen und Grenzüberschreitungen ebenso zum Mensch-Sein gehören wie spirituelle Erfahrungen, mystische Visionen, Schamanismus, LSD-Rausch, Ekstasen und eidetische Fähigkeiten.

Wenn ein Psychiater einem Visionär, Schamanen oder paralogischen Gedankenkünstler staunend gegenübertritt und nichts versteht, dann leitet sich für ihn – den Psychiater – daraus noch lange nicht das Recht ab, sein Gegenüber als »geisteskrank« zu bezeichnen und mit der »chemischen Keule« auf ihn einzuschlagen.
Ein grundlegendes Umdenken ist erforderlich.
Erst wenn ein solches »Umdenken« geschieht, sind die nachfolgend erwähnten *»alternativen Behandlungsmöglichkeiten«* realisierbar und nützlich:

- *Umfassende soziale Unterstützung:* materielle Absicherung, Beschaffung von Wohnung (beispielsweise in einer Wohngemeinschaft) und Arbeitsplatz, Angebote von Kommunikations- und Kontaktmöglichkeiten.
- Freien *Raum bieten zum »Ausleben« oder »Ausagieren«* einer psychischen Krise (in neu zu schaffenden Einrichtungen, ähnlich den bestehenden »Frauenhäusern«). Dabei muß das *Recht auf Psychopharmaka-freie Hilfe* und die *Freiwilligkeit des Aufenthaltes* immer gewahrt bleiben.
- *Psychotherapie:* Hier sollte – unter anderem – gelernt werden, eine sich erneut anbahnende psychische Krise rechtzeitig zu spüren und geeignete (auch medikamentöse) Maßnahmen zu treffen oder die Krise als Chance für eine mögliche Weiterentwicklung.
- *Beachtung und »Bearbeitung« der gruppendynamischen Strukturen der Familie:* Solche Strukturen sind für das Wiederauftreten einer psychischen Krise wesentlich mitverantwortlich.

> »58% der Patienten, die in eine Umgebung entlassen wurden, wo sie einer überengagierten, insbesondere einer emotional feindlichen Bezugsperson ausgesetzt waren, erlitten im angegebenen Jahr einen Rückfall, während lediglich 16% der Patienten wiedererkrankten, die in eine Familie zurückkamen, wo die Bezugsperson nicht überengagiert war.«[46]

Sogar innerhalb der Schulpsychiatrie wird akzeptiert, »daß man Patienten, die in eine (...) günstige und familiäre Umgebung kommen (...), nicht auf Langzeitmedikation einstellen sollte«.[47]

- *Vertrauensvolles Verhältnis zu einem Arzt:* Der Betroffene soll sicher sein, daß er im Falle einer Krise nicht gegen seinen Willen stationär eingewiesen wird.

  »Eine humane Begleitung von Menschen mit psychotischen Krisen kann nur durch Helfer geschehen, die es als eines ihrer wesentlichen Ziele ansehen, auf (hochpotente) Neuroleptika zu verzichten.« (U. Lewe u. a.)[47a]

- *Kontrollen aller Psycho-Einrichtungen* durch neuzuschaffende, selbstverwaltete Patientenorganisationen. Entsprechend der »Charta 2000« (siehe unten) sollen unabhängige Dienste aufgebaut werden, die von Patienten und Ex-Patienten geleitet und kontrolliert werden.
- *Unterstützende Medikation:* hauptsächlich mit pflanzlichen oder homöopathischen Mitteln, notfalls – und nur auf Wunsch des Betroffenen – vorübergehend auch chemische Psychopharmaka.
  Zur Medikation bei vorwiegend depressiven Beschwerden siehe Kapitel 6.
  Bei schlimmer Angst, Verwirrtheit oder Wahn muß man nicht zu Neuroleptika greifen – es gibt genügend andere, »natürliche« und »chemische« Medikamente, die unvergleichlich verträglicher sind als Neuroleptika und von den Betroffenen als angenehm empfunden werden. Es sollte auch an Alternativen gedacht werden, die hierzulande wenig bekannt sind, in anderen Ländern aber seit Jahren erfolgreich praktiziert werden: z. B. Klinische Ökologie und Orthomolekulare Medizin (siehe Kapitel F).
  Generell aber gilt: Um in einer psychischen Krise einen Ausweg zu finden, braucht man all seine Energien, auch ein intaktes Gehirn, das nicht durch Psychopharmaka gedämpft werden soll.

Es ist klar, daß bei dem derzeit bestehenden psychiatrischen Versorgungssystem viele der aufgeführten Alternativen nicht angeboten werden können, da die notwendigen professionellen und freiwilligen Psycho-Arbeiter/innen und entsprechende finanzielle Mittel fehlen. So wird verständlich, daß manche Ärzte in den psychiatrischen Kliniken und Praxen häufig keine andere Wahl sehen, als zum Rezeptblock oder zur Spritze zu greifen – mit schlechtem Gewissen vielleicht und im Bewußtsein, daß nicht-medikamentöse Alternativen sinnvoller wären.

Kann der Einsatz von Neuroleptika überhaupt vertreten werden?

Grundsätzlich gilt: Der Betroffene sollte der Medikation zustimmen und über die Risiken informiert sein. Der Einsatz von Neuroleptika in der psychiatrischen Zwangsbehandlung (z. B. auf geschlossenen Stationen) ist wegen der oft quälenden Nebenwirkungen ethisch äußerst bedenklich.
Bevor in Betracht gezogen wird, Neuroleptika einzusetzen, sollten nicht-medikamentöse Maßnahmen und pflanzliche Beruhigungsmittel *vorher* versucht werden, gegebenenfalls auch chemische Tranquilizer, Opiumtinktur oder synthetische Opiate (s. S. 257). *Neuroleptika sollten nur solchen Personen gegeben werden, die dies auch ausdrücklich wollen, die über die Risiken eingehend (und schriftlich) aufgeklärt sind* und selbst keine andere Möglichkeit mehr für die Bewältigung einer schweren psychischen Krise sehen.
Solche schweren seelischen Störungen können sein: hochgradige »psychotische« Angst oder schlimme innere und äußere Unruhe, qualvolle Verwirrtheitszustände, Wahnvorstellungen oder Halluzinationen, soweit sie vom Patienten als quälend empfunden werden (und nicht im Rahmen einer schweren Depression auftreten).

Welche Neuroleptika?

Trotz einer grundsätzlichen Ablehnung der Neuroleptika wird im folgenden eine Übersicht über die Medikationsweise gegeben, auch zur Information für diejenigen, die zu einer Neuroleptika-Einnahme indirekt oder direkt gezwungen werden.

> Am ehesten sind noch die schwachen Neuroleptika (also beispielsweise Melleril, Truxal, Neurocil) akzeptabel, aber nur dann, wenn keine Gegenanzeigen vorliegen und wenn sorgfältig auf die Nebenwirkungen geachtet wird.
> Beispiele für mittlere Dosierungen: Neurocil: 3 × 10–20 Tropfen; oder Melleril (Thioridazin): 3 × 25 mg Tabletten (bzw. als einmalige abendliche Gabe 1 × 30 mg bzw. 1 × 50 mg. (Thioridazin löst anscheinend nur sehr selten oder nie die oben erwähnten akuten Bewegungsstörungen aus.)
> Bei den mittelstarken und starken Neuroleptika in *niedriger* Dosierung (z. B. Haldol, 3 × 10 Tropfen) sind die eingangs beschriebenen Nebenwirkungen nicht sehr stark ausgeprägt und relativ selten. Es gibt aber auch Patienten, bei denen selbst bei niedriger Dosierung extreme Neben-

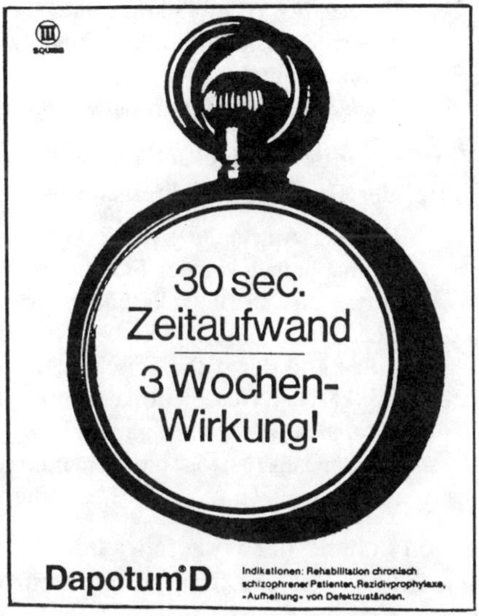
SQUIBB
30 sec.
Zeitaufwand
3 Wochen-
Wirkung!
Dapotum® D
Indikationen: Rehabilitation chronisch schizophrener Patienten, Rezidivprophylaxe, »Aufhellung« von Defektzuständen.

Moderne Medizin im Zeichen der Rationalisierung: Aus der 5-Minuten-Medizin wird eine 30-Sekunden-Behandlung.

wirkungen auftreten. Mittlere und höhere Dosierungen werden von vielen Patienten als unangenehm oder sogar als quälend empfunden (dies gilt übrigens auch für gesunde Versuchspersonen). Bei alten Menschen muß die Dosierung von Neuroleptika deutlich niedriger liegen.
Wenn Neuroleptika über mehrere Wochen gegeben werden, müssen folgende Untersuchungen durchgeführt werden (entsprechend den Empfehlungen von O. Benkert und H. Hippius):[51]

Vor Beginn der Behandlung: Blutuntersuchung (Differential-Blutbild, Nieren- und Leberwerte); Blutdruck- und Pulsmessungen; EEG (Hirnstrombild); EKG (Herzstrombild – bei Menschen mit Herzbeschwerden und bei allen, die älter als 50 Jahre sind).
Werden trizyklische Neuroleptika gegeben, müssen die Blutzellen während der ersten Monate mindestens (!) wöchentlich kontrolliert werden (wegen der Gefahr der Blutzellschädigung). Zu den trizyklischen Neuroleptika gehören Atosil, Neurocil, Megaphen, Melleril, Taxilan, Decentan, Dapotum, Truxal, Ciatyl, Fluanxol und andere.
Bei den Neuroleptika der Butyrophenen-Gruppe scheinen Blutbildveränderungen sehr viel seltener oder gar nicht aufzutreten;[52] deshalb sind hier weniger Blutbildkontrollen notwendig. Die anderen Vorsorgemaßnahmen gelten aber auch für diese Medikamentengruppe. Zu ihr gehören Haldol, Triperidol, Glianimon, Orap, Imap und andere.
Werden Neuroleptika mehrere, drei oder vier Monate lang gegeben, dann sind folgende Routineuntersuchungen erforderlich:[53]

Wöchentlich: Blutbildkontrollen.
Monatlich: Blutkontrolle der Nieren- und Leberwerte, Blutdruck- und Pulsmessung.
Nach drei Monaten: erneutes EKG und EEG.

Zur Gefahr der Blutzellschädigung äußerte sich das Institut für Arzneimittel des Bundesgesundheitsamtes:

> »Bei der Anwendung von Pharmaka vom Typ trizyklischer Neuroleptika ist unabhängig von der Indikation eine laufende Kontrolle des Blutbildes notwendig, da Blutzellschäden (...) vorkommen können (...). Vor der Behandlung mit trizyklischen Neuroleptika ist das Blutbild (...) zu kontrollieren. Bei pathologischen Blutwerten darf keine Behandlung mit trizyklischen Neuroleptika erfolgen. (...) *Zumindest die Leukocyten sollten einmal wöchentlich gezählt werden.* Bei schnellem Absinken der Leukocytenzahl (...) ist die Behandlung mit trizyklischen Neuroleptika sofort abzusetzen (...).«[54] [Hervorhebung/J. Z.]

Schon anhand der vorgeschriebenen, häufigen Blutkontrollen wird offensichtlich, welche Risiken mit Neuroleptika verbunden sind.

Das Neuroleptikum *»Clozapin«* (Handelsname: *Leponex*) nimmt eine – auch rechtliche – Sonderstellung ein:

> Leponex kam 1974 als »Wunderpille« auf den Markt – es wirkte wie die anderen (stärkeren) Neuroleptika allgemein dämpfend auf Denken und Fühlen, verursachte aber deutlich weniger (als beispielsweise Haldol) akute Bewegungsstörungen und offenbar auch seltener Spätdyskinesien. Dennoch mußte das Mittel drei Jahre später wieder eingezogen werden, da es bei mehreren Patienten zu tödlich verlaufenden Blutzellschäden kam.
> Auf Betreiben von Psychiatern ist nun seit mehreren Jahren Leponex wieder eingeschränkt einsetzbar; es müssen wöchentliche Blutkontrollen gemacht werden. Doch es ist keineswegs ausgeschlossen, daß immer wieder Menschen infolge dieser Medikation sterben. Außerdem hat Leponex andere, Neuroleptika-typische Wirkungen, wie schwere Herz-, Kreislaufstörungen, Erzeugung von Fieber, und – am häufigsten von allen Neuroleptika – kann es zu epileptischen Krampfanfällen und zu Delirien (= akute Verwirrtheitszustände) führen.[54a] Ein weiteres Experimentieren mit diesem Medikament ist nicht zu verantworten.

Über die Dauer einer Neuroleptika-Behandlung schreibt Prof. M. Akkenheil: »Absetzversuche nach 6 Wochen, wenn anamnestisch [= aus der Krankheitsgeschichte] eine niedrige Frequenz schizophrener Schübe bzw. eine gute Remissionstendenz [= Gesundungstendenz] der einzelnen Krankheitsschübe bekannt ist.«[55]

Wenn irgend möglich, sollten also Neuroleptika nach wenigen Wochen reduziert und abgesetzt werden, selbst wenn damit das Risiko eines Rezidivs verbunden ist. Kommt es zu einem Rezidiv, müßten dem Betroffenen nicht-medikamentöse und medikamentöse Alternativen angeboten werden.

Neuroleptika verbieten?

Mehr als 150 Millionen Menschen auf der Welt nehmen Neuroleptika; bei einer Langzeitbehandlung kann – wie wir gesehen haben – vielen dieser Menschen ein bleibender Schaden zugefügt werden. Auf dem »Weltkongreß für geistige Gesundheit« im Juli 1985 in Brighton, kursierten Prophezeiungen, daß in den nächsten Jahren ein großer Psychiatrieskandal Schlagzeilen machen könnte, wenn nicht umgehend der massenweise Einsatz von Neuroleptika vermindert würde. In einem Bericht zu diesem Kongreß heißt es: »Mehr als 25 Millionen Menschen auf der Welt leiden unter irreversiblen Schäden, die alleine die Neuroleptika bewirkt haben.« (M. Cramer)[56] Am letzten Tag des Kongresses (an dem übrigens auch der britische Gesundheitsminister anwesend war) wurde einstimmig eine »Charta 2000« zur Vorlage bei der Weltgesundheitsorganisation verabschiedet. In diesem Schriftstück werden unter anderem auch die Neuroleptika erwähnt:

> »(...) Viele psychiatrische Behandlungsmethoden sind schädigend. Sie können das Gedächtnis zerstören (wie die Elektroschockbehandlung), Bewegungsstörungen verursachen (wie die Behandlung mit Neuroleptika) oder die Nieren schädigen (wie die Behandlung mit Lithium).
> Behandlung hat deswegen nur auf freiwilliger Basis zu erfolgen. Destruktive Behandlungsformen (wie die Elektroschockbehandlung oder die Gehirnchirurgie) sind zu verbieten. Patienten, die durch solche Behandlungen geschädigt worden sind, soll eine finanzielle Entschädigung bezahlt werden.
> Die pharmazeutische Industrie soll allen Patienten finanzielle Entschädigung zahlen, die an Bewegungsstörungen oder anderen Wirkungen von Psychopharmaka leiden. (...)«[57]

Immer mehr Ärzte, Psychiater und Betroffene fordern ein Verbot von (zumindest hochpotenten) Neuroleptika. Auch einige namhafte Wissenschaftler in den USA, Schweden, der Schweiz usw. sprechen sich eindeutig gegen diese schädliche Medikamentengruppe aus. Auch in der BRD gibt es bereits erste parlamentarische Initiativen in Richtung auf ein Verbot von (hochpotenten) Neuroleptika.

Selbst Psychiater, die auf Psychopharmaka schwören, mußten schon vor Jahren – z. B. auf dem Haloperidol-Symposium 1981 – schwere Neuroleptika-Schädigungen an Patienten eingestehen; der Psychiater v. Chranach forderte, die Vergabe von Neuroleptika einzuschränken, und sagte: »Die manchen Ärzten unterstellte ablehnende Haltung gegenüber Neuroleptika wird von vielen Patienten und deren Angehörigen aus persönlicher leidvoller Erfahrung geteilt. [Die ...] Patienten draußen in der Alltagspsychiatrie [sind] häufig nicht bereit, diese Nebenwirkungen hinzunehmen.«[58]

Vermehrt in den letzten Jahren erscheint eine Flut von Literatur über die irreversiblen, also bleibenden Neuroleptika-Schäden (mehr als tausend Literaturhinweise sind beispielsweise in dem Buch von P. Lehmann, »Der chemische Knebel«, enthalten; siehe Literaturverzeichnis).

Auf Neuroleptika könnte verzichtet werden! Alternativen müßte man nicht erst erfinden, sie sind bereits zahlreich vorhanden. Auch medikamentöse Alternativen – sogar schulpsychiatrisch erfolgreich getestet – stehen zur Verfügung.

Ein Verbot von Neuroleptika wäre für viele, die in der Psychiatrie arbeiten, sicherlich eine große Gewissenserleichterung, weil sie dann keine hirnschädigenden Medikamente mehr verordnen »müssen«: derzeitig kann die Nicht-Gabe von Neuroleptika in bestimmten Situationen von der Schulmedizin als »Kunstfehler« angeklagt werden.

Ein Verbot öffnet die Möglichkeit für einen menschenwürdigen Neu-Anfang im Umgang mit psychisch auffälligen Menschen.

Gespräch mit Josef D. – »Ich hab' gemerkt, Pillen ersetzen die Menschlichkeit.«

Josef D. war seit 1978 mehrmals in verschiedenen psychiatrischen Anstalten untergebracht. Er ist vorwiegend und langfristig mit diversen Psychopharmaka behandelt worden.

Interviewer: *Kannst du etwas von deiner Geschichte mit der Psychiatrie erzählen?*

Josef D.: *Ich bin jetzt 33 Jahre alt, wir schreiben das Jahr 1985, und 1978 ging die »Psychose« los, ausgelöst durch meine Begegnung mit der Moon-Sekte, in der ich sehr intensive seelische Erlebnisse durchmachte und gleichzeitig in einer bestimmten Isolation war, das heißt, daß ich mit den ganzen Erfahrungen und dem ganzen Wissen, das mir da vermittelt wurde, allein dastand. Irgendwann machte ich dann eben Sachen, wo ich aufgefallen bin in der Öffentlichkeit, warum ich dann auch zwangseingewiesen wurde.*

I.: *Wohin?*

J.: *Nach Haar, Haus 5.*

I.: *Und wie bist du da behandelt worden?*

J.: *Also, es ist in diesen ganzen Jahren eigentlich nie darüber geredet worden, was Ursache war . . ., warum ich eingeliefert worden bin – sondern es war sofort diese Psychopharmaka-Mühle da, die mir das Ganze an Aktivität und was mir im Kopf 'rumging, genommen hat, stillgestellt hat, lahmgelegt hat. Und die dann so eine Art Reintegrierung in die Gesellschaft versucht hat, mit Medizin, durch Psychopharmaka. Es hat dann immer sehr lang gedauert, bis ich wieder ein bißchen klar im Kopf war. Und ich glaube halt, daß ein großer Teil dieser »Krankheit«, dieser psychiatrischen Krankheit dadurch entsteht, daß man in dieser Gesellschaft irgendwie bewußter denkt, sich vielleicht auch bewußter auseinandersetzt – und hier eben eine unwahrscheinliche Kraft und auch Macht entgegengestellt bekommt, wo man dann in Situationen getrieben wird, in denen man psychisch krank ist und eingeliefert wird.*

I.: *Das war '78. Kannst du mal deine gesamte Geschichte skizzieren?*

J.: *Ja. Nach diesem ersten Schub bin ich dann nach etwa vier Monaten entlassen worden. Habe in der folgenden Zeit keine Psychopharmaka genommen, bin auch nicht in ärztlicher Behandlung gewesen. Ich habe dann einen Job gemacht – ich bin von Beruf Tankwart – als Wagenpfleger an einer Tankstelle. Nach den intensiven Erlebnissen in der Sekte empfand ich das aber als sehr toten Job. Mit so einer toten Arbeit konfrontiert zu werden, führt aber fast zwangsläufig dazu, daß man »ausklinkt«; ich zum Beispiel bin dann spontan mit dem Auto nach Italien gefahren, bin da nackt in ein Café. Und da hat mich eben die Polizei aufgegriffen, und so war ich wieder in der Psychiatrie.*

I.: *In Italien?*

J.: *Ja. Also ich war grob gesagt dreimal in Haar, zweimal in Mainkofen, einmal in Österreich und einmal in Trento (Italien) in der Klinik und bin jedesmal mit Psychopharmaka behandelt worden. Für die Ärzte war eigentlich nie interessant, was mit mir los war; nur jeweils bei der Einlieferung haben die kurz gecheckt, warum man mich gebracht hat. Später war es viel mehr Sache der Pfleger, die mich medizinisch versorgt haben.*

I.: *Und wie lange waren jeweils diese Zeiträume?*

J.: *In Trento war ich sechs Monate, die anderen Aufenthalte waren jeweils mehrmonatig.*

I.: *Und bist du in diesen Fällen immer zwangseingewiesen worden?*

J.: *Ja, ich bin immer gegen meinen Willen eingeliefert worden. Gründe waren, daß ich etwas gemacht hatte, was nicht die Norm der Gesellschaft widerspiegelte, was also aufgefallen ist, wo jemand aufmerksam geworden ist, sei es Polizei, seien es Bewohner im Haus. Die haben dann jeweils über einen Arzt veranlaßt, daß ich wieder in einer Klinik landete.*
... Und wenn man so naiv da reinkommt wie ich und gesagt bekommt, daß man für drei Monate verwahrt ist, dann weiß man natürlich nichts von rechtlichen Möglichkeiten und fügt sich, zumal man unter Psychopharmaka steht.
... Ich bin dann auch im Laufe der Zeit entmündigt worden, dann – mit etlichem Aufwand – wieder bemündigt worden und stehe jetzt unter Pflegschaft. Ich habe also immer wieder erlebt, daß einem Ämter, Gerichte, Anstalten sehr schnell sehr viel nehmen – und wenn man es wiederhaben will, muß man sehr viel Geld und sehr viel Zeit haben. Und man muß auch sehr viele Demütigungen erdulden, bis man in dieser Gesellschaft auch wieder als Bürger anerkannt ist.

I.: *Du hast im Laufe der Zeit viele Psychopharmaka eingenommen. Geschah das jeweils freiwillig, bist du über Nebenwirkungen aufgeklärt worden?*

J.: *Ich bin eigentlich immer zwangsbehandelt worden. Die Aufklärung über den Charakter dieser Medikamente bekam ich nicht von Ärzten, sondern von Freunden, die nachforschten und mir erklärten, was diese Chemie ist. Die Ärzte sagten natürlich schon, daß ich zu ihnen kommen solle, wenn ich krasse Nebenwirkungen hätte, wie zum Beispiel Parkinson, dann bekäme ich ein Gegenmittel.*

I.: *Welche Mittel bekamst du nun bei deinen stationären Aufenthalten oder ambulant?*

J.: *Das ist schwer nachzuvollziehen, ich kann es eigentlich nur grob sagen, was ich alles eingenommen habe. Ich habe gekriegt Fluanxol, als Depotspritze, ebenso Decentan als Depotspritze, dann habe ich gekriegt in Tropfenform Glianimon und Haldol, in Tablettenform Hypnorex, Neurocil ... und vieles mehr. Ich habe das gar nicht mehr alles im Kopf, was ich da geschluckt habe.*

I.: *Wie lange erhältst du schon Depotspritzen?*

J.: *Konstant seit drei Jahren.*

I.: *Und wie lange hast du das Lithium-Präparat Hypnorex eingenommen?*

J.: *Circa ein halbes Jahr. Ich habe dann durch Leute erfahren, daß es krasse Nebenwirkungen aufweisen kann, worauf ich mich bei einem Arzt habe untersuchen lassen, der dann eine Vergrößerung der Schilddrüse feststellte. Daraufhin habe ich das Medikament abgesetzt.*

I.: *Kannst du die Wirkungen der Medikamente beschreiben?*

J.: *Was mir aufgefallen ist und was ich auch immer wieder bei anderen Leuten gesehen habe, ist, daß diese Psychopharmaka eine totale Gleichgültigkeit hervorrufen. So kommt es, daß es einem in den Kliniken, wo dieses Zeug sehr intensiv verabreicht wird, total »wurscht« ist, was da die gesellschaftlichen Verhaltensregeln sind. Statt dessen liegt man herum, man ist müde, isoliert – und das wird alles so akzeptiert, das heißt, die Norm von »draußen« ist »drinnen« total »ver-rückt«. Man kann »drinnen« eigentlich alles machen. Ich habe erlebt, daß sich Leute völlig öffentlich einen runtergeholt haben, das war alles o. k.; aber diese Leute sollen ja wieder »draußen« leben, wo sie dann wieder diese ganzen Regeln strikt einhalten müssen.*
Dann habe ich festgestellt, daß ich antriebsschwach war, meine ganze Aktivität, die ich sonst habe, weg war, daß ich unwahr-

scheinlich viel darauf rauche. Und außerdem habe ich festgestellt, daß ich keinen Samenerguß mehr hatte ...

I.: *... wie war es mit sexueller Lust?*

J.: *Die war eigentlich sehr intensiv da, so wie ich das vorher nicht gekannt hatte. Ich konnte damit nur umgehen, weil ich darüber geredet habe – viele Leute können das, glaube ich, nicht. Viele Nebenwirkungen führen also auch in eine Isolation oder spielen sich darin ab.*
Dann Zittern, Unkonzentriertheit: daß ich zum Beispiel nach einer Seite keine Zeitung mehr lesen konnte. Früher habe ich 'zig Bücher gelesen – das ging auch nicht mehr.
Dann die Essenslust ...

I.: *Du hast sehr stark zugenommen?*

J.: *Ja, ich habe ungefähr 20 Kilo zugenommen seit '79. Ich habe gemerkt, daß es das einzige ist, wo man noch etwas von seinem Körper spürt ... Alle Nebenwirkungen kann man gar nicht aufzählen, es gibt so viele ...*

I.: *Wie konntest du dich zum Beispiel bewegen?*

J.: *Die Bewegungen sind zum Teil sehr verlangsamt gewesen, sind es auch jetzt noch, wie etwa heute, weil ich gestern meine Spritze bekommen habe.*

I.: *Wie konntest du unter Medikamenten fühlen, Empfindungen haben, äußern, denken, Ideen haben ...? Ich meine Gefühle wie Liebe, Zärtlichkeit, Zuneigung oder Trauer. Konntest du das so empfinden wie vorher?*

J.: *Nein, nein. Das war alles ein bißchen weiter weg. Es war zwar da, im Hinterkopf drin, und jetzt kommt es so langsam wieder.*

I.: *Wie hast du den Umgang der Ärzte mit Medikamenten erfahren?*

J.: *Die Ärzte haben immer nur so ein Fünf-Minuten-Gespräch geführt, dann haben sie etwas verordnet, und dann waren sie weg ... Die Visiten waren dann so, daß du gefragt wurdest: »Wie geht's?« und du sagst natürlich: »Gut«, weil du genau weißt, wenn du das sagst, kommst du schneller raus. »Na dann ist es ja schön«, sagt er dann. »Und sonst, haben Sie irgendwelche körperlichen*

Nebenwirkungen?« – Und darauf sagst du auch nicht, daß du zitterst, weil du weißt, du kriegst sonst wieder irgendwelche anderen Psychopharmaka verabreicht. Du lernst also, was du sagen darfst.

I.: Und wenn du in einer Klinik deine Meinung gesagt hast oder dich gegen etwas gewehrt hast, ist das so akzeptiert worden?

J.: *Ich bin ja immer zwangseingewiesen worden und habe mich am Anfang gegen alles gewehrt. Da bin ich dann schon fixiert worden, bin »gespritzt« worden und war dann zwei oder drei Tage in Tiefschlaf versetzt. Und dann bin ich aufgewacht und wußte gar nicht, was mit mir geschehen war. Auf solche Erlebnisse hin wird man vorsichtiger, weil man dann halt weiß: Wehrst du dich gegen etwas, werden dir diese Psychopharmaka mit Gewalt verabreicht.*

I.: *Wie würdest du allgemein die Wirkung der Psychopharmaka einschätzen? Nehmen sie die Psychose »weg«? Helfen sie dir dabei »durchzukommen«?*

J.: *Irgendwo sind sie ein Ersatzmittel für etwas, was dir abgeht. Sie schaffen eine Art kleine, eigene Welt, weil sie dir in der Isolation, die sie hervorrufen, gleichzeitig eine Art Heimat geben, in der du dahinvegetieren kannst.*
Man kann sie auch als Teil der Konfrontation ansehen, der die Menschen in der Industriegesellschaft ausgesetzt sind, in der die Leute funktionieren müssen – und wenn sie mit Gefühlen an Sachen herangehen, werden sie nicht mehr verstanden. Und dann werden Psychopharmaka eingesetzt, um sie für den Industrieprozeß wieder anzupassen . . . Also, es ist etwas Schlimmes, aber nicht das einzig Schlimme an dieser Gesellschaft.

I.: *Erfüllen die Psychopharmaka nun den Anspruch, daß sie Menschen an die Anforderungen in der Industriegesellschaft wieder anpassen?*

J.: *Was ich von mir und auch anderen weiß: nein. Es ist wohl vorübergehend so, daß diese Menschen durch diese »Eindämmung« Sachen machen, die sie – wenn sie wieder klarer sehen – nicht mehr machen. Ich glaube nämlich, daß die »Krankheit« etwas ist, was durch einen Konflikt mit der Gesellschaft entsteht. Und so ist es eigentlich eine Schizophrenie, hinterher zu sagen, daß das alles, was in der »Psychose« war, eigentlich gar nicht da war.*

I.: *Worauf die Psychopharmaka abzielen, ist, so höre ich das bei dir heraus, die »Psychose« wegzunehmen, wobei keine Konsequenzen daraus erwachsen, daß die Konfrontation mit der Gesellschaft eigentlich die »Psychose« auslöst?*

J.: *Ja, das meine ich.*

I.: *Du hast sehr viele Psychopharmaka im Laufe der Zeit eingenommen. Hast du Ansätze, wie man mit weniger oder ohne Psychopharmaka auskommen könnte? Siehst du Alternativen?*

J.: *Also ich habe gesehen, daß viele Menschen in der Psychiatrie aus einfachen Berufen kommen, wie zum Beispiel ich als Tankwart. Ein Beruf, den ich absolut nicht weitermachen möchte, der mir nichts gibt. Und da ist es wichtig, daraufzukommen, welchen Beruf ich aus meiner Situation eigentlich machen möchte. Ich werde jetzt Gärtner lernen, wo ich glaube, daß ich da mehr von meinem Innenleben 'reinbringen kann. Das andere ist, daß man, wenn man in der Klinik war, selten einen Job bekommt und so eigentlich in einer finanziellen Not lebt. Die Menschen, die einem helfen, sind auch nur in der Lage, einen menschlich zu unterstützen, die finanzielle Not können sie einem nicht nehmen. Ich habe gemerkt: Wenn man wieder eine Existenzgrundlage hat und auch Leute, mit denen man reden kann, dann geht es, mit weniger Psychopharmaka in der Gesellschaft zu leben.*

I.: *Den gesellschaftlichen Hintergrund, diesen Konflikt siehst du also nicht unbedingt als Grund der »Psychose«, sondern eher als deren Auslöser – so habe ich das verstanden?*

J.: *Soweit ich das kenne – ja. Das andere ist, wenn man Leute hat, Freunde, mit denen man über das reden kann, worüber man mit den Ärzten nicht sprechen kann, dann findet man eine Geborgenheit, die es ermöglicht, Psychopharmaka zu ersetzen.*

I.: *Du schätzst Psychopharmaka aufgrund deiner Erfahrungen sehr kritisch ein, nimmst aber immer noch welche. Warum?*

J.: *Wenn man die Sachen jahrelang genommen hat, braucht man einfach auch eine ärztliche Beratung über Alternativen, um die Psychopharmaka absetzen zu können. Abrupt geht es nicht; und ich versuche jetzt, mit homöopathischen Mitteln und parallel dazu mit einer eingehenden Betreuung, die Psychopharmaka zu reduzieren.*

I.: *Siehst du selbst bleibende Schäden von den Neuroleptika bei dir?*

J.: *Kann ich schlecht sagen. Ich denke halt: Wenn sie auf das Gehirn, auf »Stoffwechselstörungen« im Gehirn wirken, also praktisch ein Eingriff ins Gehirn sind, hat sich auch etwas bei mir abgespielt; aber was genau, das kann ich nicht sagen.*

I.: *Wie würdest du die Psychiatrie, ihre Methoden einschätzen?*

J.: *Schlimm. Ich habe eine Wut im Bauch und alles mögliche. Man könnte es krasser ausdrücken, aber dann versteht es wahrscheinlich keiner mehr.*

I.: *Kannst du das mal begründen?*

J.: *Ich denke, daß die Psychiatrie hier einfach eine Verwahrungsstätte ist, wo man behandelt wird wie das letzte Stück Vieh. Ich hab' gemerkt, Pillen ersetzen dort die Menschlichkeit. Wo das Menschliche, Liebe etwa, bei vielen Leuten kaputtgemacht wird.*

I.: *Nur bei den Patienten?*

J.: *Bei Patienten und zum Teil auch bei Leuten, die als Profis arbeiten, die irgendwann in diese Maschinerie kommen und nach einer Zeit einfach nichts mehr vom Gefühl her machen, einfach nur noch ihren »Job« machen. Aber natürlich mehr bei den Patienten; ich spreche ja mehr über mich und Betroffene.*

I.: *Würdest du zu dem, was hier an Psychiatrie besteht, Alternativen sehen?*

J.: *Eine medizinische Betreuung ist vielleicht schon notwendig, aber die Betroffenen sollten ihre Sachen selbst in die Hand nehmen können, ohne verwahrt und versorgt zu werden – und das jahrelang und ohne daß man sagt: »Diese armen Kerle, die brauchen das doch.« Möglichkeiten für selbstverwaltete Arbeit, für Eigeninitiativen müssen geschaffen werden, Wohnräume, wo die Leute sich regenerieren können, zuerst mal. Ich denke, daß diese ganze Versorgung und Sozialpsychiatrie ziemlich viel von der Aktivität, die die einzelnen haben, kaputtmacht.*

I.: *Siehst du da politische Wege, in Richtung auf mehr Selbsthilfe und Selbstorganisation?*

J.: *Ich glaube, der politische Weg muß a) der sein, daß erstmal erkannt wird, daß viele Betroffene (ohne Angst zu haben, daß sie deswegen mehr Psychopharmaka bekommen) an die Öffentlichkeit treten können, sie informieren können über das, was sie erfahren haben. Und b) ist es Aufgabe der Politiker zu überlegen, ob es nicht angebracht ist, Gelder für Modelle auszugeben, die effektiv mehr bringen als sozialpsychiatrische Projekte, die nur auf Versorgung und sonst nichts ausgerichtet sind.*

I.: *Wie hast du die Reaktionen deiner Umwelt, deiner Mitmenschen empfunden auf das, was du Psychose nennst?*

J.: *Ich habe gelernt, das, was da mit mir war und worunter ich auch sehr gelitten habe, auch nach außen zu tragen, mit Freunden darüber zu reden. Und ich habe auch erfahren, daß da eine Auseinandersetzung mit Freunden möglich ist, ohne daß man nur hört: »Ach, du bist ja verrückt!« (...)*
Zum großen Teil sind die Menschen sehr ängstlich gewesen; ich spürte eine Angst, die mich eigentlich noch mehr in die Isolation getrieben hat. Und wenn außergewöhnliche Sachen passiert sind, daß ich zum Beispiel nackt herumgelaufen bin, haben die Leute sofort irgendwelche Ämter oder die Polizei eingeschaltet, statt zuerst mal zu versuchen, persönlich mit mir klarzukommen. Und so bin ich halt immer recht schnell eingeliefert worden.

I.: *Wie hast du in dieser Gesellschaft – als psychiatrischer Patient – deine rechtliche Situation empfunden?*

J.: *Man hat keine Rechte mehr. »Die Würde des Menschen ist unantastbar« – stimmt nicht für unsere Gesellschaft. Deine Rechte werden einfach beschnitten. Wenn du zum Beispiel auf Ämter gehst, weil du wählen willst, oder weil du deinen Führerschein wiederkriegen willst, wirst du zwar viel hin und her geschickt, aber rauskommen tut nichts dabei.*

I.: *Welche Rechte sind dir beschnitten worden?*

J.: *Ich bin ja entmündigt worden, habe dann eine Pflegschaft bekommen, mit Aufenthaltsortsbestimmung und Zwang zu ärztlicher Zuführung, mir ist der Führerschein entzogen worden, den ich jetzt neu machen muß, was natürlich teuer ist; und weil ich wegen der damaligen Einlieferung in Österreich dort Aufenthaltsverbot habe, muß ich eine Genehmigung einholen, wenn ich über Österreich eine Reise machen will ...*

I.: *Du hast dich in verschiedener Weise »organisiert«. Kannst du darüber mehr erzählen?*

J.: *Also, ich arbeite seit vier Jahren in der Münchner Psychiatrie-Zeitung »Türspalt« mit. Ich habe zwar nur drei oder vier Artikel geschrieben, aber wichtig war die Auseinandersetzung mit den Leuten dort, unter denen auch Psychologen, Ärzte waren; wo ich auch ein bißchen die »Profi«-Arbeit verstehen lernen konnte. Dann bin ich mit dem mittlerweile aufgelösten »Schutzbund für Untergebrachte in Nervenheilanstalten« in Kontakt getreten ... Und jetzt fällt es den Ämtern nicht so leicht, mich abzuwimmeln, weil ich weiß, daß Leute hinter mir stehen. Das ist vielleicht ganz wichtig.*

I.: *Du bist auch mit anderen Betroffenen in Kontakt getreten?*

J.: *Das war mit ein Prozeß, der eine Isolation durchbrochen hat, in dem ich festgestellt habe, daß es nicht nur mir so schlecht geht – die Gefahr, das zu denken, besteht immer –, sondern daß vielen so geschieht und daß es wichtig ist, darüber vielleicht mal zu reden.*

Anmerkungen

Fluanxol und Decentan: Depot-Neuroleptika
Glianimon, Haldol und Neurocil: Neuroleptika
Hypnorex: Lithium-Präparat

Welche Medikamente helfen bei schlimmer Angst, Verwirrtheit oder Wahn?

Gibt es »alternative« Medikamente gegen Wahnvorstellungen und Halluzinationen? Die Antwort ist einfach: *Weder chemische noch alternative Medikamente können Wahnvorstellungen oder Halluzinationen wirksam und auf Dauer vertreiben.* Daß die üblicherweise verwendeten chemischen Mittel hier versagen, wurde bereits dargestellt.

Aber soll nun etwa Johanniskraut statt Amitryptilin die Selbstmordgefahr beim Schwerst-Depressiven bannen? Soll Zincum valerianicum in D12-Verdünnung statt Haldol vom Verfolgungswahn befreien? Soll Passionsblumentee statt Lithium aus dem zweiten Christus wieder den Hans Müller machen, der wie gewohnt seine Arbeit verrichtet? Wer die

Fragen *so* stellt, hat sich schon zu sehr von der Denk- und Handlungsweise der Schulpsychiatrie beeinflussen lassen.
Entscheidend scheint uns die Erkenntnis, daß die Auseinandersetzung mit einem psychisch gestörten oder leidenden Menschen *kein* pharmakologisches Problem ist.
Was aber soll man nun konkret tun, wenn sich der Freund oder die Freundin für den allein heilbringenden Propheten hält, nächtelang durch die Gegend rennt, vermeintliche Verfolger verprügelt oder etwa die Wohnungseinrichtung anzündet, weil ein sichtbares Zeichen gesetzt werden soll, daß ab jetzt ein Leben in Armut beginnen müsse? Machen lassen, »ausagieren« lassen? Schließlich leidet ein »Verrückter« nicht unbedingt unter seinem Anders-Sein: Er findet sein Verhalten oft ganz selbstverständlich. Unter seinen Aktionen leidet vor allem seine Umgebung. Für ihn selbst ist es weniger ein psychisches als ein praktisches Problem: Propheten haben es schon immer schwer gehabt, sich durchzusetzen.
Machen lassen, »ausagieren« lassen aber geht nicht immer: Da sind die Angehörigen, die beinahe verzweifeln oder Angst haben, die Nachbarn, der Arbeitgeber, die Polizei und – der Psychiater. Die – oft erschöpften – Angehörigen fordern: »Bei aller Geduld – er braucht etwas zur Beruhigung, damit man wieder mit ihm reden kann ..., damit ihn die Polizei nicht ins Irrenhaus schafft.«
Es ist »natürlich«, daß ein Mensch in einer solchen Situation nicht immer einfach davon zu überzeugen ist, ein Beruhigungsmittel zu nehmen sei für ihn jetzt das Richtige – »nur« weil ihn seine Umgebung nicht länger ertragen kann. Was tun? Versteckt oder offen Zwang anwenden? Heimlich Beruhigungsmittel in den Tee schütten oder gewaltsam die Einnahme erzwingen?
Zahllose Erfahrungen bestätigen: Wenn genügend viele Personen mit genügend viel Zeit und Geduld und Einfühlungsvermögen zur Verfügung stehen, ist eine Zwangsbehandlung nicht erforderlich. Auch in psychiatrischen Anstalten gilt: Bei hohem personellem Aufwand werden Beruhigungsmittel oft völlig überflüssig – oder es reichen geringe Mengen.

Einige Zentren der neuen Psychiatrie Italiens, beispielsweise in Triest, zeigen, daß mit viel Engagement und großem personellen Einsatz eine Zwangsbehandlung fast nie notwendig ist, und daß es oft ganz ohne Tabletten oder Injektionen geht. In Triest gibt es pro Jahr oft nur fünf Zwangsbehandlungen – dies ›schaffen‹ vergleichbare deutsche Städte oft an einem einzigen Tag! In vielen anderen italienischen Städten und vor allem hierzulande sind entsprechend vorbildliche Einrichtungen selten, und es fehlt oft die Toleranz und das sozialpolitische Engagement der Gesellschaft.[58]

Aber natürlich gibt es auch Menschen, die unter innerer Unruhe leiden, unter extremer Schlaflosigkeit, schrecklichen Ängsten oder äußerst bedrohlichen Wahnvorstellungen (Zustände, die die Psychiatrie als »akute Psychose« o. ä. klassifiziert). Solche Menschen nehmen oft von sich aus, also freiwillig, Beruhigungsmittel. Welche dieser Medikamente können denn nun empfohlen werden? Wir führen im folgenden sowohl pflanzliche als auch chemische Mittel auf:

1. Manchmal reichen tatsächlich pflanzliche Mittel aus (Plantival, Valdispert etc.) Aber Vorsicht: Baldrian in hoher Dosierung kann das Gegenteil bewirken und Erregung und Unruhe steigern. Auch homöopathische Mittel können versucht werden.
   Früher wurde auch Opiumtinktur eingesetzt, bei »schweren depressiven Verstimmungen«, aber auch zur Beruhigung, bei über-erregten Menschen. Trotz guter Erfahrungen und erstaunlich geringer Nebenwirkungen (und – bei therapeutischer Anwendung – geringer Suchtgefahr) wird die wohl älteste Arznei des Menschen fast gar nicht mehr beachtet – zu Unrecht, meinen wir. Inzwischen wird aber auch die Schulpsychiatrie wieder aufmerksam auf die von den Patienten als angenehm empfundene Opiummedikation.
   Das Max-Planck-Institut in München hat beispielsweise gezeigt, daß mit bestimmten (synthetischen) Opiaten (in diesem Fall: Buprenorphin = Temgesic®) bei »Schizophrenen«, selbst bei schweren Störungen, die »psychotische Symptomatik« erfolgreich behandelt werden konnte. Die mit dem (synthetischen) Opiat behandelten Patienten waren alle frei von Neuroleptika.
   »Buprenorphin [= Temgesic®] hat einen ausgesprochen antipsychotischen Effekt, der 4 Stunden anhält, bei Patienten mit schizophrenieähnlichen Störungen und paranoider Schizophrenie.«
   (C. Schmauss u. a.; übersetzt aus: Am. J. Psych. 1987/144)

2. Wenn chemische Mittel von Betroffenen gewünscht werden, dann werden Tranquilizer meist gegenüber Neuroleptika bevorzugt.

   Tranquilizer (Benzodiazepine wie etwa Adumbran, Adumbran forte, Valium, Librium) haben wesentlich harmlosere Nebenwirkungen als Antidepressiva und Neuroleptika (extrem selten führen Tranquilizer bei bestimmten Personen *nicht* zu einer Beruhigung). Pauschale Dosierungs-

richtlinien sind schwer zu geben: Selbst hocherregte Menschen spüren nach 2–3 Tabletten Adumbran oder nach 20–30 Tropfen Valiquid (= Valium) Beruhigung; bei anderen läßt die Erregung auch nach hohen Dosen von Tranquilizern kaum nach. Wünscht der Betroffene eine rasche Beruhigung, kann Valium auch in den Muskel oder in die Vene injiziert werden. Insgesamt sind die genannten Tranquilizer wirksame und relativ risikoarme Beruhigungsmittel. Eine Suchtgefahr ist bei kurzfristiger oder gelegentlicher Einnahme praktisch nicht zu erwarten. Die Dosierung ist selbstverständlich immer mit einem Arzt abzusprechen.
Psychiatrische Studien besagen, daß bei neuaufgenommenen »psychotischen Patienten« hohe Dosen von Diazepam (einem Tranquilizer, bekannter unter dem Namen Valium) dasselbe bewirken wie hohe Dosen von Haloperidol (Y. Lerner u. a.[58b]); aber: Die mit Neuroleptika behandelten Patienten leiden unter den bekannten »Nebenwirkungen«; bei den Diazepam-Behandelten stellte sich eine leichte Euphorie ein.
Auch das Mannheimer Institut für Seelische Gesundheit behandelte »schizophrene Patienten« mit Diazepam: Angst und depressive Stimmungslage bildeten sich zurück, »Halluzinationen« (vor allem akustische Halluzinationen) wurden damit beseitigt. Die wenigen Patienten, die mit Diazepam nicht beruhigt werden konnten, reagierten auch nicht – im psychiatrischen Sinne – befriedigend auf Neuroleptika.[58c]

Dies ist – trotz der angeführten Zitate – kein Plädoyer für Tranquilizer! Doch wer psychische Krisen ohne chemische Psychopharmaka nicht bewältigt, wer Beruhigung und Dämpfung will, der hat von Tranquilizern deutlich weniger Nebenwirkungen zu befürchten als von Neuroleptika.

3. Will jemand unbedingt mit Neuroleptika gedämpft werden, dann sollte man die niederpotenten Mittel (wie Neurocil, Melleril, Truxal) bevorzugen und diese möglichst nur einige Tage oder Wochen einnehmen; von einer Dauermedikation ist abzuraten.

Auch wenn Psychopharmaka genommen werden, sollten dem Betroffenen wenigstens einige der genannten alternativen Möglichkeiten angeboten werden! Bei der Psychopharmakatherapie sollte klar sein, daß es sich dabei um eine Krücke, nicht um ein Heilmittel handelt. Der italienische Psychiater Ferro:

»Psychopharmaka sollten als ein Instrument begriffen werden, das dann angewendet werden muß, wenn andere Mittel und Möglichkeiten der Intervention fehlen. Es drückt gewissermaßen immer die Hilflosigkeit der Psycho-Experten aus.«[59]

8. Hirnenergetika* – mehr Intelligenz durch Wunderpillen?

In großformatigen Anzeigen und in den Schaufenstern der Apotheken werden vielerlei ›Wundermittel‹ angepriesen. Mittel, die lernschwachen Kindern oder alten Leuten ein besseres Gedächtnis versprechen, die angeblich die Konzentrations- und Denkfähigkeit erhöhen und die Hirnstoffwechsel und Durchblutung verbessern sollen. Solche Mittel werden »Hirn-« oder »Psychoenergetika« oder »Nootropika« genannt.

Unzählige pharmakologische Studien ›beweisen‹ für ein jeweiliges Präparat allerlei positive Effekte im Gehirn. Doch bei näherer Betrachtung wird klar, daß es sich dabei bestenfalls um vorübergehende oder partielle Erfolge handelt, und daß überdies die Schwierigkeit besteht, den (angeblichen) Therapieerfolg objektiv zu messen. In einem Psychopharmakologielehrbuch heißt es hierzu:

> »Auffallend ist, daß in vielen Studien hohe Erfolgsraten unter Plazebo [= Scheinmedikament] und nur geringgradige Unterschiede zum Erfolg unter Verumbedingungen [= Einsatz von chemischen Hirnenergetika] gefunden werden konnten.« (H. J. Möller u. a.)[1]

Folgende chemischen Hirnenergetika sind im Handel:

Bencyclan	Fludilat®
Buflomedil	Bufedil®
Cinnarizin	Cerepar®, Giganten®, Stutgeron®, Cinnacet®
Cyclandelat	Spasmocyclon®, Natil®
Dihydroergotoxin bzw. -cristin	Hydergin®, Circanol®, Dacoren®, DCCK, Enirant®, Nehydrin®, Ergoplus®, Novofluen®, Orphol®, Sinedyston®, Decme®
Flunarizin	Sibelium®
Meclofenoxat (Centrophenoxin)	Helfergin®
Naftidrofuryl	Dusodril®
Nicergolin	Sermion®, Memoq®, Circo-Maren®

**Synonyme:* Nootropika, Neurotropika, Psychodynamika, Neurodynamika, Psychogeriatrika, Antihypoxidotika, enzephalotrope Substanzen.

Nikotinsäure/-derivate	Complamin®, Ronicol®, Cosaldon®, Niconacid®
Pentoxifyllin	Trental®, Rentylin®
Piracetam	Normabrain®, Nootrop®, Cerebroforte®
Pyritinol	Encephabol®; Danaden® (Komb.)
Raubasin	Lamuran®; Defluina® (Komb.)
Organpräparate	Actihaemyl®, Actovegin®; Cerebrolysin®
Vincamin	Pervincamin®, Equipur®, Cetal®, Angiopac®, Esberidin®, Vincapront®, Novicet®, Ocu-Vinc®, Vinca-Tablinen
Viquidil	Desclidium®

Oft sind die chemischen Hirnenergetika nicht besser als ein Placebo (s. o.), dennoch muß mit – teilweise deutlichen – Nebenwirkungen gerechnet werden. Da es sich nicht um eine einheitliche Stoffgruppe handelt, sind bei den einzelnen Präparaten nur jeweils einige der nachfolgend genannten Nebenwirkungen zu erwarten (Beipackzettel beachten!): allergische Reaktionen, Magen-Darm-Störungen, Schwindel, Kopfschmerzen, Nervosität oder Schläfrigkeit, Depressionen, vegetative Störungen, Herzbeschwerden, Kreislaufstörungen.
Bei einem Präparat (Meclophenoxat) wurde gar – bei alten Menschen – der Verdacht auf erhöhte (!) Sterblichkeit geäußerst.[2]
Bei allen Präparaten ist auf die unterschiedlichen (im jeweiligen Beipackzettel erwähnten) Kontraindikationen zu achten.

Pflanzliche Hirnenergetika:
Extrakt aus Blättern des Gingko-Baums, (Handelsname: Tebonin)
An sich ist auch das oben genannte Dihydroergotoxin ›eigentlich‹ pflanzlichen Ursprungs (da die verwendeten Substanzen im Pilz »Secale cornutum« (Mutterkorn) vorkommen).

Bei ›lernschwachen‹ Kindern und Jugendlichen spielen nicht Hirnstoffwechsel- und Durchblutungsstörungen eine Rolle, sondern vor allem psychische, intrafamiläre, manchmal auch nahrungsbedingte Besonderheiten; und oft ist es ›lediglich‹ die ständige Überforderung in den Schulen, deren Unterricht meist alles andere als kindgerecht ist. Dagegen bestehen bei älteren Menschen nicht selten wechselnd ausgeprägte Hirndurchblutungsstörungen, die übermäßige Vergeßlichkeit, Desinteresse, Altersdepression, Verwirrtheit usw. verursachen können.

Bevor man bei alten Menschen chemische Hirnenergetika mit ihren fraglichen Wirkungen einsetzt, sollten außer allgemein psychosozialen Ansatzpunkten folgende internistische und andere Behandlungsmethoden in Betracht gezogen werden:

- Durch die Behandlung von internistischen Krankheiten (Herzmuskelschwäche, Herzrhythmus- und Kreislaufstörungen, chronische Lungenerkrankungen usw.) erreicht man oft eine bessere Mehrdurchblutung und bessere Sauerstoffversorgung des Gehirns.
- Manchmal sind eine oder mehrere der insgesamt vier Blutgefäße, die das Gehirn versorgen, stark (z. B. atherosklerotisch) verengt (was sich meist durch relativ einfache neurologische Untersuchungen nachweisen läßt). Dann sind gelegentlich leicht ›blutverdünnende‹ Mittel hilfreich (häufig wird Acetylsalicylsäure – bekannter als »Aspirin« – niedrig dosiert rezeptiert).
- Nach Möglichkeit müßten alle ›hirndämpfenden‹ Medikamente (Schlafmittel, Neuroleptika etc.) weggelassen werden.
- Auf ausreichende Flüssigkeitszufuhr (alte Menschen trinken oft zu wenig) und auf ausgewogene Ernährung ist zu achten. Das Gehirn braucht vor allem Wasser und Zucker. (Wenn manche glauben, vor Prüfungen unbedingt Traubenzucker (Dextrose) zu ›brauchen‹, so ist dies kein Tick, sondern tatsächlich und nachweisbar energiefördernd.)
- Vitaminmangel im Alter ist durchaus häufig und kann Ursache für das Nachlassen der Hirnleistung sein. Dann ist eine *gezielte* Vitaminbehandlung nötig.
- Außerdem: ›Hirn-Jogging‹ – ähnlich wie die Muskulatur baut auch das Gehirn ab, wenn es nicht gefordert wird. Wer sein Gedächtnis nicht trainiert, braucht sich über zunehmende Vergeßlichkeit nicht zu wundern.
- Zusätzlich kann ein Versuch mit einem pflanzlichen Hirnenergetikum probiert werden, z. B. mit einem Gingkoblattextrakt. Solche Mittel waren bereits im alten China bekannt; Gingko scheint – statistisch gesehen – zumindest vergleichbare ›Erfolge‹ zu bringen wie die chemischen Hirn-Energetika. Im Gegensatz zu den – durchaus ernst zu nehmenden – Nebenwirkungen der chemischen Hirn-Energetika wird gewöhnlich der Gingkoextrakt problemlos vertragen (auch bei Injektionen sind Nebenwirkungen wie Allergie, Kopfdruck etc. selten).

Erst wenn all das bisher Genannte ohne merklichen Erfolg geblieben ist, könnte eventuell eines der chemischen Hirn-Energetika versucht werden.
Hierzu der Psychopharmakologe Prof. Hippius:

> »Falls sich durch (...) internistische (...) Maßnahmen die psychische Symptomatik nicht bessert, kann aufgrund individueller Erfahrung ein

> Versuch mit einem handelsüblichen zentraldurchblutungsfördernden oder hirnstoffwechselsteigernden Pharmakon gemacht werden. Der behandelnde Arzt muß sich aber bewußt sein, daß eine möglicherweise eintretende Besserung dann auf einem Plazebo-Effekt [s. S. 150] oder auf einer sehr häufig vorkommenden spontanen Besserung beruhen kann. Deshalb sollte nach einigen Wochen immer ein Absetzversuch erfolgen.«[3]

Außer den bisher genannten Hirn-Energetika gibt es noch eine Vielzahl von »Stärkungsmitteln«, »Aufbau-« und »Multivitaminpräparaten« sowie »Mittel gegen Alterserscheinungen« (sogenannte Geriatrika; einige gibt es auf Rezept, die meisten müssen aus eigener Tasche bezahlt werden).
Diese Präparate, die angeblich hirnleistungsfördernd sind, haben oft Bestandteile, deren therapeutische Wirksamkeit zweifelhaft ist; andere enthalten eine ungezielt-bunte Mischung allerlei Stoffe (nicht selten auch Kobalt, das von der Weltgesundheits-Organisation (WHO) als Zellgift eingestuft worden ist und nicht mehr in Arzneimittel verwendet werden sollte). Manche Tropfen und Siruppräparate wirken vor allem durch ihren oft hohen Alkoholgehalt. Auch die Dauerzufuhr von Multivitaminzubereitungen ist wenig empfehlenswert, auch wenn es bei Kindern und Jugendlichen und bei älteren Menschen zu Vitaminmangel kommen kann: Sinnvoller ist eine gezielte Vitamintherapie (siehe Kapitel F). Überdies sollte auf vitaminreiche Nahrung geachtet werden. Die Ursache für Vitaminmangel im Alter liegt oft in Resorptionsstörungen (= gestörte Aufnahme durch den Darm): hier helfen dann auch keine Vitaminsäfte, sondern eher Injektionen.

Folgende Präparate sind – aus einem oder mehreren der obigen Gründe – überhaupt nicht oder kaum zu empfehlen: Aktivanad, Biovital, Buerlecithin, Doppelherz, Galama, GeriatricPharmaton, K.H.3, Klosterfrau Melissengeist, Repursan, TaiGinseng und viele andere.

Das menschliche Gehirn verfügt über unvorstellbare Kapazitäten: 10 bis 20 Milliarden Nervenzellen und viele Billiarden von neuronalen Kontaktstellen (»Synapsen«) bearbeiten die aufgenommenen Informationen, speichern unterschiedliche Botschaften und Erfahrungen. Die potentiell grenzenlose Kapazität unseres Gehirns, die jeden denkbaren Computer weit übertrifft, und die tiefen Sphären unserer Psyche werden vom Menschen nur teilweise genutzt. Manche lassen gar den größten Teil ihrer Kapazitäten brach liegen. Um die ungenützten Bereiche unseres Gehirns erschließen zu können, dazu sind die hier besprochenen ›Hirn-Energetika‹ kaum geeignet (andere Psychopharmaka können eventuell dabei hilfreich sein: bei manchen (!) Menschen z. B. bestimmte Psychedelika, Stimulantien etc.). Entscheidend jedoch ist, seine Hirnzellen – ohne Psychopharmaka – aktiv zu trainieren, durch Lernen, Denken, Neu-Kombinieren, Gedankenspiele, Phanatasieren, Gefühle-reflektieren, durch intensiveres Wahrnehmen, sich nicht vom Alltagstrott überwältigen und sich nicht mit den gängigen vorgefertigten Informationen berieseln und zuschütten lassen.

D Psychochirurgie und andere Schock-»Therapien«

Psychochirurgie, Insulinschock und Elektroschock sind besonders aggressive, menschenunwürdige Behandlungsmethoden in der Psychiatrie. Aber sie passen in das Konzept einer an Chemie und Technologie orientierten Körpermedizin, die glaubt, mit Pillen und notfalls mit Maschinen oder dem Skalpell ließen sich alle psychischen Beschwerden unter Kontrolle bringen.

Leider werden gerade in der Bundesrepublik Psychochirurgie und Elektroschock wieder großgeschrieben: Die Zahl der so »behandelten« Patienten nimmt zu.

Die Psychochirurgie

In der Psychochirurgie werden mit Hilfe von Skalpells oder Sonden Teile des Gehirns auf Dauer zerstört. Die Folge ist immer eine schwere Persönlichkeitsveränderung.

Der erste psychochirurgische Eingriff am Gehirn zur Ausschaltung psychischer Störungen wurde schon Ende des 19. Jahrhunderts von dem Psychiater Burckhardt durchgeführt. Er entfernte Teile der Hirnrinde bei »Schizophrenen«. Die sogenannte Leukotomie, eine Zerstörung der weißen Hirnsubstanz im Stirnhirnbereich, wurde von Moniz und Lima 1935 »erfunden«. Bei der »Topektomie« wird die Hirnrinde teils abgetragen; beim »undercutting« erfolgt eine Rindenunterschneidung mit dem Skalpell; diese Technik geht auf das Jahr 1910 zurück.

Die »transorbitale Leukotomie« erinnert in ihrem Vorgehen an Horrorfilme: Unmittelbar über dem Auge schiebt der Operateur ein pickelähnliches Instrument in das Stirnhirn des Patienten und zerstört es mittels drehender Bewegungen. Mit solchen oder ähnlichen Techniken wurde an schätzungsweise 100000–200000 Patienten experimentiert. Das Resultat waren hirnverstümmelte Menschen, in ihrer Persönlichkeit sehr schwer verändert, völlig abgestumpft, von Krampfanfällen gepeinigt...

Diese aggressive, zerstörerische Psychochirurgie gehört nicht etwa der

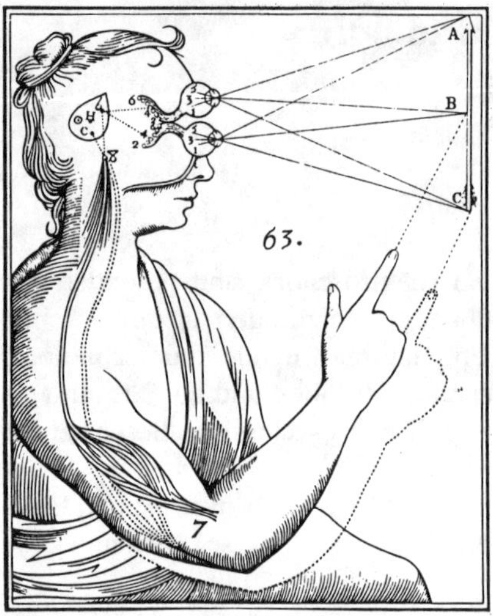

Der mittelalterliche Philosoph Descartes sah den Sitz der Seele in der Zirbeldrüse. Eine mechanistische Auffassung der Seele – wie bei Descartes – prägt auch noch die moderne Neuro- und Psycho-Wissenschaft.

Vergangenheit an, sondern erfreut sich gerade in der Bundesrepublik und in den USA bei einigen Neurochirurgen wieder wachsender Beliebtheit. In einem nach wie vor verbreiteten Lehrbuch der Neurochirurgie (von Prof. Grote) wird aufgelistet, wann solche Verstümmelungsoperationen notwendig seien: »Der Indikationskatalog umfaßt bestimmte Formen der Schizophrenie, die Zwangsneurosen, agitierte Psychosen und den erethischen Schwachsinn.«[1]

Die Operationsmethoden haben sich in den letzten Jahren etwas verfeinert: Statt zu Skalpellen greift man zunehmend zu Hirnsonden. Mit Hilfe dieser Sonden wird in bestimmte Hirnregionen elektrischer Strom geleitet, um Hirnsubstanz zu verkochen und auszuschalten. Der Effekt dieser Methode, die »stereotaktischen Psychochirurgie« genannt wird, ist ähnlich wie bei den Skalpell-Methoden: Schwerste psychische und intellektuelle Verstümmelungen sind das Ergebnis.

Die Psychochirurgen haben keine Hemmungen – auf den Operationstisch kommen Homosexuelle, Depressive, Menschen mit Waschzwang, Drogensüchtige oder Alkoholiker; es gibt scheinbar keine psychische Besonderheit, die nicht »wegoperiert« werden kann. Und es ist keineswegs so, daß bei den betroffenen Patienten vor einer Psycho-Operation alle anderen Behandlungsmöglichkeiten (wie Psychotherapie o. ä.) ausgeschöpft worden wären. Falsche Versprechungen, oberflächliche Aufklärung oder indirekter Zwang machen die betroffenen Menschen operationswillig. Der Sexualwissenschaftler Prof. Sigusch meint über Psychochirurgen: »Die Ideologie mancher Operateure ist heute noch menschenfeindlicher, weil gemeingefährlich im Sinne des Wortes.«[2]

Die Psychochirurgie treibt noch andere schreckliche Blüten: Einigen Patienten – vor allem in den USA – wurden Elektroden ins Gehirn eingepflanzt. Diese Elektroden können mit Hilfe von computergesteuerten telemetrischen Systemen beeinflußt werden; auf diese Weise kann das Fühlen und Verhalten der betroffenen Menschen ferngelenkt werden.

Außer in der Psychochirurgie finden stereotaktische Operationen noch Anwendung bei bestimmten Bewegungsstörungen (z. B. Athetosen, Morbus Parkinson), bei stärksten Schmerzzuständen (die nicht anders zu behandeln sind) und bei seltenen Erkrankungen des Gehirns. Auch der Wert dieser Eingriffe ist durchaus umstritten, soll aber nicht Thema unserer Auseinandersetzung sein.

Die Psychochirurgie ist eine gemeingefährliche Disziplin; sie geht nicht nur gegen psychisch auffällige, sondern auch gegen politisch auffällige Menschen vor. Wir zitieren nochmals Prof. Sigusch:

> »Namentlich und nachweislich sind in den USA psychochirurgische Eingriffe aus rein politischen Gründen durchgeführt worden. ›Erfaßt‹ worden sind aufsässige, ›gewalttätige‹ und politisch motivierte Strafgefangene, Terroristen, Flugzeugentführer und andere Kriminelle oder als kriminell bezeichnete. Unter den Gefangenen, die für einen Hirneingriff ausgesucht worden waren, befanden sich auch solche, die international als politische Häftlinge anerkannt sind (...).«[3]

Für die Psychochirurgie gibt es keinerlei Berechtigung: Alle psychochirurgischen Eingriffe müßten ohne Ausnahme verboten werden.

Der Insulinschock

Bei der sogenannten Insulinkur wird durch Insulingaben eine krankhafte Erniedrigung des Blutzuckers herbeigeführt; dadurch entstehen beim betroffenen Patienten folgende, unangenehme, teilweise qualvolle, ja gefährliche Symptome: Schweißausbrüche, Zittrigkeit, innere Unruhe, Angst- und Panikgefühle, Herz-Kreislauf-Störungen, Benommenheit bis Bewußtlosigkeit. Durch das künstlich herbei geführte Absinken des Blutzuckers (»Hypoglykämie«) kann ein irreversibler Hirnschaden entstehen. Diese Methode wurde etwa 1935 in die Psychiatrie eingeführt; in den ersten Jahren starb während dieser »Behandlungen«

etwa jeder hundertste Patient. Mittlerweile dosiert man das Insulin etwas vorsichtiger.
Die Wirksamkeit der Insulinkur ist mehr als fraglich, und das Risiko nach wie vor beträchtlich. Die meisten der betroffenen Patienten leiden während der Behandlung unter wechselnden körperlich-seelischen Störungen.
Die Insulinkur wird offenbar immer seltener angewandt, wahrscheinlich auch deshalb, weil der Überwachungsaufwand erheblich ist. Einige Psychiater führen die gelegentlichen Erfolge der Insulintherapie darauf zurück, daß der Patient während der Behandlung einer ständigen Überwachung und Pflege bedarf und somit länger dauernde, intensive Zuwendung durch das Personal erhält (auch bei anderen »Behandlungsmethoden« ist dieser Umstand offensichtlich öfters die Quelle bestimmter Erfolge in der Psychiatrie).
Die Insulinkur verdient die Bezeichnung »Therapie« nicht; sie ist mit qualvollen und gefährlichen Nebenwirkungen (siehe auch Kapitel E) verbunden und sollte in keinem Fall mehr angewandt werden.

Der Elektroschock

Der Elektroschock, auch Elektrokrampftherapie genannt, ist – wie der Psychiater Dörner erklärt – die »künstliche elektrische Auslösung eines epileptischen Krampfanfalls; also dasselbe Prinzip wie bei der Pharmako-Therapie: Wir verwandeln den seelisch Leidenden vorübergehend in einen hirnorganisch kranken Menschen (...).«[4]
Durch den Elektroschock wird ein dauerhafter, diffuser Hirnschaden zugefügt; die eigentliche Wirkungsweise ist unbekannt. Menschen, die von den Psychiatern mit der Diagnose einer »Schizophrenie« oder »Depression« etikettiert wurden, laufen Gefahr, mit einer Serie von Elektroschocks »behandelt« zu werden.
Beim Elektroschock erhalten die betroffenen Patienten eine Kurznarkose, danach werden Elektroden an beiden Schläfen angelegt, und es wird ein Stromschlag durch das Gehirn gejagt (60–130 Volt, 0,2–0,8 Ampere, Dauer: ein- bis eineinhalb Sekunden). Durch diesen Stromschlag kommt es zu einem etwa fünfminütigen epileptischen Krampfanfall (mit schweren Zuckungen am gesamten Körper). Der betroffene Patient verfärbt sich wegen des auftretenden Sauerstoffmangels blaurot; meist setzt die Atmung kurz aus, wird unregelmäßig und normalisiert sich dann wieder langsam. Manche Patienten werden nach

5–30 Minuten kurz wach und verfallen anschließend in einen schlafähnlichen Dämmerzustand; andere Patienten bleiben nach dem Elektroschock benommen, werden unruhig, wollen umherlaufen und sind völlig verwirrt.
Die Kurznarkose verhindert, daß der Patient die schrecklichen Ereignisse während des Elektroschocks bewußt erlebt und sich durch die extremen Muskelverkrampfungen Knochenbrüche (!) zuzieht (was früher nicht selten war). Doch auch die Narkose ist mit Risiken verbunden.[5]
Selten bleibt es bei einem Elektroschock allein, meist wird eine ganze Serie verabreicht (z. B. 5–10 Krämpfe in 1–3 Wochen).
Als Erfinder des Elektroschocks gilt Ugo Cerletti, ein römischer Nervenarzt. Er beobachtete, wie Schweine im Schlachthof mit Hilfe eines Elektroschocks betäubt wurden. Cerletti hatte keine Hemmungen, diese Methode auch beim Menschen auszuprobieren, zum ersten Mal im Jahre 1938. In den Folgejahren wurde dieses Verfahren von vielen Psychiatern begeistert aufgenommen.

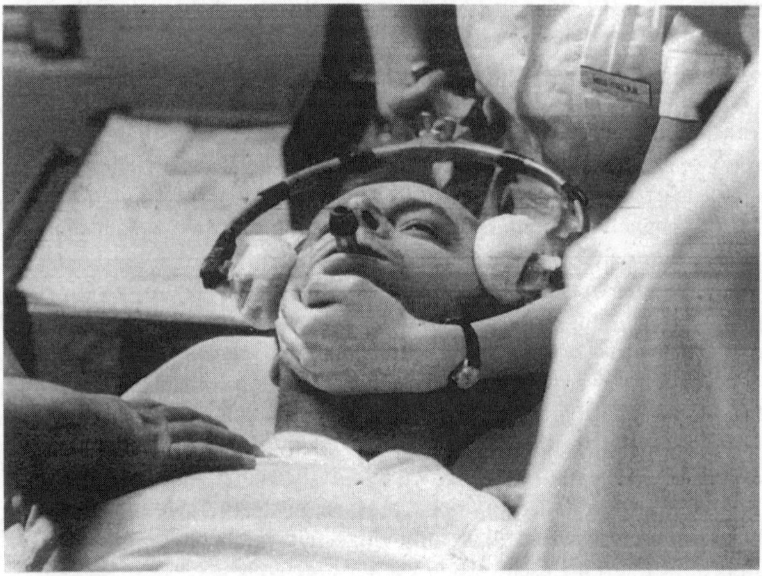

Früher bei vollem Bewußtsein, heute unter Narkose durchgeführt: Der Elektroschock kommt einem künstlich ausgelösten epileptischen Anfall gleich. (Foto aus dem Film »Einer flog über das Kuckucksnest«)

Mit der Entdeckung der Psychopharmaka geriet der Elektroschock zunächst etwas in den Hintergrund, erfreut sich aber jetzt wieder zunehmender Beliebtheit bei den Psychiatern. Nachdem die engen Grenzen der Psychopharmakabehandlung offenkundig werden, entsinnt man sich wieder der schnellen und einfachen »Schlachthausmethode«. Wenn Klaus Dörner, ein leiser Anhänger des Elektroschocks, diese Methode als »mal richtig von grundauf durchschütteln«[6] bezeichnet, ist dies eine zynische Verniedlichung einer gefährlichen und menschenunwürdigen Methode.

Bei jedem Elektroschock-Behandelten entstehen manchmal vorübergehende, meist aber dauerhafte Erinnerungslücken. Einige wenige Patienten können sich danach an fast gar keine früheren Erlebnisse mehr erinnern. Nicht nur das Erinnerungsvermögen, auch andere intellektuelle Fähigkeiten können durch den Elektroschock erheblich geschädigt werden. Die Ursache liegt darin, daß durch den Elektroschock unzählige Hirnzellen funktionsunfähig gemacht werden oder zugrunde gehen – einmal durch den Stromschlag selbst, zum anderen durch die mangelnde Sauerstoffversorgung während des Krampfanfalls. Als Argument für den Elektroschock führen manche Psychiater an, daß einige Patienten nach den Stromschlägen ruhiger geworden seien. Allerdings: Manche werden nicht nur ruhiger, sondern stumpf und gleichgültig.

Hat jemand Schmerzen in der rechten Hand, und ein Chirurg entfernt kunstgerecht die rechte Hand, dann ist der Patient die lästigen Schmerzen los. Der Schaden ist aber offensichtlich. Die Verstümmelung durch eine Elektroschockbehandlung ist nicht immer gleich erkennbar. Sicher ist, daß manche Patienten oft lange brauchen, um sich wieder einigermaßen von den Folgen des Schocks zu erholen.

Verständlicherweise versuchen sich viele Patienten gegen eine Elektroschockbehandlung zu wehren. Selbst der schon zitierte Prof. Birkmayer, ein eifriger Befürworter des Elektroschocks, gesteht, »daß nach dem dritten bzw. vierten Elektroschock bei allen Patienten eine unbegründbare Angst vor der Behandlung eintritt, auch wenn sie in Vollnarkose geschockt werden. Nur mit großer Überredungskunst gelingt es, die Patienten zur Fortsetzung der Kur zu bewegen.«[7]

Bei den wenigen Patienten, bei denen sich nach einer Elektroschockbehandlung eine gewisse Besserung eingestellt hat, können nach kurzer Zeit die früheren Beschwerden wieder auftreten.

Die genannte »gewisse Besserung« durch eine Elektroschockbehandlung läßt sich folgendermaßen erklären:

a) Es ist bekannt, daß Störungen innerhalb des Gehirns zu Stimmungsveränderungen führen, z. B. Hirntumore, Hirnentzündungen, Epilepsie, psychochirurgische Eingriffe und anderen Hirnverletzungen. Häufige epileptische Anfälle können eine vormals depressive Stimmung abschwächen, führen oft aber zu einem oberflächlichen Gefühlsleben, manchmal sogar zu einem Zustand dauernder, grundloser (fast läppischer) Heiterkeit. Wir haben bereits erwähnt, daß eine der Hauptwirkungen der Elektroschockbehandlung darin liegt, daß der Betroffene einen künstlichen, generalisierten (relativ lang dauernden) epileptischen Krampfanfall erleidet.

b) Gefühlsbewegungen und Stimmungen sind von Wahrnehmung, Erinnerung und Vorstellungsvermögen abhängig. Durch den Elektroschock werden diese drei genannten Fähigkeiten (zumindest vorübergehend) erheblich beeinträchtigt; vor allem das Erinnerungsvermögen wird eingeschränkt und damit auch die Erinnerung an die ursprüngliche psychische (belastende) Situation.

c) Man weiß, daß tiefgreifende (z. B. lebensbedrohliche) Gefahrensituationen die ursprüngliche Stimmungslage nachhaltig verändern können: So schienen manchmal tiefdepressive Menschen, die einen schrecklichen Bombenangriff im Krieg knapp überlebt hatten, nach diesem Ereignis »wie befreit« von ihrer Depression – ähnliche Erschütterungen können Elektroschocks auslösen. Trotz »positiver« Wirkung läßt sich ein Bombenangriff wohl kaum als therapeutische Möglichkeit einstufen; ein ähnlich untaugliches Mittel ist der Elektroschock.

Die Gefahr, daß das alte Leiden wiederkommt, ist nach einer Elektroschockbehandlung sogar größer als nach einer Behandlung mit Psychopharmaka.[8] Die »Behandlung« mit Elektroschock läßt sich also nicht einmal wissenschaftlich rechtfertigen, ganz abgesehen davon, daß solch zerstörerische Methoden gegen die Würde des Menschen verstoßen (vgl. P. R. Breggin; Literaturverzeichnis).

Von Schulpsychiatern wird manchmal behauptet, daß bei einer bestimmten psychiatrischen Erkrankung, nämlich der Katatonie (oder febrilen Katatonie), die Elektroschockbehandlung zur Therapie unbedingt erforderlich sei. Dies ist nicht richtig. Ein Mensch in einer katatonen Krise ist wie zu einer Säule erstarrt, er hat – beispielsweise aufgrund einer übermäßigen Angstreaktion – jeglichen Kontakt zur Umwelt abgebrochen; vielleicht vergleichbar mit dem Totstellreflex mancher Tiere. Das Wichtigste ist, bei einem solchen Menschen alles zu tun, damit er seine übermächtige Angst und Panik langsam abbauen kann; hierzu gehört eine intensive, ununterbrochene (!) Zuwendung durch sensible Menschen mit großem Einfühlungsvermögen (gerade

das fehlt vielen Psychiatern). Das hohe Fieber kann mit Hilfe von äußerlichen (Wadenwickel) und (internistisch üblichen) medikamentösen Maßnahmen verringert werden; der unterstützende Einsatz von chemischen Psychopharmaka (z. B. Tranquilizern) läßt sich manchmal nicht vermeiden, ist aber deutlich weniger eingreifend als der Elektroschock.
Zusätzlich muß erwähnt werden, daß durch unvorsichtige Gaben von hochpotenten Neuroleptika eine (febrile) Katatonie entstehen kann; Katatonien, die nicht durch Neuroleptika bedingt sind, sondern aufgrund schwerer psychischer Konflikte entstehen, sind selten. Beide Formen der Katatonie rechtfertigen nicht den Einsatz von Elektroschock.

Eines der bekanntesten Elektroschockopfer, der Schriftsteller Ernest Hemingway, sagte später, daß man mit dieser Behandlung erreicht habe, »meinen Kopf kaputt zu machen und mein Gedächtnis auszuradieren«.[8a] Kurze Zeit nach der letzten Elektroschock-Behandlung beging er Selbstmord.
Nun, heutzutage würde man das Gehirn eines so bekannten Schriftstellers nicht mehr mit Stromschlägen traktieren. Wegen des drohenden Erinnerungsverlustes und der allgemeinen intellektuellen Schädigung verschonen die meisten Psychiater diejenigen Patienten, die aus den »höheren« sozialen Schichten stammen. Nochmals Prof. Birkmayer, der freimütig zugibt:

> »Gerade bei Patienten mit intellektuellen Berufen – Ärzten, Rechtsanwälten, Hochschulprofessoren usw. – ist jedoch das amnestische Syndrom [= Erinnerungslücken] einer sofortigen Berufsausübung sehr hinderlich. (...) Man wird daher bei geistig differenzierten Patienten in der Indikation zu einer Elektroschocktherapie (...) sehr zurückhaltend sein.«[9]

Der Erfinder des Elektroschocks, der schon erwähnte Ugo Cerletti, war offenbar über sein eigenes Verfahren entsetzt und erzählte einmal: »Als ich die erste Reaktion des Patienten sah, dachte ich im stillen: Das müßte verboten werden.« Das war vor etwa 50 Jahren – wie viele Jahre werden bis zu einem Verbot des Elektroschocks noch vergehen?

E Pharmaindustrie, Psycho-Forschung und Psycho-Patienten

Für die pharmazeutische Industrie ist die Bundesrepublik ein wahres Paradies: In keinem Land der Erde sind so viele Arzneimittel im Handel wie hier. 140000 Medikamente werden angeboten, davon sind etwa die Hälfte industriell hergestellte Fertigpräparate, wobei identische Wirksubstanzen oft mit unterschiedlichen Namen oder in wechselnder Kombination von verschiedenen Firmen auf dem Markt angeboten werden.

Andere Länder haben sehr viel strengere Zulassungskriterien für Arzneimittel und kommen mit einem entsprechend geringeren Angebot aus. So gibt es beispielsweise in Österreich etwa 7000 industriell hergestellte Medikamente, in der Schweiz etwa 5200, in Holland 3500 und in Norwegen sogar nur 1900.[1]

Die Weltgesundheitsorganisation der UNO erstellte eine Liste der unbedingt notwendigen Medikamente und kam dabei lediglich auf etwas mehr als 200 Wirkstoffe.

Ein Bundesbürger mit einer normalen Lebenserwartung schluckt im Laufe seines Lebens durchschnittlich 30000 Tabletten. Es wird oft vergessen, daß diese Mittel nicht nur helfen, sondern auch beträchtlichen Schaden anrichten können: Man rechnet damit, daß etwa 5 von 1000 Patienten unter lebensbedrohlichen Nebenwirkungen leiden.[2]

Ohne Zweifel gibt es zahlreiche Medikamente, die sehr nützlich sind und bestimmte Krankheiten lindern oder heilen helfen. Psychopharmaka jedoch gehören nicht zu den Heilmitteln, was wir schon an früherer Stelle begründet haben. In gewissen Situationen können zwar einige Medikamente bestimmter Psychopharmakagruppen eine vorübergehende Linderung bestehender Beschwerden bewirken; jedoch vor allem die Neuroleptika und Antidepressiva haben so beträchtliche Nebenwirkungen, daß ihr Einsatz nur selten gerechtfertigt ist (siehe die Kapitel 6 und 7).

Über unerwünschte Wirkungen informieren die Pharmakonzerne oft nur sehr unzureichend. Sie erwähnen nur, wozu sie aufgrund gesetzlicher Bestimmungen verpflichtet sind. Das Wohlergehen von kranken Menschen ist nicht das vorrangige Ziel der Pharmakonzerne – ihr primäres Interesse liegt logischerweise im finanziellen Bereich. Umsatzsteigerung und Profit bestimmen die Werbe- und Verkaufsmethoden. Ziel ist, möglichst viele und teure Medikamente unter die Leute zu bringen. An der Gesundheit der Bevölkerung kann die Pharmaindustrie, so wie sie organisiert ist, gar nicht verdienen. Im Gegenteil: Krankheit ist ihr Geschäft. In der Bundesrepublik ist jedes zwölfte rezeptierte Medikament für verschiedene seelische Beschwerden bestimmt und somit ein Psychopharmakon. Etwa zwei Milliarden Mark bezahlen die Krankenkassen pro Jahr für Psychopharmaka, etwa ein Fünftel davon entfällt auf Tranquilizer, ein weiteres Fünftel auf Schlafmittel.[3]

Das Geschäft mit Psychopharmaka lohnt sich also. Spitzenreiter ist Adumbran mit einem Jahresumsatz von etwa 120 Millionen Mark, aber auch Valium, der bekannteste Tranquilizer, bringt es noch auf 80 Mio. DM, und das mit Abstand meist rezeptierte Antidepressivum Limbatril liegt bei 45 Mio. DM.

Dieser Markt ist noch ausbaufähig, die 19 Millionen Menschen in den Ländern der ehemaligen DDR sind als weitere Pillenkonsumenten den Pharmakonzernen hochwillkommen. Je nach Statistik und Untersucher leiden 3 bis 5 Prozent der Bevölkerung an einer behandlungsbedürftigen Depression, manche Psychiater sprechen gar von 20 Prozent. Schließlich gibt es noch eindrucksvollere Erhebungen, die besagen, daß in bestimmten Gegenden der Anteil psychisch Kranker an der Bevölkerung etwa 60 Prozent beträgt.[4] Aus den Statistiken der Krankenkassen weiß man: In der BRD gehen jährlich zwischen 4 und 8 Millionen Menschen wegen vorwiegend psychischer Leiden zu einem Arzt[5] – und verlassen nur in Ausnahmefällen die Praxis ohne Rezept.

Wenn es nach der Pharmaindustrie und der überwiegenden Mehrheit der Psychiater ginge, müßten viele Millionen Menschen – und angeblich immer mehr – mit Psychopharmaka behandelt werden. Die Schulmedizin bemüht sich, psychische Störungen als Störungen und Entgleisungen des Stoffwechsels darzustellen. Ihr Interesse gilt vor allem den Krankheitssymptomen, nicht aber den leidenden Menschen und schon gar nicht jenen Ursachen psychischer Störungen, die in Gesellschaft und Umwelt begründet liegen.

Wie wir in den vorausgegangenen Kapiteln bereits gesehen haben, kann eine psychische Krise eine verständliche, durchaus logische Reaktion auf unerträgliche Lebensumstände sein, wobei die Logik dieser Reaktion für Unbeteiligte, Nicht-Betroffene (wie auch für den Psychiater) nicht immer nachvollziehbar ist. Ungünstige soziale Verhältnisse (demütigende Arbeitsbedingungen, schlechte Wohnverhältnisse etc.) sind in großem Maße ausschlaggebend für die Entstehung psychischer Beschwerden; dies belegen umfangreiche Statistiken.[6]

Wenn es darum geht, ungewöhnliche und sich auffällig verhaltende Menschen zu beurteilen, ist die Schulpsychiatrie überaus großzügig, sie als psychisch krank abzustempeln. Das beweist die Psychiatrie im internationalen Maßstab, früher beispielsweise in der UdSSR durch die psychiatrische Internierung von Dissidenten oder in den USA durch die CIA-Experimente mit Gehirnwäsche bei psychisch Leidenden. Die deutsche Psychiatrie hat sich in dieser Hinsicht bereits in der Vergangenheit diskreditiert – man denke nur an die Funktion der Psychiatrie im Naziregime.

Auffällige und sozial unangepaßte Menschen gibt es viele – und viele von ihnen laufen auch Gefahr, »psychiatrisiert« zu werden: Individualisten, Eigenbrötler, Einzelgänger, Lebenskünstler, Homosexuelle, Exhibitionisten, Hippies, Rocker, Gammler, Punks, Sonderlinge, Prostituierte, Fanatiker, Heilige und Scheinheilige, Voyeure, Gelegenheitsdiebe, Phantasten, Träumer, Visionäre, Bettler, Stadtstreicher, Landstreicher, Nicht-Seßhafte, Eingebildete, Größenwahnsinnige, Weltverbesserer, Revolutionäre, Asketen, Eremiten, Pessimisten, Melancholiker, Schwarzmaler, Atheisten, Utopisten, Hexen, Juden, Neger, Kommunisten, Anarchisten, Alchimisten ...

Oft hat eine »Psychiatrisierung« fatalere Folgen als eine »gewöhnliche« strafrechtliche Verurteilung; wegen wiederholter geringfügiger Eigentumsdelikte wird man unter Umständen jahrelang oder gar lebenslänglich auf einer geschlossenen Station einer psychiatrischen »Klinik« interniert.[6a]

Forschung: Was bewiesen werden soll, kann immer bewiesen werden

Ungeheure Gelder werden in eine Forschung investiert, die beweisen soll, daß die Ursachen für psychische Abweichungen in einer Funktionsstörung des Gehirnstoffwechsels liegen; Depressionen, Halluzinationen oder andere Besonderheiten des Verhaltens und der Wahrnehmung sollen schlicht durch eine Stoffwechselentgleisung erklärt werden. Angeblich führen nicht genau bestimmbare Stoffwechselvorgänge zu einem Mangel an Aminosäuren oder anderen Transmittersubstanzen im Gehirn. Werden diese Substanzen ersetzt, müsse – so jedenfalls der

Umkehrschluß – die Psyche wieder »in Ordnung« kommen. Der triftige Nachweis für die Plausibilität dieser Theorie steht allerdings aus. Eine derartige, biochemisch orientierte Forschung sieht die Ursachen psychischer Störungen ausschließlich im Individuum begründet – nicht im Individuum »als Ganzem«, sondern nur in dessen Körper.

Immer wieder wird von Psychiatern behauptet, die derzeitigen Psychopharmaka würden einen bekannten biochemischen Defekt im Hirnstoffwechsel ausgleichen – die genaue Wirkungsweise der meisten Psychopharmaka ist jedoch gar nicht bekannt.

Manche Forschungsergebnisse scheinen durchaus korrekt zu sein, wenn sie die Angriffspunkte von Psychopharmaka in bestimmten Hirnregionen oder Nervenenden beschreiben oder Zusammenhänge zwischen seelischen Vorgängen und der Biochemie des Gehirns herstellen. Aber was würde denn die gesicherte Erkenntnis überhaupt bedeuten, daß bei Depressionen oder Wahnideen bestimmte Abweichungen im Hirnstoffwechsel vorliegen? Für die betroffenen Patienten würde dies nur wenig Konsequenzen haben. Das folgende Beispiel soll dies veranschaulichen: Lange Zeit hat man geforscht, wie ein Magengeschwür entsteht – heute weiß man »genau«, daß bestimmte organische und biochemische Ursachen, etwa eine erhöhte Produktion von Magensäure, zu dieser Erkrankung führen. Also könnte man sagen, Magengeschwüre seien eine organische Erkrankung, die Behandlung also ein rein biochemisches oder chirurgisches Problem. – Mittlerweile wissen selbst die engstirnigsten Biochemiker unter den Medizinern, daß das Magengeschwür in erster Linie eine psychosomatische Erkrankung ist, daß also psychische und soziale Ursachen die Hauptauslöser sind. Etwas vereinfacht läßt sich das folgendermaßen darstellen: psychische und soziale Belastungen → biochemische Störungen → organische Defekte → Schmerzen und Leiden (»Sich-krank-fühlen«).

Nun kann die Behandlung am Körperorgan ansetzen. Man könnte beispielsweise den Magen wegoperieren, nach dem Motto: ohne Magen kein Magengeschwür (in der Psychiatrie entspräche dies dem Vorgehen der Psychochirurgie). Oder man setzt bei den biochemischen Mechanismen an und verabreicht Tabletten, um die Magensäureproduktion zu hemmen (dem entsprächen in der Psychiatrie die Psychopharmaka). Oder man beschäftigt sich mit den *Ursachen* und versucht, den Menschen als Einheit von Körper und Seele zu sehen. Dies aber geht oft über die individuelle Problematik hinaus, verlangt ein Wahrnehmen und vielleicht auch »Behandeln« der sozialen Störungen; es erfordert auch eine gesellschaftliche Sichtweise der »Verrücktheit«, denn die

Verrücktheit ist zweifellos von gesellschaftlichen Bedingungen mit-verursacht.

Obwohl die Forschung über Hirnstoffwechselstörungen bislang äußerst klägliche Ergebnisse erbrachte, stützen die Universitäten ihr Behandlungskonzept auf diese »wissenschaftlichen Erkenntnisse«. Die psychiatrischen Universitätskliniken, die »Stätten der Lehre und Forschung«, verwenden größtenteils Psychopharmaka als Hauptpfeiler psychiatrischer Therapie und erproben die als »wirksam« angepriesenen Produkte an »ihren« Patienten. Sozusagen im Gegenzug erweisen sich die pharmazeutischen Konzerne als großzügige Förderer und finanzieren einigen Universitätskliniken Forschungs- oder Assistenzarztstellen. Oder sie übernehmen die Kosten für Fortbildungsveranstaltungen und Kongresse (wobei sich die Themen solcher Veranstaltungen an den Interessen ihrer Auftraggeber zu orientieren haben). Die angeblich neutralen »wissenschaftlichen« Zeitschriften sind auf Annoncen angewiesen, die fast ausschließlich aus dem Bereich der Pharmaindustrie kommen. In diesen Zeitschriften »veröffentlichen« die »neutralen« Wissenschaftler ihre Berichte – unliebsame Forschungsergebnisse oder kritische Beiträge wandern nicht selten in den Papierkorb.

Um es nochmals zu betonen: Die Industrie finanziert einen erheblichen Teil der universitären Forschung und bestimmt damit deren Inhalte und Methoden. Die Industrie zahlt sicher nicht für Studien, die auf die verheerenden Nebenwirkungen einiger Medikamente hinweisen und vielleicht zum Verbot eines Arzneimittels führen würden – in diesem Fall wird dann höchstens für Nichtveröffentlichung gezahlt. Darüber hinaus betreiben die Pharmakonzerne die Entwicklung und Herstellung ihrer Medikamente völlig eigenständig, ohne jegliche öffentliche Kontrolle.

Die Universitätskliniken hängen derselben »biochemischen« Sichtweise wie die Pharmakonzerne an, sie sind gewissermaßen zu den Vollzugsgehilfen dieser Multis geworden. Dies hat fatale Folgen: Aufgrund ihrer professoralen Machtstellung und Autorität bestimmen diese Kliniken die Leitlinien der Therapie; die meisten anderen psychiatrischen Einrichtungen und fast alle niedergelassenen Nervenärzte haben sich offenbar daran gewöhnt, die universitären Behandlungsschemata mehr oder weniger kritiklos zu übernehmen. Außerdem bilden die Universitätskliniken die künftigen Ärzte aus, prägen die »gängige« Lehrmeinung durch Lehrbücher und erstellen Gutachten. Kurzum: Die Universitätskliniken bestimmen sehr wesentlich, wie eine Behandlung auszusehen hat, damit sie als »richtig« und »kunstgerecht« gilt.

Es könnte auch anders sein. Universitätspsychiater könnten darauf hinweisen, daß Psychopharmaka keine Heilmittel sind, daß sie erst eingesetzt werden sollten, wenn alle sanfteren Methoden versagt haben, daß die Anwendung von Psychopharmaka überhaupt auf ein Minimum beschränkt werden sollte und daß nach anderen Wegen gesucht werden muß, mit psychisch abweichenden, leidenden Menschen umzugehen.

Medikamentenversuche bei Psycho-Patienten

Über 30 Neuroleptika und über 40 Antidepressiva sind zur Zeit auf dem deutschen Markt. Bevor diese Psychopharmaka in den Handel kommen, werden sie an zahlreichen Versuchspersonen erprobt. Und da die Medikamente bzw. ihre Wirkungen angeblich nicht an »Normalen« oder Gesunden getestet werden können, werden Patienten gebraucht. Ihnen wird oftmals eine Diagnose aufgestempelt, wonach dann entsprechend behandelt wird: subakuter Verwirrtheitszustand, schizoaffektive Psychose, zirkuläre Verlaufsform einer manisch-depressiven Psychose, Störung der psychosexuellen Identität, Störung des Sozialverhaltens mit Zwangscharakter, »hochgradiger Schwachsinn« etc.
Es gibt Menschen, die kommen mit der ihnen aufgezwungenen Realität nicht zurecht. – Und was machen die Psychiater? Sie bescheinigen diesen Menschen eine Schizophrenie, Depression, irgendeine Neurose, oder eine andere psychische Krankheit. Und gegen alle Formen von psychischen Krankheiten werden Psychopharmaka angeboten. Mit der Anzahl von Diagnosen wachsen auch die Anwendungsgebiete, die »Indikationen« für Psychopharmaka. Immer mehr Psycho-Tabletten werden verordnet – der Umsatz steigt, die Pharmakonzerne können sich freuen.
Über mögliche Nebenwirkungen von Psychopharmaka werden Patienten oft ungenügend oder überhaupt nicht aufgeklärt. Manche Psychiater holen sich die Einverständniserklärung gar nicht vom Patienten, sondern von den Angehörigen oder dem Vormund. Für das eingegangene Risiko bei neuen Präparaten wird nicht etwa der Patient finanziell entschädigt – das Honorar erhält der Arzt, der die Arzneimittelversuche durchführt. Um die Medikamentenexperimente gewissenhaft dokumentieren zu können, nimmt man an vielen Patienten sogar unnötige und gefährliche diagnostische Eingriffe vor, Nervenwasserpunktionen, Röntgenuntersuchungen usw.
Natürlich braucht man auch möglichst viele Patienten: »Wir stehen vor

dem Problem, daß wir gerade für Antidepressiva-Studien in den Kliniken kaum noch genügend Patienten finden«, klagt ein Psychiater des Münchner Max-Planck-Instituts für Psychiatrie.[7] Um überhaupt noch »Patienten-Material« zu bekommen, klärt man Patienten in einigen psychiatrischen Kliniken gar nicht oder nur sehr unvollständig auf oder verharmlost die Risiken, die mit der Erprobung eines neuen Psychopharmakons verbunden sind. Hierzu sind in den vergangenen Jahren drastische Fälle bekannt geworden:

> Der Chefarzt des Psychiatrischen Krankenhauses von Mainkofen (Niederbayern) ließ 1983 an mindestens 60 unwissenden Patienten ein neues Psychopharmakon erproben. Das hatte sich bei Nachforschungen der Staatsanwaltschaft ergeben, die ursprünglich gar nicht für die Öffentlichkeit bestimmt gewesen waren. Das Gericht war tätig geworden, weil der 48jährige Patient Alois R. eines Tages einen Schrubber packte und damit einem anderen Patienten einen schweren Schädelbruch zufügte. Alois R. war schon mehr als 20 Jahre in der Klinik und galt als friedlicher und umgänglicher Patient. Die nachforschenden Beamten entdeckten in seiner Patientenkarte, daß alle bisherigen Medikamente eines Tages abgesetzt und durch ein neues Versuchsmedikament ersetzt wurden. Schon eine Woche später war schriftlich vermerkt, daß es dem Patienten schlechter ging, in der zweiten Woche war von »Umtriebigkeit« und »innerer Unruhe« die Rede. Wenige Tage später ließ sich der Patient zum ersten Mal in seinem Leben zu einer Gewalttat hinreißen und verletzte einen Mitpatienten. Niemand konnte sich die Tat erklären, doch der Chefarzt schaltete schnell. Er ließ das Testpräparat (»Zetidoline MDL 308«) sofort aus der Medikamentenkartei streichen, da er annehmen mußte, daß der gefährliche Wutausbruch seines Patienten auf eine Medikamenten-»Nebenwirkung« zurückzuführen war ...

Versuche mit ahnungslosen Patienten machten 1984 auch einige Ärzte und Doktoranden im Psychiatrischen Bezirkskrankenhaus Ansbach (Mittelfranken). Der Klinikchef, Dr. Günther Glatthaar, unterstützte diese Experimente, obwohl er wegen ähnlicher Ereignisse bereits vorbestraft war.

> In einigen Abteilungen des Krankenhauses wurde an hilflosen Patienten eine Insulinkur (siehe oben) erprobt. Obwohl keiner der Patienten zukkerkrank war, erhielten sie stündlich Insulin in eine Vene injiziert, wodurch der Blutzucker massiv gesenkt und ein künstlicher Zuckermangel im Blut herbeigeführt wurde – ein gefährliches Experiment. Vorsorglich stellte man eine sterile Zuckerlösung als Gegenmittel bereit. Die tagelang dauernden Versuche waren für die Patienten äußerst schmerzhaft; die Beschwerden während der künstlich ausgelösten starken Senkung des

Blutzuckers (»Hypoglykämie«) sind sehr unangenehm, manchmal quälend: Schweißausbrüche, Herzrasen, innere Erregung, inneres Beben, Heißhunger, Angst, Zittrigkeit, Bewußtseinstrübungen. Eine beginnende – und besonders gefährliche – Bewußtlosigkeit kann dann durch die Injektion einer Zuckerlösung wieder rückgängig gemacht werden. Diese Versuche an lebenden Menschen dienten lediglich dazu, daß ein Medizinstudent darüber eine Doktorarbeit schreiben konnte.

Die Menschenexperimente in Ansbach wurden erst publik, als ein Krankenpfleger, der schon Jahre in der Klinik arbeitete, Anzeige erstattete.

Das Erbe der Nazi-Psychiatrie

Solche Experimente an hilflosen, unmündig gemachten Menschen erinnern an die KZ-Versuche während der Nazi-Herrschaft. Die Ähnlichkeit der heutigen Methoden mit denen der faschistischen Psychiatrie ist kein Zufall. Viele Nazi-Psychiater und Anstaltsdirektoren, die Rassismus und Menschenvernichtung – natürlich unter anderer Bezeichnung – als Teil ihres Berufsbildes ansahen, setzten nach 1945 ungebrochen ihre Karriere fort, übernahmen die Leitung psychiatrischer/psychologischer Institute und Kliniken oder machten Universitätskarrieren; sie waren zuständig für die Ausbildung der nachfolgenden Psychiater-Generation.

Zum Beispiel Prof. *Maximilian Mikorey*: Vor 1945 war er Universitätsdozent für Psychiatrie, Experte für (faschistische) Kriminologie und Gerichtspsychologie sowie Verfasser von antisemitischen und rassistischen Schriften – nach 1945 machte man ihn zum Professor für Psychiatrie, Neurologie und medizinische Psychologie an der Universität München. Für seine »Forschungsarbeiten« dienten ihm die Patienten der Münchner Universitätsnervenklinik.

Im Kaiser-Wilhelm-Institut für Psychiatrie und Hirnforschung untersuchte Prof. *Hallervorden* während der NS-Zeit die Gehirne von psychiatrischen Anstaltsinsassen, die vorher in den Vernichtungsanstalten ermordet worden waren. Prof. Hallervorden scheute sich nicht, einen Teil seiner »wissenschaftlichen« Erkenntnisse, die er an den Opfern der geplanten Menschenvernichtung gewonnen hatte, vier Jahre nach Kriegsende in der Bundesrepublik zu publizieren. Nicht wenige Wissenschaftler betonen immer wieder, daß Forschung schließlich wertfrei sei und nichts mit Politik und deren Exzessen zu tun habe....

Prof. *von Verschuer,* zuerst Leiter des Instituts für Erbbiologie und Rassenhygiene, dann bis 1945 Direktor des berüchtigten Kaiser-Wilhelm-Instituts für Anthropologie, arbeitete damals mit dem bekannten NS-Arzt Dr. Mengele zusammen. Im KZ Auschwitz wurden Zwillinge, kleinwüchsige Menschen und Menschen mit auffälligen Augenfarben medizinisch/psychologisch untersucht, anschließend ermordet und seziert; die »interessantesten« Organe schickten Mengele und seine Mitarbeiter nach Berlin in das Institut von Prof. Verschuer; der Professor bedankte sich immer wieder sehr herzlich für diese »seltenen und kostbaren Materialien«.[8] 1951 berief man Prof. Verschuer zum Direktor des Instituts für Humangenetik in Münster, später holte man ihn an die Universität Frankfurt.

Die psychiatrische Forschung faschistischer Prägung hat immer noch fatale Auswirkungen auf die Forschung in den heutigen psychiatrischen Kliniken – durch diejenigen Nazi-Wissenschaftler, die ihre Karriere nach 1945 fortführen konnten. Mit brutaler Ignoranz und Kälte wird in »wissenschaftlicher« Form bisweilen über Experimente an Menschen berichtet, zum Beispiel in den folgenden Ausführungen von Prof. Harrer:

»Eine andere Patientin, die mit Isocarboxazid behandelt wurde, erhielt 18 Stunden nach der letzten Isocarboxazid-Medikation 25 mg Imipramin per os [das heißt zum Schlucken/J. Z.]. Da diese Dosis ohne Nebenerscheinungen vertragen wurde, bekam sie ungefähr 4 Stunden später noch weitere 50 mg Imipramin per os. Schon etwa 10 Min. später kam es zu einer hochgradigen psychomotorischen Unruhe, mit Todesangst, Kopfschmerzen, Engegefühl in der Brust, Tremor, gepreßter großer Atmung, Zyanose und Mydriasis. Die Patientin wurde zunehmend komatös, wälzte sich im Bett herum und kam etwa eine Stunde nach Beginn der akuten Erscheinungen ad exitum.«[9]

Dieses tödliche Experiment wurde nicht etwa in einem Konzentrationslager, sondern 1969 in der Psychiatrischen Klinik Salzburg durchgeführt. Prof. Harrer war vor 1945 bei der SS und wurde nach dem Krieg Chef der Salzburger Psychiatrischen Klinik. Das Antidepressivum, über das Prof. Harrer berichtete, ist mittlerweile längst im Handel; unter dem Namen Tofranil ist es bei vielen Psychiatern beliebt als Mittel zur Antriebssteigerung bei depressiver Verstimmung.
Obwohl Prof. Harrer im zitierten Vortrag eingestand, daß eine Unverträglichkeit der beiden oben genannten Medikamente bereits bei anderen Patienten beobachtet wurde, ließ er »seinem Versuchsobjekt« eine immer höhere Dosis von Imipramin geben, bis schließlich der Tod eintrat.

Solche Vorfälle gelten in der Schulmedizin nicht unbedingt als unmenschlich – nicht einmal als Kunstfehler. Die erwähnten Psychopharmaka sind in der herrschenden Psychiatrie als therapeutisches Mittel anerkannt. Unverträglichkeitsreaktionen und tödliche »Nebenwirkungen« sind eben nicht auszuschließen...

Die Menschenversuche enden nicht immer so dramatisch wie in dem genannten Fall; sie sind aber dennoch voller Risiken, zweifellos menschenunwürdig und sollten ganz verboten werden. Eine solche Vielzahl von Psychopharmaka, wie es sie in der Bundesrepublik gibt, ist überflüssig und nützt allein dem Gewinnstreben der Pharmakonzerne. Die wenigen brauchbaren Psychomedikamente könnten an wirklich freiwilligen, gesunden Testpersonen gegen entsprechend hohe finanzielle Risikoentschädigung erprobt werden. Auch dies ist sicher keine optimale Lösung. Zum einen läßt sich die Wirksamkeit mancher Medikamente besser an einem Menschen testen, der über entsprechende Beschwerden klagt (dies trifft aber keineswegs auf alle Medikamente zu); zum anderen würden sich als Testpersonen sicherlich vor allem solche Leute melden, die in schwierigen sozialen und finanziellen Verhältnissen leben. Aber die Klinikpatienten stehen den Arzneimitteltests noch hilfloser gegenüber und sind oft Experimenten ausgeliefert, ohne es zu wissen.

Die Forschung, die derzeit in der Psychiatrie betrieben wird, ist zum überwiegenden Teil abzulehnen. Sie ist nicht primär darauf ausgerichtet, dem kranken Menschen zu helfen, sondern fügt ihm sogar Schaden zu. Psychoforschung geschieht oft nur um der Forschung willen: Doktorarbeiten, Habilitationsschriften, aufsehenerregende »wissenschaftliche« Artikel und Vorträge sind das vorrangige Ziel der meisten Wissenschaftler. Hinzu kommen viele finanzielle Anreize: Honorare für Medikamentenerprobung an Patienten, kostenlose Reisen zu Fortbildungsveranstaltungen, Aufstiegsmöglichkeiten im Institut, Gewinnbeteiligung an neuentwickelten Präparaten etc.

Der westdeutsche Bundesverband der pharmazeutischen Industrie, dem 510 Pharmafirmen angeschlossen sind, gab bekannt, daß die Arzneimittelhersteller pro Jahr etwa 2,5 Milliarden Mark in die Forschung investieren. In der Bundesrepublik werden jährlich mindestens 300 neue Arzneimittelsubstanzen von einzelnen Ärzten oder Kliniken getestet – allein für die Finanzierung dieser Erprobung an Patienten zweigen die Pharmafirmen etwa 500 Millionen Mark ab.

Psychiater, die unbedingt forschen wollen, könnten sich sinnvollerweise mehr mit der Selbstregulierung und -heilung psychischer Störungen befassen. Die meisten psychischen Störungen, auch schwerste Krisen, werden ohne Psycho-Experten und Psychopharmaka überwunden – dies ist durch zahlreiche Statistiken belegt.

F Ernährung und Psyche

Ungefähr seit Anfang dieses Jahrhunderts existieren zwei medizinische Forschungsrichtungen, die Zusammenhänge zwischen Umwelt und Ernährung einerseits und psychisch-körperlichen Krankheiten andererseits untersuchen: die Orthomolekulare Psychiatrie und die Klinische Ökologie. Beide entwickelten sich in den USA und verbreiteten sich ansatzweise in den anderen englischsprachigen Ländern (Kanada, England). Aus verschiedenen Gründen (die hier nicht Thema sein sollen) drangen sie auf den europäischen Kontinent bzw. in die Bundesrepublik praktisch nicht vor.
Außerdem wird in diesem Kapitel auf das Heilfasten als Möglichkeit der Beeinflussung psychischer Beschwerden eingegangen.

Orthomolekulare Psychiatrie

Die Geschichte der Orthomolekularen Psychiatrie begann damit, daß die einst weitverbreitete Krankheit »Pellagra« (die »lombardische Lepra«) als Vitaminmangelkrankheit erkannt wurde. Pellagra tritt nämlich dann auf, wenn das Vitamin Nicotinsäureamid (Vitamin PP) in der Nahrung fehlt. Früher trat die Krankheit vor allem unter den ärmeren Bevölkerungsschichten Norditaliens, Ägyptens und des Südens der USA auf, weil diese Menschen sich fast ausschließlich von Mais ernährten. Heute ist die Krankheit seltener geworden. Die typischen körperlichen Symptome der Pellagra sind: übermäßig gebräunte Hautveränderungen; tiefrote, rissige Zunge; Verdauungsstörungen; Lähmungen; psychische Symptome wie Depressionen, Delirien bis hin zur Demenz (Schwachsinn).
Nachdem die Ursache der Pellagra bekannt war, konnten durch Zufuhr des fehlenden Vitamins sowohl die körperlichen als auch die psychischen Erscheinungen dieser Krankheit geheilt werden.
Anfang der sechziger Jahre wiesen die beiden Ärzte Osmond und Hoffer darauf hin, daß die psychischen Veränderungen bei Pellagra große Ähnlichkeit haben mit Symptomen der sogenannten Schizophrenie.

Daraus schlossen sie, daß auch die »Schizophrenie« eine Art Vitaminmangelkrankheit sein könnte, und behandelten »schizophrene« Patienten mit hohen Dosen von Vitamin PP (Nicotinamid), Vitamin B6 (Pyridoxin) und Vitamin C (Ascorbinsäure), später auch mit Vitamin E (die sogenannte Megavitamintherapie). Die Therapieerfolge waren jedoch nicht gänzlich überzeugend, und ihre Forschungsergebnisse blieben umstritten oder wurden einfach ignoriert: nicht zuletzt deshalb, weil etwa zur selben Zeit die bei Psychiatern beliebteren Neuroleptika auf den Markt drängten.
Und tatsächlich spricht vieles dagegen, die »Schizophrenie« allein mit einem relativen Vitaminmangel zu erklären. Dennoch wurde eines klar: Vitaminmangel verursacht nicht nur körperliche, sondern zuweilen auch schwerste seelische Störungen (bei chronischem Alkoholismus entsteht beispielsweise auch eine schwere psychische Krankheit: durch den langfristigen Mangel an Vitamin B1 wird das »Korsakow-Syndrom« erzeugt, das durch Halluzinationen und starke Einengung des Denkens gekennzeichnet ist).
Der Begriff »Orthomolekulare Psychiatrie« geht auf den angesehenen, zweifachen Nobelpreisträger Linus Pauling zurück.
Hierzu die Psychiatrie-Professorin M. Starr-Shriftman (New York):

> »Laut Pauling ist die Definition von orthomolekular: die richtigen Moleküle der normal im Körper vorhandenen Substanzen in den richtigen Mengen, und weiterhin: Erst die optimale Konzentration dieser Substanzen schafft die Voraussetzungen für organische Stabilität, die Homöostase des Körpers. Daraus läßt sich ableiten, daß Orthomolekulare Psychiatrie geistige Gesundheit erreichen und erhalten will, indem sie optimale molekulare Voraussetzungen für die Funktionen von Geist und Verstand schafft, insbesondere durch die optimale Konzentration der normal im Körper vorhandenen Substanzen, wie z. B. Vitamine (. . .).«[1a]

In den siebziger Jahren entdeckte der Arzt Carl C. Pfeiffer, daß etwa jeder dritte »schizophrene« Patient die Substanz Kryptopyrrol im Urin ausscheidet. Dieser Stoff besteht aus einem Abbauprodukt des roten Blutfarbstoffs, aus Vitamin B6 und Zink. Pfeiffer und seine Mitarbeiter behaupteten nun, daß die Bildung des roten Blutfarbstoffs bei einem Teil der »schizophrenen« Patienten gestört sei, was indirekt zu einem Mangel an Vitamin B6 und Zink führe. »Durch individuell ermittelte hohe tägliche Gaben von beiden Stoffen kann der Patient wieder ›normal‹ werden«, schreibt A. Calatin, »(. . .) in der deutschen Medizin ist dieses Faktum offenbar noch unbekannt.«[1] Pfeiffer und seine Mitarbeiter nannten insgesamt fünf Stoffwechselabweichungen, bei denen sie Zusammenhänge mit psychischen Symptomen beschrieben:

- *Histapenie* (zu niedriger Histaminspiegel im Blut): im Zusammenhang mit Paranoia, Halluzinationen, Wahrnehmungsstörungen;
- *Histadelie* (zu hoher Histaminspiegel im Blut): im Zusammenhang mit Depression, Selbsttötungswünschen und -gedanken, Gedankenleere, abnormen Befürchtungen, Schlaflosigkeit;
- *Pyrrolurie* (im Urin wird Kryptopyrrol ausgeschieden): im Zusammenhang mit Wahrnehmungsstörungen, schwerer Depression, neurologischen Symptomen, fehlender Traumerinnerung, Impotenz, wächserner Blässe;
- *Hypoglykämie* (der Blutzuckerspiegel ist infolge zu hoher Insulinausschüttung aus der Bauchspeicheldrüse zu niedrig): im Zusammenhang mit Wahrnehmungsstörungen, leichter Ermüdbarkeit, Schwindelgefühl, schlechtem Gedächtnis;
- *Zerebrale Allergie* (allergische Störung der Gehirnfunktionen, durch Nahrungsmittel und/oder Chemikalien ausgelöst): im Zusammenhang mit starken täglichen Stimmungsschwankungen, Wahrnehmungsstörungen, Suchtverhalten.

Das Therapieprinzip der Orthomolekularen Psychiatrie besteht in der Zufuhr von orthomolekularen Substanzen, das sind Stoffe, die im Laufe der Evolution entstanden sind und natürlicherweise im Menschen vorkommen (beispielsweise Vitamine und Spurenelemente wie Zink, Magnesium etc.). Durch die Behebung eines Stoffmangels sollen psychische Beschwerden abgemildert oder behoben werden. In letzter Zeit untersucht die Orthomolekulare Psychiatrie darüber hinaus die gesundheitlichen Auswirkungen giftiger Metalle wie Blei, Cadmium, Quecksilber, Kupfer, Aluminium, die aufgrund der fortschreitenden Umweltverschmutzung unsere Nahrung und damit auch den menschlichen Organismus in immer höherem Maß durchdringen.

Die Orthomolekulare Psychiatrie kritisch einzuschätzen, fällt schwer, da positive therapeutische Erfahrungen in größerem Umfang fehlen. Ähnlich wie die Schulpsychiatrie betrachtet die Orthomolekulare Psychiatrie psychische Störungen sehr einseitig als Stoffwechselprobleme. Dennoch sollten einige Konsequenzen aus den Erkenntnissen und Hypothesen der Orthomolekularen Psychiatrie gezogen werden. Einfache Laboruntersuchungen wären mit geringem Aufwand durchführbar und könnten brauchbare Hinweise geben. *Allein die Aussicht auf unschädliche Behandlungsmethoden (im Sinne einer Zuführung von Stoffen, die dem Körper fehlen) verpflichtet dazu, den Ansatz der Orthomolekularen Medizin ernstzunehmen.*

Vitamine – unentbehrlich für die Psyche?

Aus dem vorangegangenen Kapitel geht hervor, daß Vitamine lebensnotwendige (organische) Stoffe sind, die der menschliche Organismus nicht selbst bilden kann, und die – zum Beispiel durch die Nahrung – zugeführt werden müssen.
Trotz ausreichender Ernährung kann es aber – sogar in den reichen Industrieländern – zu *relativen* Vitaminmangelzuständen kommen: weil die Vitaminresorption im Magen-Darm-Bereich vermindert ist (etwa durch Resorptionsstörungen oder falsche Ernährung) oder weil – vorübergehend – ein erhöhter Vitaminbedarf besteht: bei Heranwachsenden, bei Schwangeren, bei starken Nikotin- und/oder Alkoholkonsumenten, bei Magen-Darm-Operierten bei chronisch Leberkranken, bei Dauereinnahme von Medikamenten mit Antivitamineigenschaften (z. B. einige Antibiotika), und bei alten Menschen.
Dabei entsteht selten eine voll ausgebildete, körperlich sichtbare Vitaminmangelkrankheit, während sich leichte bis schwere psychische Störungen durchaus entwickeln können: intellektuelle Leistungsminderungen, Erregungs- und Verwirrtheitszustände, Halluzinationen, Depressionen, Paranoia, Demenz usw.
Zahlreiche Erfahrungen zeigen, daß hohe Dosen von B-Vitaminen (vor allem B1, B6, Niacin, B12), eventuell kombiniert mit Vitamin C oder E, bei Menschen mit rezidivierenden psychischen Krisen (»Psychosen«) und/oder mit depressiven Beschwerden zu einer deutlichen Besserung des seelischen Befindens und zu größerer innerer Stabilität beitragen können. Der Erfolg scheint nachhaltiger, wenn Vitamine als Injektionen gegeben werden (B1/B6/B12-Kombinationen etwa in: Neurobion- oder Neurotratampullen; oder alle ›gängigen‹ 7 bis 8 B-Vitamine etwa in: BVK-Roche- oder Polybionampullen). Allerdings enthalten fast alle im Handel befindlichen Vitaminampullen Konservierungs- und andere Zusatzstoffe; *und:* Unverträglichkeitsreaktionen (z. B. auf B1) sind zwar sehr seltene, aber dann sehr ernsthafte Komplikationen (!), deshalb kann es ratsam sein, eine entsprechende Allergie-Testung voranzustellen. Vitamininjektionen sind nicht als Dauerbehandlung gedacht, da auch ein Zuviel an Vitaminen Krankheiten auslösen kann (also vorsichtshalber nach 6–10 Injektionen – innerhalb von 2–3 Wochen – pausieren, dann, entsprechend den Beschwerden, eventuell erneut Injektionen geben).
Die Übersicht (S. 290/91) zeigt nicht alle Vitaminmangelkrankheiten, sie konzentriert sich auf neurologische und psychische Störungen.

Klinische Ökologie

Die Klinische Ökologie hat es sich zur Aufgabe gemacht, allergisch verursachte Erkrankungen des Gesamtorganismus zu untersuchen. Der Mensch kann anscheinend auf alle Substanzen – insbesondere auf Umweltstoffe und Nahrungsmittel – allergisch (d. h. ›verändert‹) reagieren und entwickelt dann beispielsweise Hautausschlag, Juckreiz, Heuschnupfen, Bindehautentzündung, Muskel- und Gelenkschmerzen, Durchfall, Brechreiz, Asthma usw.

Die Schulmedizin konzentriert sich nur auf die körperlich sichtbare Allergie (und macht entsprechende Hauttestungen). Aber: Der Mensch reagiert auf unverträgliche Stoffe nicht nur mit körperlichen Veränderungen (z. B. mit Hautausschlag), sondern – logischerweise – auch mit psychisch-geistigen Veränderungen (von Konzentrationsstörungen bis zur Paranoia). Die Klinische Ökologie beschäftigt sich vor allem mit allergischen Reaktionen auf Nahrungsmittel (die sich aus Tausenden von natürlichen und synthetischen Stoffen zusammensetzen). Es gibt gewichtige Hinweise, daß ernährungsbedingte Störungen zu den häufigsten Krankheiten überhaupt gehören.

> »Das Besondere an Allergien und Unverträglichkeiten im Gegensatz zu den klassischen Krankheiten ist die große Vielfalt der Symptome, die allergisch verursacht sein können. Während Schulmediziner oft dazu neigen, Patienten mit vielfältigen psychischen und somatischen (körperlichen) Beschwerden als ›Hypochonder‹ abzutun oder an Psychotherapeuten zu überweisen, die selten nach biologischen Ursachen suchen, gilt in der klinischen Ökologie als Regel: Je vielfältiger die Symptome, um so wahrscheinlicher Allergie als Ursache.« (Kapuste)[2]

Von den psychischen Beschwerden, die aus der Sicht der Klinischen Ökologie ernährungs- oder umweltbedingt sein können, treten besonders häufig auf: Müdigkeit, Kopfschmerzen, stark wechselndes Befinden, Überaktivität, Depressionen, Benommenheit, Denk- und Konzentrations-Störungen, Angstanfälle, Wahnvorstellungen und Bewußtseinsveränderungen – also durchaus Symptome, die nicht selten zu einer psychiatrischen Diagnose Anlaß geben, wie etwa der meist als schicksalhaft und unerklärlich geltenden »endogenen« Depression).

> »Diese Vielfalt ist weitgehend erklärbar als die klinische Folge der Allergie, dem Austritt von Gewebsflüssigkeit und Histamin in den verschiedenen Körperregionen, einschließlich der verschiedenen Teile des Zentralnervensystems.« (Kapuste)[3]

Übersicht: **Vitaminmangel**

Vitamin	Besonders wichtig für	Neurologische und psychische Symtome bei Vitamin-Mangel (andere wichtige Symptome stehen in Klammern)	Besonders ergiebige Vitaminquellen
Vitamin A (= Retinol)	Augen (Sehpurpur), Haut, Zellmembran	Lichtscheu, *Nachtblindheit,* Sehminderung (bis Blindheit), Müdigkeit (*Außerdem:* Durchfall, Epithelschäden an Haut und Schleimhäuten, Haarausfall)	Grünes und gelbe Gemüse, Milch, Margarine, Butter, (Leber*)
Vitamin E (= Tocopherol)	Bindegewebe, Muskulatur, Haut	*Nervendegeneration,* Nervenschmerzen, Muskelabbau (*Außerdem:* Degeneration am Bindegewebe und an der Leber, Beeinträchtigung der Fruchtbarkeit) Starke Mangelerscheinungen sind relativ selten.	Pflanzliche Öle und Fette, Erbsen, Grünkohl
Vitamin B_1 (= Thiamin)	Gehirn, periphere Nerven (Nervenerregung), Kohlehydrat-Stoffwechsel	*Beriberi-Krankheit* (Beriberi: singhales. = große Schwäche): Hirn- und Hirnhautveränderungen, Schädigungen an Nerven und Muskulatur, Lähmungen, Schläfrigkeit Verwirrtheit. Paranoia, optische, akustische und andere Halluzinationen: »Schizophrenie«-ähnliche Zustände (!), Delirium (*Außerdem:* Pleuraerguß, Herzkrankheiten, Kehlkopfödem)	Vollkornbrot, Kartoffeln, Hülsenfrüchte, (Schweine- und Geflügelfleisch, Leber*)
Vitamin B_2 (= Riboflavin)	Nerven, Augen, Haut, Proteinstoffwechsel	Augensymtome (Lichtscheu, Sehminderung), *Neurovegetative Störungen*, Schädigungen der peripheren Nerven, Allgemeinschwäche (*Außerdem:* Erythem der Haut, Schäden an Schleimhaut, Lippen und Nägeln)	Vollkornbrot, Milch, Käse, (Schweine-, Rind-, Geflügelfleisch, Leber*)
Vitamin B_6 (= Pyridoxin)	Gehirn, periphere Nerven, Haut, Blutbildung, Stoffwechsel	*Nervenentzündungen* (v.a. mit brennenden Schmerzen an den Füßen), Schwindel, Appetitmangel, Muskelkrämpfe, Schlafstörungen, *Gesteigerte Erregbarkeit,* Erschöpfung, Depressionen, Schreckhaftigkeit und Krampfanfälle (v.a. bei Säuglingen und Kleinkindern) (*Außerdem:* Juckendes Erythem der Haut, Pigmentstörungen, Entzündung von Zunge und Rachen (ähnlich wie bei Vitamin-B_2-Mangel), Anämie	Vollkornbrot, Weizenkeime, Sojabohnen, Kartoffeln, (Geflügel-, Rind, Kalb-, Schweinefleisch, Fisch*)

Vitamin B_{12} (= Cobolamin)	Blutbildung, Nerven, DNS-Synthese, Stoffwechsel	*Funikuläre Spinalerkrankung* (= Nerven- und Rückenmarks-Abbau): *Paraesthesien* (= »Kribbelgefühl« u. ä.) an Händen und Füßen, Muskelschwäche bis Lähmungen, Bewegungsunsicherheit (sog. Ataxie); und: Erschöpfung, *Depressionen,* Störung der Merkfähigkeit, Schwindel, Ohrensausen, Ohnmachtsneigung (Außerdem: Anämie, sog. perniziöse Anämie, Zungenbrennen, Herzbeschwerden usw.)	Eier, Milch, Quark (Leber, Rindfleisch, Fisch*)
Vitamin H (= Biotin)	Stoffwechsel (z.B. Fett-Stoffwechsel), Wachstumsfaktor	Müdigkeit, Übelkeit, Muskelschmerzen, *Paraesthesien* (an Händen und Füßen), *Depressionen* (*Außerdem:* Dermatitis, trockene Haut, Zungenatrophie, Anämie, hoher Cholesterinspiegel, Haarausfall) Starke Mangelerscheinungen sind relativ selten.	Milch, Sojabohnen (Innereien z. B. Leber*)
Folsäure (= Vitamin B_{10})	Blutbildung, DNS-Synthese	Müdigkeit, *Allgemeinschwäche,* Konzentrationsstörungen (*Außerdem:* Schleimhautentzündungen, Psoriasis-ähnliche Hautveränderungen, Störungen der Knochenbildung, Anämie (enger Zusammenhang mit Vitamin B_{12}))	Vollkornbrot, Weizenkeime, Sojabohnen, Kartoffeln, Kohlgemüse, (Leber*)
Niazin (= Vitamin PP, = Nikotinsäureamid)	Stoffwechsel (v.a. Stoffwechsel der B-Vitamine)	*Pellagra-Krankheit:* Nervenentzündungen, Lähmungen, Hirnveränderungen, Schlafstörungen, Kopfschmerzen, Koordinationsstörungen. Hochgradige Verwirrungs- und Erregungszustände, schwere Depressionen, Paranoia, Delirium: *»psychose«-ähnliche Zustände!* (*Außerdem:* Erytheme der Haut, Entzündung von Zunge und Schlund, Anämie, Hormonstörungen)	Vollkornbrot, Erbsen, (Rind-, Schweine-, Geflügelfleisch, Lachs*)
Pantothensäure (= Vitamin B_3)	Entgiftungsvorgänge der Leber, Fettstoffwechsel	Muskelschwäche, *Paraesthesien,* Appetitmangel (*Außerdem:* Verstopfung, Fettleber, Infektanfälligkeit) Starke Mangelerscheinungen sind relativ selten.	Vollkornbrot, Milch, Broccoli, Blumenkohl, Wassermelone, (Leber, Kalb-, Rindfleisch, Truthahn*).
Vitamin C (Ascorbinsäure)	Bindegewebe, Abwehrkräfte, Schutzstoff für Blutgefäße	*Skorbut-Krankheit:* Muskelschwäche, Appetitmangel, *Depressionen* usw. (*Außerdem:* Haut- und Zahnfleischblutungen, rauhe Haut, rissige Mundwinkel, Infektenanfälligkeit)	Kartoffeln, Paprika, Blumenkohl, Tomaten, Broccoli, Zitrusfrüchte, Erdbeeren, schwarze Johannisbeeren

* Zur Vitaminzufuhr empfehle ich nicht-fleischliche Lebensmittel. (J.Z.)

Ein weiteres Kennzeichen der ernährungsbedingten Allergien neben der Symptomvielfalt ist ihr chronischer Verlauf. Oft haben Betroffene eine jahrelange Behandlungsgeschichte hinter sich; sie haben meist mehrere Anläufe unternommen, von der Schulmedizin Linderung ihrer Beschwerden zu erhalten, und sind in der Regel zu chronischen Medikamentenkonsumenten geworden, was für die Pharmafirmen natürlich ein sehr lukratives Geschäft ist.
Wie kommt es aber, daß Nahrungsmittel oder Umweltstoffe nicht schon lange von der Medizin als krankheitsverursachend erkannt worden sind? Die Erkennung ist nicht einfach und verlangt eine geduldige, langdauernde Auseinandersetzung mit dem betroffenen Menschen; dies liegt in drei Phänomenen begründet, deren Zusammenspiel die Klinische Ökologie im Laufe der Zeit entdeckt hat:

- *Das allgemeine Adaptationssyndrom*

Nach Selye (1936) verläuft die Auseinandersetzung des Organismus mit belastenden Umweltreizen (also z. B. mit allergieauslösenden Stoffen) in drei Stadien, von denen die ersten beiden, die »akute Alarmreaktion« und das Stadium der »Adaptation« (Anpassung), etwa vom Alkohol- oder Nikotingenuß her bekannt sind. Wird der Organismus nun durch diese Auseinandersetzung auf Dauer überfordert, so gerät er ins Stadium der »Erschöpfung« (Fehlanpassung). Damit sind die Abwehrkräfte von Körper und Seele erschöpft – Symptome stellen sich ein. Das gewohnte Konsummittel (beispielsweise Alkohol) aber nun als Krankheitsverursacher zu erkennen, liegt fern, da ja das Stadium der Anpassung manchmal schon jahrelang problemlos verlaufen ist.

- *Die allgemeine Abwehrkraft*

Häufig findet der Übergang vom ›Stadium der Anpassung‹ ins ›Stadium der Erschöpfung‹ dann statt, wenn ein besonderer Streß (etwa psychischer Natur) die allgemeine Abwehrkraft des Organismus entscheidend schwächt. Selye, der den Begriff »Streß« in die Wissenschaft einführte, stellte fest, daß in diesem Moment – auf physiologischer Ebene – die Nebenniere zu versagen beginnt (die Nebenniere setzt im Stadium der Alarmreaktion besonders viele stimulierende Hormone frei).

- *Maskierung von Allergien*

Rinkel (1944) machte an sich selbst die Entdeckung, daß er im ›Stadium der Alarmreaktion‹ (er war allergisch gegen Hühnereier) angenehm stimuliert, gut gestimmt und leistungsfähig war. Läßt die Wirkung des Allergens nach, treten dann aber unangenehme Symptome wie Müdigkeit, Kopf- oder Gliederschmerzen auf (bei Rinkel ein chronischer Schnupfen). Diese »Entzugssymptome« lassen sich nun durch erneute Zufuhr des Allergens wieder in den angenehmen

Zustand der Stimulierung verwandeln. Der klinische Ökologe Randolph hat dies anschaulich mit Suchtverhalten verglichen. Da die Alarmreaktion auf ein eigentlich krankmachendes Agens zuerst mit physiologisch angenehmen Begleiterscheinungen (vermittelt durch die Ausschüttung von Nebennierenrinden-Hormonen) einhergeht, wird bei Auftreten von »Erschöpfungs«-Symptomen das Allergen gesucht und eingenommen. Auf Dauer verschiebt sich die Resistenz und Reaktionsfähigkeit des Organismus immer mehr in Richtung Erschöpfung, so daß die subjektiv angenehme Stimulation immer mehr den hartnäckigen chronischen Symptomen weicht.
Wer nun im Zusammenhang mit seiner täglichen Nahrungsaufnahme oder sonstigen Lebensgewohnheiten ein auffällig wechselhaftes Befinden erfährt, oder an bisher unerklärlichen psychischen und/oder körperlichen Störungen leidet, der sollte – auch – an »Allergie« denken und könnte sich dem unten beschriebenen Test unterziehen.

Demaskierung einer Lebensmittelallergie

Die Klinische Ökologie bietet nun einen denkbar einfachen Weg zur Erkennung einer Lebensmittelallergie an: Dem »süchtig« und allergisch gewordenen Patienten wird der verdächtige Stoff entzogen. Das (oben beschriebene) Entzugssyndrom verschwindet nach einigen Tagen, und der Organismus erreicht wieder seinen ursprünglichen, »un«-angepaßten Zustand. Nimmt man nun das Mittel wieder ein, so tritt eine akute Unverträglichkeitsreaktion auf (in manchen Fällen verbunden mit heftigen Schmerzen, schweren Depressionen, Angstzuständen, Kreislaufstörungen), da das Allergen den Körper praktisch unvorbereitet trifft. Von diesem Zeitpunkt an erreicht man Symptomfreiheit, indem man den allergiesierenden Stoff vermeidet. Häufig bestehen jedoch noch andere Beschwerden, die auf eine weitere Allergie hinweisen. Die sicherste Methode der Demaskierung jeglicher Nahrungsmittelallergie liegt daher in einem fünftägigen strikten Fasten, nur Quell- bzw. Mineralwasser ist erlaubt. In diesen Tagen verschlimmern sich meistens die bereits bekannten Symptome (Entzugssyndrom). Am vierten oder fünften Tag jedoch stellt sich ein allgemeines Wohlbefinden ein. Auf dieser Grundlage lassen sich nun alle Nahrungsstoffe auf ihre allergisierende und krankmachende Wirkung hin testen.
Während dieser Probezeit nimmt der Patient – immer im Abstand von einigen Tagen – alle Nahrungsmittel *nach und nach* zu sich und beobachtet seine Reaktionen und sein Befinden in dieser Zeit sehr genau.

> »Wichtig beim Testen und bei der Behandlung von Allergien ist die Beachtung der biologischen Verwandtschaft der Nahrungsmittel, also

> aller Pflanzen und Tiere, die dazugehören, nach ihren Familien. Das liegt daran, daß Allergien gegen ein Mitglied einer Pflanzen-, Fisch- oder Fleischfamilie sich auch auf andere ausdehnen, z. B. die Allergie gegen Zucker auf Spinat (Gänsefußgewächse)... die Allergie gegen Forellen auf Lachs (Salmonida).«[4]

Alle Lebensmittel, auf die sich Unverträglichkeitsreaktionen zeigten, bleiben zunächst vom Tisch. Nach einigen Monaten der Enthaltsamkeit können auch die »unverträglichen« Nahrungsmittel wieder eingenommen werden, jedoch nicht häufiger als alle fünf Tage. Bei Einhaltung dieser sogenannten *Rotationsdiät* (Lebensmittel werden einem bestimmten Turnus gemäß abgewechselt) entwickelt sich aufgrund der jeweils viertägigen Karenz keine neuerliche Allergie.

Eine solch grundsätzliche Nahrungsumstellung könnte eine Anregung sein, noch einen ›gesunden‹ Schritt weiterzugehen: Wer bisher Fleisch, Wurst, Fisch gegessen hat (also getötete Tiere) könnte sich – aus ernährungsbewußten und ethischen Gründen dem Vegetarismus zuwenden.

Randolph hat in seinem grundlegenden Buch: »Allergien: Folgen von Umweltbelastung und Ernährung« alle bei Umweltallergien beobachteten Symptome in einem einleuchtend logischen System zusammengefaßt:

> »Es zeigt, daß die anfänglichen leichteren, mehr lokalen Beschwerden, wie Ekzeme, Verdauungsstörungen, Kopfweh, Muskelschmerzen, Gelenkschmerzen, im Laufe der Zeit, wenn die auslösende Ursache fortbesteht, von schweren, zunehmend psychischen Symptomen abgelöst werden, bis zu Manien und Depressionen, Halluzinationen, Angst- und Aggressionsausbrüchen, Gedächtnisverlust, totalem Stupor (schwere Körperstarre).«[5]

Die Theorien der Klinischen Ökologie sind durch einfache Tests belegbar und schon an einigen 10000 Menschen erprobt. Warum aber werden ihre Erkenntnisse in der modernen Medizin so wenig berücksichtigt? Hierfür gibt es eine plausible Erklärung:

> »Zufällig ergab es sich, daß diese Beobachtungen der nachweisbar kausalen Rolle von Nahrungsmitteln und in der Umwelt vorkommenden Chemikalien bei Depressionen und verwandten geistigen Erkrankungen erstmals 1950 gemacht wurden, im gleichen Jahr, in dem den Ärzten Psychopharmaka an die Hand gegeben wurden. Da diese für die Massenanwendung bestimmten Mittel von ihren Herstellern kräftig gefördert wurden, hat man die sehr stark auf den einzelnen abgestimmten Metho-

den der Klinischen Ökologie lange Jahre keiner ernsthaften Erprobung unterzogen. Dies geschah erst, als die Neben- und Folgewirkungen der Psychopharmaka deutlicher in Erscheinung traten.« (Randolph)[6]

Eine faszinierende Perspektive: Krankheiten nicht durch die Zuführung bestimmter Stoffe (Medikamente), sondern durch das Weglassen von Stoffen aus der Nahrung oder der Umwelt zu heilen. Daß sich für dieses Prinzip in unserer kapitalistisch organisierten Wirtschaft schwerlich eine Lobby findet, ist offensichtlich:

»Blütenstaub und Staub [als allergieauslösende Stoffe] sind jedoch politisch harmlos; man kann sie kritisieren soviel man will, und fast niemand hat etwas dagegen einzuwenden. Nahrungsmittel indessen, vor allem die Grundnahrungsmittel, bilden die Basis mächtiger, miteinander verflochtener Interessen. Wer Mais, Weizen, Milch, Eier, Rüben- und Rohrzukker als Krankheitsursachen bezeichnet, wenn auch bei einer Bevölkerungsminderheit, wird sich nicht viele Freunde unter denen machen, die solche Nahrungsmittel herstellen und vertreiben.« (Randolph)[7]

Seit einigen Jahren scheint sich nun die Schulmedizin für die Ansätze der Klinischen Ökologie zu öffnen. In der Kinderheilkunde und Dermatologie werden zunehmend auch alltägliche Nahrungsmittel als Auslöser von Allergien vermutet; allerdings bleibt der Blick weitgehend auf die klassischen Allergieformen Asthma, Heuschnupfen und Hauterkrankungen beschränkt.
Das naturwissenschaftlich orientierte Konzept der Klinischen Ökologen wirkt durchaus überzeugend und scheint bei manchen bisher »unheilbaren« Krankheiten (Rheuma, Migräne, Depressionen) eine merkliche Besserung bieten zu können. Freilich vermag sie bislang keine Antwort auf die Frage zu liefern, warum einige Menschen auf bestimmte Stoffe der Umwelt allergisch reagieren, andere Menschen aber weniger oder gar nicht. Eine große Rolle dürfte die Tatsache spielen, daß in diesem Jahrhundert die Belastung des menschlichen Organismus durch Umweltstoffe rasant angestiegen ist. Der Mensch muß sich mit Zehntausenden von chemisch neuartigen, künstlich synthetisierten Substanzen auseinandersetzen, auf die ihn die Evolution nicht vorbereitet hat.
Umweltverschmutzung im weitesten Sinne wird durch die Klinische Ökologie als krank-machend »demaskiert«. Indirekt geht sie damit ein gesellschaftlich verursachtes Problem an, dessen körperlich-seelische Auswirkungen auf unzählige Menschen enorm groß sind. Es bleibt zu fordern, daß die Erkenntnisse der Klinischen Ökologie in der Schulmedizin und Psychiatrie berücksichtigt werden, und daß man praktische

Möglichkeiten schafft, Umwelt- oder Nahrungsmittelallergien zu diagnostizieren und zu behandeln.

Vegetarismus und Heilfasten bei psychischen Beschwerden

Es ist allgemein bekannt, daß eine vollwertige, ausgewogene Ernährung Voraussetzung für körperliches und seelisches Wohlbefinden ist. In den Ländern der Dritten Welt fehlt es oft an Grundnahrungsmitteln, und durch Hunger entstehen dort zahlreiche Mangelkrankheiten. Anders ist es in den (westlichen) Industrieländern. Hier sind zwar genügend Nahrungsmittel vorhanden, jedoch ist die Ernährung alles andere als gesund: Es wird zuviel und zu fett gegessen (mit zu wenig Ballaststoffen, die für eine geregelte Verdauung wichtig sind), zu viel tierisches Protein zugeführt und zu viel konservierte Nahrung (»instant food«) verzehrt. Die erhältlichen Lebensmittel sind meist mit Pflanzenschutz- oder Insekten- und Unkrautvernichtungsmitteln chemisch »verseucht« und mit Antibiotika und Hormonen versetzt. Viele Menschen wissen dies und haben ihre Essensgewohnheiten entsprechend umgestellt, z. B. auf eine vegetarische Kost (aus biologisch angebauten Produkten).

Zahlreiche körperliche Krankheiten werden mit einer Diät erfolgreich behandelt, bestimmte Erkrankungen der Leber, des Herzens und der Haut, aber auch einige neurologische Krankheiten (multiple Sklerose, Migräne etc.). Ausgehend von dem Grundsatz, daß körperliche und seelische Beschwerden eng zusammenhängen, hat die Naturheilkunde immer wieder besondere Formen der Diät für unterschiedliche psychische Beschwerden entwickelt. Da die »Erfolge« individuell sehr verschieden sind, wollen wir nun auf einige grundsätzliche Gesichtspunkte eingehen.

Mit einer Umstellung der bisherigen Ernährungsgewohnheiten auf eine bestimmte Diät lassen sich vor allem depressive Beschwerden lindern. Günstig ist eine »durchtreibende Diät«, mit rohem oder gekochtem Obst, Gurken, Rüben, leicht verdaulichen Gemüsegerichten, Salaten, frischen Obstsäften, Früchtetee, Dickmilch, Yoghurt. Während einer Diätkur über beispielsweise zwei bis drei Wochen sollte für täglichen Stuhlgang gesorgt werden (mit Hilfe von Weizenkleie o. ä.); nach Ende der Diätkur ist eine tägliche Stuhlentleerung nicht mehr unbedingt erforderlich.

Für die psychische Stabilisierung ist es günstig, grundsätzlich auf den Verbrauch von Fleisch, Wurst und Fisch zu verzichten (also keine Tiere zu töten und zu essen). Fleisch ist für eine vollwertige Ernährung beim Menschen nicht erforderlich (und überdies verzehrt man – bekanntermaßen – mit einem Steak oder einem Lammbraten gleichzeitig eine breite Palette an Hormonen und unterschiedliche Antibiotika). Bei der sogenannten lacto-vegetarischen Ernährung sind außer der pflanzlichen Kost auch tierische Produkte gestattet (also Milch, Käse, eventuell Eier); auch beim Lacto-Vegetarismus bleibt das Prinzip, keine getöteten Tiere zu essen.
Jeder Tieresser frage sich, ob er weiterhin Fleisch oder Wurst essen würde, wenn er das Töten nicht dem Schlächter überließe, sondern selbst handeln müßte, ein Lamm erstechen oder eine Forelle erschlagen. Erwiesenermaßen produziert ein Tier, bevor es getötet wird – aus Angst – vielerlei ›Streßhormone‹ (z. B. Adrenalin) in höchsten Konzentrationen, die sich in Organen und Muskulatur nachweisen lassen. Beim Verzehr von Tierfleisch werden auch diese Streßhormone einverleibt und können im menschlichen Körper erhebliche neurovegetative Störungen bewirken. Oder klarer gesagt: Wer Fleisch verzehrt, ißt die Todesangst des Tieres mit. Daß dies nicht gesund sein kann, leuchtet wohl ein.
Anscheinend kannte schon Paracelus – vor rund 500 Jahren – diesen Zusammenhang:

> »Das viele Essen und besonders das Fleischessen unterdrücken die Vernunft, machen untüchtig zu scharfem Nachdenken und erzeugen träge Gemüter, die zu jeder Dummheit und Torheit fähig sind.«

Statistiken zeigen, daß Vegetarier – verglichen mit den Durchschnittsbürgern – weniger oft krank werden und seltener chronische Leiden haben. Vegetarismus ist keine neue Erfindung, sondern hat in anderen Kulturen eine lange Tradition, beispielsweise bei den viel-hundert Millionen Anhängern des Hinduismus. Nicht unbedingt aus Religiosität, sondern aus vielerlei anderen Gründen nimmt die Zahl derer, die sich vegetarisch ernähren, in Europa und Nordamerika seit Jahren beständig zu.

Nicht nur die Zufuhr ›richtiger‹ Nahrung ist gesund, auch der Verzicht auf Nahrung, Fasten, kann heilend wirken. In früherer Zeit wurde oft gefastet: zum einen gezwungenermaßen – wenn nämlich im Winter oder in Hungers- und Kriegszeiten die Nahrungsmittel knapp wurden; zum anderen aber auch bewußt und freiwillig. Vor solchen Festen wie Ostern hatte das die Bedeutung, sich von der materiellen Welt abzuwenden und für religiöse Erfahrungen zu öffnen. Besonders eindrucksvolle Ergebnisse lassen sich mit »Heilfasten« erzielen. Wenn wir im folgenden von Heilfasten reden, meinen wir damit nicht unbedingt ein Fasten, das eine Gewichtsabnahme zum Ziel hat. Auf das Nervensystem wirkt Heilfasten beruhigend und entspannend. Durch die Entlastung von Nahrungsaufnahme und »Verdauungsarbeit« (hierfür wendet der Körper ein Drittel der zugeführten Energie auf) scheint sich nach mehreren Tagen des Fastens ein Zustand erhöhter Konzentrationsfähigkeit, geistiger und gefühlsmäßiger Sensibilität für Innenleben, Träume und auch äußere Reize einzustellen. Fasten kann dadurch auch Verstimmungen lindern oder beseitigen helfen.

Fasten kann in schweren psychischen Störungen oder Krisen bei manchen eine Milderung der Beschwerden bringen. Interessant ist in diesem Zusammenhang, daß Menschen in einer »Manie« kaum oder gar keine Nahrung zu sich nehmen (und irgendwann »natürlichermaßen« körperlich-seelisch erschöpft sind und sich dadurch etwas beruhigen) und daß Menschen in einer schweren depressiven Krise ebenfalls nur sehr wenig Nahrung aufnehmen. Vielleicht lassen sich diese Verhaltensweisen als Selbstheilungsversuche verstehen – als Versuche, die gestörte Leib-Seele-Einheit wieder in ein Gleichgewicht zu bringen. Bei bedrohlichen Formen der Nahrungsverweigerung solcher Art setzt die Schulpsychiatrie unter Umständen sogar Zwangsernährung als »therapeutische« Maßnahme ein; der heilsame Effekt eines solchen Vorgehens ist mehr als zweifelhaft.

O. Buchinger, ein Arzt, der sich intensiv mit der heilenden Wirkung von Fasten befaßt hat, berichtet, daß für die Durchführung von Heilfasten-Kuren bei »Epileptikern«, »Melancholikern« und »nahrungsverweigernden Schizophrenen« zwar oft die geeigneten Einrichtungen fehlen:

> »Und doch ist das längere Fasten für diese drei zu versuchen. Die Anfälle der Fallsüchtigen werden seltener und leichter, die Depressionen werden oft schon mit einem gründlichen Fasten stark gebessert oder geheilt und die Nahrung verweigernden Schizophrenen scheinen uns ja selbst den Weg ihrer eventuellen Heilung oder Besserung (bei der notwendigen Pflege) zu zeigen, was durch manchen interessanten Bericht bewiesen wird: So berichtet z. B. Kapferer einen Fall, bei dem ein tobender, halluzinierender Kranker mit Wahnideen, den er behandeln durfte, durch eine 30-tägige Fastenkur völlig geheilt wurde.«[8]

Hauptsächlich ist das Heilfasten bei unterschiedlich schweren depressiven Beschwerden zu empfehlen, aber auch bei leichteren Formen solcher psychischen Störungen, die durch »Wahnideen« und »Halluzinationen« charakterisiert sind. Darüber hinaus ist Heilfasten für die allgemeine psychische Stabilisierung äußerst günstig. Hierzu der naturheilkundlich orientierte Arzt Dr. Kukolja:

> »Durch das Heilfasten wird der Körper leicht, mobil und sozusagen ›vergeistert‹. Aber nicht nur das: Für die Seele ist das Heilfasten ein besonderes Erlebnis. Die Seele öffnet sich wie eine Schale in diesem tiefgreifenden Verfahren für die metaphysische Welt. Plötzlich werden Einsichten sichtbar, die bisher verschüttet waren. Das Nebensächliche verschwindet! Das Wesentliche im Leben wird plastisch und sichtbar.«[9]

Die ältesten Fastenregeln finden wir in religiösen Schriften, zum Beispiel in der Bibel. Für das Heilfasten hat die Naturheilkunde genaue Regeln aufgestellt: Sie gliedert die Fastenkur in Vorfasten (z. B. drei Tage), Vollfasten (z. B. ein bis drei Wochen) und Nachfasten (= allmähliche Wiedergewöhnung an die Normalkost). Solche nach strengen Regeln aufgebauten Fastenkuren sollten sinnvollerweise unter der Kontrolle eines entsprechenden Heilkundigen (Heilpraktiker, Arzt etc.) oder in einem Sanatorium durchgeführt werden. (Als Kontraindikationen für das Heilfasten gelten Tuberkulose, schwere Überfunktion der Schilddrüse, hochgradiges Untergewicht infolge auszehrender Krankheiten etc.)
Wer körperlich weitgehend gesund ist, kann jedoch eine einwöchige Fastenkur auch ohne ständige ärztliche Überwachung machen (im Zweifelsfall kann man vor Beginn des Fastens den Hausarzt konsultieren). Für die »selbstverordnete« Fastenkur sind folgende Gesichtspunkte erwähnenswert:

- Man kann durchaus ein bis drei Wochen (und eventuell auch länger) auf jegliche Nahrungszufuhr verzichten; nicht aber auf Flüssigkeit!
- Eine tägliche Flüssigkeitsmenge von anderthalb bis drei Litern ist notwendig, beispielsweise Kräutertee; besonders günstig als Ergänzung sind Hagebutten- und Apfeltee; auf jeden Fall sollte zusätzlich Mineralwasser getrunken werden.
- Folgende Nahrungsmittel dürfen während des Heilfastens genommen werden: Säfte aus Möhren, Sellerie, roten Rüben; grüner Salat (ohne Öl und Essig), Gurken, Gemüsebrühen.
- Auf regelmäßige Stuhlentleerung muß geachtet werden.
- Das Fasten sollte möglichst auf »streßfreie« Tage gelegt werden (an-

genehme berufliche Arbeiten können durchaus – wie bisher – ausgeführt werden).
- Man kann auch zusammen mit einem Partner fasten, um die dabei gemachten körperlichen und seelischen Erfahrungen miteinander auszutauschen.
- Die während des Fastens gesteigerte Sensibilität für Vorgänge im Inneren kann sinnvoll durch autogenes Training, Meditation oder Yoga ergänzt werden.
- Unbedingt zu verzichten ist während der Fastenzeit auf Kaffee, schwarzen Tee, Nikotin, Alkohol.
- Nach dem Fasten sollte die Gewöhnung an die Normalkost langsam und allmählich erfolgen (Rohkostsalate, Kartoffelsuppe etc.).

Als sich übrigens Siddharta (in der Novelle von Hermann Hesse) um die Stelle eines Verwalters bewirbt, wird er gefragt, was er denn gelernt habe, und er antwortete: »Ich kann denken, ich kann warten, ich kann fasten.« Und als er erklärt, wie nützlich all diese Eigenschaften sind, erhält er die Stelle. Fasten – eine wichtige und bewundernswerte Fähigkeit.
Überblicken wir noch einmal das Gesagte, so lassen Orthomolekulare Psychiatrie, Klinische Ökologie und das Heilfasten erkennen, daß es einen Zusammenhang zwischen Ernährung und Psyche gibt. Sie geben damit wichtige Impulse für eine ganzheitlich orientierte Betrachtung des Menschen.

G Psychotherapie: der »sanfte« Ersatz für Psychopharmaka oder ein Weg zur Befreiung?

In den Industriegesellschaften nehmen die psychischen Störungen von Jahr zu Jahr zu – so steht es jedenfalls in den Statistiken. Selbst wer den Statistiken nicht glaubt, wird einräumen, daß seit einigen Jahren immer mehr über psychische Störungen oder psychisch bedingte Krankheiten geredet wird. Für die Bundesrepublik kam die »Psychiatrie-Enquête«, ein Forschungsbericht zur Lage der deutschen Psychiatrie, zu dem Ergebnis, jeder 50ste Deutsche sei psychiatrisch oder psychotherapeutisch behandlungsbedürftig. Manche nennen noch weit höhere Zahlen. Legt man die Angaben der Krankenkassen zugrunde, so scheinen allein in der Bundesrepublik pro Jahr etwa 600000 Menschen erstmals zu einem Psychiater (oder einem ärztlichen Psychotherapeuten) zu gehen. Und über 200000 suchen einen Psychologen zu einer Beratung oder Psychotherapie (über mindestens drei Stunden) auf – und müssen dies aus eigener Tasche bezahlen.[1]

Im Laufe der letzten Jahrzehnte, vor allem in der Zeit nach dem Zweiten Weltkrieg, sind immer mehr Möglichkeiten entwickelt worden, Menschen mit psychischen Störungen zu behandeln. Eine unter vielen Behandlungsmöglichkeiten ist die Psychotherapie. Doch sie spielt eigentlich nur in den mittel- und nordeuropäischen Ländern und in Nordamerika eine große Rolle; im südlichen Europa, in Griechenland und in Italien, hat die Psychotherapie eine sehr viel geringere Bedeutung.

In Griechenland gibt es durchschnittlich pro 100000 Einwohner zwei Psychologen; in der Bundesrepublik kommen auf dieselbe Anzahl Menschen etwa 20–25 Psychologen. Allein in München sind dreimal soviel Psychologen tätig wie in ganz Griechenland. Auch in Italien ist die psychologische und psychotherapeutische Versorgung weit weniger ausgebaut. In ganz Italien gibt es beispielsweise nur zwei Universitäten, an denen Psychologie als Hauptfach studiert werden kann (in Rom und Padua).

In Ländern gar, deren Kultur nicht von einer hochindustrialisierten Wirtschaft bestimmt wird, stellen Psychologie und Psychotherapie nur

eine unbedeutende Randerscheinung dar. In China etwa ist der Beruf des Psychologen, Psychotherapeuten oder Sozialarbeiters offenbar gar nicht bekannt. Ein Wort für »Psychotherapie« existiert nicht.
Nun ließe sich natürlich einwenden, daß Griechenland und Italien eben noch nicht so weit entwickelt seien, daß ihnen ein gutausgebautes Psycho-Versorgungssystem fehle. Jedoch halten wir einen anderen Grund für wahrscheinlicher: die südlichen Länder wie Griechenland oder Italien bieten andere Möglichkeiten, mit psychischen Störungen umzugehen und psychische Konflikte zu überwinden. Der römische Psychologieprofessor Giovanni Jervis unterscheidet die Psychotherapie durch »Spezialisten« (also Psychologen, Psychotherapeuten etc.) von der Psychotherapie durch »Nicht-Spezialisten«. Er nennt nicht-spezialisierte Therapie auch »Psichoterapia della portinaia o del barista«, also eine psychotherapeutische Hilfe und Unterstützung durch Pförtnerinnen, Barkeeper, Kneipenwirte etc.[1a] Psychische Unterstützungen durch sensible Freunde, einfühlsame Bekannte oder einfach Menschen, die zuhören können, Mitgefühl zeigen, wirklich betroffen sind – solche »natürlichen Helfer« sind in den nördlichen Industrie- und Ballungszentren offenbar seltener.
Die Psychotherapie durch Psychiater, Psychologen oder andere Spezialisten ist *eine* unter vielen Methoden zur Behandlung von psychischen Störungen. Wenn die Schulpsychiater die Psychotherapie nicht mehr für ausreichend halten, greifen sie auf andere Methoden zurück, und es gibt viele: Psycho-Beratung, stationäre Psychotherapie, stationäre Unterbringung, Zwangsbehandlung, Psychopharmaka, Psychochirurgie. – Ist die Psychotherapie in ihrer Vorgehensweise vergleichbar mit der Anwendung von Psychopharmaka oder gar vergleichbar mit Zwangsbehandlung und Psychochirurgie? In den Händen von konservativen Psychiatern und Therapeuten wird die Psychotherapie zu einem konservativen Verfahren. Solche »Psycho-Heiler« wollen oft mit allen Mitteln psychische Störungen beseitigen und die bestehende Persönlichkeitsstruktur in Richtung auf eine angeblich erstrebenswerte Normalität verändern – und vergessen dabei das Wohlergehen und die Würde des hilfesuchenden Menschen. Das folgende Beispiel mag dies etwas verdeutlichen:[2]

> Marianne L., 27 Jahre alt, hat vor drei Jahren ihr Medizinstudium abgebrochen und arbeitet jetzt in ihrem neu erlernten Beruf als Krankengymnastin. Sie lebt in einer kleinen Wohngemeinschaft. Oft ist sie extrem traurig, redet dann sehr viel vom Sich-töten-Wollen, ist lustlos, bleibt meist zu Hause. Ihr Freund hat sich seit einigen Wochen fast ganz von ihr

zurückgezogen. Sie macht seit mehr als vier Monaten eine Psychotherapie bei einem Nervenarzt, der gleichzeitig Psychoanalytiker ist; zu ihm geht sie zweimal pro Woche, jeweils für 30 Minuten. Seit acht Wochen ist sie »krankgeschrieben«. Marianne L. verliebt sich in ihren Therapeuten. Eines Tages sagt sie ihm während der Therapiestunde, er solle mit ihr das Wochenende verbringen oder wenigstens mit ihr einen Nachmittag ins Café gehen. Der Therapeut will die Stunde beenden, doch Marianne weigert sich, das Sprechzimmer zu verlassen. Auch heftiges Zureden hilft nichts, der Therapeut packt sie an den Armen, will sie hinauszerren – aber Marianne L. klammert sich am Sessel fest. Zusammen mit der Sprechstundenhilfe versucht der Therapeut, Marianne L. mit dem Sessel hinauszutragen – aber auch das geht nicht, sie schreit wild auf, sobald der Sessel hochgehoben wird. Schließlich gibt ihr der Therapeut gegen ihren Willen eine Beruhigungsspritze; die Sprechstundenhilfe hält ihr währenddessen die Arme fest.
Auch die Injektion bringt dem Therapeuten nichts: Marianne L. weigert sich nach wie vor, das Zimmer zu verlassen und brüllt, wenn man sie hinaustragen will. Schließlich ruft der Psychiater die Polizei und läßt Marianne L. zwangsweise in das nächste Landeskrankenhaus einweisen. Dort verbringt Marianne L. fünfeinhalb Wochen und wird auch dort von einem Therapeuten zweimal pro Woche betreut. Nach ihrer Entlassung geht sie wieder zu ihrem früheren Analytiker. Ihr Verliebtsein hat sich gelegt. Etwa noch ein viertel Jahr führt sie die Therapie fort. Dann wird eine deutliche Besserung ihres Zustandes festgestellt; sie nimmt ihre Arbeit wieder auf, ihr früherer Freund findet wieder Gefallen an ihr. Der Therapeut läßt sie nunmehr nur noch einmal pro Woche kommen, dann übernimmt er sie bis auf weiteres in eine Therapiegruppe.

Ist diese Geschichte, die sich tatsächlich in einer Münchner Psychiater-Praxis zugetragen hat, ein typisches Beispiel für den Verlauf einer Psychotherapie oder nicht? Wir haben diesen Fall ausgewählt, weil wir glauben, daß sich daran einige wichtige Aspekte der Psychotherapie erläutern lassen:

1. Läßt sich hier überhaupt von »Psychotherapie« sprechen, wenn der Therapeut in dieser Situation so handelt? Wir meinen nicht, denn ein wesentliches Kennzeichen der Psychotherapie ist Freiwilligkeit, das Fehlen *jeglichen* Zwangs. Es muß von Anfang an ausgeschlossen werden, daß Zwangsmaßnahmen angewendet werden. Wer eine Therapie in Anspruch nimmt, muß sicher sein, daß er nicht Zwang oder Gewalt zu befürchten hat. Auf den Therapeuten sollte man sich so verlassen können wie auf einen guten Freund. Der Therapeut in unserem Beispiel war kein »Freund«, sondern ein bezahlter »Psycho-Techniker«, der ur-

teilt, verurteilt oder bestraft. Die Athmosphäre, die er verbreitet, erinnert sehr an die ›autoritäre Normalfamilie‹.

2. Auch Mariannes Behandlung in der Nervenklinik läßt sich sicherlich nicht als Psychotherapie bezeichnen. Fast alle westdeutschen psychiatrischen Kliniken sind so beschaffen, daß für die Patienten keine Freiwilligkeit bestehen kann (Überwachung, geschlossene Stationen, direkter oder indirekter Zwang, drohende Entmündigung, zu starke Psychopharmaka). Wer sich dem Therapeuten gegenüber öffnet und sagt, daß es einem schlecht geht, der muß sogar damit rechnen, daß eventuell die Psychopharmakadosis erhöht wird oder der Ausgang gesperrt wird. In einer solchen Atmosphäre kann kein Vertrauensverhältnis entstehen. Psychiatrische Kliniken, die so funktionieren, sind grundsätzlich keine therapeutischen Einrichtungen.

3. Psychotherapie und Macht bzw. Gewalt: Der Therapeut scheut nicht davor zurück, Marianne L. gegen ihren Willen eine Injektion zu geben, die Polizei zu holen und sie in die Nervenklinik bringen zu lassen. Es gibt keine Gründe, jemanden *mit Gewalt* in eine Nervenklinik zu zwingen. Marianne L's. Verhalten war sicherlich entnervend, aber keineswegs gefährlich. An diesem Beispiel wird der Einfluß von rücksichtsloser Schulpsychiatrie auf die Psychotherapie deutlich. Ein Therapeut, der ein Freund, ein freundlicher Therapeut sein will, würde nie so handeln.

4. Als die gesellschaftliche Funktion der jungen Frau wiederhergestellt war (sie wieder arbeits- und beziehungsfähig geworden war und imstande, sich unauffällig zu verhalten etc.), schien der Therapeut mit seiner Arbeit zufrieden, die »Psychotherapie« wurde gelockert, die Patientin als »gesund« eingestuft (Ende der »Krankschreibung«). Als hauptsächliches Kriterium für den Behandlungserfolg gilt in der konventionellen Psychotherapie die Wiedererlangung des früheren Zustandes, das Wiederfunktionieren in einem gesellschaftlich akzeptierten Rahmen. Man hätte sich Marianne L. gegenüber sicher auch anders verhalten können. Man hätte ihre tiefe Traurigkeit und ihr Aufbegehren gegen den Therapeuten ernst nehmen können. Man hätte versuchen können, sich in Marianne L. einzufühlen. Und vielleicht hätte man dann gespürt, welche unerträglichen Umstände zu den auffälligen psychischen Reaktionen geführt haben. Vielleicht hätte Marianne L. dann etwas erkannt, was in ihrem Leben zu ändern wäre, hätte allmählich mehr Selbstverantwortlichkeit und Autonomie gewonnen.

Gibt es eine Definition für Psychotherapie?

Die unterschiedlichen Psychotherapierichtungen haben deutlich divergierende Vorstellungen von dem, was Psychotherapie ist bzw. sein kann. Für konservative Analytiker und Psychiater ist die Psychotherapie »ein geplanter interaktioneller Prozeß zur psychologischen Beeinflussung«[3] und verfolgt als Behandlungsziel vor allem eine Strukturänderung der Persönlichkeit im Sinne einer Anpassung an die vorherrschende Normalität.

Der amerikanische Psychotherapeut Carl Rogers hat dagegen die Vorstellung entwickelt, daß der Patient möglichst wenig aktiv beeinflußt werden soll. Der Patient soll durch »therapeutische Treffen« seine Persönlichkeit »selbst« weiterentwickeln. Psychotherapie heißt für Rogers, eine gewisse Art von Beziehung herzustellen, in der der Patient (den Rogers Klient nennt) in sich die Fähigkeit entdecken soll, sich mit Hilfe dieser Beziehung zu verändern und zu entwickeln. Dadurch soll der Klient zunehmend mehr Selbstverwirklichung, Selbstverantwortlichkeit und Autonomie erreichen.[4]

Auch für G. Jervis ist die zwischenmenschliche Beziehung der entscheidende Punkt innerhalb einer Psychotherapie: »Die Psychotherapie ist jegliche Form von Hilfe und Heilung mit Hilfe der zwischenmenschlichen Beziehung.«[5] Wie bereits erwähnt, unterscheidet Jervis zwischen einer Psychotherapie der Spezialisten und einer Psychotherapie durch Nicht-Spezialisten, also durch beliebige Menschen, die sensibel sind und einfühlsam.

Schließlich wollen wir noch Prof. Szasz zu Wort kommen lassen, der – obwohl selbst Psychiater – ein scharfer Kritiker aller Psycho-Behandlungsmethoden ist. Er steht dem »Mythos der Psychotherapie« sehr skeptisch gegenüber:

> »Menschen leiden an allen Arten von Schmerz und Pein, Ängsten und Schuldgefühlen, Aggressionen und Zwecklosigkeit; viele von ihnen konsultieren Experten, Psychotherapeuten genannt, oder werden dazu genötigt; (...) das Zusammentreffen dieser beiden Parteien und die Resultate ihres Zusammentreffens werden konventionell als Psychotherapie bezeichnet. (...)
>
> Da gibt es Psychotherapeuten, die versuchen, unglücklich verheiratete Paare in glücklich Verheiratete zu verwandeln; Homosexuelle in Heterosexuelle; Kriminelle in Nicht-Kriminelle; oder ganz allgemein: geistig kranke Patienten in geistig gesunde Patienten. Kurz: Psychotherapie ist profane Ethik. Sie ist die Religion der formal Nicht-Religiösen. (...)

> Wir können daher begreifen, warum die Sprache der Psychiatrie, der Psychoanalyse und Psychotherapie – als die angeblich wissenschaftliche Sprache einer Wissenschaft vom Menschen und von der Heilung der Geisteskrankheiten – notwendigerweise anti-individualistisch und daher eine Bedrohung menschlicher Freiheit und Würde ist.«[6]

Trotz aller berechtigten Kritik wollen wir dennoch versuchen, das zu umschreiben, was »Psychotherapie« bedeutet: *Psychotherapie kann im wesentlichen als Versuch verstanden werden, eine künstliche Beziehung aufzubauen zwischen einem Spezialisten, der sich Therapeut nennt, und einem psychisch leidenden oder psychisch auffälligen Menschen, der als Patient oder Klient bezeichnet wird. Diese Beziehung soll dem Therapie-Suchenden helfen, seine psychischen Schwierigkeiten und Störungen besser zu bewältigen.* Beide Beteiligten sollen danach streben, aus der künstlichen Beziehung eine möglichst natürliche, freundschaftliche Beziehung werden zu lassen und offen, ehrlich und in gegenseitiger Wertschätzung miteinander umzugehen und den anderen so zu mögen, wie er ist, *ohne* ihn zu analysieren und ändern zu wollen. Ziel einer Therapie sollte auch sein, sich selbst besser kennenzulernen, sein Dasein in der Welt, sein Allein-Sein (jeder Mensch ist letztlich alleine) und schließlich sein So-Sein zu akzeptieren. *Eigentlich geht es weniger darum, eine Lebenstechnik zu erlernen, als vielmehr seine eigene Lebensphilosophie zu entdecken oder zu entwickeln.*

99 bunte Luftballons oder 1000 psychotherapeutische Methoden?

»Zentrum für Initiative Therapie«, »Institut für aktiv-meditative Selbsterfahrung«, »Shree Rajneesh Meditationszentrum«, »Gesellschaft für spirituelle Psychologie« – in Europa und Nordamerika suchen immer mehr Psycho-Institute nach Psycho-Kunden und offerieren Rebirthing, Bioenergetik, analytische Gruppen, Gestalttherapie, Nackt-Encounter oder Marathongruppen. Darüber hinaus bieten noch psychologische Praxen ihre Dienste an, die, im Gegensatz zu den ärztlichen Psychotherapeuten, meist Bargeld verlangen, weil sie nicht mit den Krankenkassen abrechnen dürfen.

In einigen großen Städten informiert sogar ein Psycho-Führer im Taschenbuchformat über die unterschiedlichen Einrichtungen auf dem Psycho-Markt. Man ist traurig, schlaflos, lebensmüde, fühlt sich verfolgt oder hat Beziehungsprobleme, Leistungsschwierigkeiten oder

Sexualprobleme: An welchen Psychotherapeuten soll man sich wenden?

Welche therapeutische Methode ist die geeignete?

Umfangreiche Befragungen von Personen, die erfolgreich eine Psychotherapie durchgemacht hatten, ergaben, daß eine gute Beziehung und ein starkes Vertrauensverhältnis zum Therapeuten als das entscheidende Kriterium für den Erfolg angesehen wurde. Weit weniger wichtig ist die Methodik, also die psychotherapeutische Technik. Insofern könnte man sich bei der Suche nach einem Therapeuten auf seine Gefühle verlassen: Nach ein oder zwei Probestunden auf der Couch, im Sessel oder auf der Matte kann vielleicht ein vorläufiger Eindruck über den Therapeuten entstehen. Vielleicht merkt man: Der/die liegt auf meiner Wellenlinie, oder: Der/die hört ja gar nicht richtig zu, ist mir unsympathisch, zu passiv, zu langweilig, zu konventionell, zu ungeduldig, zu indiskret . . .
Um ein Bild davon zu geben, was in einer psychotherapeutischen Stunde vorgehen kann, schildern wir kurz die Methodik einiger unterschiedlicher Richtungen:

Die psychoanalytische Methode: Der analytische Therapeut soll ein aufmerksamer Zuhörer sein, freundlich und vorurteilsfrei; er soll auf kritische Bemerkungen und Ratschläge verzichten und sich intellektuell auf den Klienten einstellen. Der Klient ist gewissermaßen verpflichtet, alle Gedanken und Gefühle, die ihm während einer Therapiestunde in den Sinn kommen, mitzuteilen, über seine Träume zu berichten, aber auch über Alltagsereignisse und Geschehnisse aus der Vergangenheit, die ihm gerade einfallen. Wichtig ist auch das Prinzip der sogenannten freien Assoziation, wonach alle zu einem bestimmten Thema aufkommenden Gefühle und Gedanken frei und spontan geäußert werden sollen. Die frühkindlichen Erfahrungen spielen in der Psychoanalyse eine große Rolle, ebenso »Übertragungen« und »Widerstandsphänomene«, die vom Analytiker interpretiert werden. Eine Psychoanalyse zieht sich meistens über mehrere Jahre hin. (Über die theoretischen Grundlagen der psychoanalytischen Methode: siehe Kapitel B).

Die Gestalttherapie: Einige theoretische Aspekte hat die Gestalttherapie aus der Psychoanalyse übernommen, doch ansonsten unterscheidet sich die Gestalttherapie erheblich von der Freudschen Methode. Der Gestalttherapeut ist sehr viel aktiver als der Analytiker; die Therapiestunden sind meist strukturiert, zum Teil auch vorbereitet. In bestimmten Situationen scheut sich der Therapeut nicht, seine Gefühle und Regungen miteinzubringen. Die Teilnehmer sollen vor allem lernen, ihren Körper bewußt wahrzunehmen, auf die Gefühle und Impulse im »Hier und Jetzt« zu achten, ohne logische Interpretationen zu bringen: »Verlier den Kopf und komm zu Sinnen« (F. Perls, der die Gestalttherapie mitentwickelt hat). Es wird angestrebt, Gefühle oder Erlebnisse in dramatische Handlungen umzusetzen. Das Spiel ist in der Gestalttherapie wichtig: Zum Beispiel setzt sich ein Teilnehmer einem leeren Stuhl gegenüber und stellt sich vor, er würde mit einer ihm wichtigen Person konfrontiert, er spricht und agiert mit seinem eingebildeten Gegenüber. Träume und Phantasien sollen geäußert werden, wobei der Teilnehmer versuchen soll, sich mit einzelnen Traumpersonen oder Gegenständen zu identifizieren. Ein Grundprinzip der Gestalttherapie ist auch, den Teilnehmer so zu akzeptieren, wie er ist, seine Besonderheiten hinzunehmen. Ziel der Therapie ist eine Mehrung der Selbstwahrnehmung und Selbsterfahrung und gegebenenfalls (ähnlich wie in der Psychoanalyse) eine Strukturveränderung der Persönlichkeit (wenn der Teilnehmer dies will). Die Gestalttherapie ist auch für eine Einzelbehandlung geeignet, doch wird sie in der Regel in Gruppen von 10–20 Personen praktiziert. Die Gruppentherapien finden meistens an Wochenenden statt (oder an einem Abend pro Woche) und dauern Monate oder auch Jahre.

Encounter-Gruppentherapie: Encountergruppen beziehen sich eigentlich nicht auf ein einheitliches Therapiekonzept, haben aber vieles von der konventionellen Gruppentherapie und von Gestalttherapie, Bioenergetik etc. übernommen. Vom Teilnehmer wird eine offene und ehrliche Einstellung erwartet. Ein hohes Gemeinschaftsgefühl wird angestrebt; jeder soll gleichermaßen anerkannt und geschätzt werden, jeder lernt vom anderen und belehrt ihn gleichzeitig. Die Hier- und Jetzt-Gefühle sind entscheidend, unwichtig sind Intellekt und Verstand. Bestimmte aufkommende Gefühle werden in der Gruppe »ausagiert«, und so wird jeder Teilnehmer mit den Gefühlen der anderen konfrontiert. Körperübungen, Körper-Befühlen, Rollenspiele, Rollentausch, Verstärken von spontanen Gefühlen sind weitere »Methoden«. Der äußere Rahmen variiert sehr stark: In Marathon-Gruppen bleiben die Teilnehmer tagelang ohne Schlaf und ohne Pause zusammen; in meditativen Gruppen überwiegen Entspannung und Meditation, in Nackt- oder Sexgruppen wird vor allem Wert auf Körperkontakt und sexuelles Erleben gelegt. Das Allerwichtigste der Encountergruppen allerdings ist das Gemeinschaftsgefühl; sie befriedigen gleichsam das Verlangen jedes Menschen nach Nähe, Zuneigung, Zärtlichkeit, Beschützt-Werden und Beschützen-Wollen. In unserer Zeit, in der Isolierung und Vereinsamung fast schon die Regel sind, bieten sie gewissermaßen einen Ausgleich. So wird verständlich, daß manche Gruppentherapie-Teilnehmer Wochenende für Wochenende, oft jahrelang, von einer Gruppe zur anderen eilen, immer in der Hoffnung auf mehr Selbstentfaltung und Selbstverwirklichung. Zweifellos vergrößern viele Teilnehmer ihre Selbsterfahrung, sie können aber auch »gruppensüchtig« werden, da die Realität, in die sie immer wieder zurückkehren müssen, für sie unverändert bleibt. (Statt von Encountergruppen spricht man auch von Kontaktgruppen, Begegnungsgruppen, Selbsterlebnisgruppen, Selbsterfahrungsgruppen etc.)

Die Therapie nach Rogers (»Gesprächstherapie«): Einige grundsätzliche Anschauungen von C. Rogers sind bereits oben erwähnt worden. Es wird vom Therapeuten verlangt, daß er sich in den anderen einfühlt, ohne ihn zu beurteilen oder zu analysieren, daß er menschliche Wärme entgegenbringt, ihn achtet, so wie er ist. All das soll nicht »therapeutische Fassade« oder »therapeutische Technik« sein, sondern soll die tatsächliche Einstellung des Therapeuten widerspiegeln, wirklich zwischenmenschliches Mit-Fühlen. Kann ein Therapeut sich nicht in einen anderen einfühlen und ihn nicht uneingeschränkt in seinem So-Sein akzeptieren, dann soll er mit diesem Menschen keine Therapie beginnen oder fortführen.
Das hauptsächliche Kommunikationsmittel zwischen Therapeut und Klient ist das Gespräch. Doch für den Erfolg der Therapie ist das ›Gespräch-an-sich‹ nicht entscheidend, sondern das positive Menschenbild, die Philosophie, die Rogers für die Psychotherapie entwickelt hat (und die oben kurz skizziert wurde).

Existentialistische Philosophie und Psychotherapie: Diese Richtung ist eigentlich keine eigenständige psychotherapeutische Methodik, sondern greift auf vorhandene Methoden zurück (wie R. May, einem der bekanntesten Vertreter) und orientiert sich aber an der Philosophie des Existentialismus (Sartre, Camus, Abbagnano, Heidegger). Während der Therapie soll der Therapie-Suchende u. a. auch die Grundlagen der existentialistischen Philosophie kennenlernen und das heißt etwa: Der Mensch ist gewissermaßen zum »Allein-Sein« verurteilt, ist auch alleinverantwortlich für all seine Entscheidungen. Das Allein-Sein wird noch verstärkt durch sein Bemühen, seinem Dasein einen »großen, allumfassenden« Sinn zu geben. Wird sich der Mensch seines Allein-Seins in der Welt nicht bewußt, isoliert er sich noch mehr und kann seinem Leben noch weniger irgendeinen Sinn geben; statt dessen entstehen Angst und Verzweiflung. Wichtig wäre es dagegen, sein Da-Sein in der Welt bewußt wahrzunehmen, sein Allein-Sein und seine Einmaligkeit zu verstehen, und damit auch sein So-Sein zu akzeptieren. Der Mensch ist für all seine Entscheidungen allein verantwortlich, bestimmt allein seinen Lebensweg, ist zur »Freiheit der Entscheidung verurteilt«. Dieses freie Entscheiden kann einen Menschen dazu bringen, den Alltagstrott zu verlassen und sein Leben bewußt zu gestalten, kann aber auch dazu führen, seine Existenz bewußt, durch Freitod, zu beenden. Die existentialistische Philosophie begreift den Menschen vor allem als ein zur Einsamkeit verurteiltes Individuum, das sich im Handeln zu verwirklichen sucht und sich dadurch – unter anderem – gegen die Absurdität des Lebens auflehnt. Das »Nichts« ist vielleicht das einzig Gegebene, der Mensch kommt aus dem Nichts und kehrt in das Nichts zurück (hier zeigen sich Ähnlichkeiten zum Zen-Buddhismus auf).

Verhaltenstherapie: Diese Therapierichtung führt psychische Störungen unter anderem darauf zurück, daß irgendwann in der vorangegangenen Lebensgeschichte ein »falscher« Lernprozeß stattgefunden hat. Durch die Verhaltenstherapie soll der Betroffene seine individuellen, auffälligen Verhaltensweisen allmählich ablegen, und neue, allgemein übliche (also »normale«) Verhaltensweisen erlernen. Bei diesem Vorgehen werden viele, bei verhaltenspsychologischen Tierexperimenten gewonnene Erkenntnisse auf den Menschen übertragen, zum Beispiel die Erfahrung, daß erwünschtes Verhalten durch Belohnung gefördert, und unerwünschtes Verhalten durch Bestrafen abgewöhnt werden kann. Was die Verhaltenstherapie am »psychisch auffälligen Patienten« macht, das »muß« eigentlich jeder Staatsbürger im Laufe seines Lebens über sich ergehen lassen: in Familie, Schule, Arbeit wird der einzelne Schritt für Schritt an die allgemein gültige Normalität angepaßt, und individuelle Auswüchse werden – zum Beispiel durch disziplinarische Maßnahmen – weggeschnitten. Nicht selten lassen sich mithilfe von verhaltenstherapeutischen Techniken auffällige psychische Störungen (z. B. ausgeprägte Platzangst, »Ticks«) in relativ wenig Therapiestunden »normalisieren«. Aber: Selbst diejenigen Verhaltenstherapeuten, die ihrer Methode selbstkritisch gegenüberstehen, fördern – letztendlich zwangsläufig – nicht die individuellen Besonderheiten eines Menschen, sondern seine (Wieder-)Einpassung in das gesellschaftliche Getriebe.

Therapie mit Hilfe psychedelischer Drogen: s. S. 130 f.

Im Mittelpunkt jeder psychotherapeutischen Methode sollten die Wahrnehmungen, Gedanken und Gefühle des Therapieteilnehmers stehen. Im günstigsten Fall können seelische Konflikte in der Therapiegruppe oder beim Einzeltherapeuten »ausagiert« werden – dadurch bleibt die Gesellschaft von dem psychischen Sprengstoff verschont, der in den Seelen mancher Menschen ruht und sich bei »passender« Gelegenheit entladen könnte. Eine Psycho-Explosion würde die soziale Ordnung stören, sie ist deshalb nicht erwünscht. Nicht zuletzt aus diesem Grund finanzieren große Firmen nicht nur in den USA, sondern auch in der Bundesrepublik für ihre »wichtigen« Mitarbeiter Psycho-Kurse zum Abreagieren ihrer inneren Wut, ihrer Frustration und Verzweiflung. Ein entsprechendes Kursprogramm versucht dann gleichzeitig, ihre individuelle Leistungsfähigkeit zu steigern und sie in die Lage zu versetzen, soziale Spannungen zu entschärfen und aufkommende Krisen unauffällig zu verarbeiten.

Wir wollen aber richtig verstanden werden: Wenn eine Psychotherapie einem Menschen mehr Selbstvertrauen und mehr Entfaltungsmöglichkeiten bringt, dann ist das natürlich sehr erfreulich. Doch sollte immer wieder die Frage gestellt werden: Führt Psychotherapie zu Wiederanpassung an restriktive Normen oder führt sie zur Emanzipation und Befreiung?

Notwendige Voraussetzungen einer Psychotherapie

Wenn eine Psychotherapie demjenigen, der Hilfe sucht, etwas bringen soll, dann sollten bestimmte Voraussetzungen erfüllt sein:

- Die Behandlung muß grundsätzlich freiwillig sein; zwischen dem Therapeuten und Klienten sollte ein möglichst gutes Vertrauensverhältnis angestrebt werden (ähnlich wie bei einer Freundschaft).
- Der Therapeut muß sich selbst gut kennen, seine Reaktionen, Gefühle, Bedürfnisse usw. einzuschätzen wissen.
- Die psychotherapeutische Behandlung soll für den Klienten durchschaubar sein, die Methodik muß zu Anfang einer Behandlung kurz erklärt bzw. veranschaulicht werden (geheimnisvoll-mystische Verkleidung psychologischer Techniken bewirkt beim Klienten Unsicherheit). Letztlich beruhen alle psychotherapeutischen Techniken auf sehr einfachen und leichtverständlichen Prinzipien. Wer statt menschlicher Wärme psychotherapeutische Techniken bietet, der schafft eine große Distanz zum Klienten.
- Der Therapeut sollte die von C. Rogers aufgestellten Forderungen erfüllen:
  - den anderen in seinem So-Sein akzeptieren und wertschätzen;
  - versuchen, sich in den anderen einzufühlen, ihn zu verstehen, ohne zu interpretieren und zu kritisieren;
  - dabei aber glaubhaft und ehrlich sein.
- Gut wäre es, wenn der Therapeut durch eine Patientengruppe »kontrolliert« werden könnte; dies läßt sich aber schwer verwirklichen.
- Zusammenhänge zwischen individuellen und sozialen Problemen sollten während einer Psychotherapie nicht ausgeblendet werden.

Welche positiven Möglichkeiten stecken in der Psychotherapie?

Während einer Psychotherapie, die die eben genannten Bedingungen erfüllt, wird eine zwischenmenschliche Beziehung aufgebaut, auch wenn es sich dabei um eine Beziehung handelt, die nicht auf »natürliche« Weise entstanden ist. Hierbei kann der Klient eventuell folgende, für ihn entscheidende Erfahrungen machen (Erfahrungen, die außerhalb der Therapiestunde leider oft fehlen): akzeptiert werden, sich verstanden fühlen, menschliche Wärme, Zuwendung und Engagement und vielleicht sogar Liebe spüren.

Als Klient ist man – im Idealfall – dem Therapeuten gegenüber in einer Situation, in der man frei ist, *alle* Gedanken und Gefühle zu einer Situation zu äußern, ohne sich rechtfertigen zu müssen, ohne Rücksicht auf die Gefühle des anderen, ohne Angst vor unberechenbarer Reaktion und vor Bestrafung – gewissermaßen: ohne Reue offen und ehrlich zu sein. Dies ist außerhalb der Therapie selbst gegenüber den besten Freunden verständlicherweise nicht immer möglich, eher noch gegenüber »neutralen«, sensiblen fremden Personen.

Die Erfahrung, ohne Angst ganz aus sich herausgehen, auch die verrücktesten Gedanken und Gefühle erzählen zu können – diese Erfahrung machen manche Menschen in einer Therapie zum ersten Mal. Ein Sich-frei-äußern-Können setzt im Innern eines *jeden* Menschen viel in Bewegung. Dabei wird man sich vielleicht klarer über sein »Leben-in-der-Welt«, sieht mehr als vorher, *wo* man ist, *wer* man ist, welche Pläne und Wünsche man hat. Vielleicht merkt man dann eines Tages, daß man gar nicht so viele Fehler hat, wie man ursprünglich dachte (und weshalb man vielleicht eine Therapie begonnen hat), und daß man sich sogar mögen kann – so wie man ist.

In einer Gruppentherapie wird außerdem meist die Kontaktbereitschaft des einzelnen gefördert, vielleicht auch seine Sensibilität gegenüber den Mitmenschen. Manche Klienten fühlen sich durch die Gruppe oder durch den Therapeuten soweit gestützt und gestärkt, daß sie Konflikte und Krisen, die während der Therapie auftreten, besser bewältigen als früher.

In einer Psychotherapie ist die Vermittlung von Überlebenstechniken weniger wichtig; vielmehr gilt es, die Suche und Entwicklung einer eigenen Lebensphilosophie zu unterstützen. In der kreativen Beschäftigung mit sich selbst wachsen Selbstverantwortung und Autonomie; dadurch kommen langsam die jedem Menschen innewohnenden Fähigkeiten zum Vorschein, seine *eigene* Lebensphilosophie *in sich* entdecken und dadurch seinen Weg finden zu können. »Das Ziel einer Psychotherapie ist es«, sagte der japanische Psychotherapeut D. T. Suzuki, »daß aus dem Patienten ein Erleuchteter wird.«[7] Hier könnte man den Ausspruch eines chinesischen Kaisers anfügen: »Zwischen einem Erleuchteten und einem Nicht-Erleuchteten gibt es nur einen Unterschied: Der Erleuchtete weiß, daß er erleuchtet ist.«[8]

Sicher, die positiven Möglichkeiten der Psychotherapie sind hier zweifellos unvollständig und auch nur stichwortartig aufgeführt.

Gefahren der Psychotherapie

Gefahr kann direkt vom Therapeuten ausgehen, wenn er sich selbst nicht genügend kennt, sich seiner Reaktionen auf den Klienten nicht bewußt ist. Manche Therapeuten kleben an ihrer Technik und machen damit die ganze Therapie zu einer technischen Beziehung. Oder sie flüchten sich in ein geheimnisvolles, mystifizierendes Getue, das dem Klienten nicht zu Befreiung verhilft, sondern ihn – im Gegenteil – in Unsicherheit versetzt. Die Macht, die Therapeuten ausüben, kann erschreckende Maße annehmen und manchmal Abhängigkeit erzeugen. Aus dem Gerede von »Übertragung« und »Gegenübertragung«, von »Widerstand«, »Projektion«, »Introjektion« usw. lassen sich hohe Barrikaden errichten, hinter denen sich die Analytiker vielleicht nur vor den Gefühlen ihrer Klienten schützen wollen – sind solche Therapieversuche nun nutzlos oder gar schädlich?
J. P. Sartre bezeichnete die psychoanalytische Behandlung als grundsätzlich »gewalttätige Behandlung«. Der Klient mag die Macht des Therapeuten spüren – was soll er aber machen, wenn die Therapeuten das Vorhandensein ihrer Macht ignorieren oder sogar leugnen. Anstatt sich in einen Klienten hineinzufühlen, wird von manchen analysiert und gedeutet und damit manipuliert. Dies ist »manipulative Macht«[9], die grundsätzlich nicht anders ist als die »sorgende Macht«[10], die ein väterlich eingestellter Analytiker ausübt, wenn er einen Klienten dazu bringt, durch Regression zum Kind zu werden.
Ob eine solche Machtausübung dem Klienten auch Vorteile bringt oder ob sie ihn nur »verrückter« macht – darüber gehen die Meinungen weit auseinander. Dem Therapeuten sollte aber wenigstens bewußt sein, *daß* von ihm Macht ausgeht und daß dies für den therapeutischen Prozeß nicht unwichtig ist.
In der klassischen, individualisierenden Psychotherapie werden die sozialen Probleme, die ein Klient mit seiner Umgebung hat, ganz auf seine Person konzentriert und bearbeitet. Verständlich, daß die Last für den Klienten dadurch noch größer wird. – Die Situation des Therapeuten aber verbessert sich: Die sozialen Spannungen und die gesellschaftliche Einengung und Bedrohung, denen der Klient (wie die meisten anderen Menschen auch) unterliegt, hätte der Therapeut in den therapeutischen Sitzungen nicht bearbeiten und therapieren können. Aber

indem der Therapeut alle Schwierigkeiten und Konflikte individualisiert, kann er seine »Behandlung« auf das Individuum beschränken.

> »Die Psychologisierung sozialer Probleme, sei sie mit Hilfe von Es- oder Ich-psychologischen Kategorien durchgeführt, kann über die Neutralisierung der Klassengegensätze und die Blockierung politischen Handelns noch andere politische Ziele verfolgen – nämlich das Zum-verschwindenbringen politischer Probleme als solcher.« (E. Wulff)[11]

Hierzu paßt auch, daß konventionell eingestellte Psychotherapeuten versuchen, ihre Klienten vor allem funktionsfähig zu machen, ihnen wieder die Rolle zurückgeben wollen, die sie vor ihrer psychischen Krise hatten. Das kann für den Klienten weder Selbstentwicklung noch Entfaltung noch Befreiung sein, sondern ist Wiederanpassung, Wiedereingliedern in ein Räderwerk, das ihn schon einmal »kaputt« gemacht hat.

Psychotherapie kann sicherlich als Mittel zur nicht-medikamentösen Dämpfung und Wiederanpassung dienen – sie kann aber auch Unterstützung sein bei dem Versuch, eine eigene Lebensphilosophie zu entwickeln und mehr Freiheit für sich zu verwirklichen. Beides ist möglich.

H Alternative Behandlungen – ein Überblick

In den vorangegangenen Kapiteln kam die Frage, ob und welche Alternativen zu den chemischen Psychopharmaka es gibt, in verschiedenen Zusammenhängen teilweise schon sehr ausführlich zur Sprache:

- Schlafstörungen, Seite 97 ff.
- psychische Stimulierung, Seite 183 ff.
- »Bewußtseins-Erweiterung«, Erreichen von »Grenz-Zuständen«, Seite 127 ff.
- depressive Beschwerden, Seite 177 ff.
- Wahrnehmungsveränderungen, »Psychosen« oder »Paranoia«, Seite 238 ff.
- akute psychische Krisen, Seite 255 ff.

Außerdem sei auf die Kapitel »Ernährung und Psyche« und »Psychotherapie« hingewiesen.

Arzneien aus der Naturheilkunde

Reformhäuser und Naturkostläden, aber auch viele Apotheken bieten in steigendem Umfang naturheilkundliche Mittel an gegen Depressionen, Angstzustände, Energielosigkeit, Konzentrationsstörungen, Minderwertigkeitsgefühle, Schlafstörungen, Nervenschwäche etc. Bei einigen dieser Zubereitungen ist die Wirksamkeit fraglich. Oft weisen sie eine eigenartige Zusammensetzung auf und können sogar Schäden anrichten. So enthalten beispielsweise einige Mittel zur Behandlung depressiver Beschwerden Extrakte aus der Rauwolfiawurzel (das sogenannte Reserpin) – doch diese Extrakte haben in mittlerer oder höherer Dosierung zahlreiche, ernstzunehmende Nebenwirkungen und können sogar selbst depressive Verstimmungen auslösen.[1] Die Aufmachung mancher Beruhigungs- oder Schlafpillen vermittelt den Eindruck, als handle es sich ausschließlich um pflanzliche Zubereitungen, obwohl sie stattliche Dosen von chemischen Schlafmitteln (wie etwa Barbiturate) enthalten.[2]

Aber es gibt auch sehr brauchbare pflanzliche oder andere natürliche

Arzneien zur Behandlung seelischer Beschwerden. Einige dieser Mittel (Mohn, Baldrian, Hopfen, Johanniskraut etc.) sind seit Jahrhunderten oder sogar seit Jahrtausenden in der Volksmedizin bekannt, nicht nur in Europa, sondern auch in anderen Kontinenten. Die Heilpflanzenkunde in der Ayurvedischen Medizin Indiens hat eine Tradition von etwa 4000–5000 Jahren.

Die meisten pflanzlichen und homöopathischen Arzneien haben gegenüber den chemischen den Vorteil, daß sich ihre Wirksamkeit sehr sanft entfaltet, die Selbstregulierungskräfte also nicht schwächen, sondern eher fördern; darüber hinaus zeigen sie keine oder nur wenige (meist harmlose) Nebenwirkungen.

Sowohl die Pflanzenheilkunde als auch die Homöopathie gehören zu den naturheilkundlichen Verfahren. Dennoch unterscheiden sich diese beiden Heilmethoden. Da manchem Leser diese Unterschiede vielleicht nicht geläufig sind, soll im folgenden kurz darauf eingegangen werden.

Homöopathische Mittel

Die Homöopathie verwendet für die Herstellung ihrer Arzneien eine Vielzahl von Stoffen: pflanzliche Bestandteile (z. B. Arnica), Metalle (z. B. Nickel, Gold), chemische Substanzen (z. B. Kaliumcarbonat), Zubereitungen aus getöteten Tieren (z. B. Kreuzspinne, Biene) und andere Substanzen, insgesamt über tausend Stoffe. Diese Stoffe werden nach einem bestimmten Verfahren verdünnt und verschüttelt; gering verdünnte Stoffe können durchaus Nebenwirkungen (im schulmedizinischen Sinne) zeigen, hochverdünnte Stoffe nicht. Die Auswahl der homöopathischen Heilmittel hängt zum einen von den individuellen Merkmalen des Kranken ab, zum anderen richtet sie sich nach der sogenannten Ähnlichkeitsregel. Vereinfacht bedeutet die Ähnlichkeitsregel: Löst ein Stoff die Krankheit (oder das ›Symptom‹) »x« aus, dann wird derselbe Stoff in starker Verdünnung zur Behandlung dieser Krankheit (dieses ›Symptoms‹) »x« eingesetzt. Der Grundsatz lautet: »Ähnliches durch Ähnliches heilen.«

Die Herstellung einer homöopathischen Arznei geschieht nach strengen Regeln, der Patient erhält eine nur auf ihn abgestimmte Arznei. Mit der homöopathischen Arznei soll der »Mensch als Ganzes« behandelt werden, damit sich das gestörte innere Zusammenspiel wieder reguliert und ordnet.

Für die Homöopathie ist also die Individualisierung der Therapie von großer Wichtigkeit; das heißt unter anderem, daß eine homöopathische Zubereitung, die für Herrn A. zur Behandlung von Angstzuständen und Schlaflosigkeit bestimmt ist, nicht gleichermaßen bei Frau B. hilft, auch wenn Frau B. von denselben Beschwerden berichtet.

> Entscheidend für den Erfolg einer homöopathischen Behandlung ist, daß sich sowohl Patient als auch Homöopath auf die Besonderheiten dieser Behandlung einlassen. Beispielsweise ist eine sehr ausführliche Befragung nach allerlei Beschwerden bzw. Symptomen erforderlich. Dabei wird gerade bei scheinbaren Nebensächlichkeiten von Homöopathen vermehrt nachgefragt: Klagt ein Patient z. B. über starke Rückenschmerzen und erwähnt er – beiläufig – eine große Abneigung gegenüber grellgrünen Farben, so würde ein Schulmediziner diese letzte Bemerkung als Abschweifung abtun, ein Homöopath aber würde dieser unlogisch scheinenden Bemerkung nachgehen. Das ungewöhnlichste, eigenheitlichste Symptom kann – da es Individuelles repräsentiert – ein besonders wertvoller Hinweis sein.
>
> Die einzelnen Symptome haben einen unterschiedlichen Stellenwert bei der Arzneiauswahl, und sie werden entsprechend ihrer »Wertigkeit« geordnet *(»Hierarchisierung«)*.

Eine Selbstbehandlung mit homöopathischen Substanzen ist nicht ganz einfach, weil man zuerst die umfangreichen theoretischen Grundlagen der Homöopathie verstehen müßte; und schließlich braucht man noch Erfahrungen in der praktischen Arzneimittellehre, um eine richtige Auswahl und Zusammensetzung zu finden. Selbst erfahrene Homöopathen müssen immer wieder in dicken Homöopathie-Lexika Detailinformationen nachlesen.

Im Rahmen dieser kurzen Einführung bringen wir nur die allerwichtigsten Grundlagen. Wer sich daraufhin etwas intensiver mit Homöopathie beschäftigt und für seine Beschwerden bestimmte Stoffe auswählt, könnte sich dann in der Apotheke die entsprechende Verdünnung und Mischung herstellen lassen. Für die allermeisten homöopathischen Mittel ist kein Rezept erforderlich (ab D4-Verdünnung sind fast alle rezeptfrei), doch ist es sehr sinnvoll, einen in der Homöopathie erfahrenen Heilpraktiker, Apotheker oder Arzt zu konsultieren.

Einige weitere Grundbegriffe

Homöopathische Ursubstanzen: Die Ursubstanz ist die konzentrierteste Form eines homöopathischen Stoffes (z. B. das Pulver, das aus einem zerriebenen

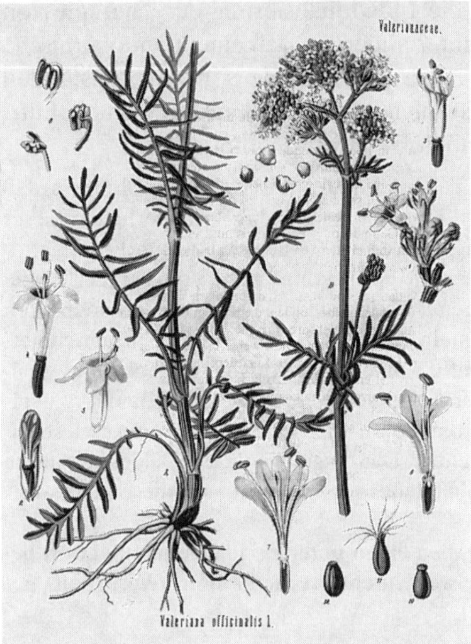

Baldrian (Valeriana officinalis)

Mineral entsteht). Die Ursubstanz von alkoholischen Auszügen nennt man Urtinktur. Auf Rezepten wird die Bezeichnung »∅« gewählt.

Homöopathische Potenzen: Üblich sind die sogenannten D-(= Dezimal)Potenzen: 1 Teil der Urtinktur mit 9 Teilen verdünntem Alkohol vermischt – dies ergibt dann die Potenz 1 : 10 oder D1. Wird dann 1 Teil von D1 erneut mit 9 Teilen verdünnten Alkohols vermischt, entsteht die Potenz 1 : 100 oder D2. Im offiziellen »Homöopathischen Arzneibuch« sind die genauen Anweisungen festgehalten.

Tiefe Potenzen sind konzentriert (D1–D4), hohe Potenzen stark verdünnt (z. B. D10 und darüber). Üblicherweise werden Potenzen bis D30 verwendet, aber auch höhere Potenzen, beispielsweise D1000 oder D10000 usw. Die Kritiker der Homöopathie werfen der Potenzlehre vor, daß bereits ab D23 kein einziges Molekül der Ursubstanz mehr vorhanden ist. Chemisch gesehen, handelt es sich dann lediglich um ein rituelles Mischen und Schütteln von Alkohol: Der Schwindel scheint entlarvt, aber die bloße chemische Sichtweise wird der homöopathischen Arzneimittellehre nicht gerecht.

Auch wenn in der D23-Verdünnung keine Ursubstanz mehr nachweisbar ist, ist diese Flüssigkeit »mehr« und »anders« als nur Alkohol. Ausgehend von der Ursubstanz wird durch Verdünnen und Verschütteln die Ursubstanztypische Information weitergegeben (auch wenn ab D23 ein Chemiker die Ursubstanz nicht mehr nachweisen kann). Folgendes Beispiel kann dies vielleicht besser veranschaulichen: Ein leeres Zimmer wird von einer Person betreten. Nachdem die Person kurze Zeit in dem Raum verweilt, verläßt sie das Zimmer. Man könnte nun sagen: Das Zimmer ist wieder genauso leer wie vorher. Aber dies stimmt nicht – das Zimmer hat »eine eigene Geschichte«, und zur Geschichte dieses Zimmers gehört nunmehr der Besuch der besagten Person. Die Leere des Zimmers nach Abtreten dieser Person ist eine andere als vor dem Besuch.

In welcher Form gibt es homöopathische Mittel?

Sie werden als Lotionen (also Tropfen), als Ampullen, Pulver, Tabletten, Salben etc. verabreicht. Große homöopathische Firmen bieten Einzelmittel oder häufig verwendete Mischungen (sogenannte Komplexe) als Fertigpräparate an.

Wie wird die Wirksamkeit der homöopathischen Mittel geprüft?

Neue homöopathische Substanzen werden v. a. beim Gesunden getestet. Vereinfacht gesagt: Löst ein homöopathisches Mittel (zum Beispiel in D12-Verdünnung) bei mehreren Gesunden eine bestimmte Anzahl von Symptomen aus (wie Ruhelosigkeit, Bewegungsdrang oder Schlaflosigkeit), dann wird dieses Mittel einem Patienten mit eben diesen Symptomen als Heilmittel verabreicht.

Welche Dosierung?

Die folgenden Richtlinien sind nur grobe Faustregeln:
Für akute Leiden sind eher tiefe Potenzen (z. B. im Bereich D1–D4) geeignet, für lang bestehende, verschleppte Leiden hohe Potenzen (z. B. D10 und höher).
Kleine häufige Dosen werden bei akuten Krankheiten (z. B. alle 1–2 Stunden eine bestimmte Anzahl von Tropfen) verabreicht, bei chronischen Leiden weniger häufige Dosisgaben (z. B. 2–3mal pro Tag).

Wie wirksam sind Homöopathika bei psychischen Beschwerden?

Bei leichten depressiven Verstimmungen, leichteren Angst- und Unruhezuständen, bei Schlaflosigkeit, Depressionen im Klimakterium usw. eignen sich einige homöopathische Mittel sehr gut.
Im Zusammenhang mit der homöopathischen Behandlung der »akuten Schizophrenie« sagt der bekannte Naturheilkundler W. Zimmermann: »Sie erfordert eine Behandlung mit den entsprechenden Neuroleptika.«[3] Diese Äußerung ist ein Beispiel dafür, daß die Homöopathie im Bereich der psychischen Störungen durchaus enge Grenzen hat, dann wird leider auf die harten Drogen der Schulpsychiatrie ausgewichen – allerdings im Bemühen um eine niedrige Dosierung und kombiniert

mit homöopathischen Mitteln. Hierzu nochmals W. Zimmermann: »Homöopathika sind nach dem Prüfungsbild eingesetzt oft eine erstaunliche Unterstützung der Grundtherapie.«[4]
Für die Homöopathie gilt, was wir auch für die Phytotherapie und die schulmedizinische Medikation gesagt haben: Die *alleinige* Gabe einer Arznei ist für eine umfassende Behandlung nicht ausreichend – nichtmedikamentöse Maßnahmen sind oftmals wichtiger. Die Homöopathie bietet zwar viele Möglichkeiten, versagt aber nicht selten bei schweren körperlich-seelischen Störungen, es werden dann zusätzlich die üblichen chemischen Pharmaka benutzt. Wenn der Arzt Th. Detlefsen meint: »Bei näherer Betrachtung wird sich die Homöopathie als das wahre Heilprinzip dieses Universums entpuppen«, dann ist das wohl eine Übertreibung.
Wir stellen im folgenden insgesamt 15 homöopathische Mittel zusammen, nennen die psychischen Leitsymptome (was in der Schulmedizin etwa der Indikation entspricht) und geben ungefähre Dosierungshinweise (diese Herangehensweise entspricht eigentlich nicht

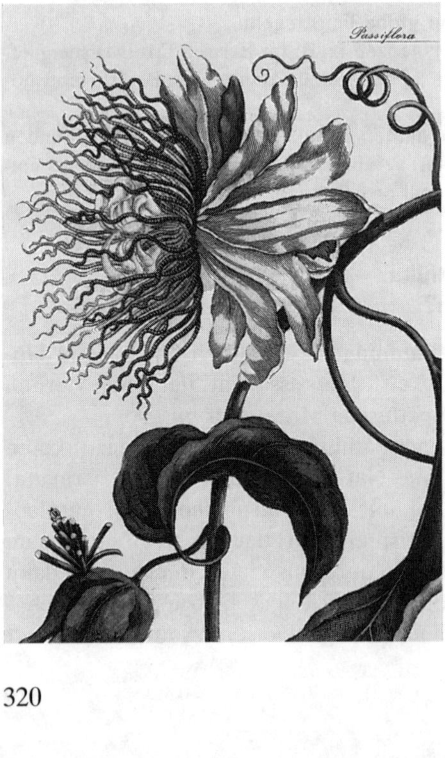

Passionsblume (Passiflora incarnata)

den strengen Kriterien der »klassischen« Homöotherapie, sondern eher einer »modifizierten«, vom medizinischen Denken beeinflußten Homöotherapie):

Homöopathische Mittel[5]

Stoffbezeichnung	empfohlener Potenzbereich	psychische Leit-Symptome (Indikationen)
Anhalonium Lewinii (Peyotl)	D10–D12	Psychosen, Verwirrung, Halluzinationen, rauschartige Ekstase mit phantastischen Ideen und Illusionen
Aurum (Gold)	D12–D30	Depressionen (im mittleren bis höheren Lebensalter mit Lebensüberdruß und Selbstmordneigung; auch durch Wechseljahre bedingt)
Avena sativa (grüner Hafer)	D1–D4	Schlafstörungen, nervöse Reizbarkeit, Unruhezustände
Cimicifuga (Wanzenkraut)	D4–D30	seelische Störungen mit großer Unruhe, Verstimmung, Traurigkeit, Schlaflosigkeit (besonders während der Wechseljahre)
Hyoscyamus (schwarzes Binsenkraut)	D4–D12	geistig-seelische Störungen mit Wahnvorstellungen, Halluzinationen, Schlaflosigkeit
Ignatia (Ignazbohne)	D10–D30	stark wechselnde Stimmungen (›manisch-depressiv‹), Melancholie, manische Erregungszustände im Wochenbett, Liebeskummer
Lachesis (Gift der Buschotter)	D10–D15	manische Lebhaftigkeit, Depressionen (besonders durch Wechseljahre bedingt), Ideenflucht, übergroße Sprunghaftigkeit
Nux vomica (Krähenaugenbaum)	D3–D12	nervöse Reizbarkeit, Schlafstörungen
Passiflora (Passionsblume)	D1–D2	Schlaflosigkeit, Unruhe, Aufregung
Pulsatilla (Küchenschelle)	D4–D6	Traurigkeit, Depressionen (besonders durch Wechseljahre bedingt)
Sepia (Tintenfisch)	D4–D12	seelische Störungen in den Wechseljahren (Gleichgültigkeit und Erschöpfung, Traurigkeit)

Stramonium (Stechapfel)	D4–D12	höchste Erregung mit Verwirrtheit, Angst, optischen und akustischen Halluzinationen (besonders bei organisch bedingten seelischen Störungen)
Tarantula cubensis (Vogelspinne)	D12	Unruhe, Erregung, Verzweiflung und Aggression wegen eingebildeter Bedrohungen
Veratrum album (weißer Nießwurz)	D4–D30	Wutanfälle, Verwirrung, Gereiztheit, Halluzinationen, religiöse Manie (auch wochenbettbedingte Manie), Melancholie
Zincum valerianum (Baldrian-Zink)	D4–D6	Unruhe-, Erregungszustände, Zittern, nächtliche Bewegungsunruhe

Phytotherapeutika

Eine größere Rolle in der Behandlung psychischer Beschwerden spielt die *Pflanzenheilkunde* (»Phytotherapie«). Sie versucht mit Hilfe von pflanzlichen Zubereitungen Beschwerden zu lindern (bzw. Krankheiten zu heilen) und ist dabei weniger auf das einzelne Individuum ausgerichtet als die Homöopathie. Haben mehrere Menschen dasselbe Leiden (gleicher Ursache), dann erhalten sie auch dieselbe pflanzliche Arznei, vielleicht in leicht veränderter Zusammensetzung und unterschiedlicher Dosierung.

Die Pflanzenheilkunde zählt zweifellos zu den ältesten Heilverfahren überhaupt. Die Pflanze diente dem Menschen von alters her nicht nur als Nahrung, sondern auch als Heilmittel. Paracelsus soll gesagt haben: »Unsere Nahrungsmittel müssen Heilmittel, unsere Heilmittel müssen Nahrungsmittel sein.« Das älteste Heilpflanzenbuch ist etwa 5000 Jahre alt, als Verfasser tituliert Kaiser Sin-Nong. In einer ägyptischen Papyrussammlung (etwa 1500 v. Chr.) werden bereits über 700 pflanzliche Arzneien aufgeführt.

Von den insgesamt knapp 400000 Pflanzenarten auf unsere Erde finden etwa 13000 Pflanzen als Heilmittel Verwendung. Unter den Phytotherapeutika sind einige sehr stark wirksame Arzneien, beispielsweise Aconitum (= Eisenhut), Digitalis (= Fingerhut) oder Belladonna (= Tollkirsche), die mit großer Vorsicht und nur in niedriger Dosierung eingesetzt werden dürfen, da sonst Vergiftungserscheinungen auftreten. Die meisten pflanzlichen Mittel sind aber weniger oder überhaupt nicht giftig, auch dann nicht, wenn sie in konzentrierter Form

eingenommen werden. Wer sich halbwegs an die Dosierungsregeln der Pflanzenheilkunde hält, geht kein Risiko ein, denn die meisten pflanzlichen Zubereitungen haben keine unangenehmen Nebenwirkungen.
Zur Dosierung ist allgemein noch zu sagen, daß Mehr nicht unbedingt auch mehr hilft; oft sind gerade niedrig dosierte Gaben besonders wirksam.
Die therapeutische Wirkung eines Pflanzenextraktes läßt sich meist nicht auf einen einzigen Wirkstoff zurückführen; in der Regel sind mehrere Inhaltsbestandteile daran beteiligt. Die pharmazeutischen Firmen isolieren manchmal einzelne Wirkstoffe aus den Pflanzen und standardisieren diese Substanzen, um den Wirkstoffgehalt pro Einzeldosis zu vereinheitlichen. Die »wahren« Kräuterkundigen stellen Extrakte aus einzelnen Pflanzenteilen oder aus der Gesamtpflanze her, wobei es wichtig ist, *wann* die Pflanzen gesammelt werden: Der Wirkstoffgehalt der Heilpflanzen wechselt von Jahreszeit zu Jahreszeit und auch innerhalb des Tagesablaufs. Das Sammeln von Heilkräutern ist seit einigen Jahren wieder populärer geworden, was zweifellos begrüßenswert ist. Die phytotherapeutischen Hinweise im vorliegenden Buch enthalten keine praktischen Anleitungen zum Kräutersammeln (hierfür liegen brauchbare Ratgeber vor) – wir nennen lediglich einige Fertigpräparate.
Phytotherapeutika werden als Tee angeboten, als Pulver (verriebene, getrocknete Kräuter), als Saft (z. B. Preßsaft aus frischen Blättern), Tinkturen (alkoholische Auszüge aus Pflanzen), wäßrige Extrakte (die dann eingedickt oder zum Trocknen gebracht werden können), ölige Lösungen, Salben, Sirupe, medizinische Weine usw. Die von der Pharmaindustrie hergestellten pflanzlichen Fertigpräparate unterliegen letztlich denselben Bestimmungen wie die chemischen Arzneimittel, d. h. es müssen schulmedizinische Studien vorgelegt werden, die die Wirksamkeit belegen und die gleichbleibende Qualität garantieren sollen. Auch die naturwissenschaftlich ausgerichtete Medizin hat einige Phytotherapeutika in ihre Behandlungsschemata aufgenommen.
Die psychisch wirksamen Phytotherapeutika beeinflussen nicht nur regulierend das seelische Gleichgewicht, sondern haben oft auch angenehme, harmonisierende körperliche Wirkungen, sie können etwa die Verdauung und Stuhlentleerung beeinflussen; diese »Nebenwirkungen« sind nicht gefährlich, sondern zuweilen sogar erwünscht. Die pflanzlichen Psychopharmaka lassen sich gut mit anderen naturheilkundlichen Methoden kombinieren, mit Wärme- oder Kältebehandlung, mit Ab-

reibungen, Wickeln, Bädern, Atemgymnastik, Massagen, Diät, »Blutreinigung« oder rhythmischer Gymnastik usw.
Selbst wenn pflanzliche Arzneimittel von einem »Heilkundigen« (Arzt, Schwester, Heilpraktiker, Apotheker usw.) verordnet werden, kennen die meisten Patienten die Inhaltsstoffe (z. B. Weißdorn, Baldrian), weil sie die entsprechenden Pflanzen schon selbst in der Natur gesehen oder wenigstens davon gehört haben. In jedem Fall kann der Patient in irgendeinem Volkslexikon über die entsprechende Pflanze nachschlagen; er weiß also ungefähr, was er nimmt, und kann sich ein eigenes Urteil bilden. Dagegen sind fast alle chemischen Medikamente der Schulmedizin und die meisten homöopathischen Mittel dem »Normalverbraucher« nicht bekannt, man kann sich nicht »auf die Schnelle« darüber informieren; diese Arzneien erscheinen einem als »Fremd«-Stoffe.
Die Pflanzenheilkunde ist also für den betroffenen Patienten durchschaubarer; er kann somit in der Lage sein, die für ihn optimale Zusammensetzung und Dosierung (in Absprache mit dem »Heilkundigen«) herauszufinden. Er kann darüber hinaus angeregt werden, sich weitergehend mit Heilkräutern zu befassen (sich z. B. Kräutertees zuzubereiten) und er wird so seine Behandlung teilweise selbst in die Hand nehmen, sich mitverantwortlich fühlen für seine Gesundung. Er ist damit den Ratschlägen der »Heilkundigen« nicht mehr hilflos ausgeliefert, hat selbst Erfahrung gesammelt, kann mitentscheiden und schließlich seinen eigenen Therapieplan aufstellen. Seine Erkenntnisse befähigen ihn, auch anderen leidenden Menschen zu helfen – so wird der Patient nicht nur sein eigener Therapeut, sondern auch ein Therapeut für andere.
Ähnlich wie homöopathische Mittel sind auch die Phytotherapeutika nicht bei allen Leiden und Beschwerden ausreichend wirksam. Der Einsatz zusätzlicher chemischer Medikamente aus dem Bereich der Schulmedizin kann aber auf ein Minimum reduziert werden, wenn die große Palette naturheilkundlicher Maßnahmen voll ausgeschöpft wird, und wenn der betroffene Patient zu Geduld und Mitarbeit bereit ist. Hier sind allerdings oft enge Grenzen gesetzt, weil viele Kranke darauf drängen, möglichst rasch wieder gesund zu werden – z. B. um den Arbeitsplatz nicht zu verlieren.

In diesem Buch besprechen wir folgende Phytotherapeutika:

- leichte pflanzliche Beruhigungsmittel, Seite 178 ff.
- starke pflanzliche Beruhigungsmittel, Seite 180 ff.
- antidepressiv wirksame Phytotherapeutika, Seite 183 ff.

- antriebssteigernde pflanzliche Mittel, Seite 185 ff.
- pflanzliche Euphorika, Seite 119 ff.
- pflanzliche Halluzinogene, Seite 127 ff.

Selbstheilung und Selbstregulierung

Wird eine Kugel, die in einer flachen Schale liegt, durch einen kleinen Stoß aus ihrer Ruhelage gebracht, so wird sie sich so lange hin- und herbewegen, bis sie erneut zur Ruhe gekommen ist – wahrscheinlich an einem anderen Platz als ursprünglich. Ähnlich ist es, wenn das harmonische Zusammenspiel der seelisch-körperlichen Funktionen des Menschen gestört wird: Die jedem Menschen innewohnenden Kräfte der Selbstregulierung versuchen die Lebensvorgänge der neuen Situation anzupassen, um wieder ein gewisses Gleichgewicht zu erreichen.

Wir haben eingangs schon erwähnt, daß psychische oder psychosomatische Störungen und sogar schwerste Krisen in überwiegendem Maße alleine – ohne fremde Hilfe – überwunden werden können. Die in ihrer Ruhelage gestörte Kugel kehrt aufgrund der Schwerkraft wieder in einen vorläufigen Ruhezustand zurück; wird der Mensch aus einem mehr oder weniger labilen Gleichgewicht gebracht, dann werden gleich mehrere Selbstregulierungsvorgänge aktiviert. Das gewonnene *»neue« Gleichgewicht kann von dem ursprünglichen Zustand weit entfernt sein* – und ist alles andere als stabil, denn der Mensch ist ständig wechselnden Erschütterungen ausgesetzt, etwa durch seine Mitmenschen, durch Umwelteinflüsse, durch das »innere Verarbeiten« seiner Sinneseindrücke usw.

Die Art und das Ausmaß der Selbstregulierung ist von Mensch zu Mensch verschieden. Wenn wir im folgenden einige Möglichkeiten der Selbstregulierung und Selbstheilung besprechen, dann heißt das nicht, daß für jeden Menschen *alle* genannten Möglichkeiten sinnvoll sind. Vielleicht kann der einzelne »gefühlsmäßig« entscheiden, was für ihn am ehesten in Frage kommt.

In meinem Körper leben

Körper und Seele – eine unzertrennliche Einheit? Ohne Körper keine Seele, ohne Seele keinen Körper? Wo im Körper ist der Sitz der Seele? Im Gehirn? In der Brust? Verteilt im gesamten Organismus? Und ist die Seele eines Menschen auch dort, wo sein Leib *nicht* ist? Solche

Fragen stellt sich jeder Mensch im Laufe seines Lebens. Sich als körperlich-seelische Einheit zu empfinden, fällt oft schwer.

Wenn wir von einer körperlich-seelischen Einheit ausgehen, dann bedeutet das nicht, einen Körper zu *haben* (oder zu besitzen, wie man ein Fahrrad hat oder besitzt), sondern ein Körper zu *sein,* so daß alle eigenen körperlichen Äußerungen sichtbare Anteile des eigenen Seins sind. Der Anspruch, in körperlich-seelischer Einheit zu leben, läßt sich nicht immer leicht realisieren. Man hat zum Beispiel eine »körperliche« Routinearbeit zu machen, eine einförmige, sich stets wiederholende Verrichtung am Fließband, und ist mit seiner Seele oft ganz woanders: In einer solchen Situation mag eine gewisse »Trennung« von Leib und Seele vielleicht sogar »gesünder« sein als »mit Leib und Seele« *ganz* in der Arbeit zu stecken: zwei Drähte verlöten und drei Schrauben fixieren, stundenlang, monatelang, jahrelang – das Tun einer beseelten Maschine. An dem Ausspruch: »Der Mensch wird zu dem, was er betrachtet« ist viel Wahres; und will man vermeiden, als Fließbandarbeiter zu einem technischen Gerät zu werden, bleibt eigentlich nur eine unnatürliche »Spaltung« seines Mensch-Seins – der Körper gehört der Arbeit, die Seele dem arbeitenden Menschen. Daß dabei Körper und Seele krank werden können, ist nicht verwunderlich. Natürlich gibt es auch berufliche Tätigkeiten, die man gerne verrichtet, wo man *ganz* dabei ist. In den Industriegesellschaften ist dies allerdings nicht die Regel.

Für das »Überleben« der Seele kann also eine gewisse Trennung zwischen Seele und Körper notwendig sein. So wird verständlich, daß mancher seinen Körper als »Gebrauchsgegenstand« ansieht und dabei gelegentlich andere Gebrauchsgegenstände, beispielsweise sein Auto, besser und sorgfältiger pflegt als seinen eigenen Körper.

Eine künstliche Trennung von Körper und Seele gibt es – aus ganz anderen Gründen – auch in der klassischen Psychotherapie. Die an S. Freud orientierten Analytiker beschäftigen sich nur mit der Seele und wenden sich sogar vom »leiblich vorhandenen« Klienten ab, ignorieren die Körpersprache. Daß man den Zugang zur Seele auch über den Körper finden kann, ist eine uralte Erkenntnis; ähnliche Vorstellungen finden sich schon in der dreitausend Jahre alten Ayurvedischen Medizin Indiens. In die moderne Psychotherapie wurde dieses Wissen von W. Reich eingeführt und später von anderen Therapeuten wie A. Lowen modifiziert.

Unterdrückte Empfindungen oder andere psychische Konflikte können sich am Körper manifestieren, führen dann zu Verspannungen der Willkürmuskulatur (Nackenschmerzen, Rückenschmerzen etc.) oder bewirken vielschichtige Störungen des vegetativen (»unbewußten«) Nervensystems, das Verdauung, Herzschlag, Atmung etc. regelt. Wie sehr das vegetative Nervensystem mit seelischen Vorgängen verbunden ist, wissen wir alle: Wenn wir hungrig sind und lediglich die Abbildung eines gedeckten Tisches sehen oder auch nur an Speisen denken, merken wir, daß uns bereits »das Wasser im Mund zusammenläuft« und der Magen zu knurren anfängt. Oder ein anderes Beispiel: Bei großer psychischer Belastung oder wenn aus irgendwelchen Gründen Ablehnungsgefühle oder ein starker Widerwillen aufkommen, entsteht oft eine *körperlich* spürbare Übelkeit, die sich zum Erbrechen steigern kann. Man sagt nicht von ungefähr: »es ist zum Kotzen«.

Der Mensch kann also Gefühle und Gedanken als körperliche Regungen wahrnehmen. Hierfür lassen sich noch mehr Beispiele aufzählen: Bei Angst und Entsetzen sträuben sich die Haare, ein kalter Schauer läuft über den Rücken, »eine Gänsehaut« entsteht; bei einer undurchschaubaren Situation wird einem »flau im Magen«; ist man überrascht und sehr verblüfft, dann »bleibt einem die Luft weg« oder »verschlägt es einem die Sprache«.

Gefühle und Gedanken zeigen sich also auch in spürbaren (wahrnehmbaren) körperlichen Veränderungen – die meisten Menschen haben es allerdings verlernt, die Sprache ihres Körpers zu deuten.

Wenn wir unsere eigene Körpersprache besser verstehen könnten, dann ließen sich auch unsere Gefühle und Gedanken besser einschätzen, klarer empfinden. Nehmen wir ein einfaches Beispiel:

> Ich gehe auf einer einsamen Landstraße und habe noch einen weiten Weg vor mir; da hält ein Auto, um mich zum Mitfahren einzuladen. Aber der Fahrer und der hünenhafte Mann neben ihm wirken irgendwie finster und unberechenbar. Ich muß mich entscheiden: der lange Fußmarsch *oder* ins Auto zu den finsteren Männern. Ich bin unsicher. In einer solchen Situation »hören« viele (unbewußt) auf ihre Körpersprache. Und in meiner Situation: Ich spüre eine eigenartige Beklemmung in der Brust, ein komisches Zucken in den Beinen (als wollte ich weglaufen) – ich bedanke mich etwas stotternd und lehne das Mitfahren ab. *Oder:* Ich merke ein überraschend angenehmes, strömendes Wärmegefühl in der Brust und im Bauch, ein seltsam beruhigendes Kribbeln in den Armen – ich nehme die Einladung an und steige ins Auto (und der Fahrer und der Hüne neben ihm entpuppen sich dann vielleicht als sehr freundliche, schweigsame und unaufdringliche Menschen).

Ähnliches haben die meisten von uns oft genug erlebt. In diesem Beispiel haben also die körperlichen Empfindungen geholfen, Gefühle und

Gedanken klären und besser einschätzen zu können. Die Körpersprache ist gerade dann besonders wertvoll, wenn es um einander widerstrebende Gefühle oder einander widerstrebende Gedanken geht, oder wenn Gefühle und Gedanken einander widerstreben – und trotzdem eine Entscheidung getroffen werden muß.
Auch körperliche Beschwerden oder Krankheiten lassen sich meist in einem Zusammenhang mit dem seelischen Befinden sehen. Die psychosomatische Medizin geht davon aus, daß die meisten Beschwerden und Krankheiten einen psychischen Ursprung haben. In der genauen Betrachtung und intensiven Beschäftigung mit der körperlichen Krankheit (z. B. Magengeschwür, Nackenschmerzen, Asthma) kann ich vielleicht ergründen, welche seelischen Ursachen zu dieser körperlichen Veränderung geführt haben: Was habe ich alles »runterschlucken« müssen, bis ich ein Magengeschwür bekommen habe? Wer oder was sitzt mir »im Nacken«? Wer oder was nimmt mir die »Luft« weg? Einschränkend muß gesagt werden, daß körperlich-psychische Zusammenhänge nicht immer leicht aufzudecken sind, und selbst dann, wenn sie bewußt werden, »verschwinden« damit nicht immer gleich alle körperlichen Beschwerden.
Psychosomatische Störungen lassen sich leichter erkennen, deuten und beheben, wenn man in »gesunden Zeiten« übt, den Körper wahrzunehmen, auf körperliche Erregungen und Zeichen zu achten und ihnen nachzugehen. Wir wollen im folgenden fünf sehr einfache Übungen beschreiben, seinen eigenen Körper etwas genauer kennenzulernen (auf die in den Übungen angesprochene Entspannung gehen wir weiter unten näher ein):

- Versuchen Sie sich bequem hinzusetzen und zu entspannen; dann betrachten Sie geraume Zeit einen Gegenstand, der Ihnen sehr lieb und teuer ist; anschließend machen Sie die Augen zu und lassen das Bild von diesem Gegenstand auf sich einwirken. Dann öffnen Sie die Augen, und betrachten Sie Ihren Körper; die rechte Schulter, die linke Schulter, die Arme, Hände, Brust, Bauch, Beine, Füße etc. ... Dann schließen Sie wieder die Augen und lassen dieses Bild von Ihrem Körper auf sich einwirken: Welche Farbe, welche Gestalt haben die Hände oder der Bauch, welche Kraft steckt dahinter, wieviel Schmerz, Freude, Bewegung?
- Versuchen Sie sich möglichst tief zu entspannen; stellen Sie sich einzelne Körperregionen oder Organe vor, die Ihnen spontan in den Sinn kommen oder die Ihnen Beschwerden machen. Stellen Sie sich zum Beispiel Ihre Harnblase vor: Welche Gestalt hat sie, wie groß ist sie, wie sehen die Wände der Blase aus, das Gewölbe, ist Flüssigkeit darin, welche Flüssigkeit, welche Be-

wegungen macht die Blase, welche Gefühle könnte die Blase haben, welche Wünsche ...? Sprechen Sie mit der Harnblase, und lassen Sie sie antworten.

- Stellen Sie sich vor den Spiegel (am besten nackt), beobachten Sie sich, beschreiben Sie sich, wie sehen Sie aus, wie sind Ihre Bewegungen ...?
- Künstler beschäftigen sich meist sehr intensiv mit sich selbst. So machen Maler oft Serien von Selbstporträts oder Selbstdarstellungen in veränderten Formen. Das können Sie auch! Zeichnen Sie Ihren Körper in verschiedenen Situationen und zu verschiedenen Zeiten: Welche Beziehung haben die einzelnen Körperteile zueinander, welche Proportionen, welche Körperteile »fehlen«?
- Auch durch die tägliche Körperpflege können Bewußtsein und Gefühl für den eigenen Körper erhöht werden: beispielsweise durch Kalt-Warm-Duschen (welche Körperregionen sind besonders kälteempfindlich?), Trockenbürsten, sportliches Training oder gymnastische Übungen (welche Teile meines Körpers ermüden am schnellsten?), Luft- oder Sonnenbäder (wo spüre ich die Wärme am intensivsten?). Ein sehr intensives Kennenlernen des eigenen Körpers gelingt mit der Selbstmassage: Man kann sich den Nacken massieren, die Schultern, entlang der Wirbelsäule, den Bauch, die Genitalien, die Fußsohlen. Jede Körperregion läßt sich *befühlen,* mit den Fingern lockern und massieren.

Über den Biorhythmus

In der Natur können wir unzählige rhythmische Vorgänge beobachten; den regelmäßigen Wechsel von Ruhe und Aktivität, von Hell und Dunkel, von Wachsen und Sterben, von Ebbe und Flut, von Tag und Nacht, den Wechsel der Jahreszeiten, den Zyklus des Mondes. Alle diese periodischen Wechsel können sich gegenseitig beeinflussen. Darüber hinaus finden wir bei den meisten Lebewesen rhythmische Abläufe, die von inneren Impulsen ausgehen: periodisch wiederkehrende Paarungszeiten bei den Tieren, Winterschlaf, Wach- und Schlafzeiten beim Menschen, seelische Hoch- und Tiefphasen oder der weibliche Menstruationszyklus. Diese Phänomene werden oft unter dem Begriff Biorhythmus zusammengefaßt. Als Biorhythmus bezeichnet man die Erkenntnis, daß auch beim Menschen seelisch-geistige und körperliche Eigenschaften bestimmten Grundperioden (z. B. von 30 Tagen) unterliegen.

Es ist allgemein bekannt, daß eine Störung des Schlaf-/Wachrhythmus (Tag-/Nachtrhythmus) durch Schichtarbeit psychosomatische Störungen hervorrufen kann. Ähnliches gilt für den Tagesrhythmus (Aktivität am Vormittag/mittägliche Ruhepause/Aktivität am Nachmittag/abendliche Ruhepause/Aktivität am Abend), wobei jeder einzelne Mensch

seine individuellen Höhepunkte hat, je nachdem, ob es sich um einen »Morgen-« oder »Abendtyp«, um einen Tag- oder Nachtmenschen handelt.
Am besten kann man seinen eigenen Rhythmus kennenlernen, wenn man mal einige Tage (oder besser einige Monate lang) *seinen* Tag und *seine* Nacht ohne äußerliche Zwänge und ohne Rücksicht auf andere gestaltet. Für das eigene Wohlbefinden ist es wichtig, möglichst viele derjenigen Faktoren auszuschalten, die den Eigenrhythmus stören.

Sexualität

Ungelöste sexuelle Konflikte, vor allem während der Kindheit, seien – so meinte S. Freud – eine der häufigsten Ursachen für psychische Störungen. Freuds Theorie über die Psychosexualität ist mittlerweile sehr umstritten. Tatsache bleibt, daß Sexualität auf vielerlei Weise das psychische Befinden beeinflussen kann, negativ etwa durch unterdrückte Sexualität, durch leistungsorientierte Sexualität, durch erzwungene Sexualität (z. B. in manchen Ehen). Bestimmte sexuelle Erlebnisse können bei dem einen Minderwertigkeitsgefühle auslösen, bei einem anderen Minderwertigkeitsgefühle überwinden helfen. Sexualität: Tausende von Büchern beschäftigen sich damit, Filme, Kunstwerke, Sexualforscher und sogar die erhabenen Götter . . .
So zeigen z. B. die Tempel der Hinduisten mitunter eine Vielzahl von erotischen Schnitzereien und Ornamenten, in denen sexuelle Praktiken in allen Einzelheiten dargestellt werden; dabei vollführen die männlichen und weiblichen Götter sehr phantasiereiche Positionen, und zu dritt oder viert scheint es den Göttern noch besser zu gefallen. Den Menschen zum Vorbild?
Die Religionen im Abendland sind sexuell sehr viel prüder als in Asien. Doch ansonsten besteht kein grundsätzlicher Unterschied zwischen den sexuellen Gepflogenheiten hier und dort. Ein »normales« indisches Ehepaar ahmt die tollen Sexorgien der Götter keineswegs nach, und die patriarchalische Sexualität scheint überall vorherrschend zu sein – die Frau wird vom Mann als Sexualobjekt benutzt oder zur Liebesdienerin erklärt.
Betrachten wir die Tradition des Abendlandes: Früher sollte eine ehrbare Frau an der Sexualität keinen Gefallen finden, sondern lediglich den Beischlaf des Mannes erdulden, bei Schmerzen auf die Zähne beißen und niemals Lust empfinden. Lust war Sünde, der Orgasmus für den Mann reserviert. Ähnlich engstirnig war die Meinung über Selbst-

befriedigung, glaubte man doch bis in dieses Jahrhundert, Onanie mache geisteskrank.

Schlechtes Gewissen entstand, Abscheu vor dem eigenen Körper und gegenseitige Peinigungen und Erniedrigungen. Erst in den vergangenen Jahrzehnten hat sich einiges geändert. Die Frauenbewegung kritisierte die patriarchalische Sexualität, und die Schwulen zeigten offen, daß Männer nicht nur mit- oder gegeneinander kämpfen, sondern auch Zärtlichkeit austauschen können. Und schließlich beschäftigten sich Sexualforscher mit dem Orgasmus. Der Orgas-*muß* ist für manche der Inbegriff der Sexualität und sei überhaupt die Befreiung des Menschen. Intimität und Sinnlichkeit werden als Mittel zur Selbsterfahrung gepriesen, und wer erotische Nähe nicht uneingeschränkt toll findet, soll eine Therapie machen. »Sexuelle Befreiung« heißt das Schlagwort, doch viele sind ratlos und zweifeln, ob sie sich sexuell »richtig« verhalten, ob sie den neuen Normen genügen – sie werden unsicher, verklemmt oder traurig, frustriert oder gleichgültig.

Die »wahre« Sexualität zu finden, ist eigentlich einfach: Jeder hat eine eigene Einstellung zur Sexualität, und diese ist prinzipiell richtig, wenn man sich selbst dabei wohlfühlt *und* wenn der oder die dazugehörigen Partner sich wohl fühlen. Und es gibt tausende Möglichkeiten: zärtliches Zusammensein mit oder ohne Orgasmus, alleiniges oder gegenseitiges Onanieren, weibliche oder männliche Homosexualität, Transvestitismus, gesteigertes Sexualbedürfnis oder Gleichmut gegenüber Sexualität, sexuelle Enthaltsamkeit oder die Suche nach möglichst bizarren Perversionen . . .

Aus der engen diagnostischen Sicht der Psychiatrie gelten Homosexualität, Transvestitismus, Fetischismus, Pädophilie, Exhibitionismus als »Krankheiten«. Aber: Andersartige sexuelle Gewohnheiten haben *nichts* mit Krankheit zu tun. Man sollte sich hüten, wegen ausgefallener sexueller Probleme oder Neigungen einen Psychiater aufzusuchen – sinnvoller ist es, sich an entsprechende Selbsthilfegruppen zu wenden.

Entscheidend ist, daß die gelebte Einstellung zur Sexualität der eigenen Stimmung entspricht und der Stimmung des jeweiligen Partners (falls man nicht alleine ist). So gesehen, kann die *bewußt* praktizierte oder die *bewußt* nicht-praktizierte Sexualität zur psychischen Stabilisierung und Selbstsicherheit beitragen.

Selbstentspannung (Autogenes Training) und Meditation

Autogenes Training ist ein leicht erlernbares Verfahren zur tiefgehenden Selbstentspannung, das nach einigen Übungen ohne fremde Hilfe angewandt werden kann. Während der Übungen kann man sich immer mehr innerlich lösen und versenken und so seine körperlich-seelische Ausgeglichenheit steigern.
Bei regelmäßigem Üben ermöglicht Autogenes Training schnellere Erholung nach Ermüdungszuständen, Kennenlernen unwillkürlicher Körperfunktionen, Leistungssteigerung; manchmal führt es zur Besserung einiger psychosomatischer Beschwerden wie Schlafstörungen, nervöse Herz- und Magenbeschwerden, chronische Muskelverspannungen im Wirbelsäulenbereich, Kopfschmerzen, Zustände mit innerer Unruhe oder unklarer Angst (soweit sie nicht zu stark ausgeprägt sind). Hier wird mit dem Autogenen Training ein bestimmtes Ziel verfolgt, beispielsweise Schmerzen zu lindern oder mit innerer Unruhe fertig zu werden; eine zusätzliche Hilfe können hierzu die sogenannten formelhaften Vorsätze sein (siehe unten).
Eine andere Möglichkeit besteht darin, mit Hilfe des Autogenen Trainings seine Selbsterfahrung, seine Selbstbestimmung, sein Selbstbewußtsein zu vermehren (»Innenschau«, »zu sich selber finden«, Kontakt zum eigenen »Unbewußten«). Auch hier versucht man zunächst, eine völlige Entspannung zu erreichen und die Außenreize auszuschließen, um schließlich zu einer tiefen Versenkung zu kommen, einem Schwebezustand zwischen Bewußtsein und Schlaf, einem »passiven Bewußtsein« (ohne bewußtes Denken, ohne Zeiteinteilung, ohne Zweckgebundenheit). Diese tiefe Versenkung erreicht man meist erst nach einigen Monaten regelmäßigen Übens. Man könnte diesen Zustand auch als Meditation bezeichnen (als eine Wanderung in das unbekannte Land der eigenen Seele). Auch ohne besondere Technik hat jeder schon einmal spontan meditative Stimmungen erfahren: wenn man entspannt am Strand in der warmen Sonne liegt, das Meer gleichmäßig rauscht, der Körper in den weichen Sand eingebettet ist...
Meditative Übungen können schließlich zu einer gesteigerten, bewußteren Wahrnehmung führen, zu einem »bewußteren Leben«. Allerdings werden der Selbstentfaltung und Suche nach seelisch-körperlichem Wohlbefinden von unserer Umwelt enge Grenzen gesetzt (z. B. durch unmenschliche Wohn- und Arbeitsbedingungen). Hinzu kommt, daß in unserer übertechnisierten, gefühlsarmen, gestörten Umwelt einige see-

lisch-körperliche Störungen fast unausweichlich sind und sich durch individuelle Maßnahmen wie Autogenes Training oder Meditation nur teilweise beheben lassen, denn – die Störungsursachen bleiben.
Das Prinzip des Autogenen Trainings liegt – zumindest während der ersten Übungsstunden – in der Selbstbeeinflussung, der »Autosuggestion«. Durch stark gefühlsbetonte Erwartungen, aber auch durch zielgerichtetes Denken, verändert man in sich selbst physisch-psychische Vorgänge, ohne sich der Einzelheiten bewußt zu sein. Deshalb wird das Autogene Training auch Selbsthypnose genannt.
Suggestion und Hypnose (oder Autosuggestion und Selbsthypnose) gehen auf uralte, seit Jahrtausenden gepflegte Verfahren zur Behandlung von seelisch-körperlichen Beschwerden und Krankheiten zurück (z. B. suggestives Behandeln durch Handauflegen oder Autosuggestion durch zielgerichtete Erwartungen im Gebet).
Das Autogene Training in seiner heutigen Form ist zu Anfang dieses Jahrhunderts von dem Berliner Arzt J. H. Schultz entwickelt worden. In den verschiedenen Kursen, die angeboten werden, wird die ursprüngliche Methode meist etwas modifiziert. Letztlich aber sollte jeder Übende *seine* eigene, zu ihm passende Art und Weise der Selbstentspannung finden – und die kann vom ursprünglich im Kurs erlernten Konzept durchaus erheblich abweichen.
Für das Erlernen des Autogenen Trainings sind folgende, allgemeine Hinweise nützlich:

- Das Autogene Training ist kein Leistungssport; es kommt nicht darauf an, die Übungen besonders schnell und mit großer Anstrengung zu erlernen. Anstatt die Wirkung herbeizuzwingen, versucht man besser, ein bloßes »Geschehenlassen«. Jeder kann seinen eigenen Weg zur Selbstentspannung finden.
- Man sollte sich möglichst viel Zeit lassen, auch wenn die Übungen anfangs nur wenige Minuten und später etwa 15 Minuten oder auch etwas länger dauern.
- Einen relativ ruhigen Raum wählen, gedämpftes Licht, Kleidung lockern, Schuhe ausziehen.
- Es ist ratsam, eine bequeme, ungezwungene Körperhaltung einzunehmen (Rückenlage mit angelegten Armen oder gemütlich aufrechte Sitzhaltung). Dann versuche man sich zu entspannen, man schließt die Augen und atmet einige Male tief ein und aus (Bauchatmung).
- Auf der Unterlage kann man ein bißchen mit den Schultern, dem Rücken, dem Gesäß hin- und herrutschen, um den Kontakt zum Boden zu verstärken. Versuchen Sie zu spüren, wo Sie mit Ihrem Körper am Boden aufliegen, mit dem Hinterkopf, den Schultern, dem Gesäß.
- In der Rückenlage versuchen Sie dann, die gestreckten Beine langsam wenige

Zentimeter vom Boden hochzuheben und wieder herabplumpsen zu lassen. Sie werden merken, wie schwer Ihnen Ihre Beine vorkommen.
- Wenn Sie etwas mehr entspannt sind, versuchen Sie sich vorzustellen, wie groß Sie Ihren Rücken empfinden: besonders breit, besonders schmal, besonders lang oder besonders schwer.
- Atmen Sie tief ein, dehnen Sie dabei die Brust und strecken Sie den Bauch heraus, um möglichst viel Raum für die einströmende Luft zu schaffen, beim Ausatmen dann kräftig seufzen und das Ganze ein paar Male wiederholen.
- Während der Übung auftauchende Gedanken brauchen nicht mit Willensanstrengung verdrängt zu werden; man kann sie vorüberziehen lassen wie Wolken am fernen Horizont.
- Beenden Sie die Übung nicht plötzlich, sondern nach dem Schema (das dem morgendlichen Erwachen aus dem Schlaf ähnlich ist): tief einatmen, Arme beugen, Hände zur Faust, Augen auf; dann viel strecken und räkeln, noch etwas liegen oder sitzen bleiben.
- Man lernt sich selbst vielleicht noch intensiver kennen, wenn die während des Trainings auftauchenden Gedanken oder Gefühle aufgeschrieben werden.

Die wesentlichen Übungsformeln

Wenn Sie sich auf diese Weise vorbereitet haben, können Sie sich mit Hilfe der folgenden Übungsformeln in einen tiefen Ruhe- und Entspannungszustand versenken (»Autosuggestion«). Die Übungsformeln sollen Sie sich *vorstellen,* nicht vorsprechen (also nicht die Lippen bewegen); vielleicht können Sie die Übungsformeln als vorüberziehende Gedanken betrachten.

1. Übungsformel: »Ich bin ganz ruhig« (fünf- oder zehnmal wiederholen, ohne zu sprechen). Dies zweimal pro Tag üben, z. B. ein oder zwei Wochen lang.
Dann zusätzlich:

2. Übungsformel: »Arme und Beine angenehm schwer« oder: »Rechter Arm ganz schwer«, »linker Arm ganz schwer« usw., also die real vorhandene Schwere der Arme und Beine spüren (dies fünf- oder zehnmal wiederholen, ohne zu sprechen). Auch diese beiden Übungsformeln sollten Sie ein oder zwei Wochen lang üben.
Dann zusätzlich:

3. Übungsformel: »Arme und Beine strömend warm« oder: »Rechter Arm strömend warm« usw.

Im Abstand von ein oder zwei Wochen können noch folgende *Übungen* hinzugenommen werden:

- »Atmung ganz ruhig« oder: »Es atmet mich«
- »Herz ganz ruhig und gleichmäßig«
- »Leib angenehm warm«
- »Kopf frei und klar«

Das wichtigste bei den Übungen ist, daß Sie sich entspannen und wohlfühlen (ob Sie dabei *alle* diese Übungsformeln benutzen oder nur wenige, ist nicht entscheidend). Es ist anfangs »normal«, wenn immer wieder Gedanken auftauchen und stören; man kann sich dennoch weiterhin entspannt fühlen.
Während einer tiefen Selbstentspannung lassen sich folgende Beobachtungen machen:

- Vernunft und Verstand sind als Kontrollinstanz weitgehend ausgeschaltet, es überwiegen Gefühle und Intuitionen.
- Die Aufmerksamkeit wird umverteilt: Man wendet sich von der Umgebung ab und richtet seinen Blick ganz auf sich.
- Der gewohnte Realitätsbezug (die übliche Orientierung nach Raum und Zeit) wird deutlich vermindert: Beispielsweise berichten manche Personen nach einer Übung, sie hätten das Gefühl gehabt, die Beine seien viel länger gewesen als in Wirklichkeit, oder die zehnminütige Übung sei ihnen wie eine halbe Stunde vorgekommen.
- Die Aufnahmebereitschaft für konkrete autosuggestive »Vorsätze« wird gesteigert.

Wenn man auf diese Weise tief entspannt ist, kann man sich selbst zielgerichtet beeinflussen, indem man formelhafte Vorsätze auf sich einwirken läßt. Wenn man z. B. den Zigarettenkonsum einschränken will, sollte man sich in tiefer Entspannung die suggestive Formel »Rauchen wird ganz gleichgültig« vorstellen. Vergleichbare suggestive Formeln gibt es bei folgenden Beschwerden: Kopfschmerzen, Magenschmerzen, Bauchschmerzen, Blähungen, Herzrasen, Blasenstörungen, Schnupfen, Asthma, Schulter- und Nackenverspannungen, Schlafstörungen etc.
Anfangs sollte man nicht zu hohe Erwartungen in das Autogene Training setzen. Selbstentspannung zu erlernen ist ein langwieriger, aufwendiger Prozeß, und man muß sich eigentlich mehrmals am Tage Zeit nehmen, um auf diese Weise zu entspannen und »abzuschalten«. Es ist hilfreich, einen Kurs zu besuchen, weil man sich mit den anderen Teilnehmern austauschen kann.
Wer nach wochen- oder monatelangem (oder noch längerem) Üben in einen tiefen Entspannungszustand kommt und »loslassen« kann (im

Sinne einer »passiven Aufmerksamkeit«), der kann sich in seine innere Welt versenken, in die »Welt des Traumes« mit seinen Mythen, Symbolen, Zeichen – und kann dann in diesem Versenkungszustand warten, welche inneren Bilder und Handlungen aufsteigen.
Manche stellen sich *zu Beginn* eines so tiefen Versenkungszustandes (den man auch Meditation nennen kann) einen Gegenstand vor, eine Rose, eine Farbe, einen Klang oder ein Bild und lassen sich mit Hilfe dieser Vorstellung dann in einen angenehmen Schwebezustand gleiten.
Außer der Selbstentspannung gibt es natürlich noch viele andere Möglichkeiten, einen meditativen Zustand zu erreichen, durch Atemübungen, Tanz, bestimmte Bewegungsabläufe, Musik, Betrachtungen, Gebet oder durch religiöse Gesänge. Meditation ist kein Geheimnis mit vielen Siegeln, sondern eigentlich sehr einfach – aber gerade das Einfache zu erkennen, ist für viele schwierig. Meditieren heißt, sich von der realen Außenwelt zurückziehen, zu sich, zu seiner inneren Ruhe kommen. Um Meditation zu erlernen, muß man sich nicht irgendwelchen (östlichen oder westlichen) Gurus anschließen; es reicht, wenn man einige der oben skizzierten Grundprinzipien oder »Einstiegsmöglichkeiten« kennt. Dann kann jeder auf seine (nur ihm eigene) Weise zur Meditation finden.

Yoga – östliche Weisheit auch für den Westen*

Eine weitere Möglichkeit, die Einheit zwischen Körper und Seele spürbar werden zu lassen, hat unter dem Begriff Yoga Verbreitung gefunden. Genauer gesagt: Hatha (= Sonne, Mond)-Yoga, definiert als Anspannungs- und Entspannungsübungen des Körpers. Die besondere Bedeutung liegt aber – im Gegensatz zu anderen Formen der körperlichen Gesunderhaltung – in der bewußt wahrzunehmenden Präsenz des Geistes. Das heißt: Während der Durchführung ist eine unbedingte Konzentration auf das Atmen erforderlich, ein Sich-leer-machen, Nicht-Denken ist Ziel; ein meditatives Verharren wird angestrebt.
Hatha-Yoga richtig und regelmäßig ausgeführt (dies beinhaltet auch den Verzicht auf Fleisch, Nikotin und Alkohol) bringt körperliche und seelische Stabilität, ein Sich-selbst-näherkommen, Bewußtheit, und die Aktivierung von eigenen Energien, welche Prana genannt werden. Es ist als Hilfe gedacht, um auf Probleme selbst reagieren zu können,

* Dieser kurze Überblick wurde von Heike Hollerung (TTC) geschrieben.

beispielsweise indem man bei Nackenschmerzen den Schulterstand (Sarvangasan) anwendet, tief durchatmet und versucht, den Herzschlag in der Nackenregion zu spüren und sich (vorher oder nachher) fragt, was oder wer einem Nackenschmerzen bereitet hat. Oder – um ein anderes Beispiel zu nennen – man versucht bei Angstgefühlen die dabei vorhandene körperliche Verkrampfung mithilfe entsprechender Entspannungsübungen zu lösen, und läßt das Ruhigwerden des Körpers auf den Geist wirken, verbunden mit Selbstreflexion.

All das ist nur *ein* Aspekt eines jahrtausendealten, in Indien beheimateten, philosophischen Systems der Vedanta (= Ende des Wissens). Es gibt außer Hatha-Yoga noch weitere Formen, wie z. B. Bhakti-Yoga (= die Liebe), Inana-Yoga (= das Wissen), Karma-Yoga (= das Tun) usw., die alle auf verschiedene Weise dasselbe zum Ziel haben: die Vereinigung. Und dies ist auch die mythologische Übersetzung von Yoga – nämlich die Vereinigung mit seinem wahren Selbst, seinem Ursprung und die Befreiung aus dem Kreislauf der Wiedergeburten.
Yoga Praktizierende – und darin liegt vielleicht der größte Wert – kommen nicht umhin, sich und »ihr« Leben irgendwann selbst in Frage zu stellen, und vielleicht sind sie fähig, *ihre* Lebensphilosophie zu entdekken und zu entwickeln.

Träumen und Phantasieren – die heilende Wirkung der bildlichen Vorstellungen

Die Beschäftigung mit seinen Träumen ist eine wesentliche Hilfe, um sich selbst besser kennenzulernen. Günstig ist es, wenigstens einige Monate lang seine Träume zu notieren (vor dem Einschlafen an dieses Vorhaben denken und Schreibzeug und Licht in Reichweite legen). Man kann seine Träume dann manchmal besser verstehen, wenn man versucht, sich mit jeder Traumgestalt (Menschen, Tiere, Gegenstände) zu identifizieren oder mit den Traumgestalten während eines Tagtraums zu »reden«.
Phantasien und bildliche Vorstellungen gehören zur Welt des Traumes. Wir haben bereits erwähnt, daß das Träumen für das Kennenlernen der eigenen Persönlichkeit wichtig ist. Während des Schlafs begeben wir uns – ohne eigenes Zutun – in das Traumleben. Dies läßt sich aber auch außerhalb des Schlafs erreichen: Wenn wir uns entsprechend tief versenken und in bildliche Vorstellungen eintauchen, dann können wir

ebenfalls im Traum leben, existieren im Traum (siehe Kapitel B). Das absichtliche Versinken in die Welt des Traumes kann auch dazu benutzt werden, einzelne Probleme und Schwierigkeiten auf symbolische (traumhafte) Art zu bearbeiten. Hierfür ist folgendes Vorgehen möglich:

- sich eines psychischen oder anderen Problems bewußt werden, es kurz beschreiben;
- dann während einer Selbstentspannung sich immer tiefer versenken, bis man einen »meditativen Zustand« erreicht hat;
- das Problem »kommen lassen« und warten, bis Bilder, Symbole oder traumähnliche Szenen auftauchen;
- diese Bilder wirken lassen; vielleicht entstehen daraus erneute Handlungen oder ein »kleiner Film«, den wir uns ansehen oder in dem wir mitspielen;
- nach einiger Zeit die Übung langsam beenden (wie beim Autogenen Training).

Statt mit psychischen Problemen kann man sich während einer solchen Übung auch mit schmerzhaften oder kranken Körperregionen auseinandersetzen.

Manche Psychiater sagen, daß bildliche Vorstellungen bei sogenannten Schizophrenen schaden können, da sie ohnehin zu sehr in der Phantasie und im Traum leben und das Irreal-Phantastische mit der Realität vermengen (psychiatrisch: Wahn, Halluzination). Dieser Einwand mag für bestimmte Personen zutreffen. Aber wenn ein »Schizophrener« wieder in der Realität lebt (psychiatrisch: wenn er seinen psychotischen Schub hinter sich hat), dann hilft weniger eine Depotspritze weiter als die kreative Auseinandersetzung mit dem, was geschehen ist. Und zu dieser Auseinandersetzung gehört auch, sich mit den eigenen Phantasien zu beschäftigen, mit den irrealen Seiten des Lebens, mit der »Existenz im Traum«. Verläßt ein solcher Mensch *bewußt* den Bereich der Realität, um sich einem Leben im Traum, in der Phantasie, voll hinzugeben, dann lernt er auch diesen Bereich seines Seins kennen und kann (da es sich um eine »Übung« handelt) immer wieder in die Realität zurückkehren. Stellen sich eines Tages wieder Schwierigkeiten ein, phantastisches Traumerleben (auf der einen Seite) und Realität (auf der anderen Seite) nicht mehr sicher trennen zu können (psychiatrisch: ein beginnender psychotischer Schub), dann kann ihm die vorangegangene Beschäftigung mit *seiner* Phantasie und *seiner* Realität helfen, diese beiden Seiten des Seins so weit auseinanderzuhalten, daß er vom Strom der Erlebnisse nicht fortgerissen wird, sondern seine Erlebnisse ausreichend überschauen und »steuern« kann.

Wir betonen: Dies ist *eine* Möglichkeit, sein Leben im Traum besser zu verstehen und dann zu entscheiden, ob man mehr in der Realität leben will oder lieber im Traum. Und wenn man in der Realität leben will: Wie muß diese Realität geändert werden, damit man gerne darin leben kann?

Andere Menschen versuchen eine durchlebte psychotische Krise zu verdrängen und zu vergessen und stürzen sich in »reale« Aktivitäten. Solche Menschen scheinen nicht unbedingt gefährdeter zu sein als andere – welcher Weg der richtige ist, muß jeder für sich entscheiden.

Daß es noch weitere Möglichkeiten gibt, sich mit einer »abgelaufenen Psychose« auseinanderzusetzen, mag folgendes Zitat einer ehemaligen psychiatrischen Patientin zeigen:

> »Du weißt, ich war damals in meiner Psychose eine Märchenprinzessin. Jetzt arbeite ich wieder im Kindergarten, wie vorher auch. Ich weiß nicht genau, ob das wirklich gut ist. Aber an meine Märchenprinzessin von damals schreibe ich immer noch Briefe, manchmal jeden Tag. Ich lasse sie auch antworten. Ich habe schon einen ganz dicken Ordner von diesem Briefwechsel. Ist das auch psychotisch, was ich da mache?«

Ein solcher Briefwechsel mit dem »anderen«, »phantastischen« Teil seines Seins hat nichts zu tun mit Psychose; es ist im Gegenteil eine Möglichkeit der Selbstregulierung und Selbstheilung.

Seelen-Leben

Der Mensch hat nicht *einen* Charakter, nicht *eine* Mentalität, nicht *eine* Individualität, sondern er ist ein Wesen mit vielen, sehr unterschiedlichen und manchmal sogar sehr widersprüchlichen Gemütsarten. In jedem Individuum, sagt C. G. Jung sinngemäß, leben mehrere verschiedene Persönlichkeiten mit verschiedenen Eigenschaften, Fähigkeiten, Äußerungen, Stimmungen. Das macht das Kennenlernen der eigenen Psyche sehr schwer. Und jeder, der sich selbst beobachtet, wird immer wieder darüber erstaunt sein, was alles in ihm steckt und aus ihm herauskommt an unerklärlichen Handlungen, Reaktionen, Gefühlen, und was für merkwürdige, nie gekannte Visionen, Wahrnehmungen und Verrücktheiten in ihm entstehen.

Solche unbekannten Eigenschaften kommen bei manchen erst dann zum Vorschein, wenn eine extreme Belastung oder ein »psychischer Schock« die bisherige seelische Situation durcheinanderbringen. Eine schwere depressive Verstimmung ändert sich manchmal augenblicklich

nach einem schockierenden Ereignis (zum Beispiel einem Unfall, bei dem man nur knapp mit dem Leben davongekommen ist). Es gibt Menschen, die (unbewußt) solche Sportarten wählen, die mit erheblicher Lebensgefahr verbunden sind (z. B. extremes Bergsteigen), um sich damit einen heilsamen »Psycho-Schock« zu versetzen (ein depressiv-grübelndes Gedankenkreisen wird in einer lebensgefährlichen Situation nachhaltig unterbrochen, da alle Gedanken und Gefühle sich auf die Bewältigung der Grenzsituation konzentrieren).
Die Vielschichtigkeit der menschlichen Seele bietet uns aber auch eine sehr große Chance. Suchen wir einen Ausweg aus einer psychischen Misere, sehnen wir uns nach mehr Selbstverwirklichung oder wollen wir eine neue Orientierung, können wir in unerforschte Schichten unserer Seele vordringen, wo wir vielleicht »neue«, bisher verborgene Eigenschaften und Fähigkeiten entdecken.

Sich-selbst-kennenlernen

Die Aufforderung des Sokrates: »Erkenne dich selbst« mag jedem einleuchten, doch der Weg zu dieser Selbsterkenntnis scheint manchmal sehr gewunden oder verbaut.
Um sich selbst gründlicher kennenzulernen, kann man sich mit seiner eigenen Vergangenheit (z. B. mit seiner Kindheit) beschäftigen, Teile der eigenen Geschichte nochmals durchleben. Diese Auseinandersetzung sollte sich aber nicht unbedingt jahrelang hinziehen (wie bei manchen Psychoanalysen). Vergangenes ist vergangen, ist nicht mehr änderbar; was einem zur Verfügung steht, ist lediglich das Leben im Augenblick (im Hier und Jetzt). Man kann weder die Vergangenheit neu gestalten noch die Zukunft vorherbestimmen. *Es bleibt nur die unmittelbare Gegenwart.* Und in der Betrachtung des *momentanen* körperlich-seelischen Befindens kann man zugleich auch den Teil der eigenen Vergangenheit betrachten, der die gegenwärtige Persönlichkeitsstruktur mit geprägt hat.
Will man seine gegenwärtige Situation klarer sehen, dann läßt sich vielleicht von ganz einfachen Fragen ausgehen: Was will ich eigentlich? Welche Wünsche habe ich? Welche Tätigkeiten machen mir am meisten Freude, welche am wenigsten? Welche Vorstellungen habe ich früher von meinem Leben, von meiner Zukunft gehabt? Was würde ich gerne ändern?
Die Antworten auf diese und viele andere Fragen soll man sich selber geben, am besten aufschreiben, und dabei ehrlich sein, klar und stim-

mig. – Warum das Ganze? Weil manchmal im Laufe der Jahre die *eigenen* Gedanken und Gefühle verschüttet worden sind. Betrachten wir ein alltägliches Beispiel: eine Ehefrau findet das Zusammenleben mit ihrem Mann unerträglich, aber aus mehreren Gründen will sie keine Trennung (Kinder, Wohnung, Finanzen) – und sagt deshalb: »Eigentlich bin ich schon gern mit meinem Mann zusammen.« Im Laufe der Zeit macht sie diese Lebenslüge zu ihrer Lebenswahrheit und verdrängt ihre wirklichen Gefühle.

Hilfreich ist es, seine Stimmungen in regelmäßigen Abständen (möglichst täglich) schriftlich festzuhalten, in einem Tagebuch etwa: Welche Erlebnisse waren wichtig, welche Gefühle entstanden dabei? – Ähnliches läßt sich erreichen, wenn man eigene Märchen oder Geschichten erfindet, Gedichte schreibt oder Briefe an ferne Freunde. Schriftliche Aufzeichnungen haben außerdem den Vorteil, daß das ständige Grübeln über ein Problem, das ständige Kreisen der Gedanken um eine Sache unterbrochen werden kann. Und neue Ideen oder intuitive Einschätzungen der eigenen Situation werden gewissermaßen dokumentiert – und nicht verdrängt oder vergessen. Sie lassen sich dann zu einem späteren Zeitpunkt wieder nachlesen.

Bewußt erlebtes Zusammen-Sein mit Freunden oder fremden Menschen kann mir bisher unbekannte Eigenschaften widerspiegeln. Häufig gelingt dies noch besser bei Zufallsbekanntschaften: Der Mitreisende im Zug oder der Tischnachbar im Café sehen mich zum ersten Mal, ohne meine Geschichte zu kennen und (günstigstenfalls) ohne Vorurteile zu haben. Unter Umständen weisen mich solche Begegnungen auf bislang nicht gekannte, positive oder negative Eigenschaften hin.

Wer einen solchen Selbsterkennungsprozeß in mehr systematischer Form erfahren will, kann dies (unter anderem) auch in einer Psychotherapie versuchen.

Die spontanen schriftlichen Aufzeichnungen können zu einem Spiegelbild der eigenen Situation werden. Unterstützt wird dies, wenn regelmäßig auch Traumerlebnisse notiert werden, Eindrücke aus Meditation, Tagträumen und Phantasien. In diesem Zusammenhang kann die Beschäftigung mit Märchen und Mythen, mit Poesie und Kunst weiterhelfen, weil man hier auf allgemeingültige Symbole und Muster, auf »ewige Wahrheiten« trifft, die auch im Innersten jedes Menschen gespeichert sind (C. G. Jung nannte dies das »kollektive Unbewußte«).

Einige Psychotherapeuten, der Amerikaner Rollo May beispielsweise, orientieren sich an der Philosophie des Existentialismus (Heidegger,

Binswanger, Sartre) und vertreten den Standpunkt, daß jeder Mensch in dieser Welt sein *»Allein-Sein«* erkennen soll:

> Nach dem Abtrennen der Nabelschnur ist der Mensch ein einzigartiges Individuum, später als Erwachsener ist er allein für sein Leben verantwortlich – und er stirbt auch allein. Das »Allein-Sein« wird noch verstärkt durch sein Bemühen, seinem Dasein einen »großen, allumfassenden« Sinn zu geben. Wird sich der Mensch seines »Allein-Seins« in der Welt nicht bewußt, isoliert er sich noch mehr und kann seinem Leben noch weniger irgendeinen Sinn geben; statt dessen entstehen Angst und Verzweiflung.
>
> Wer sein Da-Sein in der Welt bewußt wahrnimmt, sein »Allein-Sein« und seine Einmaligkeit »versteht«, der kann dann auch sein »So-Sein« akzeptieren, sich so akzeptieren, wie er fühlt, denkt, handelt und ist. Für den bewußten Menschen ist es wichtig, die Welt als gegeben hinzunehmen – das löst nicht alle Probleme und verhütet auch nicht Depressionen. Aber: Der Mensch ist sich klarer über seine Existenz und dadurch vielleicht fähig, seine eigene Lebensphilosophie zu entwickeln, seinen Lebensweg zu finden.
>
> Der Mensch ist für all seine Entscheidungen allein verantwortlich, er allein bestimmt seinen Lebensweg, er ist letztlich absolut frei in seinen Entscheidungen. Diese »Freiheit der Entscheidung« kann einen Menschen dazu veranlassen, den Alltagstrott zu verlassen und sein Leben bewußt zu gestalten. Die Freiheit der Entscheidung beinhaltet aber auch die Möglichkeit, seine Existenz bewußt, durch Freitod, zu beenden. A. Camus: »Leben ist naturgemäß niemals leicht. Aus vielerlei Gründen, vor allem aus Gewohnheit, tut man fortgesetzt Dinge, die das Dasein verlangt. Freiwilliges Sterben hat zur Voraussetzung, daß man wenigstens instinktiv das Lächerliche dieser Gewohnheit erkannt hat, das Fehlen jedes tieferen Grundes zum Leben, die Sinnlosigkeit dieser täglichen Betätigung, die Nutzlosigkeit des Leidens.«

Die Sichtweise der existentialistischen Philosophie, die den Menschen vor allem in seinem »Allein-Sein«, seiner individuellen Isoliertheit und seiner Allein-Verantwortlichkeit begreift, ist eigentlich nur in Europa und Nordamerika zu finden. Anderen Kulturen, beispielsweise den Indianern Nord- und Südamerikas oder der buddhistischen Philosophie, ist eine solche Sichtweise sehr fremd und kaum nachvollziehbar. Sie betrachten den Menschen nicht so sehr als ein zur Einsamkeit verurteiltes Individuum, sondern sehen ihn eingebunden in ein allumfassendes Ganzes, die Natur oder den gesamten Kosmos.

Kreative Aktivität – kreative Passivität (Sein und Seinlassen)

Im kreativen Tätigsein können wir unsere momentanen Stimmungen ausleben, gleichzeitig in dem Geschaffenen uns selbst erkennen. Kreatives Tätigsein erschöpft sich aber nicht im Produzieren, im Schreiben, Zeichnen, Kunstwerke schaffen oder Musik machen. Auch Musik hören, Phantasieren oder Natur betrachten kann kreativ sein.
Sich von einer Aktivität in die andere zu stürzen, ist nicht die einzige Form von Kreativität. In einem chinesischen Sprichwort heißt es: »Neben der edlen Kunst, Dinge zu verrichten, gibt es die edle Kunst, Dinge unverrichtet zu lassen.« Nicht-Tätigsein, Nicht-Handeln kann ebenso kreativ sein wie Aktiv-Sein und Handeln. Hierzu nochmals ein Zitat aus China, von dem Philosophen Lao-tse, Ende des vierten Jahrhunderts vor Christus:

> »Der Mensch soll die Erde regieren ohne zu handeln, regieren ohne Aktivität. Und wie soll er das machen?
> Er nimmt eine respektvolle feierliche Haltung ein, er setzt sich und schaut gegen Süden, von wo Licht und Wärme kommen, und so verweilt er und läßt der Energie des Himmels, der Erde und seiner Selbst freien Lauf.
> ›Nicht-Handeln‹ ist hier nicht gleichbedeutend mit kraftloser Passivität – im Gegenteil: Es ist ein Höchstmaß geistiger Stärke und magischer Energie ...«

Es ist schwer oder sogar unmöglich, eine solche Haltung in unserem europäischen Alltag zu realisieren. Das Zitat zeigt aber, daß Nicht-Handeln durchaus positive Aspekte aufweist und deshalb auch als kreative Passivität bezeichnet werden kann. Gewähren lassen, geschehen lassen, seinlassen, anschauen können, ohne mitzuwirken – ein »Lebenskünstler« versteht die Kunst der kreativen Passivität. Die Umgebung sagt dann wahrscheinlich von ihm: »Der sitzt so oft im Café und schaut nur um sich, ein richtiger Müßiggänger, für den spielt Zeit anscheinend gar keine Rolle ...«
Mal aktiv sein und gegen den Strom schwimmen, mal passiv sein und sich vom Strom treiben lassen, mal depressiv, mal ausgelassen sein, mal nachdenklich, mal albern: *Die individuellen Stimmungen ändern sich und wollen zum Ausdruck kommen, wollen ausgelebt sein.* Dem ist in unserem normierten und traditionsbeladenen Alltag ein allzu kleiner Spielraum zugewiesen.
Aber oft werden nicht einmal diese eng gesteckten, gesellschaftlich

akzeptierten Freiräume genutzt. Man beschränkt seine Gefühlsäußerungen auf ein Minimum, kleidet sich konform, handelt und denkt konform, anstatt sich – wenn einem danach zumute ist – Trauerkleider anzuziehen, die Haare giftgrün zu färben, die graue Fabrikmauer mit einer bunten Parole zu besprühen oder mal von der Arbeit oder der Schule einfach wegzubleiben. Vielleicht ist es »heilsam«, manchmal ungehorsam zu sein und öffentliches Ärgernis zu erregen? Wer immer mit und nie gegen den Strom schwimmt, geht jedenfalls leicht in diesem Strom unter.

»Ganz entspannt im Hier und Jetzt« – oder politisch kämpfen?

Wenn von »gesundem emotionalem Leben« die Rede ist, von »psychischem Gleichgewicht«, dann fallen auch die Stichwörter wie Selbsterfahrung, Selbsterkenntnis, Liebe zum eigenen Körper, dynamische Meditation, Selbstentspannung, alternative Heilmittel, Kreativitätstraining oder Selbstverwirklichung. Um zu seelischem Wohlbefinden zu gelangen, reicht es aber nicht aus, sein Innenleben, seine emotionalen Fähigkeiten, seine Gefühlswelt zu erkunden und in sich zu gehen. Ebenso entscheidend ist es, allgemeine, äußere Lebensbedingungen zu hinterfragen und eventuell zu verändern (Arbeitsplatz, Wohnung, Familie, Umwelt etc.). So ist der Kampf für mehr Sicherheit am Arbeitsplatz, gegen Akkordarbeit, gegen Leistungsterror in der Schule, für humanere Wohnmöglichkeiten, gegen Umweltverschmutzung und Aufrüstung, gegen die Unterdrückung als Frau, also politischer Kampf im weitesten Sinn, genauso wichtig für das seelische Wohlbefinden wie bewußte Ernährung, liebevolle Körperpflege und meditative Selbstversenkung. Denn unsere äußere Lebenssituation ist die Grundlage dafür, sich überhaupt wohlfühlen zu können.

In sich stimmig leben

Ein Kind, das unter halbwegs günstigen Bedingungen aufwächst, lebt nach seinen Instinkten und Intuitionen, ohne Selbstkontrolle und ohne daß Verstand oder Logik als Kontrollinstanz sein Verhalten steuern. Sich gehen lassen, sich *nicht* zusammenreißen, ohne seelisches Korsett leben – dies ist im Alltag meist nicht oder äußerst schwer zu realisieren.

Ohne Selbstkontrolle zu leben, bedeutet auch, seinem Seelenleben körperlichen Ausdruck zu verleihen, Trauer und Leid ebenso zu zeigen wie Fröhlichkeit und Ausgelassenheit. All diese Stimmungen – auch Traurigkeit und Leiden – sind weder positiv noch negativ einzuschätzen, sondern sind Teil unserer Realität. Wer lernt, entsprechend seiner inneren Regungen zu leben, spontan zu leben, lebt *in* seinen Handlungen, lebt bewußt. Wenn er geht, dann ist er sich des Gehens bewußt; wenn er ißt, dann ist er sich des Essens bewußt. Er handelt nicht »automatisch«, nicht wie eine Marionette, die morgens »wie von selbst« aufsteht, frühstückt, U-Bahn fährt und zur Arbeit geht. Er wird bei Entscheidungen und Schwierigkeiten auf *»seine innere Stimme«* hören können, sich auf seinen »inneren Ratgeber« verlassen lernen.
So gewinnt man »innere Erfahrungen«, die vielleicht auch helfen werden, den eigenen Lebensweg zu finden. »Das Wesentliche ist, daß lange und in eine Richtung gehorcht werde: Dabei kommt und kam auf die Dauer immer etwas heraus, dessentwillen es sich lohnt, auf Erden zu leben, irgendetwas Verklärendes, Raffiniertes, Tolles und Göttliches.« (Nietzsche)

Psychische Krise als Chance

Psychische Krise – man ist verzweifelt, versinkt in Trauer, Schwermut, Todessehnsucht, spürt überhaupt keine angenehmen Gefühle mehr, glaubt sich manchmal gefühllos und ist von vielfachen Ängsten gequält, oft wochen- und monatelang. Wundersame oder unheilvolle Ereignisse geschehen, Ereignisse, die die anderen Menschen gar nicht wahrnehmen und deshalb auch nicht verstehen; man hat alptraumähnliche Visionen, denen man sich nicht entziehen kann und die einem jede Ruhe, jeden Schlaf rauben ...

Psychische Krise – man schäumt über vor Energie und Euphorie und reißt zunächst durch seinen äußerst optimistischen Tatendrang die Umgebung mit; dann merkt man zunehmend, daß die anderen all das, was man macht, nicht mehr begreifen. Man sieht sich selbst als »Auserwählter«, glaubt sich im Besitz von nie gekannten Fähigkeiten – was aber die Mitmenschen bezweifeln, belächeln, nicht akzeptieren und schließlich vielleicht sogar als »krankhaft« bezeichnen ...

Psychische Krise – man spürt die abgrundtiefe Ablehnung durch seine Mitmenschen, das Nicht-verstanden-werden, die Gleichgültigkeit und Kälte ...

Aber vielleicht eröffnet eine psychische Krise auch die Möglichkeit, nach einem neuen Lebensweg zu suchen. Vielleicht gibt diese Situation eine Anregung, die bisher bestehenden Lebensumstände in Frage zu stellen, der immer stärker werdenden Isolation und Einsamkeit zu entkommen oder sich besser darin zurechtzufinden. Vielleicht kann eine Krise zu einer Chance werden, zu mehr Zufriedenheit zu gelangen, oder zu einer großen Umgestaltung, einer inneren Revolution führen.

Im folgenden dokumentieren wir Ausschnitte aus zwei unterschiedlichen Lebensgeschichten. Bei Karola B. und bei Frantz K. führte eine psychische Krise zu dem Versuch, aus ihrem bisherigen Leben auszubrechen.

Vielleicht erkennt der eine oder andere in den Ausbruchversuchen dieser beiden Menschen einen Teil seiner eigenen Sehnsüchte wieder, seine eigenen Ängste, Wünsche, Ideen, Gefühle, Hoffnungen. Vielleicht fühlt man irgendwelche Ähnlichkeiten mit den (aus dem Gleichgewicht geratenen) Seelen von Karola B. und Frantz K., die beide ein *neues* Gleichgewicht suchten . . .

Karola B., *jetzt 26 Jahre alt, lebte in Berlin; sie arbeitete bis zum 23. Lebensjahr, insgesamt sechs Jahre lang, zunächst in einer Spedition, dann in der Verwaltung einer Buchhandlung. Bei ihren Freundinnen und Freunden galt sie als zurückgezogen, ernsthaft, melancholisch. Wenn sie auf ihre traurige Stimmung angesprochen wurde, sprach sie über die Sinnlosigkeit des Lebens, über das allgegenwärtige Elend, über den Tod, das Sterben. Sie las gerne traurige Bücher. Über ihr Bett schrieb sie in großen Buchstaben »there is no future«. In ihrer freien Zeit fuhr sie mit Vorliebe zu einer einsamen Waldlichtung in Frohnau. Vor allem im Herbst und im Winter konnte sie dort ganz alleine sein; sie saß dann stundenlang am Waldrand, tief in Gefühle und Gedanken versunken.*

Als Achtzehnjährige hatte sie zum ersten Mal einen Selbsttötungsversuch unternommen, war anschließend vier Wochen in einer Nervenklinik, dann eineinhalb Jahre in psychotherapeutischer Behandlung. Während dieser Zeit wechselte sie die Firma; sie lernte einen gleichaltrigen Mann kennen, mit dem sie zusammen in eine Wohnung zog. Nach zwei Jahren trennten sich die beiden; »wir hatten uns kaum mehr etwas zu sagen«. Ein halbes Jahr später schluckte sie eine Überdosis Schlaftabletten, wurde aber rechtzeitig entdeckt; man pumpte ihr den Magen aus. Danach ging sie wieder zu ihrem Psychotherapeuten, acht Monate lang.

Das Leben empfand sie als monoton: morgens Aufstehen, Kaffeetrinken, eine Zigarette, U-Bahn, dann die Arbeit. Im Betrieb war sie durchaus beliebt, galt als zuverlässig, hilfsbereit, freundlich. Am Abend wieder mit der U-Bahn nach Hause, müde, trotzdem ging sie noch in Kneipen oder Diskotheken, vor dem Einschlafen las sie oft stundenlang in ihren Büchern. Dann in der Frühe wieder aufstehen, Tag für Tag, und der Alltagstrott begann von neuem. Im Urlaub erfüllte sie sich ihre Träume, fuhr auf eine winzige Insel im Mittelmeer – wenigstens drei Wochen lang konnte sie sich gehen lassen, nichts tun und träumen.

Wieder zu Hause in Berlin, dachte sie oft darüber nach, wie ihr weiteres Leben aussehen könnte. Sie sah dabei eigentlich wenig

Perspektiven, sagte manchmal: »Eigentlich hab' ich alles erlebt, es ist nichts Neues mehr zu erwarten auf dieser Welt; die wenigen schönen Augenblicke wiegen die vielen schrecklichen Stunden nicht auf; wenn ich jetzt sterben würde, wäre das gut und sehr angenehm.«
Sie entschließt sich, im Sommer die Arbeit zu beenden und dann anschließend auf »ihre« Insel zu fahren, die kleine Insel, die sie vom Urlaub her kennt. Auf dieser Insel will sie ein paar Wochen leben, dann will sie sterben.
Sie kündigt tatsächlich ihren Arbeitsplatz, nimmt das wenige Ersparte und zieht auf die Insel. Die zehn oder zwölf Familien, die auf der Insel leben, betrachten Karola B. als eigenartige Frau, lassen sie aber weitgehend in Ruhe. Wochen vergehen, zwei, drei Monate – Karola B. verschiebt ihren ursprünglichen Plan auf das kommende Frühjahr; dann im Frühjahr verschiebt sie ihren Selbstmord auf unbestimmte Zeit: »Vielleicht sterbe ich von selbst, in den nächsten Wochen oder Monaten ...«
Drei Jahre vergehen. Während dieser Zeit ist Karola B. immer wieder mal nach Berlin gefahren, hat für einige Wochen einen Job übernommen und Geld verdient; dann ist sie immer wieder auf ihre Insel zurückgekehrt.
Auf der Insel verbringt sie die Tage meist damit, am Meer zu sitzen, dem Wellenrauschen zuzuhören, die Sonne zu beobachten, den Mondaufgang, die Pflanzen und Tiere; sie leidet nicht mehr unter dem Alltagstrott wie damals in Berlin. Und wenn sie gelegentlich in Berlin arbeitet, dann nur für eine überschaubare Zeit, in der sich die Eintönigkeit der Großstadt ertragen läßt.
Auf der Insel kann sie entsprechend ihrer melancholischen Stimmung leben, ungefähr so wie sie sich das Leben vorstellt, nachdenklich, in sich versunken, träumend, auch mit offenen Augen, und die Natur oder die anderen Menschen betrachtend. Und sie kann an den Tod denken. Karola B. ist keineswegs fröhlicher geworden, nicht unbeschwerter, aber sie leidet wenigstens nicht mehr an der Einengung, die die frühere Umgebung auf sie ausgeübt hatte, leidet nicht mehr an den tausend kleinen Pseudoverpflichtungen. Auf ihrer Insel lebt sie einigermaßen in Übereinstimmung mit ihren Gefühlen, mit ihrer Mentalität.
In einem Brief schreibt sie: »Ich kann nicht sagen, daß ich hier glücklich wäre. Aber da ist ein Gefühl des Gleichmuts, eine Gelassenheit, eine stundenlange oder ewige Gelassenheit. Ich sitze Tag

für Tag auf meinem Berg, das weite Meer vor mir, Meeresrauschen, die Sonne, die mich aufnimmt und wärmt, der wundervolle heftige Wind, der gewissermaßen durch mich hindurch bläst... Ich glaube, ich kann das nicht richtig beschreiben. Eines Tages werde ich mich auf wunderbare Weise auflösen und aufgehen in der Kraft des Windes, im Meeresrauschen, in der Wärme der Sonnenstrahlen. Kannst Du Dir das vorstellen? Sich auf wundervolle Weise auflösen, sich verteilen, überallhin verteilen, ich bin dann wie der Wind, werde eins mit dem Wind, eins mit dem Meeresrauschen, den Sonnenstrahlen... Auf wundervolle Weise mich auflösen, auflösen und eins werden mit dem Allumfassenden, mich auflösen – hier werde ich dann glücklich sein, glücklich für immer. Hoffentlich muß ich nicht mehr lange warten.«

Frantz K., *47 Jahre alt, gelernter Koch und Gastwirt, hatte sich im Laufe von zehn Jahren in einer Kleinstadt ein jugoslawisches Spezialitätenrestaurant aufgebaut. Er war sehr lebhaft, immer zu Unternehmungen bereit und ein geschickter Geschäftsmann. Das Restaurant ging gut, von weither kamen die Besucher. Frantz K. war seit 22 Jahren verheiratet und hatte drei Kinder; er führte ein geregeltes und scheinbar glückliches Dasein.*
Seit Monaten beschäftigt Frantz K. sich nun mit philosophischen Werken. Auch nachts noch, wenn die letzten Besucher gegangen sind, liest er im Bett, manchmal bis zum Morgengrauen. Er liest die alten griechischen Philosophen, liest Heidegger, Kierkegaard, Sartre, Hegel, chinesische Philosophen, alles, was er an philosophischer Literatur in der Bibliothek der nächsten Großstadt auftreiben kann. Er tut sich anfangs sehr schwer bei diesem Selbststudium; er hat nur die Volksschule absolviert, anschließend die Lehre gemacht und nie richtig die Möglichkeit gehabt, »studieren« zu lernen, Bücher zu lesen. Aber von Monat zu Monat wird er sicherer, versteht immer mehr. Das Studium der Bücher wird ihm das Wichtigste, wird für ihn zum absoluten Mittelpunkt.
Dies alles bringt Konflikte mit seiner Frau, mit seinen Mitarbeitern und mit seinen Kindern. Er hat keine Zeit mehr für die Familie und vernachlässigt die Arbeit im Restaurant.
Eines Abends sagt er in seinem Restaurant, heute wäre ein Tag der Erleuchtung, und alle könnten kostenlos essen, soviel sie wollten.

Seine Frau versucht vergeblich, ihn umzustimmen. Am anderen Tag verschenkt er Weinflaschen, geht zu einigen armen Leuten am Ort, schenkt ihnen mehrere hundert Mark, einem Bettler vor der Tür sogar knapp tausend Mark.
»Die Welt muß Barmherzigkeit zeigen«, sagt er, »ich gehe mit gutem Beispiel voraus!« Für die Familie wird die Situation immer schwieriger. Frantz K. hat ständig neue Ideen – um den schädlichen Einfluß des Fernsehens zu beenden, zerschlägt er mit einer Axt den TV-Apparat. Das Auto hat er bereits verschenkt. Schließlich zertrümmert er die Scheiben des Pfarrhauses, um, wie er sagt, darauf hinzuweisen, daß die Kirche nur ein scheinheiliger Verbündeter der Reichen sei. Die Polizei kommt, man nimmt ihn vorläufig fest und bringt ihn auf die Polizeistation der nächsten Großstadt. Dort erklärt er: »Ich bin ein Weltphilosoph, ich gehöre zur internationalen Armee der Weltverbesserer; wenn Sie mich festnehmen, beanspruche ich den Status eines politischen Häftlings.« Die Polizisten fahren ihn nicht ins Gefängnis, sondern in das nächste psychiatrische Landeskrankenhaus. Zwangseinweisung.
Er wird auf eine geschlossene Station gebracht, hat aber etwas Glück im Unglück: Nach anfänglichen Schwierigkeiten und Reibereien versteht er sich einigermaßen mit dem Personal und den Ärzten, die alle überdurchschnittlich aufgeschlossen sind: Er bekommt sehr oft Ausgang. Man akzeptiert, daß er keinerlei Medikamente nehmen will, obwohl er manchmal sehr laut wird, ständig predigen muß und auf der Station – aus nicht nachvollziehbaren Gründen – einige Scheiben zerschlägt.
Er benutzt seinen Ausgang dazu, die Philosophische Fakultät der nahegelegenen Universität zu besuchen, und erreicht sogar, mit dem Professor ins Gespräch zu kommen. Der Professor ist angetan von der Dynamik des Autodidakten: Frantz K. hat sich mittlerweile eine erstaunliche Kenntnis auf dem Gebiet der Philosophie angeeignet. Der Philosophieprofessor gibt schließlich sogar der Bitte von Frantz K. nach und läßt ihn ein Seminar ankündigen. Es kommen einige Studenten, die erst nach der zweiten oder dritten Stunde wegbleiben, als sie merken, daß Frantz K. gedanklich des öfteren in andere Sphären abhebt.
Nach zwei Monaten wird Frantz K. aus der psychiatrischen Klinik entlassen. Er ist entschlossen, sein bisheriges Leben nicht mehr so weiterzuführen, und hat sich – nach langem Hin und Her – mit seiner Frau entsprechend geeinigt: Sie wird das Restaurant über-

nehmen und weiterführen, er mietet am selben Ort die Räume eines ehemaligen Lagerhauses und baut sie um in Seminarräume, um dort Weltenbürger und verantwortungsvolle Philosophen auszubilden. Dennoch will er sich wieder mehr um seine Familie kümmern, insbesondere um seine Kinder.
Die Ehefrau von Frantz K. befragt einen Nervenarzt, weil sie nicht verstehen kann, warum ihr Mann so ganz anders ist als früher; der Nervenarzt meint, Frantz K. sei »noch in der Psychose«, seine Vorhaben dürfe man also nicht ernst nehmen, und wenn er eine Medikation verweigere, dann müsse man ihn eben noch einmal zwangsweise in die Klinik bringen oder teilweise entmündigen... Soweit aber will die Ehefrau nicht gehen; so versucht sie sich mit ihrem Mann zu einigen und stimmt seinen Plänen zu, obwohl ihr das sehr schwer fällt – aber sie hat eigentlich keine andere Wahl.
Frantz K. realisiert seine Ideen, er organisiert mehrere Seminare und Schulungen, lädt Referenten ein und leitet selbst einige Gruppen; Kurse mit Meditationsübungen sollen hinzukommen. Die Finanzierung seiner Unternehmungen ist schwierig; er hat viele Schulden gemacht, hat aber auch zunehmend mehr Einnahmen, zum einen durch die Kursteilnehmer, zum anderen durch die Vermietung der Räumlichkeiten an andere Organisationen. Und alle Teilnehmer werden im Restaurant der Ehefrau verköstigt – dies ist eine weitere Einnahmequelle.
Eines Tages ist Frantz K. plötzlich verschwunden; zwei Monate später kommt ein Brief aus Varanasi in Indien, wo er an der dortigen buddhistischen Universität philosophische Vorlesungen besucht. Ein halbes Jahr später kehrt er nach Deutschland zurück. In Indien hat er zwei Freunde kennengelernt, mit denen er ein großes »Zentrum für humanistische und buddhistische Philosophie und Meditation« aufbauen will. Die drei mieten ein Haus in der Nähe von Hamburg.
Trotz allerlei Schwierigkeiten gelingt es ihm, die früheren Seminarräume in seiner Heimatstadt zu veräußern, die vielen Kredite umzuschulden. Seine Ehefrau hat mittlerweile die Scheidung eingereicht, gegen seinen Willen. Beim Gerichtstermin hält er vor dem Scheidungsrichter eine kleine Rede: »... Ich bin dagegen, daß die Menschen sich voneinander trennen, wir müssen alle zusammen helfen, uns gegenseitig helfen. Und deshalb bin ich auch gegen diese Scheidung. Alle Menschen müssen zu Brüdern und Schwestern werden, und wir müssen viel mehr tun als Jesus Christus und

Buddha zusammen. Ich werde erst dann zur Ruhe kommen, wenn es keine Ungerechtigkeiten und keinen Hunger mehr auf dieser Welt gibt, wenn...«

Karola B. und Frantz K.: Beide lebten vorher in einem Alltagstrott, eingebunden in tägliche Verpflichtungen, wo übertriebene Erwartungen beschnitten werden und wo man lernt, sich anzupassen und zufrieden zu sein, wo die »normale« gewohnte Mittelmäßigkeit zum Lebensinhalt wird. Dennoch ist der Weg der Mittelmäßigkeit und Durchschnittlichkeit nicht unbedingt ein »schlechter« Weg; viele sind zufrieden, manche sogar glücklich. Aber es gibt noch einen anderen Weg. Diesen anderen Weg sind Karola B. und Frantz K. gegangen, dieser Weg läßt sich schwer beschreiben – der Weg der Mittelmäßigkeit dagegen ist allgemein bekannt. Wir erleben ihn täglich um uns.
Über den »zweiten Weg«, über den Weg, der aus der Mittelmäßigkeit herausführt, heißt es in einem Drama von T. S. Eliot:

> »...der zweite Weg ist unbekannt, er verlangt also Glauben – jenen Glauben, der aus der Verzweiflung entspringt. Das Wegziel läßt sich nicht bezeichnen; Sie werden wenig verstehen, bis Sie dort ankommen; Sie werden blind reisen. Der Weg führt aber zu dem Besitz dessen, was Sie am falschen Ort gesucht haben.«

Die Geschichten von Karola B. und Frantz K. – zwei Möglichkeiten, sein Leben zu gestalten, aus einer psychischen Krise einen Neubeginn zu machen? Steckt vielleicht in jedem von uns etwas von Karola B. *und* von Frantz K.?

Anmerkungen

A. Das »Normal-Sein« und das »Verrückt-Sein«

[1] Muhr, Caroline: Depressionen. Tagebuch einer Krankheit. Ffm. 1984.
[2] Scharfetter, Ch.: Allgemeine Psychopathologie. Stuttgart 1976.
[3] Rosenhan, D. L. in: »Science« Nr. 179. 1973.
[4] Zitiert nach Blühel, K.: Die weißen Magier. Frankfurt 1974.
[5] Huber, G.: Psychiatrie. Stuttgart 1974.
[6] Szasz, Th.: Psychiatrie – Die verschleierte Macht. Frankfurt 1978.
[7] Basaglia, Franco, in einem Interview 1979, aus: Die Auflösung der Irrenhäuser. München 1983 (Hrsg.: Zehentbauer, J.)
[8] Jervis, G.: Manuale critico di psichiatria. Milano 1975.
[9] Zitiert nach Scharfetter: Allgemeine Psychopathologie. Stuttgart 1976.
[10] Fromm, E. in: Zen-Buddhismus und Psychoanalyse. Frankfurt 1971.
[11] Ebenda.
[12] Cooper, D.: Psychiatrie und Anti-Psychiatrie. Frankfurt 1977.
[13] Aus einem Interview in der Psychiatriezeitung »Türspalt«. München 1986.
[14] Ebenda.

B. Die Seele des Menschen

[1] Suzuki, D. in: Zen-Buddhismus und Psychoanalyse. Frankfurt 1971.
[2] Jung, C. G. in: Der Mensch und seine Symbole. Olten/Schweiz 1980.

C. Psychopharmaka

[1] Degkwitz, R. u. a.: Psychisch krank. München 1982.
[2] Benkert, O., Hippius, H.: Psychiatrische Pharmakotherapie. Berlin. 1980.
[3] Eccles, John C.: Gehirn und Seele. München 1987.
[4] Rose, Steven: zit. nach F. Mechsner, Das Problem mit der Seele, in: »Geo« Sonderheft, 1988.
[5] Einstein, Albert: zit. nach H. Kalweit, Transperonale Psychologie, in: Grenzerfahrungen, »Psychologie heute«-Sonderband, Basel 1985.
[6] James, William: zit. nach H. Kalweit, s. Fußnote (5).
[7] Vergl.: Eickstedt, Egon Freiherr von: Stammesgeschichte des Seelischen (Paläopsychologie), in: Heberer (Hrsg.), Evolution der Organismen, Stuttgart 1959, und: Lorenz, K.: Psychologie und Stammesgeschichte. Ebd.

[8] Snyder, Solomon H.: Chemie der Psyche. Drogenwirkungen im Gehirn, s. Lit.verz.
[9] S. Fußnote (8).
[10] S. Fußnote (8).
[11] Vergl.: Höhle, Sigi u. a.: Rausch und Erkenntnis. Das Wilde in der Kultur. München 1986.
[12] Lilly, John C.: Der Scientist. Basel 1984.

1. Tranquilizer

[1] Zu deutsch: Beruhigungsmittel. Im Amerikan. »minor tranquilizer« genannt (»major tranquilizer« heißen die Neuroleptika).
[2] 14% der bundesdeutschen Bevölkerung nahmen an einem bestimmten Stichtag ärztlich verordnete Benzodiazepin-Präparate (Untersuchung der Deutschen Hauptstelle gegen die Suchtgefahren 1983 – zitiert nach Will, H. in: Kursbuch 82, Berlin 1985). Über Zahlen zur Situation in den USA und Schweden s. Haas, S.: Benzodiazepine, in: »Depressionsbehandlung in der ärztlichen Praxis«. Nr. 11. Berlin 1982.
[3] Langbein, K. u. a.: Bittere Pillen. Köln 1983.
[4] Deshalb werden Tranquilizer auch Anxiolytika, d. h. »Angstlöser« genannt.
[5] Finzen, A.: Medikamentenbehandlung bei psychischen Störungen. Rehberg-Loccum 1979.
[5a] Symposium »Psychopharmaka und Verkehrssicherheit«; Ärztezeitung Nr. 195, Nov. 1986.
[6] Marks, J.: The Benzodiazepines (1978), zitiert nach Langer u. Heimann: Psychopharmaka. Wien 1983.
[7] Tölle, R. in: »Deutsches Ärzteblatt« Nr. 28/29. 1984.
[7a] Gordon, B.: Ich tanze so schnell ich kann. Hamburg 1983.
[8] Benkert, O., Hippius, H.: Psychiatr. Pharmakotherapie. Berlin 1980.
[9] Matussek u. Hippius: Tabulae . . . s. Lit.verz.
[10] Angeblich soll bei Tranquilizern mit kurzer Verweildauer im Körper das Suchtpotential steigen; hierfür gibt es keine stichhaltigen Beweise.
[11] Aus der Schrift »Panikpersonen sofort eliminieren!« der DGSP. Rehberg-Loccum 1983.

2. Barbiturate und andere Schlafmittel

[1] arzneimittel-telegramm 11. Berlin 1984.
[2] Mac Donald, J. u. E.: British Medicine Journal 2. 1977.
[3] Übersicht modifiziert nach: Sengupta, Christine: Der Medikamentenführer. Zürich 1984.
[4] Forth, W., Henschler, D., Rummel, W.: Allgemeine und spezielle Pharmakologie und Toxikologie. Mannheim 1984.
[5] Dörner, K., Plog, U.: Irren ist menschlich. Rehberg-Loccum 1978.
[6] Füllgraff, G.: Pharmakotherapie – klinische Pharmakologie. Stuttgart 1982.

3. Psychostimulantien

[1] Galeano, E.: Die offenen Adern Lateinamerikas. Wuppertal 1980.
[1a] Zit. nach S. H. Snyder: Chemie der Psyche. s. Lit.verz.

4. Alkohol, Haschisch und andere Euphorika

[1] Hänsel, R., Haas, H.: Therapie mit Phytopharmaka. Berlin 1983.
[2] Forth, W. u. a.: Allgemeine und spezielle Pharmakologie und Toxikologie. Mannheim 1984.

5. Psychedelische Drogen

[1] Grof, St.: Interview in: »Grenzerfahrungen« (psychologie heute – Sonderband). Weinheim 1985.
[2] Hänsel, R., Haas, H.: Therapie mit Phytotherapeutika. Berlin 1983.
[3] Hofmann, A.: Interview in: »Grenzerfahrungen« (psychologie heute – Sonderband). Weinheim 1985.
[4] Zitiert nach dem in »Grenzerfahrungen« (psychologie heute – Sonderband; s. o.) abgebildeten Beipackzettel (Hervorhbg. d. Verf.).
[4a] Hofmann, A.: »LSD – mein Sorgenkind«. Frankfurt 1982.
[5] Grof, St.: s. Anm. 1.
[5a] Grof, St.: s. Anm. 1.
[6] Jaffé, A. in: Der Mensch und seine Symbole. Olten 1980.

6. Antidepressive Medikamente

[1] Auf dem 1. Münchner Forum »Psychiatrie für die Praxis« (1984) vertrat z. B. Prof. H. Beckmann die Ansicht, daß eine Unterteilung in psychotische und neurotische Depressionen nicht sinnvoll sei.
[2] Wegbereitend für diese Richtung in der Psychiatrie war der italienische Psychiater F. Basaglia.
[3] Vgl. Matussek, N., Hippius, H.: Tabulae Psychiatricae. Basel 1984, oder Gaebel, W.: »Depressionsbehandlung in der ärztlichen Praxis« Nr. 5. Berlin 1982.
[4] Benkert, O.: »Depressionsbehandlung in der ärztlichen Praxis« Nr. 5. Berlin 1982.
[5] Langbein, K. u. a.: Bittere Pillen. Köln 1983.
[5a] Benkert O., Hippius, H.: Psychiatrische Pharmakotherapie. Berlin 1980.
[6] Klermann, G., Cole, J.: zitiert nach »transparenz-telegramm«. Berlin 1980/81.
[7] Morris, J., Beck, A. (1974): zitiert nach Cording-Tömmel, C.: Wirksamkeitsprüfung von Antidepressiva, Weinheim 1984.
[8] Edwars, G.: zitiert nach »transparenz-telegramm«. Berlin 1980/81.
[9] Cording-Tömmel, C.: Wirksamkeitsprüfung von Antidepressiva. Weinheim 1984.
[10] Ebenda.

[11] Ebenda.
[12] Finzen, A.: Medikamentenbehandlung bei psychischen Störungen. Rehberg-Loccum 1979.
[13] Birkmayer, W.: Depression. Köln 1978.
[14] Asberg, M.: zitiert nach »transparenz-telegramm«. Berlin 1980/81.
[14a] Vgl. arzneimittel-telegramm (Berlin) 6/85.
[15] Vereinfachend haben wir »Halbwertzeit« mit »Verweildauer« gleichgesetzt. Zahlenangaben der Herstellerfirmen bzw. Angaben im »transparenz-telegramm«. Berlin 1980/81.
[16] Benkert, O., Hippius, H.: Psychiatrische Pharmakotherapie. Berlin 1980.
[17] Z. B. dürfen einige Antidepressiva (wie Saroten, Aponal, Anafranil u. a.) nicht mit bestimmten Neuroleptika (wie Neurocil, Melleril u. a.) kombiniert werden, da hierdurch ein Delirium ausgelöst werden kann.
[18] Dörner, K., Plog, U.: Irren ist menschlich. Rehberg-Loccum 1978.
[19] Schönhöfer, P. in: Füllgraff, G., Palm, D.: Pharmakotherapie, klinische Pharmakologie. Stuttgart 1982.
[20] Ausnahme hierzu: Freiwillig werden häufig über Wochen und Monate Kombinationspräparate (z. B. Limbatril, Limbatril F) genommen, die außer einem Antidepressivum einen Tranquilizer enthalten, dabei wird v. a. die Tranquilizerwirkung als angenehm empfunden.
[21] Tölle, R. in: »Deutsches Ärzteblatt« Nr. 28/29, 1984.
[22] Benkert, O., Hippius, H.: s. Anm. 16.
[22a] Fluctin. Wissenschaftliche Basisinformation der Firmen Hoechst und Lilly. Frankfurt/Gießen 1990.
[23] Sichrowsky, P.: Krankheit auf Rezept. Köln 1984.
[24] Ebenda.
[25] JAMA, Nr. 241, 1979; zitiert nach Sichrowsky, P.: Krankheit auf Rezept. Köln 1984.
[26] Brit. med. J. Nr. 3, 1974; zitiert nach Sichrowsky, P.: Krankheit auf Rezept. Köln 1984.
[27] Bickel, M.: Int. Clin. Pharmacol., Nr. 11, 1975; zitiert nach »transparenz-telegramm«. Berlin 1980/81.
[28] Finzen, A.: Medikamentenbehandlung bei psychischen Störungen. Rehberg-Loccum 1979.
[29] Der Name der Patientin, die anamnestischen Angaben und das Behandlungsjahr wurden verändert – die genauen Daten liegen den Verfassern vor.
[30] Schou, M.: Lithiumbehandlung der manisch-depressiven Krankheit. Stuttgart 1980.
[31] Schou, M.: Lithiumbehandlung der manisch-depressiven Krankheit. Stuttgart 1980.
[32] Zitiert nach »arzneimittel-telegramm«, Nr. 6. Berlin 1981.
[33] Eine ausführliche Übersicht der möglichen Nebenwirkungen einer Lithium-Behandlung bringen: Greil, W., Van Calker, D.: »Lithium – Grundlagen und Therapie« in: Langer, G., Heimann, H.: Psychopharmaka, s. Lit.verz.
[33a] Degkwitz, R. u. a., in: »Nervenarzt« 47 (81 ff.), 1976. Pühringer, W. u. a., in: »Nervenarzt« 50 (124 ff.), 1979. Ferbert, A. u. a., in: »Nervenarzt« 58 (764 ff.),

1987. Baastrup, P. C. u. a., in: JAMA 236/23 (2645 ff.), 1976. Pfeiffer, J., in: Arch. Psych. Nerv. 231 (41 ff.), 1981.

[33b] Cohen, W. J., u. a., in: JAMA 230/9 (1283 ff.), 1974.

[33c] s. Fußnote (33b)

[33d] Dörner, K., Plog, U.: Irren ist menschlich. Rehburg-Loccum 1978.

[34] Zitiert nach »arzneimittel-telegramm«, Nr. 6. Berlin 1981.

[35] Nahrstedt, A.: »Drogen und Phytopharmaka mit sedierender Wirkung« in: »Zeitschrift für Phytotherapie«, Nr. 6. Stuttgart 1985.

[36] Zimmermann, W. in: »consilium cedip – Naturheilwesen«. München 1983.

[37] Bock, K. von, in: Heisig, N.: Innere Medizin in der ärztlichen Praxis. Stuttgart 1981.

[38] Zimmermann, W. – s. Anmerkung 36.

[39] Freud, S., zit. nach: Borgart, D. u. Goebe, A.: Das Drogenbuch. Reinbek 1981.

[40] Pflug, B., Tölle, R.: »Therapie endogener Depressionen durch Schlafentzug«. in: »Der Nervenarzt« 42. Jg./3.

7. Neuroleptika

[1] Dörner, K., Plog, U.: Irren ist menschlich. s. Lit.verz.

[1a] Martenson, L. (s. Fußnote 9a)

[2] Scopin, J., in einer Mitteilung an die Autoren.

[3] Carrington Leonora: Unten. s. Lit.verz.

[4] Weakland, J.: »Double-bind«-Hypothese und Dreierbeziehung, in: »Schizophrenie und Familie«. s. Lit.verz.

[5] Bateson, G. u. a.: Auf dem Wege zu einer Schizophrenie-Theorie, in: »Schizophrenie und Familie«. s. Lit.verz.

[6] Laing, R.: Mystifizierung, Konfusion und Konflikt, in: »Schizophrenie und Familie«. s. Lit.verz.

[7] Benkert, O., Hippius, H.: Psychiatrische Pharmakotherapie. s. Lit.verz.

[8] Benkert, O., Hippius, H.: Psychiatrische Pharmakotherapie. s. Lit.verz.

[8a] Dörner, K., (s. Fußnote 1).

[9] Siehe Fußnote 8.

[9a] Martensson, L.: Sollen Neuroleptika verboten werden? in: Zeitschrift »Pro Mente Sana« Nr. 3/1988 (Weinfelden, Schweiz).

[10] Forth, W., Henschler, D., Rummel, W.: Allgemeine und spezielle Pharmakologie und Toxikologie. Mannheim 1984.

[10a] Möller, H. J. u. a.: Psychopharmako-Therapie. Stuttgart 1989.

[11] Degkwitz, R. u. a.: Psychisch krank. München 1982.

[12] Unsere Angaben beziehen sich u. a. auf die Werke von Benkert, O. u. Hippius, H.; Dörner, K. u. Plog, U.; Degkwitz R. u. a.; Schönhöfer, P. S. Genauere Angaben s. Lit.verz.

[13] Schied, H. W. in: Langer, G., Heimann, H.: Psychopharmaka. s. Lit.verz.

[14] Ebenda.

[14a] Winzen, R.: Psychopharmaka in den Anstalten in und um München. in: Mitglieder-Info der Bayerischen Gesellschaft für soziale Psychiatrie, München 1987.

[14b] Snyder, S. H.: Chemie der Psyche. Heidelberg 1988.
[15] Benkert, O., Hippius, H.: Psychiatrische Pharmakotherapie. s. Lit.verz.
[16] Ackenheil, M.: Spektrum Psychopharmaka. Zug/Schweiz 1985.
[17] Finzen, A.: Medikamentenbehandlung bei psychischen Störungen. s. Lit.verz.
[18] Degkwitz, R. u. a.: Psychisch krank. s. Lit.verz.
[19] Ebenda.
[19a] Martensson, L. (s. Fußnote 9a).
[20] Dörner, K., Plog, U.: Irren ist menschlich. s. Lit.verz.
[21] Haase, H.-J.: Therapie mit Psychopharmaka. s. Lit.verz.
[22] Ebenda.
[23] Ebenda.
[24] Degkwitz, R. u. a.: Psychisch krank. s. Lit.verz.
[24a] Martensson, L. (s. Fußnote 9a).
[25] Hof, G. (franz. Psychiater), zitiert nach: Schilffahrt, H.: »Psychopharmaka sind keine Arzneien«. s. Lit.verz.
[26] Haase, H.-J.: Therapie mit Psychopharmaka. s. Lit.verz.
[27] Schilderung einer Patientin, die aus eigener Verantwortung die psychiatrische Universitätsklinik München verlassen hat (Name den Autoren bekannt).
[28] Haase, H.-J.: Therapie mit Psychopharmaka. s. Lit.verz.
[29] Benkert, O., Hippius, H.: Psychiatrische Pharmakotherapie. s. Lit.verz.
[30] Schied, H. W. in: Langer, G., Heimann, H.: Psychopharmaka. s. Lit.verz.
[31] Bauer, M., Bosch, G. u. a.: Psychiatrie. Stuttgart 1980.
[31a] Rufer, M.: Irrsinn Psychiatrie. Bern 1988.
[31b] Scharfetter, Ch.: Die Selbsttötung schizophrener Menschen. in: Schweiz Archiv F. Neurologie U. Psychiatrie, Nr. 1374/1986.
[32] Schönhöfer, P. S. in: Fülgraff, G., Palm, D.: Pharmakotherapie – klinische Pharmakologie. Stuttgart 1982.
[33] Schönhöfer, P. S. in: Ebenda.
[34] Haase, H.-J.: Therapie mit Psychopharmaka. s. Lit.verz.
[35] Vielleicht ist die Wirkung der Neuroleptika vergleichbar mit den Zytostatika (= starke, aggressive Krebsmittel): Zytostatika zerstören nicht nur Krebszellen, sondern auch die normalen, gesunden Zellen. Wenn man aus mangelnder Vorsicht zu hohe Dosen an Zytostatika gibt, zerstört man zu viele gesunde Zellen, und der betroffene Mensch kann sogar daran sterben. Mit Neuroleptika bekämpft man zwar keine abartigen Zellen, aber »abartiges« Verhalten und vernichtet gleichzeitig gesunde Anteile der körperlich-seelischen Verfassung.
[35a] Martensson, L. (s. Fußnote 9a).
[36] Degkwitz, R. u. a.: Psychisch krank. s. Lit.verz.
[37] Pörksen, N. zitiert nach: Schilffahrt, H.: »Psychopharmaka sind keine Arzneien«. s. Lit.verz.
[38] Zitiert aus: »Seelenkrank, Seelenheil«. s. Lit.verz.
[39] Haase, H.-J.: Therapie mit Psychopharmaka. s. Lit.verz.
[40] S. hierzu Veröffentlichungen von Haase, H.-J., von den Schweizer Psychiatern Dinkelkampf und Angst, von Christe, B. u. Bartelt, I., Degkwitz, R., Bleuler, M., Ciompi, L. u. a.
[41] Haase, H.-J.: Therapie mit Psychopharmaka. s. Lit.verz.

[42] Ebenda.
[42a] Bleuler, M.: Psychopharmaka: Für und Wider. in: Zeitschrift »Pro Mente Sana« Nr. 3/1988 (Weinfelden, Schweiz).
[43] Hierzu gibt es mehrere Veröffentlichungen z. B.: Pietzcker, A.: »Langzeitmedikation bei schizophrenen Kranken«. in: »Der Nervenarzt« 49/1978.
[44] Ebenda.
[45] Ebenda.
[45a] Bergener, M.: Langzeittherapie mit Depot-Neuroleptika. in: Zeitschrift »Fortschritte der Medizin« Nr. 40/1986.
[45b] Patientenäußerung, zitiert aus: Winzen, R. (s. Fußnote 14a).
[45c] S. Fußnote 9a.
[45d] Ruckstuhl, U.: Einspruch – 10 Thesen gegen Neuroleptika. in: »Pro mente Sana« Nr. 3/1988 (Weinfelden, Schweiz).
[46] Ciompi, L. zitiert nach: Pietzcker, A.: »Langzeitmedikation bei schizophrenen Kranken«. in: »Der Nervenarzt« 49/1978.
[46a] Mosher, L. R., Interview in: Soteria: Ein Psychopharmaka-freies Behandlungsmodell für Schizophrene. in: Zeitschrift »Pro Mente Sana« Nr. 3/1988 (Weinfelden, Schweiz).
[46b] Mitarbeiter-Zitat aus: Mosher, L. R. u. Menn, A. Z.: Wissenschaftliche Erkenntnisse und Systemveränderungen, Erfahrungen im Soteria-Projekt, in: H. Stierlin (Hrsg.): Psychotherapie und Sozialtherapie der Schizophrenie, Berlin 1985.
[46c] Mosher, L. R. (s. Fußnote 46a).
[47] Schied, H. W. zitiert nach Langer, G., Heimann, H.: Psychopharmaka. s. Lit.verz.
[47a] Lewe, U. u. a.: Brief zu »Neuroleptika verbieten«, Zschr. DG Nr. 4/89.
[48] Haase, H.-J.: Therapie mit Psychopharmaka. s. Lit.verz.
[49] Schönhöfer, P. S. in: Fülgraff, G., Palm, D.: Pharmakotherapie – klinische Pharmakologie. Stuttgart 1982.
[50] Viele Kinder- und Jugendpsychiater vertreten die Meinung, daß Psychopharmaka im Kindesalter praktisch nie anzuwenden sind, so z. B. der italien. Kinderpsychiater M. Zapella, die franz. Kinderpsychiaterin Maud Mannoni und die Schule um den Austro-Amerikaner Bruno Bettelheim.
[50a] Authentische Schilderung einer Patientin (Name den Verfassern bekannt).
[50b] Bateman, D. N. u. a.: Extrpytamidal reactions with metocolpramide. in: Brit. Med. J. vol 291 (1985). – Wiholm, B. E. u. a.: Tardive dyskinesia associated with metoclopramide. in: Brit. Med. J. vol 288 (1984). – Persönlicher Brief der Herstellerfirma an den Verfasser (Febr. 1991). – Weitere Literaturhinweise im »Transparenz-Telegramm« Arzneimittel-Informations-Dienst Berlin 1980/81.
[50c] S. Fußnote 50b.
[51] Benkert, O., Hippius, H.: Psychiatrische Pharmakotherapie. s. Lit.verz.
[52] Ebenda.
[53] Ebenda.
[54] Ebenda.
[54a] Greil, W. in einem Vortrag über Psychopharmaka-induzierte Notfälle (Münchner Forum »Psychiatrie für die Praxis«, 1. 12. 1984, München).
[55] Ackenheil, M.: Spektrum Psychopharmaka. Zug/Schweiz 1985.

[56] Cramer, M. in: »Mitgliederinformation Jan. 86« der »Bay. Gesellschaft für Soziale Psychiatrie«. München 1986.
[57] Zitiert nach: Cramer, M. in: Ebenda.
[58] Z. B.: Seit der Psychiatriereform in Italien sind in einigen Städten Zwangseinweisungen seltene Ausnahmen geworden; in Triest (mit über 300000 Einwohnern) gibt es pro Jahr durchschnittlich 2 bis 5 Zwangsbehandlungen, da andere Möglichkeiten zur Bewältigung einer psychischen Krise gefunden wurden – durch großen personellen Aufwand werden also Zwangsbehandlung und Psychopharmaka weitgehend ersetzt (vgl.: Zehentbauer, J.: Die Auflösung der Irrenhäuser, s. Lit.-verz.).
[58a] von Cranach, M. in einem Diskussionsbeitrag in: Therapie mit Neuroleptika (Hrsg. von Hippius u. Klein, München 1983).
[58b] Lerner, Y., u. a.: Haloperidol vs. diazepam in the first 24 h of treatment of psychosis: a controlled study. in: Israel Journal of Medical Sciences 14, No. 9. Jerusalem 1978.
[58c] Beckmann, H. u. Steffen, H.: High Dose Diazepam in Schizophrenia. in: Psychopharmacology 71, 1980.
[59] Zitiert nach: »Türspalt« (Psychiatriezeitung), Nr. 11, München 1986.

8. Hirnenergetika

[1] Möller, H. J. u. a.: Psychopharmakotherapie. Stuttgart 1989.
[2] Dukes, M. N. G.: Side Effects of Drugs. Annual No. 2. (zit. nach: Langbein, K.: Bittere Pillen, s. Lit.verz.).
[3] Benkert, O., Hippius, H.: Psychiatrische Pharmakotherapie. s. Lit.verz.

D. Psychochirurgie

[1] Grote, W.: Neurochirurgie. Stuttgart 1975.
[2] Sigusch, V. in: »Die Zeit«, Nr. 15, 1980.
[3] Ebenda.
[4] Dörner, K., Plog, U.: Irren ist menschlich. s. Lit.verz.
[5] Birkmayer, W.: Depression. Köln–Lövenich 1978.
[6] Dörner, K. u. a. – s. Anmerkung 4.
[7] Birkmayer, W. – s. Anmerkung 5.
[8] Ebenda.
[8a] Der Spiegel 12/1980.
[9] S. Anm. 8

E. Pharmaindustrie

[1] Zitiert aus »Die Welt« vom 8. 7. 1982.
[2] Entsprechende Angaben machte Kimbel, K., von der Arzneimittelkommission

der Deutschen Ärzteschaft 1979; zitiert nach: Langbein u. a.: Bittere Pillen. Köln 1983.

[3] Langbein u. a.: Bittere Pillen. Köln 1983, und Wesel, B. in: »Kursbuch 1982«. Berlin 1985.

[4] Angabe nach Langbein u. a.: Bittere Pillen. Köln 1983. S. hierzu auch die Veröffentlichungen von Tranchina, P., im Nachwort zu »Die Auflösung der Irrenhäuser«, s. Lit.verz., und Ruesch, J., in: Basaglia, F.: Die abweichende Mehrheit, s. Lit.verz., und Dohrenwend, B., in: J. Abnorm. Soc. Psych., 1965.

[5] Bericht über die psychiatrische Versorgung in der BRD (Psychiatrie-Enquete 1975).

[6] Dies belegt z. B. die sog. Hollingshead-Studie: Hollingshead, A., Redlich, F.: Der Sozialcharakter psychischer Störungen. Frankfurt/M. 1975. Eine Studie in der BRD gibt die Häufigkeit psychischer Störungen bei leitenden Angestellten und Beamten mit 5%, bei ungelernten Arbeitern dagegen mit 56% an (Keupp, H.: Sozialepidemiologie, 1982).

[6a] Siehe »Strafjustiz«: Der Spiegel 5/86.

[7] Cording-Tömmel, C.: Wirksamkeitsprüfung von Antidepressiva. Neuropsychiatr. Clin. 1984.

[8] Angaben nach Müller-Hill, B.: Tödliche Wissenschaft. Hamburg-Reinbek 1984. Ausführliche Dokumentation zu Menschenversuchen im Faschismus: Mitscherlich, A., Mielke, F.: Medizin ohne Menschlichkeit. Frankfurt/M. 1983.

[9] Harrer, G.: »Therapie mit Jatrosom«. Stuttgart 1970; zitiert nach: »Medizin und Nationalsozialismus«. Berlin 1983.

F. Ernährung und Psyche

[1] Calatin, A. (Hrsg.): Ernährung und Psyche. Karlsruhe 1984.

[1a] Starr Shiftman, in: Calatin, A., s. Fußnote 1.

[2] Kapuste, H.: »Die Ernährung als Ursache von Allergien und Krankheiten«, in: Wohnung und Gesundheit 2/85.

[3] Ebenda.

[4] Ebenda.

[5] Randolph, Th. in: Randolph, Th., Moss, R.: »Allergien: Folgen von Umweltbelastung und Ernährung«. Karlsruhe 1984. s. Lit.verz.

[6] Ebenda.

[7] Ebenda.

[8] Buchinger, O.: Das Heilfasten und seine Hilfsmethoden . . . Stuttgart 1935 (1980).

[9] Kukolja, St.: Meine Erfahrungen mit Naturheilverfahren. München o. J.

G. Psychotherapie

[1] Die genannten und die folgenden Zahlenangaben stammen u. a. aus Klee, E.: Psychiatrie-Report. Frankfurt/M. 1978.

[1a] s. Fußnote 5.

[2] Authentisches Beispiel, Personenname wurde geändert.
[3] Möller, H. J.: Psychotherapie. München 1981.
[4] Von den zahlreichen Veröffentlichungen von C. Rogers z. B.: Die klientbezogene Gesprächspsychotherapie. München 1973.
[5] Jervis, G.: Kritisches Handbuch der Psychiatrie. Frankfurt/M. 1978.
[6] Szasz, Th. S.: Der Mythos der Psychotherapie. Wien 1982.
[7] Suzuki, D. T. in: Zen-Buddhismus und Psychoanalyse. Frankfurt/M. 1971.
[8] Zit. nach Suzuki, D. T. – siehe Anmerkung 7.
[9] Siehe die meist englischsprachigen Veröffentlichungen von R. May. Und: May, R.: Antwort auf die Angst. Frankfurt/M. 1978.
[10] Ebenda.
[11] S. a. Wulff, E.: Psychiatrie und Klassengesellschaft. Frankfurt/M. 1977.

H. Alternative Behandlungen

[1] Bock, K. von, in: Heisig, N.: Innere Medizin in der ärztlichen Praxis. Stuttgart 1981.
[2] S. transparenz-telegramm. Berlin 1985.
[3] Zimmermann, E. in: consilium cedip-Naturheilwesen. München 1982.
[4] Ebenda.
[5] Die Liste ist entstanden durch Befragung einiger erfahrener Homöopathen und unter Hinzuziehung entsprechender Literatur, z. B: Zimmermann, W.: consilium cedip-Naturheilwesen. München 1982, u. Zimmermann, W.: Homöopathische Arzneitherapie. Regensburg 1980 u. a.

Literaturverzeichnis

a) Literatur über chemische Psychopharmaka und über alternative Medikamente

Eine gründliche und nützliche *Darstellung der Nebenwirkungen und Gefahren* der chemischen Psychopharmaka findet sich z. B. in Nr. 4, 18, 29. Allerdings richten sich die in diesen Büchern genannten Anwendungsgebiete und Dosierungsvorschläge nach schulmedizinischen Vorstellungen und sind u. E. nur sehr begrenzt brauchbar.
Eine *kritische Gesamteinschätzung* der Psychopharmaka oder kritische Beiträge bringen die Nr. 6, 10, 30, 33, 36, 38, 40, 43, 49, 51, 52, 53, 54.
Einige praktische Informationen über *Alternativen* enthalten die Nr. 7, 8, 9, 20, 25, 26, 30, 35, 37, 37a, 39, 52, 53, 54, 55.

1. Ackenheil, M.: Spektrum Psychopharmaka. Zug/Schweiz: Aesopus Verlag 1985.
2. Bauer, M., Bosch, G. u. a.: Psychiatrie. Stuttgart 1980.
3. Beckmann, H. u. Steffen, H.: High Dose Diazepam in Schizophrenia. in: Psychopharmakology 71, 1980.
4. Benkert, O., Hippius, H.: Psychiatrische Pharmakotherapie. Berlin: Springer Verlag 1980/1986.
5. Birkmayer, Walter: Depression. Biochemie, Klinik, Therapie. Köln 1978.
6. Breggin, P. R.: Psychiatric Drugs: Hazards to the Brain. N. Y. 1983.
7. Buchinger, O.: Das Heilfasten u. seine Hilfsmethoden ... Stuttgart 1935 (1980).
8. Calatin, A. (Hrsg.): Ernährung und Psyche. Karlsruhe 1984.
9. Consilium Cedip: Naturheilwesen. Handbuch für Diagnose und Therapie. (Hrsg. von W. Zimmermann) München: Cedip Verlag 1982.
10. Degkwitz, R. u. a.: Therapeutische Risiken bei der Langzeitbehandlung mit Neuroleptika und Lithium. in: (Zschr.) Nervenarzt Nr. 47, 1976.
11. Degkwitz, R., Hoffmann, Kindt, H.: Psychisch krank. (Teil IV: Versorgung und Behandlung psychisch Kranker) München: Urban und Schwarzenberg 1982.
12. Dörner, K., Plog, Ursula: Irren ist menschlich, Wunstorf 1978.
13. Finzen, Asmus: Medikamentenbehandlung bei psychischen Störungen. Rehberg-Loccum: Psychiatrie Verlag 1979/1987.
14. Forth, W., Henschler, D., Rummel, W.: Pharmakologie und Toxikologie. Zürich: Wissenschaftsverlag 1983.
15. Gaebel, W.: Pharmakogene Depressionen. in: Depressionsbehandlung in der ärztlichen Praxis (Hrsg.: Int. Kom. f. Proph. u. Ther. d. Depression), Berlin 1982.
16. Greil, W.: Psychopharmaka-induzierte Notfälle. Vortrag. (Münchner Forum »Psychiatrie für die Praxis«, 1. 12. 1984, München).

17. Güse, H. J., Schmacke, N.: Psychiatrie zwischen bürgerlicher Revolution und Faschismus. Kronberg 1976.
18. Haase, H.-J.: Therapie mit Psychopharmaka. Stuttgart: Schattauer Verlag 1977.
19. Habermann, E., Löffler, H.: Spezielle Pharmakologie und Arzneitherapie. Berlin 1977.
20. Hänsel, R. und Haas, H.: Therapie mit Phytopharmaka. Berlin: Springer Verlag 1983.
21. Härle, J., Zehentbauer, J.: Über die Auflösung der psychiatrischen Anstalten in Italien. in: (Psychiatrie-Zschr.) Türspalt Nr. 11, 1986.
22. Heinrich, K.: Psychopharmaka in Klinik und Praxis. Stuttgart: Thieme Verlag 1983.
23. Helmchen, H., Hippius, H. (Hrsg.): Psychiatrie für die Praxis. München: Medizin Verlag 1985.
24. Hippius, H., Klein, H. E.: Therapie mit Neuroleptika, Erlangen 1983.
25. Jervis, G.: Manuale critico di Psichiatria. Milano 1978.
26. Kapuste, H.: »Die Ernährung als Ursache von Allergien und Krankheiten«, in: Wohnung und Gesundheit 2/85.
27. Kielholz, P.: Psychiatrische Pharmakotherapie in Klinik und Praxis. Bern: Huber Verlag 1966.
28. Langbein, K., Martin, H.-P., Sichrovsky, P., Weiss, H.: Bittere Pillen. Köln: Kiepenheuer und Witsch 1983.
29. Langer, G. u. Heimann, H.: Psychopharmaka. Wien: Springer Verlag 1983.
30. Lehmann, P.: Der chemische Knebel. Berlin: Antipsychiatrie-Verlag 1986/1990.
31. Lerner, Y., u. a.: Haloperidol vs. diazepam in the first 24 h of treatment of psychosis: a controlled study. in: Israel Journal of Medical Sciences 14, No. 9. Jerusalem 1978.
32. Leuner, H. J.: Halluzinogene, Bern 1981.
33. Martensson, L,: Sollen Neuroleptika verboten werden? in: Zschr. »Pro Mente Sana« Nr. 3/1988, Weinfelden (Schweiz) 1988.
34. Matussek, N. u. Hippius, H.: Tabulae Psychiatricae et Psychoparmacologicae. Basel: Aesopus Verlag 1984.
34a. Möller, H. J. u. a.: Psychopharmakotherapie. Stuttgart: Kohlhammer Verlag 1989.
35. Naranjo, Claudio: Die Reise zum Ich. Psychotherapie mit heilenden Drogen. Frankfurt: Fischer Verlag 1979.
36. Network Against Psychiatric Assault: Dr. Caligari's Psychiatric Drugs. Berkeley (California, USA): Publication by NAPA 1984.
37. Pfeiffer, C. C.: Mental and Elemental Nutrients, Keats Publishing Inc., New Canann, Connecticut (1975).
37a. Pflug, B., Tölle, R.: Therapie endogener Depressionen durch Schlafentzug. in: »Der Nervenarzt« (Zschr.) Nr. 42. Jg. Nr. 3.
38. Pfreundschuh, Wolfram: Psychopharmaka – Unkrautvertilgung. in: (Zschr.) Türspalt Nr. 4, München 1981.
39. Randolph, Th. in: Randolph, Th., Moss, R.: »Allergien: Folgen von Umweltbelastung und Ernährung«. Karlsruhe 1984.
40. Rufer, M.: ›Schizophrene‹, die hoch dosiert Neuroleptika erhalten, begehen vermehrt Selbstmord. in: (Zschr.) Pro Mente Sana 3/1988.

41. Rufer, M.: Irrsinn Psychiatrie. Bern 1988.
42. Scharfetter, Ch.: Die Selbsttötung schizophrener Menschen. in: (Zschr.) Schweiz. Arch. f. Neurol. u. Psych. 137/4, 1986.
43. Schilffahrt, H.: Psychopharmaka sind keine Arzneien. in: (Zschr.) Psychologie und Gesellschaftskritik Nr. 2, 1982.
43a. Schmauss, C., Yassouridis, A. u. a.: Antipsychotic Effect of Buprenorphine in schizophrenie. Am. J. Psych. 144/10. 1987.
44. Schmidbauer, W., von Scheidt, J.: Handbuch der Rauschdrogen. Frankfurt: Fischer Verlag 1984.
45. Schönhöfer, P. S.: Therapeutischer Einsatz von Psychopharmaka. in: Pharmakotherapie, klinische Pharmakologie. Stuttgart: G. Fischer Verlag 1982.
46. Schou, M.: Lithium-Behandlung der manisch-depressiven Krankheit. Stuttgart: Thieme Verlag 1980.
47. Schuckall, H. u. Schips, R. J.: Psychiatrie und Naturheilkunde. München: Pflaum Verlag 1975.
47a. Snyder, S. H.: Chemie der Psyche. Heidelberg 1988.
47b. Scopin, J.: Nulla che vola. Venezia o. J.
48. Transparenz-Telegramm. Berlin: Arzneimittel-Informationsdienst 1985/1990.
49. Winzen, R.: ». . . da kann man viel kaputtmachen!« Psychopharmaka in Anstalten. Eine Befragung von Psychiatern und Patienten. Psych-Extra Nr. 2. München: R. Winzen Verlag 1990.
51. Zehentbauer, J.: Neuroleptika – der größte Arzneimittel-Skandal des Jahrhunderts. Dokumentarfilm (Video), München 1989. Studio: BOA München. Verleih: R. Winzen Verlag München.
52. Zehentbauer, J.: Psychopharmaka. in: Politik der Seele (Hrsg. Heider u. a.), München 1988.
53. Zehentbauer, J.: Neuroleptika – Kampf gegen das menschliche Gehirn. in: Soziale Psychiatrie Nr. 50. Köln: DGSP 1990.
54. Zehentbauer, J.: Psycho-Pillen. in: Psych-Extra Nr. 1. München: R. Winzen Verlag 1990.
55. Zimmermann, W.: Homöopathische Arzneitherapie. Regensburg 1980.

b) Weitere Literatur zu den einzelnen Themenbereichen

Im folgenden werden nicht nur »wissenschaftliche« Abhandlungen und Sachbücher genannt, sondern auch einige *literarische* Darstellungen und Selbsterfahrungen zu dem Bereich »Verrücktsein« und »Wahnsinn«. Oft lassen sich gerade durch die Lektüre solcher Bücher psychische Ausnahmesituationen oder ungewöhnliche psychische Fähigkeiten besser verstehen als durch das Studium der sogenannten Fachliteratur.
Viele Menschen haben selbst immer wieder unvergleichbare »verrückte« seelische Erfahrungen gesammelt, äußern sich aber nur selten und schreiben niemals Bücher: Das persönliche Gespräch mit solchen Menschen ist mindestens ebenso wichtig wie das Bücherlesen.

Von den aufgeführten Büchern empfehlen wir folgende Schriften besonders: Nr. 3, 4, 10, 11, 13, 15, 20, 23, 24, 27, 28, 32, 33, 37, 38, 40, 46, 50, 54, 58, 68, 69, 70, 74, 75.

1. Adamson, Edward: Kunst als Heilungsprozeß. Paderborn: Jungfernmann Verlag 1984.
2. Barnes, Mary u. Berke, Joseph: Meine Reise durch den Wahnsinn. Frankfurt: Fischer Verlag 1979.
3. Basaglia, Franco (Hrsg.): Was ist Psychiatrie? Frankfurt: ed. Suhrkamp 1974.
4. Basaglia, Franco u. Basaglia Ongaro, Franca: Die abweichende Mehrheit. Die Ideologie der totalen sozialen Kontrolle. Frankfurt: ed. Suhrkamp 1972.
5. Beck, Dieter: Krankheit als Selbstheilung. Frankfurt: Insel Verlag 1981.
6. Bopp, Jörg: Antipsychiatrie. Theorien, Therapien, Politik. Frankfurt: Syndikat Verlag 1980.
7. Boss, Medard: Psychoanalyse und Daseinsanalytik. München: Kindler Verlag 1970.

7a. Breggin, P. R.: Elektroschock ist keine Therapie. München 1980.

8. Buchinger, Otto: Das Heilfasten. Stuttgart: Hippokrates Verlag 1935 (1980).
9. Calatin, Anne: Ernährung und Psyche. (Erkenntnisse der Klinischen Ökologie und der Orthomolek. Psychiatrie) Karlsruhe: C. F. Müller Verlag 1984.
10. Camus, Albert: Der Mythos von Sisyphos. Reinbek (Hmbg.): Rowohlt Verlag 1984.
11. Carrington, Leonora: Unten. Frankfurt: Bibl. Suhrkamp 1981.
12. Colemann, Vernon: Gesund ohne Medizin. München: Kösel Verlag 1985.
13. Cooper, David: Der Tod der Familie. Reinbek: Rowohlt Verlag 1972.
14. Cooper, David: Psychiatrie und Anti-Psychiatrie. Frankfurt: ed. Suhrkamp 1975.
15. Döll, K. A. Hermann: Philosoph in Haar. (Tagebuch über mein Vierteljahr in einer Irrenanstalt) Frankfurt/M.: Syndikat Verlag 1983.
16. Dörner, Klaus: Bürger und Irre. Frankfurt: Fischer Verlag 1975.
17. Dörner, Klaus: Psychiatrie und Gesellschaftswissenschaften. Berlin: Springer 1978.
18. Finzen, Asmus, Schädle-Deiniger, Hilde: Unter elenden menschenunwürdigen Umständen. Die Psychiatrie-Enquete. Rehberg-Loccum: Psychiatrie Verlag 1979.
19. Flach, Frederic, F.: Depressionen als Lebenschance. Reinbek: Rowohlt Verlag 1975.
20. Foucault, Michel: Wahnsinn und Gesellschaft. Frankfurt: Suhrkamp 1977.
21. Freud, Sigmund: Darstellungen der Psychoanalyse. Frankfurt: Fischer Verlag 1973.
22. Fromm, Erich: Haben oder Sein. Die seelische Grundlage einer neuen Gesellschaft. München: dtv 1979.
23. Fromm, Erich, Suzuki, D. T., Martino, Richard: Zen-Buddhismus und Psychoanalyse. Frankfurt: Suhrkamp Taschenbuch 1971.
24. Grodon, Barbara: Ich tanze so schnell ich kann. Reinbek: Rowohlt Verlag 1985.
25. Görz, Heinz: Die Natur heilt. München: Südwest Verlag 1985.
26. Götz, Reinald: Irre. Frankfurt: Suhrkamp Verlag 1983.

27. Green, Hannah: Ich hab' dir nie einen Rosengarten versprochen. (Bericht einer Heilung) Reinbek: Rowohlt Verlag 1978.
28. Groddeck, Georg: Das Buch vom Es. Frankfurt: Fischer Verlag 1984.
29. Haun, Rainer: Der mündige Patient. Düsseldorf: Econ 1985.
30. Hof, Gerard: Hunde, wollt ihr ewig sterben. München: Trikont Verlag 1976.
32. Illich, Ivan: Die Nemesis der Medizin. (Von den Grenzen des Gesundheitswesens) Reinbek: Rowohlt Verlag 1977.
33. Jaffe, Dennis T.: Kräfte der Selbstheilung. Stuttgart: Klett-Cotta 1983.
34. Jervis, Giovanni: Kritisches Handbuch der Psychiatrie. Frankfurt: Syndikat Verlag 1978.
35. Jervis, Giovanni: Psychotherapie als Klassenkampf. Berlin: Merve Verlag 1974.
36. Jung, C. G.: Die Beziehungen zwischen dem Ich und dem Unbewußten. Olten/Schweiz: Walter Verlag 1971.
37. Jung, C. G. u. von Franz, Marie-Louise, Henderson, Joseph L., Jacobi, Jolande, Jaffé, Aniela: Der Mensch und seine Symbole. Olten/Schweiz: Walter Verlag 1980.
38. Kavan, Anna: Julia und die Bazooka. Herbstein: März Verlag 1983.
39. Keupp, Heiner: Der Krankheitsmythos in der Psychopathologie. München: 1972.
40. Kipphardt, Heinar: März. München: Bertelsmann Verlag 1976.
41. Klee, Ernst: Psychiatrie-Report. Frankfurt: Fischer Verlag 1978.
42. Kofler, Werner: Ida H. Eine Krankengeschichte. Berlin: Klaus Wagenbach Verlag 1978.
43. Kukolja, Stephen: Meine Erfahrungen mit Naturheilverfahren und Psychotherapie. München-Grünwald (Selbstverlag ohne Jahresangabe).
44. Kursbuch: Das Elend mit der Psyche. I. Psychiatrie. Berlin: Kursbuch Verlag/Wagenbach 1972.
45. Kursbuch: Die Therapie-Gesellschaft. Kursbuch Nr. 82, Berlin: Rotbuch Verlag 1985.
46. Laing, Ronald D.: Phänomenologie der Erfahrung. Frankfurt: ed. suhrkamp 1976.
47. Langbein, K., Martin, H.-P., Weiss, H., Werner, R.: Gesunde Geschäfte. Köln: Kiepenheuer u. Witsch Verlag 1983.
48. Liedloff, Jean: Auf der Suche nach dem verlorenen Glück. (Gegen die Zerstörung unserer Glücksfähigkeit in der frühen Kindheit) München: Beck Verlag 1983.
49. Liungman, Carl G.: Sozialprodukt Geisteskrankheit. Reinbek: Rowohlt Verlag 1974.
50. Maas, Hermann: Der Therapeut in uns (Heilung durch aktive Imagination). Olten/Schweiz: Walter Verlag 1981.
51. Mannoni, Maud: Scheißerziehung. Von der Antipsychiatrie zur Antipädagogik. Frankfurt: Syndikat Verlag 1976.
52. Marcuse, Herbert: Aggression und Anpassung in der Industriegesellschaft. Frankfurt: Suhrkamp 1970.
53. Milz, Helmut: Ganzheitliche Medizin. Königstein/Ts.: Athenäum 1985.
54. Muhr, Caroline: Depressionen. Tagebuch einer Krankheit. Frankfurt: Fischer Verlag 1978.

55. Nagel, H.: Psychologie als Ende der Politik? in: (Zschr.) Psychologie und Gesellschaftskritik, Nr. 9/10 (focus Verlag) 1977.
56. Nohl, Paul-Gerhard: Mit seelischer Krankheit leben. Hilfen für Betroffene und Mitbetroffene. Göttingen: Vandenhoeck & Ruprecht 1983.
57. Pflug, B., Tölle, R.: Therapie endogener Depressionen durch Schlafentzug. in: (Zschr.) Nervenarzt Nr. 42, 1971.
58. Pirella, Agostino: Sozialisation der Ausgeschlossenen. Praxis einer neuen Psychiatrie. Reinbek: Rowohlt Verlag 1975.
59. Randolph, G. u. Moss, Ralph W.: Allergien: Folgen von Umweltbelastung und Ernährung. (Chronische Erkrankungen aus der Sicht der Klinischen Ökologie) Karlsruhe: C. F. Müller Verlag 1984.
60. Reich, Wilhelm: Die sexuelle Revolution. Frankfurt: Fischer Verlag 1971.
61. Sartre, Jean-Paul: Bewußtsein und Selbsterkenntnis. Reinbek: Rowohlt Verlag 1973.
62. Scharfetter, Christian: Allgemeine Psychopathologie. Stuttgart: Thieme Verlag 1976.
63. Schizophrenie und Familie: Beiträge zu einer neuen Theorie von G. Bateson und vielen anderen. Frankfurt: Suhrkamp 1984.
64. Schmidbauer, W.: Die hilflosen Helfer. Über die seelische Problematik der helfenden Berufe. Reinbek: Rowohlt Verlag 1977.
65. Seelenkrank, Seelenheil. Bilder aus einem anderen Alltag. Hrsg. von Cornelia König. Neuwied/Darmstadt: Luchterhand Verlag 1983.
66. Sichrovsky, Peter: Krankheit auf Rezept. Köln: Kiepenheuer und Witsch 1984.
67. Smythies, John R.: Biologische Psychiatrie. Stuttgart: Thieme 1970.
68. Sozialistisches Patientenkollektiv Heidelberg: Aus der Krankheit eine Waffe machen. München: Trikont Verlag 1972.
69. Szasz, Thomas S.: Der Mythos der Psychotherapie. Wien: Europa Verlag 1982.
70. Szasz, Thomas S.: Psychiatrie. Die verschleierte Macht. Frankfurt: Fischer Verlag 1978.
71. Szasz, Thomas S.: Die Fabrikation des Wahnsinns, Frankfurt: Fischer Verlag 1978.
72. Türspalt, Psychiatrie Zeitung, Nr. 1 (1980) bis Nr. 11 (1986). München.
73. Wulff, Erich: Psychiatrie und Klassengesellschaft. Frankfurt: Athenäum Verlag 1972.
74. Zehentbauer, J., d'Onofrio, P., Tullio, F., Toresini, L., Basaglia, F., Tranchina, P.: Die Auflösung der Irrenhäuser. 3. Auflage. Frankfurt: Mabuse Verlag 1990.
75. Zehentbauer, J.: Recht, Psychiatrie und Gewalt. in: Zeitschr. ZAP/Randschau Nr. 3. Köln 1987.
76. Zehentbauer, J.: Sucht, Heroin und Psychiatrie. in Zeitschr. ZAP/Randschau Nr. 4, Köln 1987.
77. Zehentbauer, J. u. Härle, R.: Raus aus dem Irrenhaus! in: Psychiatriezeitung Türspalt, München 1986.
78. Zehentbauer, J. u. Tullio, F.: Was nützen der Psychiatrie in der BRD die Erfahrungen der italienischen Neuen Psychiatrie? in: Sozialpsychiatrische Informationen, Sonderband. Rehberg-Loccum 1980.
79. Zürn, Unica: Der Mann im Jasmin. Frankfurt: Ullstein 1977.
80. Zürn, Unica: Dunkler Frühling. Hamburg: Merlin Verlag 1969.

Anhang

Kleines Lexikon der Fachausdrücke

Die mit einem Asterisk (*) gekennzeichneten Begriffe werden in den entsprechenden Kapiteln des Buches ausführlicher erklärt (→ Sachregister).

Abweichung, psychische: Unterscheidet sich ein Individuum in seinen (körperlich-) seelischen Eigenschaften deutlich und auffällig von den »Durchschnittsmenschen« einer bestimmten Kultur, dann wird oft von psychischer A. gesprochen. (Die Schulpsychiatrie belegt die verschiedenen Formen psychischer Abweichung mit Krankheitsbegriffen.)

Affektivität: Das gesamte Gefühlsleben eines Menschen (seine Stimmung, sein Gemüt, seine Befindlichkeit).

Alternative (kritische) Psychiatrie: Bewegung für eine humane psychosoziale Versorgung. Besonders ausgeprägt in der »neuen Psychiatrie« Italiens: Auflösung aller psychiatrischen Anstalten, Aufbau von alternativen Einrichtungen, Kampf für eine Änderung der sozialen Verhältnisse. Den »psychisch abweichenden« Menschen soll ein menschenwürdiges Leben *in* (nicht außerhalb) der Gesellschaft ermöglicht werden. Radikale Kritik an herkömmlicher psychiatrischer Diagnostik und Therapie. Bekannteste Vertreter: Basaglia, Pirella.

Amphetamin: (=Weckamin): → Psychostimulans.

Antidepressiva*: Chemische Medikamente zur Behandlung von depressiven Beschwerden. Mit ernstzunehmenden Nebenwirkungen muß gerechnet werden.

Anti-Psychiatrie: Bewegung (vor allem in Großbritannien) gegen die etablierte Psychiatrie, gegen die Psychiatrie als Wissenschaft und gegen die herkömmlichen psychiatrischen Institutionen. Im Sinne der Anti-Psychiatrie soll ein »Verrückter« seinen »Wahnsinn« ausleben können (und Unterstützung erhalten, soweit er will). Bekannteste Vertreter: Cooper, Laing.

Autogenes Training*: Körperlich-seelische Selbstentspannungsübung (auch geeignet zur Förderung von Selbstheilungskräften).

Barbiturate*: Starke Schlafmittel (die schlaferzwingend sind); hohes Abhängigkeitsrisiko.

Benzodiazepine*: bestimmte chemische Gruppe von Beruhigungsmitteln (→ Tranquilizer).

Delirium: Ein Zustand mit stark veränderter (z. T. übersteigerter) Wahrnehmung, in dem irreale Sinneseindrücke und Gedankengänge, traumhafte Erlebnisse und Visionen vorherrschen. Das D. ist oft von starker Unruhe, Zittern, Schweißausbrüchen und Fieber begleitet. Der Betroffene kann kurzzeitig für Anreden zugänglich sein. Seine Erlebnisse sind für seine Umgebung schwer oder gar nicht nachvollziehbar. Die Geschehnisse während eines D. können durchaus als angenehm empfunden werden, manchmal aber auch wie ein schrecklicher Alptraum. Vorkommen: durch bestimmte Rauschdrogen (z. B. Halluzinogene); bei chronischem Alkoholismus (sog. Delirium tremens); seltener als Begleiterscheinung bei einigen Hirnerkrankungen oder hohem Fieber; als Unverträglichkeitsreaktion bei Antidepressiva und Neuroleptika oder anderen Psychopharmaka; bei schweren psychischen Störungen und Krisen.

Denken und Denkstörungen: Denken heißt, die Gegebenheiten um uns und unsere eigene Situation erfassen, verarbeiten und ordnen. Manche Menschen klagen über Störungen ihres Denkens, z. B.: stark gehemmtes, unangenehm zähes Denken; sich nicht auf einen bestimmten Gedankengang konzentrieren können (»oft den Faden verlieren«); Zwang zum ständigen Wiederholen derselben Überlegungen (qualvolles Grübeln, »Gedankenkreisen«) usw. Vorkommen: bei starken psychischen Belastungen, bei schweren Depressionen, manchmal während der Medikation mit Psychopharmaka. Die Schulpsychiatrie bezeichnet bestimmte Denk*inhalte,* die von der allgemein üblichen Logik abweichen, als krankhaft (auch wenn der Betroffene seine Gedanken als regulär empfindet).

Depot-Neuroleptika*: Stark wirksame, das seelische Erleben einengende Psychopharmaka, die als (intramuskuläre) Spritze gegeben – je nach Präparat – etwa 1 bis 4 Wochen lang wirksam sind.

Depression*: Tieftraurige Verstimmung, ohne Lebensfreude, ohne Hoffnung; Leiden unter Ausweglosigkeit, Sinnlosigkeit, Angst und Antriebslosigkeit; Todessehnsucht; wechselnde körperliche Beschwerden. Bei vielen Menschen kommt eine D. in unterschiedlichen Zeitabständen (alle paar Monate oder Jahre) immer wieder vor. Vielfältige Ursachen, die (für Außenstehende) manchmal nachvollziehbar, manchmal aber auch unerklärlich scheinen. (→ Melancholie).

Diagnose*: Erkennung und Bezeichnung einer Krankheit unter medizinischen Gesichtspunkten. Die psychiatrische Diagnostik ist oft widersprüchlich und diskriminierend.

Dosierung*: Zuteilung einer bestimmten Medikamentenmenge. Als »niedrige D.« wird in diesem Buch die niedrigste, gerade noch wirksame Tagesdosis verstanden.

Drogen: a) Arzneimittel aus pflanzlichen, selten auch aus tierischen Produkten; b) allgemeine Bezeichnung für rauscherzeugende Mittel.

Drogenabhängigkeit*: Zustand psychischer Abhängigkeit bzw. psychischer *und* körperlicher Abhängigkeit von einer Substanz, die auf das Zentralnervensystem wirkt (und damit auch auf seelische Vorgänge). Oft einhergehend mit einer Neigung zur Dosissteigerung.
Die ältere Bezeichnung »Drogensucht« ist ungefähr gleichbedeutend mit dem Begriff Drogenabhängigkeit. Unterschiedlich wird der Begriff »Gewöhnung« gebraucht: Meist versteht man darunter die abnehmende Empfindlichkeit des Körpers auf regelmäßig zugeführte Drogen mit der Folge der Dosissteigerung.

Dyskinesie*: Unwillkürliche Bewegungen der Muskulatur, die nicht unterdrückt werden können (z. B. bizarre Bewegungen des Kopfes und der Schultern). D. ist eine häufige Nebenwirkung bei der Neuroleptikamedikation.

Elektroschock*: Psychiatrische Behandlungsmethode, bei der mit Hilfe eines entsprechenden Gerätes Strom durch das Gehirn geleitet und dadurch ein epileptischer Anfall ausgelöst wird. Schwerwiegende Nebenwirkungen.

endogen: Im Körper (oder aus innerer Ursache heraus) entstehend; auch im Sinne von »anlagebedingt« verwendet. (Gegenteil → exogen).

endogene Psychosen: Im psychiatrischen Sinne »Geisteskrankheiten«, die vorwiegend genetisch bedingt sein sollen. Hierzu werden die manisch-depressive Psychose, die sog. endogene Depression und die sog. Schizophrenie gerechnet. Für die Theorie von »anlagebedingten« psychischen Krankheiten gibt es keine überzeugenden wissenschaftlichen Nachweise. Von fortschrittlichen Psychiatern wird der Begriff »endogen« als einseitig abgelehnt. (→ Psychose).

Epilepsie: Ein vom Gehirn ausgehender Krampfanfall. Dafür sind viele Ursachen möglich: einige seltene Hirnerkrankungen, aber z. B. auch Alkohol, einige Psychopharmaka etc. (Ursache oft unbekannt).

Euphorie: Übermäßiges Gefühl des Wohlbefindens, stark gesteigerte optimistische Stimmung. Keine Krankheit, sondern eine unter vielen möglichen Stimmungsqualitäten des Menschen.

Euphorika*: Mittel, die eine sehr angenehme, unbeschwerte Stimmung erzeugen (Alkohol, Haschisch, Morphium etc.).

exogen: Von außen zugefügt.

Ganzheitsmedizin: Richtung innerhalb der Medizin, die außer den seelisch-körperlichen Aspekten einer Krankheit auch soziale Gesichtspunkte berücksichtigt. Sie bevorzugt risikoarme Therapiemethoden.

Halbwertszeit, biologische*: Gibt an, in welcher Zeit die Hälfte eines eingenommenen Stoffes (z. B. eines Medikaments) aus dem Körper ausgeschieden ist (Medikamente mit kurzer H. sind in der Regel nur mehrere Stunden wirksam, solche mit langer H. bis zu Tagen oder Wochen). – Die *Verweildauer* ist die Zeit, in der ein zugeführter Stoff im Körper nachweisbar, also noch nicht vollständig ausgeschieden ist.

Halluzination: Wenn eine Person etwas hört, sieht, spürt oder sonstwie eine Sinneswahrnehmung hat, wofür die Mitmenschen keine realistische Erklärung haben, dann wird oft von H. gesprochen; z. B.: Der Betroffene hört menschliche Stimmen, die direkt zu ihm sprechen, während andere anwesende Personen *nichts* hören; die Mitteilungen, die diese Stimmen geben, werden vom Betroffenen oft als unangenehm empfunden (Verspottungen, Bedrohungen, Vorwürfe etc.). Manche H.en werden aber auch durchaus als angenehm erlebt (z. B. die Erscheinung einer göttlichen Gestalt, die den Betroffenen zum Auserwählten erklärt; oder manche Erlebnisse während eines Rausches durch halluzinogene Drogen).
H. können bei schweren psychischen Belastungen oder Krisen entstehen, treten oft aber auch bei anderen Gelegenheiten auf: z. B. bei sehr starker Übermüdung, kurz vor dem Einschlafen oder beim Erwachen; im Kindesalter; bei intensiven religiösen Erlebnissen (z. B. Marienerscheinungen); in Isolationshaft; bei Fieber; unter Alkohol- oder Drogeneinfluß (auch unter dem Einfluß einiger Psychopharmaka).

Halluzinogene*: Drogen wie z. B. LSD, die rauschartige, sehr intensive Veränderungen der Wahrnehmung und des inneren Erlebens hervorrufen.

Homöopathie*: Heilmethode, bei der eine Krankheit mit geringen Dosen einer Arznei behandelt wird, die beim Gesunden eine ähnliche (Krankheits-)Erscheinung hervorruft.

Hormone: Von körpereigenen Drüsen (z. B. der Schilddrüse) in die Blutbahn abgegebenen Stoffe, die andere Organe in ihrer Tätigkeit beeinflussen.

Indikation*: Grund für die Anwendung einer bestimmten Therapiemethode; z. B. die Anwendung eines bestimmten Medikaments bei einer bestimmten Krankheit.

Instinkte: Die natürlichen, unwillkürlichen Triebe, nicht verfälscht durch soziale oder eigene Kontrolle und ohne Kontrolle durch die Logik. Bei sehr vielen Menschen sind die Instinkte unterdrückt durch Ich-Bewußtsein und Ich-Kontrolle. I. bestimmen bei kleinen Kindern und anderen »natürlichen« Menschen das Verhalten und Handeln (→ Intuition).

Intuition: Spontanes und unmittelbares Erahnen und Erkennen von Dingen, Lebewesen und deren Zusammenhängen. Diese schöpferische Fähigkeit ist oft sehr ausgeprägt bei kleinen Kindern, bei (Lebens-) Künstlern und bei anderen Menschen, die in ihrer ursprünglichen Natürlichkeit leben (spontan, ohne Selbstkontrolle im jeweiligen Augenblick).

Kontraindikation*: Grund (z. B. eine bestimmte Krankheit), aus dem ein Medikament oder eine Behandlungsmethode auf keinen Fall angewendet werden darf.

Lithium*: Metall, das in bestimmten chemischen Verbindungen zur Behandlung der wiederholt auftretenden Manie und/oder Depression eingesetzt wird. Schwierige Dosierbarkeit; viele Nebenwirkungen.

LSD* (Lysergsäure-Diäthylamid): Droge, die Halluzinationen, psychedelische Erlebnisse erzeugen kann.

Manie: Psychiatrische Bezeichnung für einen Zustand mit ungewöhnlich gesteigertem Selbstwertgefühl, überoptimistischer Stimmung, überdurchschnittlicher psychisch-körperlicher Leistungsfähigkeit, starkem Tatendrang. Der Betroffene sieht sein (verändertes) Verhalten meist *nicht* als krankhaft.

manisch-depressive Psychose: → Zyklothymie

MAO-Hemmer*: Sehr stark antriebssteigernde Antidepressiva mit gefährlichen Nebenwirkungen.

Meditation*: Tiefer »gedankenleerer« Versenkungszustand; angenehmer Schwebezustand zwischen Wachheit und Schlaf.

Melancholie*: Eine menschliche Charaktereigenschaft (*keine* Krankheit), die sich im wesentlichen durch folgende Eigenschaften auszeichnet: nachdenklich, ernsthaft, introvertiert (bis egozentrisch), eher passiv, schwermütig, pessimistisch, zurückgezogen. (→ Depression).

Nebenwirkungen*: Die unerwünschten Wirkungen von Medikamenten werden N. genannt. Oft sind Haupt- und N. nicht genau voneinander zu trennen (z. B. bei Neuroleptika).

Neuroleptika*: Stark wirksame Psychopharmaka, die allgemein dämpfend wirken und das gesamte seelische Erleben stark einengen (und damit auch Halluzinationen und Wahnideen beeinflussen). Risikoreiche Nebenwirkungen.

Neurologie: Fachrichtung der Medizin, die sich mit allen Erkrankungen des Nervensystems (und des Gehirns) befaßt.

Neurose: Psychologische/psychiatrische Bezeichnung für eine ausgeprägte Störung des seelischen Gleichgewichts, die sich in verschiedenen psychischen und/oder körperlichen Beschwerden äußert.
Wenn (beispielsweise im Kindesalter) die ›natürlichen Triebe‹ (z. B. der

Wunsch nach dauernder Liebe) durch Einengung und Hemmung beschnitten werden, dann werden diese als Kränkung erlebten Erfahrungen in tiefe (nicht-bewußte) Bereiche unserer Seele »verdrängt«. Der »neurotische Mensch« bewahrt solche, Konflikte in sich, bewahrt das ›Kindsein‹ und verweigert (unbewußt) die Einpassung in die angeblich logische Erwachsenenrealität.

Mitmenschen bezeichnen neurotisches Verhalten als ›auffällig‹ oder ›dumm‹, belächeln es gar. Zur neurotischen Verhaltensweise zählen »Zwänge« (z. B. sich 100mal am Tag das Gesicht waschen zu müssen – außerdem gibt es Zählzwang, Grübelzwang u. v. a.) und »Phobien« (z. B. völlig übersteigerte Angst vor Spinnen) u. a. Auch fast alle sexuellen Störungen und schwere depressive Verstimmungen können als Neurose bezeichnet werden.

Der Übergang zur sog. → Psychose kann fließend sein. In unserer sehr komplizierten Kultur lassen sich bei (fast) allen Menschen neurotische Eigenschaften entdecken.

Opium*: Milchsaft des Schlafmohns. O. findet u. a. Verwendung als Rauschdroge und als Mittel gegen Schmerzen oder Depressionen.

Paranoia: Ältere psychiatrische Bezeichnung für sog. »Wahnvorstellungen«, die über lange Zeit anhalten und mehrere Lebensbereiche einbeziehen (→ Wahn).

Parasympathicus: Der »energieaufbauende« Teil des vegetativen Nervensystems (der zu Pulsverlangsamung führt, zu Blutgefäßerweiterung, vermehrter Magen-Darm-Tätigkeit, Erektion von Klitoris und Penis, engen Pupillen usw.).

Parkinsonsche Krankheit: Neurologische Krankheit, gekennzeichnet durch steife Körperhaltung, extrem verlangsamte Bewegungen, mimikarmen Gesichtsausdruck, Zittrigkeit der Hände usw. Neuroleptika können diese Krankheit bewirken.

Pharmakologie: Wissenschaft, die sich mit Arzneimitteln beschäftigt.

Phytotherapie*: Heilverfahren mit pflanzlichen Arzneien.

Plazebo-Behandlung: Verabreichung z. B. einer Tablette, die aussieht wie ein Medikament, aber *keinen* Wirkstoff enthält (zum Testen der suggestiven Wirkung der »Pille an sich«).

Psychedelika*: → Halluzinogene.

psychomotorisch: Der Zusammenhang zwischen seelischem Geschehen und körperlichen Bewegungsabläufen.

Psychopharmaka*: Medikamente, die auf das Zentralnervensystem und/oder das vegetative Nervensystem wirken und das Seelenleben beeinflussen, also Erlebens- und Verhaltensänderungen herbeiführen.

Psychose: Umfassende psychiatrische Bezeichnung für alle schweren psychischen Störungen und Krisen (früher sprach die Psychiatrie im selben Zusammenhang von »Geisteskrankheit«). Man unterteilt sog. → »endogene P.« und die selteneren sog. »organischen P.« (= schwere psychische Störungen aufgrund von körperlichen Erkrankungen, an denen das Gehirn beteiligt ist).

psychosomatisch: Zusammenhänge zwischen körperlichen und seelischen Erscheinungen bei Krankheiten. Die psychosomatische Medizin befaßt sich mit solchen Zusammenhängen.

Psychosomatische Kliniken: Unterscheiden sich meist erheblich von den üblichen psychiatrischen Kliniken: kein Zwang, absolute Freiwilligkeit, keine oder nur wenige Psychopharmaka, Schwerpunkt der Behandlung liegt bei der Psychotherapie.

Psychostimulantien*: Seelisch (und auch körperlich) anregende Stoffe, die die allgemeine Leistungsfähigkeit und Stimmung verbessern (z. B. Captagon).

psychotrop: Auf das Seelenleben wirkend, also mit Einfluß auf Erleben, Fühlen, Verhalten etc.

Rezeptor: Eine auf der Oberfläche von Zellen befindliche »Empfangsstelle« für ankommende Reize.

Rezidiv: Wiederauftreten einer Krankheit oder einer psychischen Störung.

Schizophrenie*: Psychiatrische Bezeichnung für eine bestimmte »Geisteskrankheit«, früher »Spaltungs-Irresein« genannt. Die Betroffenen bezeichnen sich selbst meist *nicht* als psychisch krank. Der Psychiatrie fehlen sichere diagnostische Kriterien, um eine Sch. feststellen zu können (deshalb herrscht häufig große Willkür in der Diagnostik). Sch. wird mit folgenden psychiatrischen Begriffen in Verbindung gebracht: Wahn, Halluzinationen, Delirium, Paranoia, Denkstörungen, Ich-Störungen etc. Erlebt ein Mensch traum- oder alptraumähnliche Ereignisse, und wird dabei die Grenze zwischen (Tag-)»Träumen« und der »Realität« verwischt, dann wird er von seiner Umwelt oft kaum mehr verstanden und evtl. mit der Bezeichnung »schizophren« etikettiert.

Selbstheilung/Selbstregulierung*: Fähigkeit des Menschen, aufgrund eigener Kräfte die meisten seelisch-körperlichen Störungen und Krisen ohne fremde Hilfe zu überwinden und ein neues inneres Gleichgewicht herzustellen.

Sympathicus: Der »anregende«, Energie abbauende Teil des vegetativen Nervensystems (der zu Pulsbeschleunigung führt, zu hohem Blutdruck, vermehrtem Schwitzen, verminderter Magen-Darm-Tätigkeit, weiten Pupillen, erhöhter Spannung und Aufmerksamkeit usw.).

Sucht → Drogenabhängigkeit

Symptome: Medizinische Bezeichnung für die Anzeichen einer Krankheit.

Synapse: Kontaktstelle zwischen Nervenzellen zur Informationsübertragung (bei der → Transmitter eine entscheidende Rolle spielen).

Tranquilizer*: Angstlösendes chemisches Beruhigungsmittel (z. B. Valium).

Transmitter: Überträgersubstanz (z. B. an Nervenendungen).

Traum*: Wesentlicher Bereich des menschlichen Lebens; kann als eigenständige Möglichkeit des menschlichen Seins angesehen werden (im Gegensatz zur Realität besteht im T. z. B. eine Unabhängigkeit von den Naturgesetzen, eine Aufhebung von Raum und Zeit etc.). Mit »Traum« ist nicht nur der Traum während des Schlafs gemeint, sondern auch das Traumleben während einer Trance, eines Tagtraums oder eines durch Drogen herbeigeführten Rauschzustandes oder während bestimmter meditativer Übungen usw. Langdauerndes Verweilen im »Reich des Traums« kann von der Umgebung als »Geisteskrankheit« mißverstanden werden.

vegetative Dystonie: Seelische Konfliktsituation, die vorwiegend mit einer Störung des vegetativen Nervensystems einhergeht (z. B. nervöses Herzklopfen, Gastritis, Schlafstörungen).

vegetatives Nervensystem: Der Teil des Nervensystems, der überwiegend nicht unserem Willen unterliegt und »autonom« funktioniert (z. B. das Nervensystem des Herzens, Darms etc.).

Verweildauer → Halbwertzeit

Wahn: Hat ein Individuum im Hinblick auf die eigene Person oder seine Umgebung sehr ungewöhnliche, auffällige Vorstellungen und Ideen, die von den Mitmenschen *nicht* geteilt werden, und ist es von der Richtigkeit seiner ungewöhnlichen Vorstellungen überzeugt und lebt entsprechend, dann spricht die Psychologie/Psychiatrie von »Wahn«.

Zentralnervensystem (ZNS): Sammelbezeichnung für Hirn und Rückenmark.

Zyklothymie: Psychiatrische Bezeichnung für das abwechselnde Auftreten von tiefer Niedergeschlagenheit und freudiger, unternehmungslustiger Stimmungslage (vergleichbare psychiatrische Bezeichnungen: manisch-depressive Psychose, zirkuläres Irre-Sein).

Adressen* von Selbsthilfegruppen, Gesundheitsläden, Drogenberatungsstellen und Psychatrie-Beschwerdezentren

Viele Selbsthilfegruppen und -organisationen bieten durch ihre Arbeit eine Alternative zur herrschenden psychiatrischen Versorgung. Sie können eine wichtige Kontaktstelle für ehemalige Psychatriepatienten, für isoliert lebende Menschen und für Menschen in seelischen Krisen sein. Wer Hilfe, Kontakt oder auch nur Informationen sucht, kann sich an die unten genannten Selbsthilfegruppen oder Gesundheitsläden wenden. Dort lassen sich auch weitere Adressen von psychosozialen Diensten, psychosomatischen Kliniken, vertrauenswürdigen niedergelassenen Ärzten, Psychiatern, Psychologen und Psychotherapeuten in Erfahrung bringen.

Adressen von neu entstehenden Initiativen, Selbsthilfegruppen etc. in den Ländern der ehemaligen DDR sind bei folgenden Ost- (und West-) Berliner Organisationen zu erfragen:

Forum Anti-Psychiatrischer Initiativen (FAPI), Brückenstr. 2, O-1020 Berlin.

Paritätische Arbeitsgemeinschaft, c/o Medizinisches Beratungszentrum, Straße der Befreiung 60, O-1136 Berlin.

Feministisches Frauengesundheitszentrum (FFGZ), Bamberger Str. 51, W-1000 Berlin 30.

Nationale Kontakt- und Informationsstelle zur Anregung und Unterstützung von Selbsthilfegruppen, Albrecht-Achilles-Str. 65, W-1000 Berlin 31, Tel. 030/8914019.

Wer akut unter schweren Entzugserscheinungen, Wirkungen oder Nebenwirkungen von Medikamenten oder Drogen leidet, sollte sich an ein (Allgemein-) Krankenhaus, eine Ambulanz oder Poliklinik, einen niedergelassenen Arzt, an einen Notarzt oder an einen Drogen-Notruf (Telefonbuch!) wenden. Wegen Suchtgefährdung oder bestehender Abhängigkeit von Drogen oder Medikamenten sucht man am besten eine Drogenberatungsstelle oder auch eine (anonyme) Selbsthilfegruppe auf.
In fast allen größeren Städten der Bundesrepublik gibt es Gruppen, die gegen Menschenrechtsverletzungen und Gewalt durch psychiatrische Behandlung kämpfen

* Eine umfangreiche Sammlung von Adressen aus der Selbsthilfebewegung, auch aus dem Gesundheitsbereich, findet sich in: Brigitte Runge, Fritz Vilmar, *Handbuch Selbsthilfe. Gruppenberichte, 900 Adressen, Gesellschaftliche Perspektiven,* Frankfurt: Zweitausendeins 1988.

(»Beschwerdezentren«). Sie leisten Hilfe durch Information, Erfahrungsaustausch, Veröffentlichungen und durch Rechtsberatung. Meist sind sie den Gesundheitsläden angeschlossen.
Sollten sich einige der aufgeführten Adressen ändern (was naturgemäß nicht selten der Fall ist), können Sie bei der regional nächsten Stelle die neuen Adressen in Erfahrung bringen.

a) Dachverbände und überregional arbeitende Gruppen

Bundesrepublik

AL-ANON-Familiengruppen
(für Drogensucht)
Zentrales Dienstbüro Deutschland
Postfach 100192
5000 Köln 1

Anonyme Alkoholiker (AA)
Deutsche Kontaktstelle
Landwehrstr. 9/1
8000 München 1
✆ 089/555685

Blaues Kreuz in Deutschland e.V.
Heckinghauserstr. 206
5600 Wuppertal 2
✆ 0202/622003

Bundesverband der Elternkreise Drogengefährdeter und -abhängiger,
Haus Hoheneck
Jägerallee 5
4700 Hamm 1
✆ 02381/8768

Dachverband psychosozialer Hilfsvereinigungen
Thomas-Mann-Str. 49a
5300 Bonn 1
✆ 0228/632646

Deutsche Arbeitsgemeinschaft Selbsthilfegruppen
Friedrichstraße 28
6300 Giesen
✆ 0641/702-2478

Deutsche Gesellschaft für Soziale Psychiatrie (DGSP):

DGSP-Geschäftsstelle
Stuppstr. 14
5000 Köln 30
✆ 0221/51002
Telefax 0221/529903

Landesverband der DGSP Bayern (BayGSP)
Rosa Geislinger
Landshuter Allee 116
8000 München 19
✆ 089/1575628

Landesverband der DGSP Berlin (BGSP)
Holger Kühne
Innsbrucker Str.2
1000 Berlin 62
✆ 030/8531170

Landesverband der DGSP Bremen
Geschäftsstelle
Travemünder Str. 7a
2800 Bremen 1
✆ 0421/3963737

Landesverband der DGSP Hamburg
Karin Mollenhauer
Elmsbütteler Marktplatz 36
2000 Hamburg 20

Weitere Landesverbände der DGSP, bzw. entsprechende Initiativen in den Ländern der ehemaligen DDR, können in der DGSP-Geschäftsstelle in Köln (s.o.) erfragt werden.

DGSP-Fachausschuß »Sucht«
Thomas Bader
Im Schönblick 54
7400 Tübingen

DGSP-Fachausschuß »Frauen«
Dagmar Hoffmann
Dorfstraße 31
2243 Tensbüttel

DGSP-Fachausschuß »Militärpsychiatrie und Friedenspolitik«
Dirk Lütjens
Vor dem neuen Tore 23
2120 Lüneburg

DGSP-Fachausschuß »Psychiatriegeschichte und NS-Medizin«
Hans Ludwig Siemen
Meuschelstr. 46
8500 Nürnberg 10

Deutsche Hauptstelle für Suchtgefahren
Westring 2
Postfach 109
4700 Hamm
✆ 02381/25855

Emotions Anonymous (Anonyme Neurotiker)
Deutsche Kontaktstelle
Hohenheimerstr. 75/EG
7000 Stuttgart 1
✆ 0711/243533

Forum Anti-Psychiatrischer Initiativen (FAPI)
Wiclefstr. 45
1000 Berlin-West 21

Frauengesundheitszentrum HAGAZUSSA e.V. Köln
Roonstr. 92
5000 Köln 1
✆ 0221/234047

Ganzheitliche Bildung und Rehabilitation e.V. (u.a. Weiterbildung in Gerontopsychiatrie)
Austr. 108
8500 Nürnberg 80
✆ 0911/260400

Gesundheitsakademie
Geschäftsstelle
Braunschweiger Str. 53b
2800 Bremen 1
✆ 0421/4988634

Kontaktstelle für die ehemalige DDR (FAPI)
Brückenstr. 2
O-1020 Berlin

Nationale Kontakt- und Informationsstelle zur Anregung und Unterstützung von Selbsthilfegruppen
Albrecht-Achilles-Str. 65
1000 Berlin 31
✆ 030/8914019

Senioren-Schutzbund »Graue Panther« e.V.
Dörnbergerstr. 92
5600 Wuppertal
✆ 0202/665543

Österreich

AL-ANON, Zentrale Kontaktstelle
Österreich
Postfach 43
A-1080 Wien

Forum Anti-Psychiatrischer Initiativen (FAPI) c/o KAI
Währingerstr. 59
A-1090 Wien

Forum für gewaltfreie Psychiatrie
(Autonome Selbsthilfegruppen und Beschwerdestellen)
Postfach 9
A-4013 Linz
✆ 0732/279551 4

Frauen-Therapiezentrum
c/o Marion Breiter
Gregor-Mendel-Str. 12/3/6
A-1180 Wien
✆ 0222/3449184

Gesellschaft gegen psychiatrische Gewalt
Mariahilfer Str. 88a
A-1070 Wien

HPE – Angehörigenvereinigung
(Hilfe für psychisch Erkrankte)
Wilhelminenstr. 130
A-1160 Wien
✆ 0222/4655134

Verein für Patientenrechte
Amerlinghaus
Stiftgasse 8
A-1070 Wien

Schweiz

AL-ANON
Kontaktstelle Schweiz
Postfach 88
CH-4802 Strengelbach

Anonyme Alkoholiker
Kontaktstelle Schweiz
Postfach 3026
CH-3000 Bern 7

Emotions Anonymous
(Selbsthilfegruppen für emotionale Gesundheit)
Postfach 228
CH-4056 Basel
✆ 061/2555680

Forum Anti-Psychiatrischer Initiativen (FAPI)
Postfach 1957
CH-8040 Zürich

Les Sans-Voix
Case postale 235
CH-1211 Genève
✆ 022/464821

Patientenstelle Zürich
Hofwiesenstr. 3
Postfach 8042
CH-8057 Zürich
✆ 01/3619256

Pro Mente Sana
Freiestr. 26
CH-8570 Weinfelden
✆ 072/224611

b) Lokale Gruppen und Initiativen

Die Villa. Centrum für Psychotherapie
Möckernstraße 68
1000 Berlin 91
✆ 030/7866032

Emotions Anonymous e.V. (EA)
Nachbarschaftsheim Wilmersdorf
(Dienstag 19–21 Uhr)
Pfalzburger Str. 61
1000 Berlin 31

Erfassungsstelle für (Selbst-) Morde durch psychiatrische Behandlung
Pallasstr. 12
1000 Berlin 30
✆ 030/2151638

Feministisches Frauen-Gesundheitszentrum e.V.
Bamberger Str. 51
1000 Berlin 30

Focus. Psychologische Beratung und Therapie e.V.
Gervinusstraße 22
1000 Berlin 12
✆ 030/3235263

Forum Anti-Psychiatrischer Initiativen (FAPI)
Wiclefstr. 45
1000 Berlin 21

Gesundheitsladen Berlin e.V.
im Mehringhof
Gneisenaustr.2
1000 Berlin 61
✆ 030/6932090

Gesundheitsladen Berlin-Wilmersdorf
Uhlandstr. 161
1000 Berlin 15
✆ 030/8826808

Irrenoffensive
Pallasstr.12
1000 Berlin 30
✆ 030/2151638

Kiezberatung – Psychiatrie
c/o Mieterladen
Willibald-Alexis-Str. 27
1000 Berlin 61
✆ 030/6925676

KOMM RUM – Kommunikationszentrum
(Selbsthilfegruppen)
Schnackenburgstr. 4
1000 Berlin 41
✆ 030/8519025

Kommunikations- und Beratungszentrum homosexueller Frauen und Männer e.V.
Hollmannstr. 19
1000 Berlin 61

Lieselotte Zwiespalt
Potsdamer Str. 139
1000 Berlin 30
✆ 030/2151414

Notdienst für suchtgefährdete und -abhängige Berliner e.V.
Ansbacher Str. 11
1000 Berlin 30
✆ 030/247033

PSIFF – Psychosoziale Initiative für Frauen e.V.
Therapiezentrum für Frauen
Horstweg 27
1000 Berlin 19
✆ 030/3219870

Psychiatrie-Beschwerdezentrum Berlin
→ Komm Rum

Psychosoziale Dienste Berlin e.V.
Hasenheide 91
1000 Berlin 61
✆ 030/6913325

SEKIS (Kontaktstelle für Selbsthilfegruppen)
Albrecht-Achilles-Str. 65
1000 Berlin 31
✆ 030/8926602

Treffpunkt KuS
c/o Kontakt und Selbsthilfeladen
Neukölln
Hertzbergstraße 21
1000 Berlin 44
✆ 030/6871977

Verein für Psychosoziale Rehabilitation
c/o ESG/TU
Carmerstr. 11
1000 Berlin 12
✆ 030/3139001

Drogenberatung
Königstr. 16a
2000 Hamburg 50
✆ 040/38072666

Frauenselbsthilfeladen / Feministisches Frauentherapiezentrum
Marktstr. 27
2000 Hamburg 6
✆ 040/4395389

Gesundheitsladen Hamburg e.V.
Nernstweg 32–34
2000 Hamburg 50
✆ 040/394078

Informationsstelle für Gesundheitsfragen
Müggenkamp 77
2000 Hamburg 19

Kontakt- und Informationsstelle für Selbsthilfegruppen
Gaußstr. 21
2000 Hamburg 50

Selbsthilfe Psychiatrie, Aktionskreis 71
Bundesstr. 30
2000 Hamburg 13

Treffpunkt Eilbek
Eilbeker Weg 33
2000 Hamburg 76
✆ 040/201461

Frauengesundheitsgruppe
Gneisenaustr. 18
2300 Kiel

Gesundheitsladeninitiative Lübeck
Kreuzweg 9
2400 Lübeck 1

Lübecker Selbsthilfezentrum
c/o Solveig Webecke
Moislingerstr. 92b
2400 Lübeck

Laienselbsthilfe
Informationsstelle für Arzneimittel(neben)wirkungen
2722 Dreeßel 17

Bremer Gesundheitsladen e.V.
Braunschweiger Str. 53
2800 Bremen 1
✆ 0421/4988634

Feministisches Frauengesundheitszentrum (FFGZ Bremen)
Hohenlohestr. 40
2800 Bremen 1
✆ 0421/340090

Gesundheitsladen Verden-Eissel e.V.
Am Ehrenmal 4
2810 Verden-Eissel

Gesundheits-Initiative
c/o Johann Galow
Rosmarinweg 27
2900 Oldenburg

Beschwerdestelle Psychiatrie
Postfach 602
3000 Hannover 1

Drogenberatungszentrum
3000 Hannover
✆ 0511/4435

Gesundheitsladen Hannover e.V.,
im Stadtteilladen Lister Platz
Edenstr. 38
3000 Hannover 1
✆ 0511/663435

Gesundheitsinitiative Hannover e.V. / PIPS
Edenstr. 38
3000 Hannover 1

Frauengesundheitsladen »Rapunzel«
Prinzenstr. 20a
3400 Göttingen
✆ 0551/484530

Gesundheitszentrum Göttingen e.V.
Burgstraße 5
3400 Göttingen
✆ 0551/4867-60 oder -66

Göttinger Beratung und Selbsthilfe e.V.
(Kontakt in Krisen)
Herzberger Landstr. 39
3400 Göttingen
✆ 0551/47477

Gesundheitsladen Kassel e.V., Verein Gesundheit und Ökologie
Mönchebergstr. 33
3500 Kassel
✆ 0561/871568

Sozialtherapie Kassel e.V.
Motzstr. 3
3500 Kassel
✆ 0561/780199

Cafe Trauma / Initiative Kultur von unten e.V.
Robert-Koch-Str. 15a
3550 Marburg
✆ 06421/66317

Marburger Arbeitsgemeinschaft Selbsthilfegruppen, Bürgerinitiative Sozialpsychiatrie e.V.
Rentenhof 20
3550 Marburg

Psychoberatung und Selbsthilfe
Renthof 31
3550 Marburg
✆ 06421/63570

Drogenberatung
4000 Düsseldorf
✆ 0211/131617

Entfesselte (Psychiatrie alternativ)
Kopernikusstr. 53
4000 Düsseldorf
✆ 0211/315394 od. 343727

Gesundheitsladen-Initiative Düsseldorf
Ansgar Klimke
Erkrather Str. 197
4000 Düsseldorf 1

Selbsthilfe Düsseldorf
Kopernikusstr. 53
4000 Düsseldorf
✆ 0211/343727

Duisburger Arbeitsgemeinschaft Selbsthilfegruppen, Psychiatrische Hilfsgemeinschaft Duisburg e.V.
Weidmannstr. 15
4100 Duisburg 11

Gesundheitsladen-Initiative Duisburg
c/o Michael Lefknecht
Holtener Str. 328
4100 Duisburg 11

Knastmedizin Ruhrgebiet
Etlingerstr. 35
4300 Essen

Beschwerdegruppe Psychiatrie
c/o A. Mitzkat
Ludgerisstr. 58
4400 Münster

Gesundheitsinitiative Münster
c/o Umweltzentrum
Scharnhorststr. 57
4400 Münster

Gesundheitszentrum Osnabrück/Neustadt
Mellerstr. 69
4500 Osnabrück
© 0541/589044

Dortmunder Selbsthilfe
Jakobstr. 1
4600 Dortmund 1
© 0231/834936 od. 173045

Beschwerdestelle Psychiatrie Dortmund
→ Dortmunder Selbsthilfe

OASE Bochum
(Zentrum für Selbsthilfegruppen und Krisenhilfe)
Wererhellweg 433
4630 Bochum 1

Lünener Arbeitsgemeinschaft Selbsthilfegruppen
c/o Dr. H. G. Hellhammer
Yorckstr. 2
4670 Lünen-Brambauer
© 0231/871640

Deutsche Hauptstelle gegen Suchtgefahren
Westring 2
4700 Hamm

Bielefelder Arbeitsgemeinschaft Selbsthilfegruppen
c/o Psychologische Beratungsstelle der DPWV
Stapenhorststr. 5
4800 Bielefeld

Gesundheitsladen Bielefeld e.V.
Mellerstr. 46
4800 Bielefeld

Arbeitskreis Drogenhilfe Köln
5000 Köln
© 0221/120133
© 0221/315555 (Drogen-Notruf)

Frauengesundheitszentrum HAGAZUSSA e.V. Köln
Roonstr. 92
5000 Köln 1
© 0221/234047

Gesundheitsladen Köln
Vondelstr. 28
5000 Köln 1
© 0221/328724

Sozialistische Selbsthilfe Köln (SSK)
Liebigstr. 25
5000 Köln 30
© 0221/556189 od. 82012880 (Porz) od. 02204/68632

TUBF (Therapie und Beratung für Frauen
Dorotheenstraße 1
5300 Bonn 1

Wuppertaler Arbeitsgemeinschaft Selbsthilfegruppen
Friedrich-Ebert-Str. 88
5600 Wuppertal

Beratungsstelle Selbsthilfegruppen in der Psychosozialen Ambulanz, Zentrum der Psychosozialen Grundlagen der Medizin
Theodor-Stern-Kai 7
6000 Frankfurt a. M.

Drogenberatungsstelle
6000 Frankfurt a. M.
© 069/302003

Drogenhilfe '80 e.V.
6000 Frankfurt a. M.
© 069/721011

Drogen- und Jugendberatung
Jugendzentrum
6000 Frankfurt a. M.
✆ 069/230204 od. 746055
od. 459045

FFGZ Frankfurt
(Frauengesundheitszentrum)
Hamburger Allee 45
6000 Frankfurt a. M.
✆ 069/701218

Frankfurter Arbeitsgemeinschaft Selbsthilfegruppen
→ *Gesundheitsladen*

Gesundheitsladen Frankfurt e.V.
Neuhofstr.41
6000 Frankfurt a. M.
✆ 069/5970721

Zuflucht Frankfurt / Gemeinnützige Bürgerhilfe e.V.
(Drogenhilfe)
c/o Kurt Moog
Morgensternstr. 26
Postfach 700754
6000 Frankfurt a. M. 70
✆ 069/616332

Club 75, Selbsthilfegruppe für Menschen mit psychischen Schwierigkeiten
c/o Marianne Wolpers
Klagenfurter Ring 50 oder
Blücherstr. 12/I
6200 Wiesbaden 1
✆ 06121/85133

Gießener Kontaktstelle für Selbsthilfegruppen
Friedrichstr. 28
6300 Gießen
✆ 0641/7022478

Jugend- und Drogenberatung
Schanzenstr. 16
6300 Gießen
✆ 0641/780-27 od. -28

Selbsthilfegruppe »Mücke«
Rathausgasse 16
6315 Gießen

Gesundheitsladen Mainz / Wiesbaden e.V.
c/o Ursula Erbenich
Am Markt 31
6500 Mainz

Kontakt- und Informationsstelle für Selbsthilfegruppen (KISS)
Markhallenstraße
6600 Saarbrücken
✆ 0681/5847643

Homburger Arbeitsgemeinschaft Selbsthilfegruppen
c/o Institut für Klinische
Psychotherapie Dr. R. Dries
Postfach
6650 Homburg/Saar

Arbeitskreis Gesundheit
c/o Bernhard Dönig
Weilherrhofstr. 27
6700 Ludwigshafen

Arbeitsgemeinschaft Selbsthilfegruppen Rhein-Neckar
(Im Gesundheitstreff)
Schimerstr. 41
6800 Mannheim

Gesundheits-Initiative Mannheim
c/o Nina Kohler
August-Bebel-Str. 53
6800 Mannheim

Regionale Arbeitsgemeinschaft Selbsthilfegruppen Rhein-Neckar
c/o Brigitte Kripp u. Karin Becker
Bergheimerstr. 147
6900 Heidelberg

Arbeiter/innen Selbsthilfe Stuttgart
Rostockerstr. 9
7000 Stuttgart 50
✆ 0711/541079

Beschwerdestelle Psychiatrie
→ Arbeiter/innen Selbsthilfe

Die Problemwerkstatt
Nestroyweg 20
7000 Stuttgart 80

Drogen- und Jugendberatung
7000 Stuttgart
✆ 0711/2162513

Feministisches Frauengesundheitszentrum (FFGZ Stuttgart)
Kernerstr. 31
7000 Stuttgart 1
✆ 0711/296356

Initiative ehemaliger Psychiatrie-Patienten
c/o M. Geilsdorf
Sebastian-Bach-Str. 3
O-7010 Leipzig

Laienhilfe und Kontakt in Lebenskrisen / Arbeitskreis Leben e.V.
Frondsbergerstr. 17
7400 Tübingen
✆ 07071/42662 od. 07121/24666

Laienhilfe und Kontakt in Lebenskrisen / Arbeitskreis Leben e.V.
Lindachstr. 13
7410 Reutlingen

Gesundheitsladen / Informationszentrum
Postfach 4965
7500 Karlsruhe 1

Angst-Selbsthilfe
→ Selbsthilfezentrum München

Alzheimer Gesellschaft München e.V.
Richard-Strauss-Str. 34
8000 München 80
✆ 089/475185

Die Arche.
Zentrale für Selbstmordverhütung und Lebenshilfe e.V.
Viktoriastr. 9
8000 München 40
✆ 089/334041

Arbeitsgemeinschaft Sozialpolitischer Arbeitskreise (AG-SPAK),
Projektbereich Psychisch krank,
Bundesgeschäftsstelle
Knistlerstr. 1
8000 München 90
✆ 089/6917821

Arbeitskreis Medizin und Strafvollzug
Postfach 500113
8000 München 50

Blaues Kreuz
Beratung für Suchtkranke
Kurfürstenstr. 34
8000 München 40
✆ 089/332020

Emotions Anonymous
(Selbsthilfegruppe für emotionale Gesundheit)
8000 München
Kontakttelefon:
✆ 089/2012012 od.
089/674275

Gesundheitsladen
Auenstr. 31
8000 München 5
089/772565

Feministisches Frauengesundheitszentrum (FFGZ München)
Güllstr. 3
8000 München 2
✆ 089/7250203

Hilfe für Psychisch Kranke (HIPSY)
Balanstr. 17
8000 München 80
✆ 089/4489906

KID / Hilfe in Lebenskrisen
(Teestube)
Balanstr. 17
8000 München 80
✆ 089/4487888

Münchener Arbeitsgemeinschaft Selbsthilfegruppen, Gesundheitspark im Olympiastadion
Spiridon-Louis-Ring
8000 München 40
✆ 089/381940

NA, anonyme Selbsthilfegruppe für Tabletten- und Drogenabhängige.
8000 München
Auskünfte: ✆ 089/706471;
Anraś: 485784, Verena: 8508327

NAR ANON, anonyme Selbsthilfegruppe für Angehörige von Drogen- und Medikamentenabhängigen
Deutingerstr. 4
8000 München 5
Kontakt-Telefon: 089/706471

OA, Overeaters Anonymous – Selbsthilfegruppe für Magersüchtige und Bulimie-Kranke
8000 München
Kontakt-Telefon: 089/6909287
oder 08208/1545

S.A.D. (Selbsthilfe AIDS & Drogen) im Kontaktladen »off«
Breisacher Str. 12 (Nähe Ostbahnhof)
8000 München
✆ 089/486173

Selbsthilfezentrum
Bayerstraße 77a (Rückgebäude)
8000 München 2

Suchtberatung (Tabletten, Alkohol), im Gesundheitshaus
Dachauer Str. 90
8000 München 2
✆ 5207/393 od. 342

Fährhaus, Anonyme Sucht-Selbsthilfe → Selbsthilfezentrum

Telefonnotruf für Suchtgefährdete
Theresienstr. 33
8000 München 40
✆ 089/282822

Feministisches Frauengesundheitszentrum (FFGZ Regensburg)
Schwarze Bären Str. 1
8400 Regensburg
✆ 0941/54376

Beschwerdezentrum Psychiatrie
c/o Petra Lehmann
Karl-Bröger-Str. 32
8500 Nürnberg 40

Feministisches Frauengesundheitszentrum (FFGZ Nürnberg)
Fürther Str. 154
8500 Nürnberg 80
✆ 0911/328262

MUDRA – Verein für alternative Drogenhilfe Nürnberg e.V.
Beratung und Büro
Ludwigstr. 64
8500 Nürnberg

Nürnberger Arbeitsgemeinschaft Selbsthilfegruppen
8500 Nürnberg 70
✆ 0911/266216

Selbsthilfe- und Nachsorgegruppe für Alkohol- und Medikamentenabhängige Selb e.V.
c/o Gerhard Gerberth
Papstkolonie 8
8672 Selb
✆ 09287/1244

Sozialpsychiatrischer Dienst der Würzburger Brücke e.V.
Theaterstr. 6
8700 Würzburg
✆ 0931/55445

Selbsthilfegruppe Psychiatrie
Beschwerdestelle
c/o Peter Schäfer
Gärtnerstr. 27
8900 Augsburg

Register der Wirkstoffe, Medikamente und Medikamentgruppen

zusammengestellt von *Martin Weinmann*

Personen- und Sachregister

zusammengestellt von *Martin Weinmann*

Josef Zehentbauer

Geboren 1945. Dr. med., Arzt, Psychotherapeut und Publizist.

Mehrjährige Arbeit in der Neurologie (Würzburg), verschiedenen psychiatrischen Kliniken und der Akutstation einer Landesnervenheilanstalt; während seiner Tätigkeit als Arzt in Nigeria und Calcutta Beschäftigung mit der dortigen Volksmedizin; Mitarbeit in psychiatrischen Einrichtungen in Italien, die im Zuge der Psychiatriereform entstanden sind; gemeinsame Projekte mit Franco Basaglia und andern Exponenten der »kritischen Psychiatrie« Italiens.

Nachdem er viele Jahre in einer psychosomatisch orientierten Gemeinschaftspraxis als Arzt und Psychotherapeut in München gearbeitet hat, lebt Josef Zehentbauer heute als freier Publizist (Psychiatrie, Psychodrogen, Medizinkritik, Psychotherapie, Ethnomedizin) in München und Italien.